トラウマ関連疾患
心理療法ガイドブック

Evidence Based Treatments for Trauma-Related Psychological Disorders:
A Practical Guide for Clinicians edited by Ulrich Schnyder & Marylène Cloitre

事例で見る多様性と共通性

ウルリッヒ・シュニーダー
マリリン・クロワトル [編]

前田正治
大江美佐里 [監訳]

誠信書房

Translation from the English language edition:
Evidence Based Treatments for Trauma-Related Psychological Disorders
A Practical Guide for Clinicians
edited by Ulrich Schnyder and Marylène Cloitre
Copyright © Springer International Publishing 2015
Springer International Publishing is a part of Springer Science+Business Media
All Rights Reserved

Japanese translation rights arranged
with Springer-Verlag GmbH, Heidelberg, Germany
through Tuttle-Mori Agency, Inc., Tokyo

日本の読者へ

　私たちの本の日本語訳が出版されることは大変光栄であり，誇りに思います。これまで数年にわたって，私たちはトラウマの領域で働く日本の臨床家や研究者と，さまざまな形で専門的な関係を深めてきました。それと同時に組織レベルでも，日本トラウマティック・ストレス学会と国際トラウマティック・ストレス学会間の協力関係も強まってきました。私たちはこのことに大変感謝しています。私たちの本が日本語で出版されることは，有意義な相互に充実した協働，そして友情の深まりを反映しているように思えます。

　本書はエビデンスに基づいた手引書であり，臨床心理士，精神科医，心理療法家のほか，さまざまな場所でトラウマサバイバーの方と接して働いている臨床家のために書かれています。中核となるものは，トラウマに関連した精神疾患に対するエビデンスに基づいた心理的治療です。トラウマやストレスに関連した疾患を広くカバーしており，急性ストレス反応，複雑性 PTSD，遷延性悲嘆障害のように，今後の診断分類の発展が予想される重要なものも含んでいます。

　治療に関するそれぞれの章は，各アプローチの理論的基礎の要約で始まり，治療プロトコルを示す事例提示がなされたあと，実施にあたって直面する各治療法特有の問題が論じられ，最後に治療転帰や研究成果についてのまとめが示されます。さらに，併存症治療，トラウマを受けた児童青年期の子どもへのエビデンスに基づく治療に関する章が加えられています。本書の最後は，「誰に対して，いつ，どのように治療を行うか」という根源的な問いを取り扱います。

　本書は，臨床経験のある研究者，および科学的なトレーニングを受けた臨床家を執筆者として編纂することを目的として作られましたので，正当な科学に根差しつつも臨床家が考える重要な問題にも言及しており，臨床家の方々にもアピールできるような文章で綴られています。日本の読者の皆様に本書を味わっていただけることを心から願っています。

本書と関連して重要だと思われる点を，さらに二つ挙げます。

第一に，PTSD や他のトラウマ関連疾患に対する実証された治療法には，それぞれ異なる点もみられますが，以下に挙げるような共通点も持ち合わせています。それらは，心理教育の重要性，感情調節と対処スキルの教育と訓練，イメージ曝露，認知処理，再構成または意味づけの使用，感情への焦点づけ，患者の記憶機能を再組織化し，首尾一貫したトラウマ・ナラティブを作ることを援助するという包括的な目標，といった項目です。実際，アプローチごとの相違よりも，共通性の価値が上回っているように思えます。

第二に，私たちの世界のグローバル化は進んでおり，メンタルヘルス分野に従事する者は，多文化を意識したケアに対する能力を高める必要があります。文化を意識した心的外傷学は，私たちの患者の生活史の意味，彼らの疾病や援助希求行動における文化的要素や治療に対する期待に，文化がどのように関わっているのかを理解しようとするものです。それは，共感的，非指示的な態度で，患者それぞれの文化的背景と治療者自身の文化的背景を理解しようとすることですし，治療同盟を結び，治療計画と治療目標を立てる際に，意識的に文化への感受性を高めることでもあります。

最後に，日本の仲間や友人が，本書の多くの部分の翻訳に尽力いただいたことに感謝します。そして，日本語版編集に対する計り知れないほどの努力に敬意を表します。

2016 年 12 月

ウルリッヒ・シュニーダー，マリリン・クロワトル

監訳者序文

　本書は，2015 年に Springer 社から刊行された *Evidence Based Treatments for Trauma-Related Psychological Disorders：A Practical Guide for Clinician* の翻訳書である。原書は大きく 7 部構成（全 27 章）となっており，PTSD などトラウマに関連する諸問題の理解と，特に各治療の技法，エビデンス，課題等の紹介に力が入れられている。ただ，すでに日本の読者は，PTSD 等のトラウマ関連障害に関する成書が多数あることを知っている。とりわけ近年には，二つの大部の PTSD ガイドライン，ハンドブックが翻訳され上梓されている。いずれもエビデンスを重視した，各種治療の紹介・比較・課題からなっており，目次のみ見た感じでは，これら類書と本書ではそれほど大きな違いがないようである。それではなぜこの時期に，本書が刊行されたのであろうか。

　本書の 2 名の編者である Schnyder，Cloitre 両氏は，本書を世に出した動機について，序章で次のように述べている。多くの類書が「研究者によって研究者のために書かれたか，臨床実践家によって臨床実践家のために書かれたかのいずれか」であって，臨床経験が豊富な研究者が，現場の臨床家に向けて，共有できる言語（すなわち，わかりやすい言語）で書かれていない，このことが本書を世に問うた最も大きな動機というのである。つまり，「……論理的に正しい科学に強く根差しているけれども，臨床家に訴えかけることのできる言葉で書かれた本を出した」くて，本書が上梓されたのである。

　したがって，各種治療における数多くの臨床研究や，そこから導き出されたエビデンスも網羅されてはいるものの，そこは他書に比べるといくぶん控えめである。本書を構成する各章を通底している執筆哲学は，（限られた紙幅のなかではあるが）治療法をわかりやすく，しかもいきいきと記載するということである。そして本書の白眉ともいえる部分は，各章とも多くの紙幅を費やして紹介される事例とその治療経過である（章によっては 3 分の 1 程度の分量である！）。もし本書を手に取ったならば，まず各章にちりばめられている，この事例紹介部分だけでも読んでほしい。そこだけでも，各章で紹介されている治療

の実際が，実にいきいきと，時として感動的に記載されていることがわかる。多くの読者は，思わず引き込まれるようにこの部分を読むことだろう。誤解を恐れずにいえば，類書が「辞典」であるならば，本書は「図鑑」といってもよいだろうか。

　ひるがえって日本のトラウマ心理療法の現状をみれば，さまざまなタイプの治療法が，湯水のように海外からそのエビデンスとともに紹介されている。しかしながら現場で働く臨床家の多くは，それらが実際にどのようなものなのか，間近でみることができないために，群盲象を評すようになってしまう。特にエビデンス・レベルが先行してしまうと，そこだけで判断してしまい，実際の治療法が有するいきいきとした特徴やストレングス，課題はみえなくなってしまう。本書はまさに，こうした事例紹介を通じて，その技法の専門家が，一般の臨床家に語りかけているのである。

　さて，本書を訳する契機となったのは，監訳者の一人である大江が，編者のSchnyder教授（チューリッヒ大学）のもとに留学したことが大きい。Schnyder教授自身も日本の読者向けに書いているが，大変な知日家であると同時に，日本トラウマティック・ストレス学会（JSTSS）と国際トラウマティック・ストレス学会（ISTSS）の架け橋の役割を，長く担ってこられた方である。Schnyder, Cloitre両氏は，ISTSS会長任期が前後しているというつながりで親交が深く，本書の企画は2014年にマイアミで開催されたISTSS年次大会で，トラウマ心理療法の先駆者を集めたパネルディスカッションに端を発している（このとき，カリスマ治療者に一堂に集まっていただくために，Schnyder教授は大変ご苦労されたとうかがっている）。その後，記念すべきこの集まりが論文となり（Schnyder et al. "Psychotherapies for PTSD：what do they have in common?" *Eur J Psychotraumatol*, 2015），最終的に本書の形で結実した。

　翻訳企画の段階で，本書に関心を持つのは特に心理療法を専門とする治療者が多いだろうことから，薬物療法や疫学，生物学的知見に関する章は割愛した。これらはすでに他書でも，総説等でも，豊富に紹介されている。また，高齢者や難民，戦争帰還兵，あるいはカップル療法などに関する章も，日本ではまだ馴染みが少ないことから割愛した。さらに診断に関する章も割愛したが，基本的理解は必須であることから，日本語版補遺として巻末に「診断について」と

題した小文を掲載した。

　原書は，上述したような編者の意図もあって，各章でかなり見出し・構成等が自由で，それほど統一されていない。したがって，本書においてもこうした自由さ・不統一さはあえてそのままとし，翻訳にあたっても各章での厳密な統一は求めなかった。また，本書で使用される用語で，日本ではまだ馴染みがなかったり，あるいは難解であると思われる箇所については，訳注を設けている。

　最後に，企画から翻訳上梓まで，こういった書としては比較的早く作業が進むことができたのも，かなり厳しいデッドライン内に訳出していただいた各分担訳者のおかげである。心から感謝したい。また監訳がなかなか進まないなか，多くの助言と励ましをいただいた誠信書房の中澤美穂様には心より御礼申し上げたい。

2017 年 5 月

前田 正治・大江 美佐里

目　次

日本の読者へ　　*i*
監訳者序文　　*iii*

第1章｜イントロダクション　　1

1. どうしてこの本が出版されたのか　　*1*
2. 本書の内容　　*3*
3. 心理的治療に共通するもの　　*6*
4. 文化的側面　　*8*

第2章｜トラウマ曝露による身体的影響　　10

1. 身体的健康度の定義と評価　　*10*
2. トラウマ曝露がもたらす身体的健康への影響を理解する概念的枠組み　　*12*
3. 文献レビュー　　*14*
4. 将来の研究について　　*19*
5. 臨床実践に与える影響　　*21*
6. 社会への影響　　*22*
7. おわりに　　*23*

第3章｜外傷後早期介入　　25

1. はじめに　　*25*
2. 早期介入をすべてのサバイバーに提供すること　　*25*
3. 誰が早期介入を受けるべきか　　*28*
4. トラウマに焦点化した認知行動療法　　*30*

viii

5. 薬物によるアプローチ　*37*

6. 段階的ケア　*39*

7. 状況を考えた早期介入　*41*

8. 早期介入の課題　*42*

9. おわりに　*43*

第4章　持続エクスポージャー療法　　44

1. PE の基本的理論　*44*

2. PE の実施　*46*

3. 特殊事例への PE 実施　*52*

4. PE を支持するエビデンス　*58*

第5章　PTSD の認知療法　　61
── 記憶の上書きとトラウマの意味づけ

1. 認知の観点からの PTSD の理解　*61*

2. PTSD の認知療法をどのように行うか　*67*

3. 特記すべき課題　*85*

4. PTSD への認知療法の有効性　*90*

第6章　認知処理療法　　94

1. 理論的基盤　*94*

2. CPT の臨床的解説　*97*

3. 特別な課題　*106*

4. 実証研究によるサポート　*110*

第7章　トラウマ関連障害のための EMDR セラピー　　114

1. 適応的情報処理（AIP）モデル　*114*

目　次　ix

2. 治療概観　*118*

3. 臨床上の課題　*135*

4. 調査研究　*141*

第8章 | ナラティブ・エクスポージャー・セラピー（NET）── トラウマティック・ストレスや恐怖，暴力に関する記憶の再構成　145

1. NET の理論的基盤 ── トラウマ関連疾患は記憶の障害である　*145*

2. NET の治療原理と論理　*150*

3. NET の各段階　*154*

4. エビデンスに基づいた治療としての NET　*168*

5. 今後の課題　*170*

6. 結び　*172*

第9章 | PTSD の短期折衷心理療法　174

1. はじめに　*174*

2. BEPP の理論的根拠　*175*

3. BEPP の治療構造　*182*

4. 特別な課題　*194*

5. BEPP に関する研究　*197*

6. 結論　*200*

第10章 | 感情と対人関係調整のスキルトレーニング・ナラティブセラピー　201

1. はじめに　*201*

2. 理論的基盤　*203*

3. 実施手順　*207*

4. STAIR-NT の実施における課題　*221*

5. 研究　*224*

第11章　遷延性悲嘆障害に対する複雑性悲嘆治療（CGT）　227

1. 理論的基盤　*228*
2. CGT の実施法　*231*
3. CGT を実施するうえでの課題　*243*
4. 複雑性悲嘆治療の研究　*244*

第12章　トラウマと物質乱用 —— 臨床家のための実践ガイド　248

1. さまざまなモデル　*249*
2. 主要な知見　*250*
3. 実践のための提言　*256*
4. 将来的な発展　*260*
5. まとめ　*266*

第13章　PTSD と境界性パーソナリティ障害の治療　267

1. PTSD と境界性パーソナリティ障害が併発する場合の治療アプローチ　*268*
2. 特別な課題　*274*
3. 今後の方向性　*283*

第14章　トラウマを受けた人々の慢性疼痛の複雑性 —— 診断と治療の課題　285

1. 慢性疼痛　*285*
2. 慢性疼痛と PTSD の関係　*286*
3. トラウマを受けた人々の慢性疼痛の神経生物学　*287*

目　次　*xi*

4. 診断と鑑別診断　*290*

5. PTSDと慢性疼痛合併の治療　*292*

6. 結論　*298*

第15章　エビデンスに基づいた児童青年期の治療　299

1. 緒言および背景　*299*

2. 早期介入 ── 急性ストレス反応とPTSDの予防　*302*

3. PTSDや他のトラウマ関連障害の治療　*305*

4. まとめと結論　*316*

第16章　誰に対して何が有効か　318

1. 概観　*318*

2. 共通する要素　*320*

3. 患者固有の性格特性　*325*

4. 多重コンポーネント治療　*327*

5. 治療コンポーネントの施行順序　*330*

6. 同じような治療法からの選択　*332*

7. まとめ　*334*

文献　*337*

日本語版補遺 ── 診断について　*383*

索引　*385*

第1章 イントロダクション

Introduction

by Ulrich Schnyder & Marylène Cloitre

翻訳：大江美佐里

1．どうしてこの本が出版されたのか

　過去30年にわたり，トラウマティック・ストレスに関連した研究や実践の領域は驚くほど広がった。第一次世界大戦，第二次世界大戦後と同様，ベトナム戦争後には，兵士と市民の両者にとって重度のトラウマ体験が生物−心理−社会的な影響を及ぼしうることを，メンタルヘルス従事者，公共政策立案者，一般市民が意識するようになった（Weisæth, 2014）。しかし昔とは異なり，そのときには専門家や一般の関心は衰えることなく，政策，メンタルヘルスサービス，社会認識の根本からの変革を導いた。科学者や臨床家がこんなに長期間，増え続ける関心をトラウマ領域に集めたことはいまだかつてない。1980年のDSM-III（APA, 1980）における外傷後ストレス障害（posttraumatic stress disorder：PTSD）という新しいカテゴリの導入が，前例のない，そして少なくともいくぶん予想外の爆発的発展を促した。メンタルヘルスの分野でこのようにダイナミックで着実な成長をした分野は，過去35年間ほとんどない。トラウマに関連した基礎研究や臨床研究の数，そしてトラウマ領域の知識体系は，指数関数的に増え続けている。

　基礎的知識の着実な集積と並行して，PTSDや他のトラウマ関連の心理的問題を持つ人への治療アプローチも開発されてきた。今日では，多くのエビデンスに基づいた心理・薬物療法が利用可能である（Bisson et al., 2013；Bradley et al., 2005；Watts et al., 2013）。概して，心理療法の効果量は薬物療法に比較して大きいようにみえる。さまざまなトラウマ体験者に対する効果を研究した多くの比較試験では，トラウマ焦点化心理療法はPTSD治療に有効であることが示され

た。それでもやはり，治療脱落率は比較的高く，心理療法と薬物療法の両方または一方を終えた患者の大多数は PTSD 診断がついたままで，治療後の評価でも必ずしも良い状態に達しているとはいえない。したがって，治療法の新たな開発は必要である（Schnyder, 2005）。前進するためには，定評のある実証された心理療法にさらに磨きをかける必要がある。治療内容を分解する研究によって，変化の機序の確立，最も効果的な治療構成要素の同定，そして効果の低い要素の削除が可能となる。加えて，全世界的にメンタルヘルス資源へのアクセスを増やす手段として，新規治療や代替治療（精神薬理学的介入，代替療法，補完療法）が考慮され，体系的に試されるべきである（たとえば，科学技術や通信を用いたアプローチなど）。

　では，なぜこの本が必要なのか。トラウマティック・ストレスのさまざまな側面に関する，多くの優れた最新の本はすでに出ている。しかしながら，これらの本のほとんどは，研究者によって研究者のために書かれたか，臨床実践家によって臨床実践家のために書かれたかのいずれかである。本書を刊行しようという動機は，臨床的経験を積んだ研究者と科学的トレーニングを積んだ臨床家が編集した本，論理的に正しい科学に強く根差しているけれども，臨床家に訴えかけることのできる言葉で書かれた本を出したい，という私たちの願いによっている。本書の著者らは，学究的訓練を積んでいるかどうかにかかわらず，トラウマを受けた患者を治療する最良の方法について興味を持っている治療者のために書いている。

　本書は，さまざまな状況下でトラウマ体験者と接している臨床心理士，精神科医，心理療法家，その他の臨床家に対して，エビデンスに基づく指針を提供している。本書は，心理学的および社会的理論，疫学的，精神病理的，神経生物学的所見を含むトラウマティック・ストレス研究と実践の基礎的原則について，理解しやすい最新の情報が書かれている。しかしながら，前述したような治療者の主要な関心領域から，本書ではエビデンスに基づくトラウマ関連の精神障害に対する心理的治療を中核としている。重要なこととして，トラウマとストレス関連の障害のすべての問題が網羅されていることが挙げられるが，これらには急性ストレス反応，複雑性 PTSD，そして遷延性悲嘆が含まれ，ICD-11 診断分類において予想される重要な進展を反映している。以降の章は，併存疾患の治療，特に考慮すべき集団や特別な治療法，そしてトラウマ関連疾患の

薬物療法に充てられ，誰に対していつ治療をするのか，という根源的な問いによって本書は終わっている。

2．本書の内容

　本書の第 I 部[†1]では，トラウマティック・ストレスに関して現在わかっている基本原則についての概要を示し，トラウマの影響と治療の意義についての基本的な理解を図る。潜在的な外傷体験とトラウマ関連障害についての疫学から始めることで，トラウマは主要な公衆衛生上の問題であることが明確になっている。恐怖条件づけ，二重表象理論，認知理論と「ホットスポット」，精神力動的理論，社会的観点からみた PTSD といった，最も重要な心理学的・社会学的PTSD 理論についても記載している。続いて，PTSD の神経生物学的所見の最新情報，そしてトラウマ曝露，PTSD と身体的健康の関係について 1 章[†2]を充てている。

　第 II 部[†3]では，トラウマ関連障害についての現在の診断スペクトラムを記述している。PTSD，急性ストレス障害と急性ストレス反応，複雑性 PTSD，遷延性悲嘆障害を網羅した。DSM と ICD という二大診断体系の類似性と相違についても考察した。DSM-5 は 2013 年の 5 月に出版されたが，ICD-11 は 2017 年までは出版されそうもない。現在のところ，DSM-5 と ICD-11 間には，DSM-IV と ICD-10 間以上の大きな違いがありそうである。これは興味深い挑戦であるが，トラウマ領域のさらなる成長，多様化，そして差別化にも役立つ機会を与えるだろう。

　第 III 部は本書の中核をなすもので，そのため，最もページ数がある。全 9 章からなり，トラウマ領域での実証的に支持された心理学的介入を提示する。第III 部の最初は，トラウマ被害直後の未スクリーニング集団や，スクリーニング後に慢性のトラウマ関連障害を発症するハイリスクと判断された集団に対する早期介入を取り扱う。次に，実証的に支持された PTSD の心理療法として，持続エクスポージャー療法（prolonged exposure：PE），認知療法，認知処理療法

---

†1　邦訳書は部建てにはしていない。
†2　邦訳書の第 2 章。
†3　邦訳書では割愛した。

(cognitive processing therapy：CPT)，眼球運動による脱感作と再処理法（eye movement desensitization and reprocessing：EMDR)，ナラティブ・エクスポージャー・セラピー（narrative exposure therapy：NET)，短期折衷精神療法（brief eclectic psychotherapy：BEPP）の詳細を，個別の章で紹介する。複雑性 PTSD のようなより複雑な状況に対する，感情と対人関係調整スキルトレーニング・ナラティブセラピー（skills training in affective and interpersonal regulation narrative therapy：STAIR-NT)，および遷延性悲嘆に対する複雑性悲嘆治療（complicated grief treatment：CGT）は，別個に章立てした。

治療的アプローチの記載に一貫性を持たせるため，編者は第 III 部の著者に同じ構成で執筆するようお願いした。各章の冒頭には理論的基盤の要約を配置しているが，臨床家が理解しやすい言葉を使い，研究文献にあたらずにすむようにした。本論では治療がどのように臨床実践に用いられるかを示す。事例提示を各章で行っているので，読者は治療が実際の臨床現場でどのように効果を示すのか明確に思い描くことができるだろう。続いて，この治療を幅広くトラウマ体験者に用いたときに，臨床家が遭遇する主な課題と解決方法について示す。各章末は実証的に確立された治療アウトカムと，関連する研究での知見の要約で閉じる。

第 IV 部では，トラウマ関連障害に罹患した人が最も頻繁に併存する疾患や問題である，物質使用障害，境界性パーソナリティ障害，持続性疼痛障害のような慢性疼痛状態の治療を取り上げる。

第 V 部では，特別な集団の治療に関連した臨床的課題を取り上げる。対象は児童思春期，高齢者，難民，戦争帰還兵である。第 V 部について検討しているとき，児童思春期のトラウマ学領域は，近年飛躍的に発展し拡大していることに私たちは気づいた。ある意味では，この分野は成人トラウマ治療という「本流」よりも，さらに発展している。そこで，他の章と少し方針を変えて，ある特定のアプローチについての記述を深めるよりも，外傷を受けた児童思春期患者に対するエビデンスに基づく治療の概要説明に重点を置くよう，執筆者に依頼した[†4]。本書の刊行後，外傷を受けた児童思春期患者に対する実証的に支持された治療に関する別の本を編集するつもりである。

---

†4　邦訳書の第 15 章。

第 1 章　イントロダクション　5

　第 VI 部[†5]は，PTSD に対する集団療法やカップル療法といった特別な治療様式と，飛躍的に現れた領域であるトラウマ体験者に対する通信手段を用いたアセスメントと治療について取り上げる。

　第 VII 部[†6]は，PTSD の薬物療法について扱っている。

　最終の第 VIII 部では，どの患者にどの治療法がふさわしいかについて検討する[†7]。ここではトラウマ領域でも適用可能な，患者−治療マッチングに関する研究と臨床的進歩を記載する。ここには，患者と治療者が治療の焦点を決定するために共同で意思決定することや，合理化された多構成要素による介入を作り上げる方策，そして「測定結果に基づくケア」の利用により，介入期間と治療期間に関する決定を手助けすることが含まれる。

　タイトルどおり，本書はエビデンスに基づく治療について主に焦点を当てている。Chambless と Hollon（1998）は「エビデンスに基づく」あるいは「実証的に支持された」治療アプローチは，下記に挙げるような基準を満たすと仮定した。第一に，アプローチの有効性は，適切なサンプルと対照群を用いたランダム化比較試験（randomized controlled trials：RCT）によって示されなければならない。この試験において，サンプルについて適切に記述され，アウトカムの評価には有効で信頼できる尺度を用いなければならない。最後に，結果は，少なくとも独立した別の 1 研究グループにより再現されなければならない。Foa らが作成した，トラウマ領域における精神療法のアウトカム研究でのさらに強固な科学的手法の利用は，過去 25 年間で大幅に増えている（Foa et al., 2009）。しかしながら，エビデンスに基づく医学は，定義上すでに有効性が証明され実証的に支持された治療法，という過去を提示しているにすぎない。もし，私たちが現在使用できる科学的エビデンスのみに依ってしまうと，新たな発展は損なわれてしまう。多くの患者が治療を拒否したり，専門家の助けを借りようとしないことから，確立された治療の受容については改善の余地がある。科学的エビデンスがまだ用意されていない新たな創造的アプローチについても，視野に入れなければならない。

　本書でカバーする領域間では，科学的現状が非常に異なっているようにみえ

---

†5　邦訳書では割愛した。
†6　邦訳書では割愛した。
†7　邦訳書の第 16 章。

る。実証的に支持され，臨床家と患者が選択することができる PTSD 治療が多く存在する一方で，たとえば，トラウマ関連障害と慢性疼痛を合併した拷問被害の難民に対する治療については，科学的エビデンスのレベルは非常に低い。上述のように，さらに改善する余地はある。今後の発展については，たとえばマインドフルネスに基づくアプローチや，さまざまな診断に共通した特定の問題に対する「小介入（mini-interventions）」，ウェブや他の通信技術をもとにした治療などがあるかもしれない。

3．心理的治療に共通するもの

　各章を読むと，特に第 III 部においては，トラウマ体験者に対する実証的に支持された心理療法に共通点が多いことが明確となる。アプローチ間には重要な差異があるものの，共通性は相違よりも重要性がずっと優る。しばしば共有されている介入や特徴は，以下に挙げるようなものである。

A．心理教育

　心理教育では，外傷後ストレス反応の性質と経過についての情報が提示される。そして，これらが理解・予想可能であること，トラウマを思い出させるものに対する対処の方法を同定し援助すること，そして苦痛を管理する方法について話し合われる（Schnyder et al., 2012）。要するに，Wessely らが定義しているように，心理教育は「ストレスや外傷後に生じる症状，そして他の症状の性質についての情報と，これらについてどうすべきか」（Wessely et al., 2008）を提示する。心理教育はサイコロジカル・ファーストエイド（psychological first aid：PFA）のように，個人あるいは大規模で集団的に生じたトラウマの直後に，急性および慢性のトラウマ関連精神障害を予防し，レジリエンスを促進する目的をもって行われるものもある。心理教育は，PTSD に対するトラウマ焦点化心理療法においても重要な要素である。ここでの心理教育の目的は，治療的介入を容易にし，患者との協力関係を最適化し，再発を予防することである。ほとんどのメンタルヘルスの専門家は，トラウマについての疾患教育や心理教育を重要なツールだと見なしているが，目的と中核となる要素についての一般的に容認された定義は存在しない。したがって，使用の標準的手順はなく，そして，

驚くべきことではないが，有用性についての研究もほとんど出版されていない（Schnyder et al., 2012）。

B．感情調節と対処スキル

感情調節と対処スキルは多くの治療アプローチでしばしば教えられ，訓練されている。場合によっては暗示的に示され，また別の場合，たとえば Cloitre の感情と対人関係調整スキルトレーニング（STAIR）・ナラティブセラピーでは非常に明示的に示され，治療プロトコルの最初に感情調節スキルが中心的役割を果たしている。ほとんどの治療法では，感情調節スキルは治療の最初か前半に取り入れられている。別の見方をすれば，感情調節スキルを教えることは，トラウマ体験者のレジリエンスを促進する目的での治療要素とみることができるかもしれない。

C．想像曝露

想像曝露は，持続エクスポージャー療法（PE）で最も重視されている。トラウマ記憶への想像曝露は，トラウマを思い出させるものへの現実（in vivo）曝露と組み合わされる。しかし，患者のトラウマ体験の記憶への曝露は，何らかのかたちで，トラウマ関連障害に対するすべてのエビデンスに基づく心理的治療に見出される。EMDR では，患者は無言のままサッケード眼球運動を水平に行いながら，トラウマに注意を集中する。認知処理療法（CPT）では，家でトラウマ筆記を行い，治療セッションで治療者の前で読み上げる。PTSD に対する短期折衷精神療法（BEPP）では，想像曝露はカタルシス促進として用いる。

D．認知処理と認知再構成

認知処理と認知再構成もまた，PTSD（および他のトラウマ関連障害）に対するほとんどすべての実証的に支持された心理的治療に見出すことのできる要素である。PTSD に対する認知療法や認知処理療法では，ソクラテス式問答と認知再構成が最も重要な治療構成要素であり，PE や EMDR のような他のアプローチでは，認知再構成は曝露後や眼球運動後の統合の一部として行われる。

Ｅ．感情

感情は多かれ少なかれ，すべての心理療法で取り扱われる。NET や PE と いったいくつかの治療法では，患者のトラウマ記憶や恐怖回路を主に取り扱う が，他の治療法では罪悪感と恥（CPT），怒り（STAIR），悲嘆と悲しみ（BEPP） に，より焦点を当てている。倫理観の傷つき（moral injury）は特に複雑なトラウ マ体験によって生じる可能性があり，倫理的ジレンマに曝された際に生じる部 分的に葛藤している感情が混ざっている。ほとんどの治療マニュアルでは（ま だ）明確に記載されていないが，トラウマ体験を受けた帰還兵，拷問を受けた 難民，そして他の複雑なトラウマ曝露を生き抜いた集団の心理療法では，倫理 観の傷つきは重要な問題として認識されている。

Ｆ．記憶処理

記憶処理もまた，トラウマ関連障害を治療するうえで重要な役割を担ってい る。PTSD は記憶障害と理解することが可能である。Brewin の二重表象理論に よれば，近感覚表象（sensation-near representations）は，文脈化された表象（contex-tualized representations）と区別することができるという。これらは以前，状況依 存的記憶（situationally accessible memory：SAM）と言語的記憶（verbally accessible memory：VAM）システムと呼ばれていた（Brewin et al., 2010）。NET では，熱い記 憶（hot memories）を冷たい記憶（cold memories）に変換する手続きがある。どの ような専門用語が使われても，記憶機能の回復と**首尾一貫したトラウマ・ナラ ティブ**を作り出すことが，すべてのトラウマ焦点化治療の中心的目標になると 考えられる。

４．文化的側面

世界文化精神医学連盟の初代会長である Wen-Shing Tseng は，文化を動的 な概念として定義し，人生の早期段階に由来して社会化される信念や態度，価 値体系の一式で，態度，行動，感情を調節する内的状態とした（Tseng & Streltzer, 2001）。このように，文化というのは静的なものではなく，変化の激しい環境の 要求に応じて世代を通じて常に変わっていく。さらに，Tseng のいう文化とは，

各個人に特異的なもので，それゆえに民族や人種よりも大事なものである。経験を積んだ治療者は，日常的にそれぞれの患者の状況，精神病理，治療段階等に応じて心理療法を調整する。しかし，文化的な側面が組み入れられれば，治療はもっと効果的なものになる。文化的に価値のある，文化を意識した，または文化に適合した心理療法は，文化が患者の生活史の意味，患者の疾患の文化的要素，援助を求める行動，そして治療への患者の期待感をいかにして強めるかについて，理解しようとしている。

　トラウマは世界的な問題である (Schnyder, 2013)。トラウマを体験した患者は，世界中から私たちのところにやってくる。彼ら全員が私たちの言語を話すか文化価値を共有することを，もはや当然だと思うことはできない。それゆえに，私たちは文化的適合能力を高める必要がある。文化的問題に敏感であることは，良い治療者となるための必須条件である。日常的に通訳の助けを借りて心理療法を行う治療者は少ないだろう。文化的側面を考慮することは，私たちのすでに厳しい職業への更なる挑戦であるが，私たちの職業の幅を広げ，人間がいかに多様か，フラッシュバックやトラウマ体験のある現象がどのように異なるものとして理解され，患者と治療者自身の文化的背景によって解釈されるのか，ということを学ぶ機会となる。

第2章 トラウマ曝露による身体的影響

Understanding Pathways from Traumatic Exposure to Physical Health

by Paula P. Schnurr

翻訳：大類真嗣

　トラウマの影響に関する研究の多くは精神的な症状や機能に焦点が当てられているが，トラウマへの曝露が身体的な健康にもマイナスの影響を与えていることを示した研究も，数多く報告されている。具体的には，Felitti ら（1998）は幼少期のトラウマが成人期に与える影響について，米国の大規模な健康維持機構（healthcare maintenance organization）のデータを用いて調査を行った。その結果，ほとんどすべての疾病カテゴリーにおいて，幼少時にトラウマになりうる出来事を多く経験した人ほど，成人期に心血管疾患，代謝・内分泌，呼吸器系疾患といった重篤な慢性疾患になりやすいというものであった。研究者らはそれらの所見について明らかなメカニズムまでは検証していなかったものの，幼少時のトラウマが喫煙や飲酒といった不適切な健康行動につながりやすいことを，根拠の一つとして示していた。

　しかしながら，喫煙や飲酒といった不適切な健康行動のみで，トラウマ曝露と身体的健康度の低さとの関連を説明しうるものではない。この関連を説明できる一貫した要因として，心的外傷後ストレス障害（PTSD）への進行が挙げられる。本章ではトラウマ曝露による身体的健康への影響の根拠について，その影響を説明するうえで最も重要な媒介因子を PTSD としたモデルを用いて検証する（Friedman & Schnurr, 1995；Schnurr & Jankowski, 1999；Schnurr & Green, 2004；Schnurr et al., 2007b；Schnurr et al., in press）。

1．身体的健康度の定義と評価

　トラウマと身体的健康との関連を理解するためには，まず「健康」の定義を理解することが求められる。世界保健機関（WHO）は健康を，「身体的，精神

的，社会的に完全な状態」と定義しており，「単に病気や虚弱な状態でないことではない」としている（http://www.who.int/about/definition/en/print.html〈2013 年 11月 10 日閲覧〉）。この定義は現代の生物-心理-社会学的な視点を反映しており，実際これは 1964 年に WHO 憲章の前文に明記され，長い間認識され続けているものである。

　Wilson と Cleary（1995）は健康について，複雑さが徐々に増した連続体と記述しており，病気や身体変化を表すような生理学的な変化が初めに起こり，次いで起こる症状によって（身体）機能の状態や健康の自覚，健康に関連した生活の質（quality of life）が変化する。これらの要素は互いに影響しあうが，完全に相関しているわけではなく，性格的，環境的要因によっても影響を受けうる。たとえば，二人が同程度の痛みを持っているとしても，その人の性格（パーソナリティー）や社会的な支援の有無，元々の身体運動の程度により，日常生活では異なって機能しているかもしれない。

　この身体的健康の連続体を全体的にとらえるためにも，主観的，客観的のいずれの評価方法も必要とされており，これらの評価方法は研究室レベルの実験や臨床研究，（診療録といった）過去の記録だけではなく，自己申告（self-reported）に基づいた研究も含まれる。自己申告による身体的健康度を評価する際に目を向けなければならないこととして，陰性感情のような心理的要因が身体的健康にどのように影響するかを考慮しなければならない（Watson & Pennebaker, 1989）。実際，過去の記録と自己申告により評価された研究との比較では，（何らかの保健医療サービスの）利用や医師による診断のような客観的な評価尺度に完全に代替できるものではないものの，自己申告により評価された方法でも，ある程度の妥当性は確認できた（Edwards et al., 1994；Sjahid et al., 1998；Wallihan et al., 1999）。その一方で，過去の記録は不完全，不正確であり，必ずしも完全な指標とはならなかった。たしかに，自己申告による評価はより客観的な指標と必ずしも一致するわけではないが，生物学的，生理学的要因を除く身体的健康の連続体のあらゆる部分に関する情報を得るためには，個人の健康度の自覚（自己申告による評価）は不可欠とされている。

２．トラウマ曝露がもたらす身体的健康への影響を理解する 概念的枠組み

　トラウマ曝露は，身体的健康の連続体との間に負の結果をもたらすことが報告されている。具体的には，自己申告により評価された健康問題と健康機能（Glaesmer et al., 2011；Paras et al., 2009；Scott et al., 2011；Spitzer et al., 2009 など）や，罹患率といった生物学的指標（Sibai et al., 1989；Spitzer et al., 2011 など），保健医療サービス利用（Dube et al., 2009；Walker et al., 1999），そして死亡率（Boehmer et al., 2004；Sibai et al., 2001 など），といった指標がトラウマ曝露によって悪化する点として挙げられる。

　トラウマ的出来事への曝露がどのように身体的健康に悪影響を及ぼすかを理解するために，曝露の後に何が生じたかを検討する必要がある。ほとんどの場合，トラウマによる直接的な影響を考えても，その答えは見つからない。トラウマ体験の結果，身体的外傷を負った，あるいは病気になったトラウマ・サバイバーは，比較的少数のようである。たとえば，さまざまな問題で支援を求める帰還兵の場合でさえ，持続的な身体外傷を負っているのはわずか21％にすぎない（Moeller-Bertram et al., 2013）。また，たとえば心血管系疾患罹患率と戦争を経験した市民の死亡率の関係のように（Sibai et al., 1989, 2001），出現した健康問題がいつもトラウマのタイプと関連しているのではない。

　では，トラウマ的出来事がいつも決まって直接的な身体的悪影響をもたらすわけではないとすれば，トラウマ曝露はどのようなかたちで身体的な影響を与えるのだろうか。Schnurr と Green (2004) は先行研究の結果 (Friedman & Schnurr, 1995；Schnurr & Jankowski, 1999) に基づいて，上述の疑問の答えを，トラウマ曝露によってもたらされた（PTSD はもとより他の精神疾患も含む）重度で持続的な苦悩に求めた（図 2-1）。この精神的苦悩は，身体的健康度の低さにいたる心理学的，生物学的，行動学的，疾病認知的メカニズムなどに関連づけて説明される。トラウマ・サバイバーを対象とした身体的健康に与える影響について検証した研究では，PTSD 以外の疾患についてまとめたものは非常に少ないことから，本章では PTSD に焦点を当て，身体的健康への影響について検証することとする。加えて，トラウマの直接的な結果ではない健康問題についても，

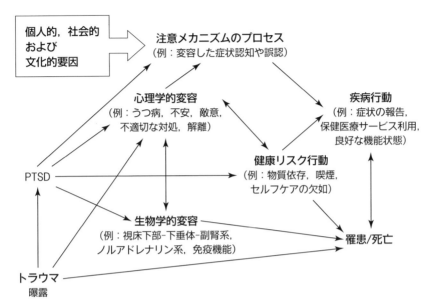

図 2-1 トラウマ曝露・PTSD と身体的健康のアウトカムの関連を示したモデル
(Schnurr & Green, 2004, p.248)

焦点を当てることとする。

　併存疾患の問題も含めた心理学的メカニズムは，しばしば身体健康度の低さをもたらす PTSD と関連がある。たとえば，うつ病では心血管系疾患のリスクを上昇させるが，それらは血小板の活動性の増大や，心拍変動の減少，高血圧症の罹患リスクの増大といった要因が関連しているといわれている (Ford, 2004)。PTSD と関連する生物学的メカニズムでは，さらに別の経路，青斑核-ノルアドレナリン合成系の活性化や，視床下部-松果体-アドレナリン系の不活化が付加される (Friedman & McEwen, 2004 参照)。行動学的メカニズムとは，たとえば喫煙や物質依存，セルフケアの欠如，保健医療サービスとのつながりの乏しさといった，PTSD に関連する健康リスク行動である (Rheingold et al., 2004；Zen et al., 2012)。疾病認知メカニズムの問題によって，主観的健康度や疾病関連行動にも何らかの影響が生じるかもしれない。たとえば Pennebaker (2000) は，トラウマについて考えることを避け，その後に引き起こされる身体的・情緒的影響に誤ったラベリングを行ってしまった結果，身体症状の認知をより強めてし

まう可能性を指摘した。喫煙とうつ病のような因子（コントロールすべき交絡因子として取り扱われることが多いが），PTSDが身体的健康に悪影響を与えるメカニズムの一つ（Schnurr & Green, 2004）と考えられている。

Schnurr と Green（2004）のモデルは，これらの要因がどのように病気を引き起こしているかについて，アロスタティック負荷（allostatic load）の概念を用いて説明している。アロスタティック負荷とは，「生理的反応の揺れが繰り返された結果生じる身体の緊張であり，同時に，負荷状況下で生理学的システムが賦活され，代謝も変化し，多くの組織や器官が摩耗してしまうこと」（McEwen & Stellar, 1993, p.2094）と定義されている。アロスタティック負荷は，時間の経過とともに生物学的システムのいたるところで生じる加重的変化，と定義づけられている。それゆえに，この負荷を考えることによって，PTSDのみでは病気を引き起こすような変化が生じそうにない場合でも，なぜ他疾患が引き起こされるかを説明できるとした（Friedman & McEwen, 2004；Schnurr & Green, 2004；Schnurr & Jankowski, 1999）。また，Schnurr と Jankowski（1999）は，PTSD患者の過覚醒や過活動が，物質依存や喫煙の身体作用に結びついていることを例として挙げ，アロスタティック負荷は他の精神疾患に比べてもPTSDのほうが大きくなるかもしれないと述べた。この仮説は今もなお検証中であるが，身体外傷を負った対照群に比べて，PTSDに罹患した人のほうがアロスタティック負荷が大きかったとする報告もある（Glover et al., 2006）。

3．文献レビュー

PTSDと身体的健康度の低さに関連する幅広い研究が，数多く報告されている（Friedman & Schnurr, 1995；Green & Kimerling, 2004；Schnurr & Jankowski, 1999）。自己申告で評価された研究では，全般的な健康度の低さ，さらには身体的症状や慢性疾患の数の多さ，身体機能の低さが，PTSDと関連している（Boscarino, 1997；Cohen et al., 2009a；Löwe et al., 2010；O'Toole & Catts, 2008；Vasterling et al., 2008など）。具体的には，米国の成人をサンプルとした大規模な調査において，PTSDは神経系，循環器系，消化器系，代謝系や自己免疫系，骨格系（骨，関節）においてでも，発生リスク上昇に関連があると報告されている（Sareen et al., 2005）。これらの多くの知見が横断研究によるものであるが，初回のPTSDが身体的健

康度の低さにどのように影響を与えるかについて，継続的に観察した縦断研究も散見される（Boyko et al., 2010；Engelhard et al., 2009；Vasterling et al., 2008）。最新の 62 の研究をまとめたメタ分析では，そのほとんどが自己申告による評価に基づいた身体的健康の指標や，客観的ではない指標に基づく分析ではあったものの，身体的な健康と PTSD との間に有意な関連が認められた（循環器呼吸器系の健康の $r = .17$ から，一般的な身体的健康 $r = .48$ まで）（Pacella et al., 2013）。

　また，いずれも横断研究によるものではあるが，内科医が診断した疾患といった客観的指標により評価した身体的健康度の低さと PTSD が関連しているといった報告があり（Agyemang et al., 2012；Andersen et al., 2010；Nazarian et al., 2012；Seng et al., 2006 など），縦断研究においても同様に関連を認めた（Dirkzwager et al., 2007；Kimerling et al., 1999 など）。これら多様な研究結果により，PTSD と身体的健康度の低さの関連性は，妥当性が高いと考えられる。また，米国で公共の保健医療サービスを受けた女性の大規模サンプルによる横断研究では，PTSD の女性患者は他の精神疾患患者よりも，悪性新生物や循環器系，内分泌系，呼吸器系の疾患といった病因で規定されるような疾患（Seng et al., 2006）だけではなく，慢性疲労，過敏性腸症候群，線維筋痛症といった症状群を有しやすいと報告している。また高齢男性の退役軍人を対象とした縦断研究では，統計学的に年齢，喫煙歴，肥満度（BMI），飲酒歴を調整しても，内科医が診断した血管，骨格筋，消化器，皮膚疾患の発生リスクの増大と PTSD 症状に関して，有意な関連性を認めた（Schnurr et al., 2000b）。

　心血管系疾患の転帰については，これまで特に焦点が当てられてきた。前向き研究では，男性の高齢の退役軍人（Kubzansky et al., 2007）や，ベトナム戦争帰還兵（Boscarino & Chang, 1999；Kang et al., 2006；Vaccarino et al., 2013），一般市民の女性（Kubzansky et al., 2009）の集団において，PTSD の症状と冠動脈疾患の発生リスクの増大が関連していると報告している。疼痛も特に焦点を当てられている領域で，自己申告による評価や内科医による診断評価いずれの報告もあり，PTSD 患者はトラウマとは関連性のない慢性的な痛み（リウマチ関節炎など）を訴える傾向にあり（Mikuls et al., 2013 など），慢性骨盤痛や線維筋痛症といった慢性疼痛症候群になりやすくなるという報告がある（Seng t al., 2006 など）。

　一方，PTSD と医療サービス利用との関連についてのエビデンスはさまざまである。PTSD は，精神保健サービスや救急外来のみの大幅な利用増加に関連

しているという研究がある（Possemato et al., 2010 など）一方で，大多数の研究では，医療サービスの利用増大と関連があると報告している（Gill et al., 2009 ; Glaesmer et al., 2011 ; O'Toole & Catts, 2008 ; Schnurr et al., 2000a など）。費用分析に関する研究はほとんどないものの，PTSD が高額な医療費と関連があるといった報告もあった（Walker et al., 2004 など）。

　PTSD と死亡率に関する研究はすべて，退役軍人をもとにした集団で実施されている。そのなかで，PTSD は死亡率の上昇に関連すると報告している研究がある（Boscarino, 2006 ; Kasprow & Rosenheck, 2000 など，Abrams et al., 2011 参照，例外として O'Toole et al., 2010）。その一方で他の研究は，外的要因や物質関連依存に関連した疾病による場合にのみ，死亡率と関連があったと報告している（Bullman & Kang, 1994 ; Drescher et al., 2003 など）。最近の研究によると PTSD はすべての死因に関連していることが認められたが，人口動態的因子，行動学因子，臨床的因子を統計上で調整すると，関連性は消失した（Chwastiak et al., 2010）。

1）PTSD はトラウマ曝露と身体的健康との間に媒介しているのか

　PTSD が身体的健康に対するトラウマ曝露の影響を媒介しているといったエビデンスは，①〜③の分析に基づいている。すなわち，①トラウマ曝露と身体的健康との統計学的に有意な関連が，PTSD を変数としてモデルに追加投入することによって弱められたり，なくなったりするような重回帰分析，②構造方程式モデリング（①よりフォーマルな方法），③PTSD 罹患群およびトラウマ対照群と非トラウマ対照群との比較，である。これらの研究の多くは，自己申告による評価に基づいた調査（Campbell et al., 2008 ; Löwe et al., 2010 ; Norman et al., 2006 ; Schuster-Wachen et al., 2013 ; Tansill et al., 2012 ; Wolfe et al., 1994 など）であるが，いくつかの例外もある（Glaesmer et al., 2011 ; Schnurr et al., 2000b など）。これらの身体的健康に対するトラウマ曝露の影響は，非常に重要である。たとえば，900 人に上る高齢の退役軍人の研究では，戦闘体験が健康上に及ぼす影響のじつに 90％において PTSD が媒介していた（Schnurr & Spiro, 1999）。

　しかしながら，このような効果は，対象とする集団や評価する結果（アウトカム）によって変わりうる。ベトナム戦争帰還兵での研究では，男性の場合，戦場経験が及ぼす自己報告による健康面への影響については，PTSD が媒介し

ていた割合は全体の 58% であったが女性では 35% にすぎなかった (Taft et al., 1999)。また，PTSD とプライマリケア患者の身体的健康の研究においても，男性ではその媒介の割合が高かった (Norman et al., 2006)。トラウマ曝露は，女性では消化器疾患や悪性新生物との関連があるものの，PTSD はこれらを媒介していなかった。男性ではトラウマ曝露は関節炎や糖尿病と間に関連があるが，PTSD はトラウマと関節炎の間においてのみ媒介していた。また他の研究では，PTSD はそれぞれの転帰間で違った媒介の仕方をしていた。従軍から 30 年以上経過した高齢の退役軍人では，戦闘体験は内科医が診断した動脈系疾患，呼吸器系疾患，上部消化管疾患および心疾患の発生リスクを高めた。しかし PTSD は，動脈系疾患への影響にのみ存在していた (Schnurr et al., 2000b)。

2）PTSD が身体健康に影響を与えるメカニズム

現在のところ，Schnurr と Green (2004) が PTSD と健康との間に存在すると仮定したような，心理学的，生物学的，行動学的，あるいは疾病認知メカニズムといった要因について，同時にすべてを検証した研究は見当たらない。そのかわりに，特定の領域や個別的要因を検討した研究がある。

考えられるすべての心理的媒介要因のなかでも，うつ病は疑いようもなく最も重要な疾患である。その理由として，うつ病は身体的健康との関連について，すでに多くの説明がなされているということがある (Ford, 2004)。うつ病に関する多くの研究データをみると，うつ病が PTSD と健康とを媒介すると想定されている点で一貫している。たとえば，ある研究では，うつ病をコントロール（調整）すると PTSD と身体的な症状との関連の強さが弱まる。そしてこの結果は，うつ病がこの両者の関係を媒介しているという考えを支持している (Löwe et al., 2010)。また，うつ病は PTSD と痛みとの間にも大きく関与しているという研究もある (Poundja et al., 2006)。さらにうつ病は，PTSD と他の媒介要因との間にも関与しているのかもしれない。Zen ら (2012) は，PTSD，身体的不活発，および服薬順守不良のいずれにも，うつ病が媒介していると報告している。

健康的な行動に関するデータについては，結果はさまざまである。PTSD と健康の間には，健康的な行動が部分的に媒介しているといった研究 (Crawford et al., 2009；Flood et al., 2009 など) がある一方で，健康的な行動の媒介を明証できなかった研究 (Del Gaizo et al., 2011；Schnurr & Spiro, 1999 など) もあった。健康的な

行動は，少なくとも部分的には PTSD と健康との間に媒介するものの，それら
が重要な影響を与えることについては明らかでない。さらに，多くの研究がこ
れら諸因子を調整しているが，それでもなお PTSD は健康度の低さと関連して
いた（Boscarino, 1997；O'Toole & Catts, 2008, Schnurr et al., 2000b など）。

　生物学的な媒介因子については，最も重要なエビデンスが，PTSD が心血管
系疾患発症のリスクを高めることを示した研究から得られている。これまで，
PTSD 患者はうつ病患者や精神疾患のない人より，高血圧症になりやすいこと
が示されている（Kibler et al., 2008 など）。16 年以上フォローアップした標準体重
の看護師のグループを対象とした最近の研究では，PTSD の症状が肥満のリス
クの増大に関連していると報告している（Kubzansky et al., 2013）。また，PTSD の
男女の退役軍人をサンプルとした研究では，喫煙，高血圧症，糖尿病，脂質異
常症のみならず，肥満のリスクも増大すると報告した研究もある（Cohen et al.,
2009b）。さらには，PTSD は軽度の炎症に関係しており，心血管系疾患に対して
も付加的なリスクになっている（Guo et al., 2012；Pace et al., 2012；Spitzer et al.,
2010）。

　Friedman と McEwan（2004）は，PTSD がメタボリック症候群のリスク因子，
具体的には肥満，脂質異常症，高血糖，高血圧症などの危険因子群との間に関
連があることを示唆した。最近の研究では，PTSD とメタボリック症候群との
関連が，性別，年齢といった特徴や健康リスク行動，うつ病といった他の危険
因子からも独立している[†1] ことが示されている（Heppner et al., 2009；Jin et al.,
2009；Weiss et al., 2011）。

　メタボリック症候群はアロスタティック負荷を示す代表的疾患の一つであ
り，多数の危険因子が組み合わさった影響を示している。そして，メタボリッ
ク症候群と PTSD の関連を探る研究では，高いアロスタティック負荷を考える
ことが，PTSD がいかに身体的健康に影響を与えるかを理解する鍵となりうる
ことを示している。

3）PTSD の治療によって身体的健康は改善するのか

　PTSD が身体的健康度を悪化させているというエビデンスがある一方で，

---

†1　これら諸因子を調整しても，PTSD とメタボリック症候群の両者に関連性を認める。

PTSD の治療が身体的健康を改善するか否かという疑問に関しては，非常に限られた情報しかない。最良のエビデンスは，自己申告による身体的症状と機能を評価した研究から得られているが，そのエビデンスは一貫していない。最近の研究では，PTSD に対する認知行動療法により，身体症状(Galovksi et al., 2009；Rauch et al., 2009) や機能 (Beck et al., 2009；Dunne et al., 2012；Neuner et al., 2008) が改善したことを報告している。たとえば，Dunne ら (2012) は，慢性のむち打ち症の障害を伴った PTSD 患者に行った認知行動療法によって，頸部の障害が軽減され，身体機能が改善したと報告している。その一方で，フルボキサミン (Malik et al., 1999) や認知行動療法 (Schnurr et al., 2007a) では，身体的健康の改善にまで至らなかったという報告もある。

　PTSD の治療が，内科医の診断した疾患や，その他の客観的な疾病指標に対して効果を示した研究は，ほとんど見当たらない。PTSD の治療が冠動脈疾患や糖尿病といった疾患を改善させるか否かは明らかでないし，うつ病の臨床試験のエビデンスでさえも，結果はまちまちである (Bogner et al., 2007；Writing Committee for ENRICHD Investigators, 2003 など)。PTSD によって個々の疾患に罹患しやすくなるかもしれないが，これら身体疾患を引き起こす生物学的メカニズムは PTSD とは関係がないかもしれないし，PTSD 症状のみを軽減したところでこのメカニズムを後戻りさせることはできないのかもしれない。メタボリック症候群の患者を考えることにしよう。治療が順調に進み，過覚醒を減らすことで高血圧の改善につながりうることは，結果としてもっともらしい。しかし，高血圧症の大半の患者は PTSD や他の精神疾患に罹患しておらず (Hamer et al., 2010 など)，過覚醒を和らげるだけでは高血圧治療として充分なわけではない。さらに，肥満，脂質異常，高血糖に関しては，病状コントロールのための食生活や運動の改善，あるいは治療遵守といった行動変容なしに改善することは，もっと考えにくい。

4．将来の研究について

　Schnurr と Green (2004) は，方法論と研究内容のいずれも念頭に置いた研究上の課題を提案している。方法論に関する問題としては，大規模で代表性があり，米国以外の対象に基づき，かつ，トラウマ曝露の程度だけでなく，PTSD

や他のトラウマ反応を評価する研究が必要である。加えて，疾病罹患に関する生物学的評価に基づく研究も必要とされる。さらに Schnurr と Green（2004）は，PTSD の治療に関して，どのような健康問題が PTSD や他のトラウマ反応に関連しているかについての正確な情報を提供できる研究が必要であるし，さらには，PTSD の生物学的要因についての研究を加味できるような身体健康の評価法も求められているとした。また，PTSD 以外のトラウマ曝露反応に関する研究と，心身のケアを統合したシステム・レベルの介入を含む身体健康問題に対する PTSD の治療効果に関する研究が，求められるとしたのである。

　トラウマ曝露が身体的健康に害を及ぼすといったエビデンスは重要であるものの，上述のような方法論や内容のすべての点で，根本的な欠落が今なお存在する。一つには，PTSD ではないものの重要なトラウマ反応，とりわけうつ病に関する研究が不足している点である。PTSD は，併存疾患の影響とははっきり区別された影響をもたらすようである。ただし，PTSD 特有の影響について，もっと明白に描写できることが望ましい。もう一つの根本的な欠落は，疾病に関する生物学的評価法の使用に関することである。この分野では，心血管系疾患に焦点を当てた研究はたくさん出ているが，内分泌系や免疫系疾患といった他の疾患カテゴリーを取り上げているものは少ない。生物学的なメカニズムに関する研究はきわめて重要で，特に PTSD（場合によっては他の疾患）が身体的健康に影響を及ぼすメカニズムとして，アロスタティック負荷を吟味する研究が求められている。PTSD の治験における健康面の転帰に関する研究をさらに進めることも重要である。しかし，その際には，内科医が診断した人々を対象とした研究に，力を注がなければならない。糖尿病のような行動変化や心理的変化に左右される病態の検討もまた，有用だろう。さらには，PTSD 患者が健康に対して有害な行動を減らす統合的な工夫や努力について評価することも，役に立つと思われる。McFall ら（2010）の研究による，PTSD 治療と禁煙の組み合わせはその非常に優れた例であり，系統だった治療モデルになることを示している。

　また，解析上の重要な課題も考慮しなければならない。身体外傷や疾病を引き起こしそうなイベント（事故，戦闘，拷問）を研究する際，PTSD や他の疾患によって引き起こされるさまざまな間接的な影響のなかから，トラウマによる直接的な影響を浮かび上がらせる必要がある。また，うつ病や喫煙といった

心理学的・行動学的な要因と PTSD との関連について，どのように解析するかも課題である。PTSD が身体的健康に対して独立した影響を与えているかどうかを検証することが研究目的であれば，上述したような要因を調整することが至当である。もし，これら心理学的・行動学的な要因をメカニズムの一部とした検証をするならば，階層的回帰分析，パス解析，構造方程式モデリングがより適切である。

5．臨床実践に与える影響

　PTSD が身体的健康に何らかの影響を及ぼすと，臨床実践にもそれが及ぶ。PTSD 患者は PTSD そのものに加え，さまざまな身体的健康への負荷への対応も求められるかもしれない。たとえば，内科疾患への罹患や身体機能の減弱，単なる気分不良ということもあるだろう。全人的な患者中心のケアを行おうとすれば，精神保健従事者は身体健康にも留意する必要があるかもしれない。特に，治療遵守性や治療反応性を妨げるような問題がある場合はそうだろう。Kilpatrick ら (1997) は，患者が自らのトラウマ関連症状群がどのように身体的問題に関係しているのか，あるいはどのように心身の問題に立ち向かえば回復が見込めるのかを理解するには，心理教育が重要であることを強調した。

　多くの精神保健従事者は，トラウマ被害者を治療する際に薬物依存にも対応することには慣れている。精神保健従事者はまた，他の健康リスク行動にも対応しなければならないかもしれないし，他機関に患者を紹介しなければならないかもしれない。たとえば，PTSD 症状がつらくて喫煙する患者に対して，この対処法を中止させるとトラウマ焦点化治療に集中できなくなるのではないかという恐れから，禁煙を促すことをためらう治療者もいるだろう。しかし一方で，McFall ら (2010) は PTSD の外来患者の治療に禁煙治療を導入したところ，喫煙が減っただけでなく，禁煙しても PTSD 症状は増えなかったと報告した。とりわけ，患者が強い精神医学的問題を抱えている場合には，身体医療をメンタルヘルスケア場面に組み入れることは有用と思われる (Druss et al., 2001)。

　PTSD になると身体医療サービスを利用することが増えるため (Gill et al., 2009；Glaesmer et al., 2011；Schnurr et al., 2000b など)，身体医療現場で働く医療者は，PTSD 治療のためにかなり苦労するかもしれない。多くの PTSD 患者は身

体医療現場でのみ，しかも典型的にはプライマリケアの場面で診療を求めてしまうが，そこでは普通，PTSD の存在は気に留めてもらえないだろう (Liebschutz et al., 2007；Magruder & Yeager, 2008；Samson et al., 1999)。この領域の医療者に対して，定期的に PTSD に関するスクリーニングを行う方法や，PTSD 症状に対する診療方法を伝えていくことも必要になる。医療とメンタルヘルス・ケアを統合する治療戦略にはさまざまなものがあり，PTSD 以外の精神疾患において活用されているものが多く報告されている (Bower et al., 2006；Roy-Byrne et al., 2010) ものの，PTSD に関してはほとんど検討されていない。最近の研究で報告されたランダム化臨床試験では，退役軍人に対する電話支援も併せた協働的ケア (collaborative care) は，従来の方法による治療に比べて効果があったわけではなかった (Schnurr et al., 2013)。しかしながら，プライマリケアや専門医療場面で，PTSD を治療するための最適化された治療戦略とは何かを明らかにする研究がさらに求められている。少なくとも，患者や保健医療者に対しての PTSD 治療に関する教育は，もっと行う必要がある (Green et al., 2011)。

6. 社会への影響

　トラウマ曝露によって健康悪化リスクが高まると，社会にも影響を及ぼす。したがって，トラウマ曝露リスクを減らしたり，PTSD や他のトラウマ疾患のリスクを減らすことで，予防できる病気があるかもしれない。事故や身体的・性的暴行といった予防可能な曝露体験を減らすことは，(それらがトラウマを引き起こしやすい曝露体験であることも考えると) 明らかに健康上のメリットがある。しかしながら，トラウマ被害を受けた人が回復しなかった場合でも，その結果引き起こされる生物学，心理学，行動学，疾病認知における変化の流れを止めることで，トラウマ後の症状群出現を予防できるといった健康面でのメリットを多くの人が得られるかもしれない。PTSD が経済的なコスト増大とも関連している (Marshall et al., 2000；Marciniak et al., 2005；Walker et al., 2004) ことを考えると，PTSD を予防することは金銭的メリットにもつながる可能性がある。

　トラウマ曝露とその影響についての関心を高めることは，公衆衛生的観点からも重要である。トラウマ曝露，特に PTSD により健康リスク行動が発生しや

すくなるため，トラウマ後の反応に気づき管理することは，結果的に住民の健康増進，保健活動，喫煙や肥満予防といった公衆衛生キャンペーンを促すことになるだろう。同様に，世界レベルでの健康増進を考えると，トラウマやPTSD が身体健康に与える影響について認知することは，最近紛争や災害が起きている国や，ヘルスケア，メンタルヘルスケアのインフラが限られている第三世界の国々では，特に重要である。

　トラウマ曝露と身体的健康度の低さとの関連は，法律や補償制度へも影響している。PTSD 患者の身体健康問題に対しても補償を行うべきだろうか。職場でフォークリフトの事故により永続的な膝の障害を受け，PTSD にもなった患者に対しては，どちらの障害に対しても補償されることは理にかなっている。しかし，その患者が後に冠動脈疾患や糖尿病に罹患したことまでも追加の補償を行うべきだろうか。因果に関する立証責任を全うするだけの科学的エビデンスは，現時点では充分とは言い難い。さらには，ある個人がそのような疾患に罹患した場合，それらがトラウマ症状によるものなのか，あるいはそれ以外の原因によるものなのかを判断する科学的手法が，確立されているわけではない。このような疑問，すなわち生じた健康問題とトラウマとの関連をめぐる問いに答えようとすると，あまりに複雑になってしまう。なぜならば，身体的健康は，典型的には遺伝や人口動態的特徴，受傷前の健康状態，今回のトラウマとは関連のない別のトラウマなど，多くの要因に影響を受けてしまうからである。

7. おわりに

　トラウマを体験した人の健康リスクが悪化してしまうというエビデンスは，確かに存在する。本章が依拠したモデルは，PTSD やその他の心理的苦痛が引き起こされるメカニズムによって，トラウマは身体健康をも損なうというものである（Schnurr & Green, 2004）。PTSD と関連が深い生物学的，心理学的，行動学的変化，あるいは疾病認知機構面での変化が引き起こされるメカニズムが提唱されているが，そのメカニズムは身体的健康の悪化も引き起こしてしまう。そしてこの考えは，上記のような変化がたとえわずかであっても身体的健康を害する可能性があるという，アロスタティック負荷の概念に依拠している（McEwen & Stellar, 1993)。心血管系疾患以外の客観的な疾病指標や死亡率に関するエビデンスは比較的少ないものの，PTSD が健康度の低さと関連していることは，自己報告あるいは客観的指標のいずれの場合でも常に一致して報告されている。それでもなおトラウマによる身体的健康への影響を考えることは，今後の研究や臨床実践，社会全体を考えると非常に重要である。

第3章 外傷後早期介入

Early Intervention After Trauma

by Richard A. Bryant

翻訳：前田正治

1．はじめに

　PTSD による人的，社会的，経済的コストの高さゆえに，過去数十年にわたってトラウマの有害な影響を減少させるべく，数多くの努力がなされてきた。そして，そのエネルギーの多くは，早期介入技法に向けられてきた。早期介入という言葉は，トラウマ曝露後の数時間，数日あるいは数週間後に行われる介入という意味で用いられる。これらのアプローチの目的は，急性ストレスを減ずることや，PTSD 発症を避ける二次予防を行うことなどさまざまである。本章では，早期介入の最近のストラテジーとそのエビデンス，そして現場で直面している課題についてまとめる。

2．早期介入をすべてのサバイバーに提供すること

　過去30年にわたって，トラウマのサバイバー全員への素早い心理的対応は，きわめて当たり前のこととして行われる傾向にあった。このようなアプローチは，すべての人々がトラウマの有害な影響を受けやすく，もしトラウマ曝露後すぐに介入しなければ悲惨な結果が待ち受けているだろう，という認識のうえに行われていた。しかしながら，こうしたトラウマへの脆弱性に関する認識は誤っていることが示されるようになった。大概の人は強い回復力を持ち，定式的なメンタルヘルス介入を必要としていない。ひとたび最初の脅威が過ぎ去り，自分自身のケア資源や対人ネットワークをうまく使えるようになると，人々はトラウマ体験にも適応できるようになるのである。

一方，こうした回復パターンがあるにせよ，早期介入によって適応力が高められるかもしれないし，精神医学的問題を抱える可能性がある人に対しては，その予防の手助けになるかもしれない。戦闘後の兵士に対して行われた介入を含め，1世紀にわたってさまざまなタイプの早期介入法が行われたが（Shephard, 2000），1980年代になって最も有名なアプローチが現れた。この介入法はしばしば「心理的デブリーフィング（psychological debriefing）」に関連しており，数多くの類似の介入法が生み出された。では，心理的デブリーフィングの役割とは何だろうか。それを評価する簡便な方法は，その最も有名な亜型である惨事ストレス・デブリーフィング（Critical Incident Stress Debriefing：CISD）の歴史と有用性を振り返ることである。このプログラムは消防士である Jeffrey Mitchell によって1980年代に始められたが，彼は自説を「この方法は惨事ストレス場面，あるいはその直後の急性ストレス反応を和らげ，遅発性のストレス反応を消去するか，少なくとも減じるだろう」（Mitchell, 1983, p.36）と述べている。CISD は典型的には単回性のデブリーフィング・セッションで，トラウマ受傷後数日以内に行われるのが普通である。このセッションは典型的には3〜4時間行われ（Everly & Mitchell, 1999），公式には七つの段階からなる。「導入段階」では，CISD の形式と，本法が心理療法を目指しているわけではないという定義説明がなされる。「現実段階」では，参加者は自らが体験した出来事の詳しい説明を求められる。「認知段階」では，起こった出来事に対して最初にどう感じたかに気づくように促され，彼らの認知上の反応がどうであったかを語ることが求められる。続く「情動反応段階」では，体験時に感じた情動反応を表現することを促される。「症状段階」では，自らの症状や反応をストレス反応として認識することを求められる。次の「教示段階」では，ストレス反応をノーマライズすること[†1]を目指す。最後の「再導入段階」では，デブリーフィング・セッションのまとめが行われ，必要な紹介先が伝えられる。CISD は，最初は救急隊員などが主たる対象者であったが，次第に非常に多くの聴衆/読者を集めるようになった。ミッチェルらはこのような1990年代末までの CISD の広がりを振り返って，次のように述べた。「心理的デブリーフィングのミッチェル・モデルは，運用場面や実際の運用法はさまざまであったが，世界で最も広く行われた

---

†1　誰にでも起こりうると認識すること。

第3章　外傷後早期介入　*27*

介入法として認められている」（Everly & Mitchell, 1999, p.84）。

　さて，はたして CISD は人々の為になったのであろうか。CISD はよく受け入れられ，参加者も有効性に気づいたという多くの報告が文献上もなされている（Adler et al., 2008；Carlier et al., 2000）。しかしながら，こうした報告は，CISD の有効性を示す根拠になっているとはいえない。CISD（またはその類似技法）を受けた人，あるいは受けていない人の有効性評価を行った数多くの研究がある。それらの研究は，被験者の精神機能（典型的には PTSD 症状の程度）を，後のフォローアップ時の機能評価と比較したものである（総説として McNally et al., 2003 参照）。それらの研究によると，全般的に CISD とそれに関連した介入技法は，介入を受けていなかった群と比較して，外傷後ストレス反応を減弱させることはなかった（Bisson et al., 2007）。

　それでは，デブリーフィングは害をもたらすこともあるのだろうか。この疑問はきわめて重要である。なぜならば，人々の自然適応プロセスを尊重することは重要と考えられるし，このメカニズムを阻害することこそ愚かなことになりかねない。そして，実際に CISD は有害となるかもしれないといういくつかのエビデンスがあることを考慮すれば，こうした疑問を抱いてもおかしくはない。すなわち，デブリーフィングを受けた人々（特に外傷早期に顕著な PTSD 症状を呈した人々）は，受けていない人々に比べ，より PTSD が悪化していたといういくつかの研究結果が示されたのである（Bisson et al., 1997, Mayou et al., 2000）。また，別の対照群設定研究によると，情動デブリーフィングは，教育的なアプローチに比べて回復の遅延をもたらしていた（Sijbrandij et al., 2006）。これらの研究には方法上の問題があるにせよ，デブリーフィング技法を包括的に行うことの有効性は疑わしいという疑問が引き起こされてしまった。短い期間，しかも後に治療者が会うこともない状況でトラウマ記憶を活性化することは，有用でないどころかむしろトラウマ記憶を固定化させてしまう恐れさえある（Bisson & Andrew, 2007）。また，デブリーフィングは，通常受傷以前の評価をせずに行われる。そのため，個人が持っていた脆弱性や苦悩の強さ，社会的な文脈などの個々の相違を考慮しないまま標準的に行われてしまう結果，害をもたらしているのかもしれない。このような理由ゆえに，国際的なガイドラインをみても，概してこの介入法は推奨されていない（Foa et al., 2009）。

　もし，CISD のような心理的デブリーフィングが時代にそぐわないとすれば，

これに代わる何か別の望ましいものがあるだろうか。単回セッションの介入がその後の適応改善に予防的に働かないというエビデンスがあることから，最近のアプローチは，人々が急性ストレス反応へうまく対応できるよう援助することを目的としている。最もよく行われている新しいアプローチは，サイコロジカル・ファーストエイド（psychological first aid；PFA；Brymer et al., 2006）である。ただ，PFAを新しい技法として紹介するのはまったくもって正しくない。なぜならば，PFAにはCISDや他のデブリーフィングで用いる数多くの要素を含んでいるからである。その一方でPFAは，トラウマ急性期場面で，情動カタルシスを促すような支援に反する恐れのあるステージを，無理には踏ませないという戦略原則を保っている。PFAは，人々が安全性や情報，情動面でのサポートを受けること，援助を求めること，回復への期待を失わないこと，他の人々の支援を利用すること，さらにはセルフケアを行うなどの方策をとれるようになることを目指している。通常行われている他の介入法と同様に，PFAは定式化された評価を行ってから始めるわけではない。このアプローチは現在，実践ガイドライン（Inter-Agency Standing Committee, 2007）でも使用を促されている。しかしその一方で，何らかの利益があるというエビデンスもないため，その有効性に疑問の声もある。PFAを子細に検討すると，容易に検証できるようなわかりやすく明示されたゴールを有していないだけに，その有効性をどのように評価するのかを決めることは大変難しい。CISDはPTSDの重症度を減少させるという明白な目的があるがゆえに，追試できる。その一方で，PFAのアプローチは急性期における対応力の支援を操作しづらいがゆえに，反証もまたしづらい。

3．誰が早期介入を受けるべきか

　トラウマ・サバイバーにあまねく行われている介入法とは対照的に，将来PTSDになる恐れのあるトラウマ・サバイバーに焦点を当てるというアプローチもある。このアプローチは，急性期に将来PTSDになる可能性のある人々を同定できるという仮説のうえに成り立っている。過去数十年にわたり，急性期における遷延性PTSDの予測因子に焦点を当てた研究が行われてきた。その間，慢性PTSDをどのくらい正しく予測できるかを目指す研究の情熱は，ずいぶんと沈静化してしまった。

この点について私たちのフィールドで得られた認識は，急性ストレス反応とその後に起こる PTSD 反応との間には，直線的な関連がないということである。早い時期に行われた研究では，トラウマ曝露から数週間以内に出現したトラウマ性ストレス反応の初期の波は，数カ月で著しく減少していた。これはレイプ被害者（Rothbaum et al., 1992），非性的暴行被害者（Riggs et al., 1995），自動車事故被災者（Blanchard et al., 1996），災害被災者（van Griensven et al., 2006），テロ被害者（Galea et al., 2003）などのコホート研究で明らかとなったことである。これらの知見は，PTSD になる危険性を持つトラウマ・サバイバーを早期に見出すことへの大きな課題となった。では，いかにして一過性のストレス反応を除外して，後の PTSD の前兆となる早期トラウマ反応を特定すればよいのだろうか。

外傷後ストレス反応の長期経過に関する最近の研究によると，トラウマ反応は複雑な経緯をたどることが示されており，早期にハイリスク者を見出すことの問題もまた浮かび上がっている。当然ながら，この問題の最も端的な例が遅発発症の PTSD であって，これは伝統的にはトラウマ曝露後，少なくとも 6 カ月以上経過して PTSD と認められたケースである。有用なエビデンスを用いたいくつかの系統的レビューによると，遅発発症の PTSD は珍しくなく，特に従軍後の兵士に多く，PTSD 例の 25％が遅発発症であった（Smid et al., 2009）。研究によってエビデンスが集まるにつれ，外傷性ストレス反応の変化に富む経過は，そのときのストレスや，人々がどのように評価するかが，社会的要因や健康問題によって影響を受ける可能性のあることがわかった（Bryant et al., 2013）。たとえば，ハリケーン・カトリーナ災害被災者の研究では，被災後の 2 年間にわたって PTSD の発症率は上昇を続けたが，これはインフラの未整備，居住環境の悪さ，必要な地域資源の欠如など，被災地での持続するストレスが原因であった（Kessler et al., 2008）。この問題は，トラウマ・サバイバーが経験したさまざまな軌跡（trajectories）をマッピングする潜在成長混合モデルを用いた多くのエビデンスによって，さらに着目されることとなった。この統計手法の目的は，経年に変化する群を同定するために，一つの調査人口のなかの同質集団を分類することである。そして，全員が同質の調査人口に属していると仮定するのではなく，反応の**異質的なパターン**（heterogenous pattern）を追うのである。多くの研究を概観すると，以下の四つの主要な軌跡が注目される。① 一貫してPTSD 症状が乏しい高レジリエンス群，② 初期には苦悩が強かったが，その後

徐々に寛解していったリカバリー群，③ 初期こそ症状レベルは低かったものの，次第に症状が増悪した遅発反応群，④ 一貫して高い PTSD 症状を呈し続けた慢性苦悩群。注目すべきことに，このような軌跡には，身体外傷を受けた者 (deRoon-Cassini et al., 2010)，災害被災者 (Pietrzak et al., 2013)，中東に従軍した兵士 (Bonanno et al., 2012) など，さまざまなトラウマ・サバイバーが含まれていた。トラウマ後に PTSD になる人を同定するのは簡単ではない。早期介入を行う場合には，PTSD のハイリスクでないトラウマ・サバイバーが，急性期では誤ってハイリスク者として同定される可能性があることを考えておかなければならない。

4．トラウマに焦点化した認知行動療法

　最近の研究では，多くの人を対象に行われている介入法とは異なり，重度のストレス反応を有する人々への治療に焦点が当てられてきた。いくつかの研究は PTSD の急性期を取り扱ったけれども，多くは ASD になった人々に焦点を当てていた。早期介入は，心理学的戦略に立ったものと生物学的戦略に立ったものとの，二つに分けることができる。慢性期 PTSD 治療の際にトラウマ焦点化心理療法が成功したがゆえに，心理的介入法として数多くの同様の試みが行われてきた。そして，PTSD の第一選択治療として用いられるのは疑いようもなく曝露療法であり，それは国際的な治療ガイドラインにも推奨・反映されている (Foa et al., 2009)。メタ分析もまた，この結論を支持している (Bradley et al., 2005；Roberts et al., 2009)。

　さて，トラウマ後の早期介入法は，標準的な CBT の簡易版であった。中核となる内容は変えず，5，6 回のセッションというように短くするのである。これらのアプローチに共通している重要な要素は，治療の最も肝要な部分が，トラウマに焦点化した曝露法であるということだ。治療は最初，トラウマ反応についての心理教育で始まり，不安マネジメント，曝露法，認知再構成と続く。不安マネジメント技法は，呼吸法やリラクゼーション法，セルフ・トークなど，さまざまなテクニックを駆使して不安を減じようというものである。治療は通常，持続曝露に最もエネルギーが注がれ，イメージと現実場面での曝露の双方が盛り込まれている。想像曝露の間，患者は通常最低 30 分以上の長時間にわ

たって，自身のトラウマ体験を生々しく思い出すことを求められる。さらに治療者は患者に対し，すべての感覚，認知，感情の細かな点に重きを置いて，トラウマ体験についての語りを促す。現実曝露として，脅威的で回避すべき場面への段階的曝露が行われ，患者はそのなかで脅威をもたらすリマインダーと隣り合わせでいることを求められる。ただし，最初は最も脅威の少ない状況から始められ，次第により脅威が高い場面に移行していく。このアプローチは，初期の条件づけ恐怖の消去，修正情報の統合，曝露管理そのものから学んだ自己制御（self-mastery）など，多くのメカニズムを通して効果が発揮されると考えられている（Rothbaum & Mellman, 2001 ; Rothbaum & Schwartz, 2002）。認知再構成は通常，曝露に引き続き行われ，トラウマ，関わる人，自身の将来などに関する不適応的な自動思考の形跡を明らかにする。こうしたアプローチは，トラウマ急性期における過度に否定的な評価が PTSD 発症の強い予測因子となる，という数多くの研究が背景にある（Ehring et al., 2008）。

　先行する早期介入がいくつかあったものの（Frank et al., 1988 ; Kilpatrick & Veronen, 1984），トラウマ焦点化曝露法の簡易版を早期介入として行った最初の研究は，おそらく Edna Foa のチームが性暴力被害者および非性暴力被害者に対し，トラウマ直後に簡易 CBT を行ったことだろう（Foa et al., 1995）。参加者は 4 回の CBT セッションを受け，その治療効果は，年齢などをマッチングした反復評価のみを受けた対照群と比較された。治療終結時において，CBT 参加者は対照群よりも PTSD 症状は少なかったものの，5 カ月後のフォローアップ時にはその差は消失していた。ただし，CBT を受けた参加者は，対照群よりも抑うつ症状や再体験症状が少なかったことは，特筆すべきである。

　この研究で考えなければならない限界点は，全員が PTSD の定義を十分に満たす症状を有しているトラウマ・サバイバーであることだ（診断で求められている 1 カ月間の症状持続の要件は除外している）。私たちは，トラウマ初期に精神的苦痛を負った多くの人々が，その後治療を受けることなしに適応する可能性があることを理解しているのである。この問題に取り組むため，ASD を示した人々がその後 PTSD に発展するリスクを負っている（Bryant, 2011）というエビデンスから，ASD 診断を満たす人に焦点を当てた研究もある。このアプローチを用いた初期の研究では，Bryant ら（1998）は ASD を負った自動車事故被災者あるいは非性暴力被害者を，CBT と支持的カウンセリング（supportive counseling：SC）に無作為に割り付けた。両方の介入とも，週に90分の個人療法セッションを5回行った。治療では，想像曝露，現実曝露，認知再構成に力点が置かれた。治療の6カ月後では，CBT群では20%がPTSDになったのに対し，SC群では67%がPTSD診断に該当した。同じグループに対して行われた後の研究では，ASDの参加者を5回のまったく違った介入法に割り付けることによって，CBTをさらに細かく分類して検討した。それは，①CBT群（持続曝露，認知療法，不安マネジメント），②認知療法をミックスした持続曝露法，③支持的カウンセリングの3群である（Bryant et al., 1999）。この研究の結果，6カ月後のフォローアップの時点で，実際の治療群（①と②群）では20%がPTSDであったのに対し，支持的カウンセリング群では67%がPTSDであった。さらに，これら二つの治療を受けた参加者のその後のフォローアップでは，CBTを受けた群の治療効果は，治療後4年にわたって持続したのである（Bryant et al., 2003a）。

　これらの初期の研究以降に行われた研究の多くは，基本的にこれらの結果を再現した。ASDに罹患した一般市民のトラウマ・サバイバー（$N = 89$）に対して行われた研究では，参加者はCBT群，催眠に連動したCBT群，そしてSC群の3群に無作為に割り付けられた（Bryant et al., 2005）。解離症候群が特徴となるような状態（たとえばASD）においては，催眠が情動処理過程を促進するのではないかという仮説（Spiegel et al., 1996）があったので，ここで用いられたのである。ASDに罹患した参加者は，催眠を特にうまく使えるようになることが示された（Bryant et al., 2001）。本研究では，トラウマ記憶の処理が円滑に進むのではないかと考え，想像曝露の直前に催眠を行った。何人かの参加者は，現実曝露訓練の前に催眠の導入を受けたという例外はあったにせよ，すべての参加者は同じ回数のセッションと，同じ長さの曝露を受けた。治療をすべて終えた参加者は6カ月後のフォローアップの時点で，SCを受けた参加者のほうがより多くPTSD診断を満たしており（57%），CBT群は21%，CBTプラス催眠の群は22%にすぎなかった。そして，治療終結時点の再体験症状はCBTプラス催眠群のほうがCBT群よりも少なく，このことから，催眠は曝露効果をより高めるのではないかという可能性が示唆されたのである。軽度外傷性脳損傷を被ったASDの参加者（$N = 24$）に対して行われたもう一つの研究では，脳外傷のために意識を失った人々に対するCBTとSCの効果の比較が行われた

（Bryant et al., 2003a）。6 カ月後のフォローアップ時点では，CBT を受けた参加者は 8% しか PTSD 診断に該当しない一方で，SC 群は 58% が PTSD 診断を満たした。最近のより大規模な ASD の研究では，Bryant らは 90 名の一般市民トラウマ・サバイバーを，① イメージと現実曝露群，② 認知再構成群，③ 評価のみの群の 3 群に割り付けた（Bryant et al., 2008b）。その結果，6 カ月のフォローアップ時点では，曝露療法群は他の群に比して PTSD，うつ病，不安障害のいずれの症状レベルも低かった。

　重要なことは，私たち以外のチームもまた，トラウマに焦点化した介入法を用いて早期介入の効用を報告していることである。Jon Bisson のチームは身体外傷を負った 152 名の患者を，受傷後 3 週間以内に 4 回の CBT を受けるか，何の介入も受けないかという 2 群に無作為に割り付けた（Bisson et al., 2004）。実際の介入を受けた群では，13 カ月後のフォローアップ時点で，PTSD 症状はより低かった。このアプローチは ASD ではなく重度の急性 PTSD 症状に焦点を合わせたもので，ASD 症状群の特異的クラスターを満たさなくてもよいとすることで，ASD の DSM-5 診断により合致させた。同様に，PTSD 症状が強かったトラウマ・サバイバーに焦点を当てた他の研究においても，CBT の早期実施の有効性が示されている（Lindauer et al., 2005）。

　別の研究では，持続曝露法よりも，より認知療法的視点を重視している。Echeburua らは，急性外傷ストレス症状を示す 20 名の参加者に，認知再構成と対処技能訓練，あるいは段階的リラクセーション・トレーニングを行った（Echeburua et al., 1996）。治療終結時点では両群の状態に差はなかったが，12 カ月後の時点では認知再構成を受けた群のほうが重度 PTSD 症状は少なかった。イスラエルの研究では，交通事故サバイバー 17 名に回復を促すため，記憶再構築（memory reconstruction）を促進することを目的とした SC あるいは CBT の 2 回のセッションを行った（Gidron et al., 2001）。この研究では，救急病棟搬入時に安静時心拍数が 94 以上というエントリー基準を設けていた（これは，急性期の心拍数増加が PTSD の予測因子となるという根拠に基づいている〈Bryant et al., 2008a；Shalev et al., 1998〉）。治療は事故後 1〜3 日に電話で行われた。受傷後 3〜4 カ月の時点では，CBT の介入を受けた患者のほうが SC を受けた患者よりも，PTSD 症状は低かった。

　早期介入とより遅い介入との比較という重要な研究では，Shalev は，救急部

門に入院し，かつ ASD の完全診断あるいは閾値下診断を受けた 242 名の患者への，無作為割り付け試験を行った。参加者は持続曝露群，認知再構成群，待機群（12 週後に持続曝露か認知再構成に再び割り付けられた），エスシタロプラム（SSRI），プラセボの 4 群に割り付けられた（Shalev et al., 2012）。9 カ月目のフォローアップ時点では，PTSD の転帰は，持続曝露群は 21%，認知再構成群は 22%と違いはなかった。一方で，SSRI 群は 42%，プラセボ群は 47%と有病率は高かった。そして，早期介入群と遅い介入群との長期的な違いは**認められなかった**。この研究から示唆される重要なことは，早期介入は最適な結果をもたらすために必須というわけではなく，多少遅れて治療を行うこともできるし，長期的には同じような結果を得られるということである。ただし，これは決して早期介入の効果を過小評価するものではない。なぜなら，早期介入には，トラウマ直後に引き起こされるストレス（およびそれに関連した問題）を減じるという明白な利点があるからだ。

　また別の研究では，救命救急室で曝露療法を行うことにより，身体外傷患者に対し，トラウマ後きわめて早い時期に介入を行った。そして，その後の 2 週間，毎週曝露療法を続けた（Rothbaum et al., 2012）。評価のみの群との比較では，曝露療法を受けた患者は，3 カ月のフォローアップ時点で PTSD 症状は軽度であった。この研究から示唆される興味深いことは，トラウマ曝露後きわめて早い時期でも，曝露療法を安全に行うことができるということである。

　PTSD 急性期に CBT を導入した他の対照群設定研究では，トラウマ受傷後 3 カ月以内に患者を研究に参加させていた。すなわち，外傷後のきわめて早い時期に導入したわけでないということだ。これらの研究もまた，曝露に基づいたアプローチの有効性を示している。いずれの研究においても，PTSD 症状の減少について中等度以上の効果量を有していた（Ehlers et al., 2003；Sijbrandij et al., 2007）。

　ここで留意しなければならないのは，すべての研究がトラウマに焦点化した早期介入の有効性を報告したわけではないということである。ある大規模研究では，PTSD 急性期症状を有する 90 名の女性暴力被害者を，トラウマ後 4 週以内に持続曝露群，SC 群，反復評価群に無作為に割り付けた（Foa et al., 2006）。治療後 9 カ月の時点では，PTSD 症状の減少に関して，すべての参加者が同様の症状減少を示した。さらにこの結果は，ASD の診断基準を満たす参加者のみに

限って解析した場合でも変わらなかった。こうした否定的な結果は，記述パラダイム（writing paradigm）を用いた研究でも見出された。そこでは，67名の身体外傷患者が，記述を用いた介入グループと対照群に無作為に割り付けられた（Bugg et al., 2009）。治療終結時とフォローアップ時の評価では，この両群に相違は認められなかった。

　総じて，トラウマに焦点化した治療を行うこと，特に情動処理過程を促進する治療は，その後のPTSD発症に予防的な効果があると思われる。この結論は，検討に値するエビデンスをまとめた系統的レビューでも支持されている（Ponniah & Hollon, 2009）。しかしながらこの主張に対しては，相当数の人々が早期介入に反応しないこともまた，割り引いて考えることが大切であるし，それゆえ早期介入を，トラウマ後の問題を解決する万能薬と見なすことは避けなければならない。

●事例研究 ── トラウマに焦点化した認知行動療法●

　激しいトラック事故の後，治療を提示されたルーの事例。彼は，長距離運転では20年以上大きな事故を起こしていない，トラック運転手である。治療の2週間前，彼は州間高速道路を運転していた。そこに，反対方向を走っていたバイクがコントロールを失い，スリップして道路を乗り越え，彼のトラックの車輪間に滑りこんできた。ルーは直ちにその若い女性ライダーを何とかして救おうとした。しかし，彼女の身体の一部はタイヤに押しつぶされてしまっていた。ルーは彼女が死ぬまでの短い時間，彼女の頭を彼の腕に抱きながら時間を過ごした。そして，そのまま救急車が到着するのを待っていた。

　治療は包括的な評価から始まった。その結果，事故前はルーには心理学的な特別の問題はなく，彼を支えてくれている妻がいて，生きることを罪深いと感じる敬虔なカソリック教徒であることがわかった。彼は最初のセッションで，これらの点を強く訴えた。そして，①事故を避けられなかったこと，②その少女を救えなかったことの二点で，自分のことをひどく責めていたのである。彼は重度の再体験症状を語った。たとえば，少女の血まみれの顔に関する悪夢を繰り返しみてしまうことなどである。彼はまた，バイクがトラックの下に滑り込んでくるシーンのような，強い侵入性記憶なども報告し

た。さらにルーは，事故を思い出させるあらゆるものを回避していた。たとえば，事件について妻と話すこと，事件を考えること，事件を思い出させる状況に触れることなどである。そのうえ，彼にとっては唯一の収入源であったにもかかわらず，事故後は運転をしようとしなかった。DSM-5 の診断基準では，彼は ASD の診断を満たしていた。

　いったい何が起こったのかをルーに理解してもらう機会として，トラウマ記憶の処理についての理論的根拠に関する教育セッションが行われた（以前は事故について考えたり語ったりすることを回避していたために，このようなことができなかった）。続いて，事故についての持続曝露が行われた。持続曝露法の多く（Bryant & Harvey, 2000；Foa & Rothbaum, 1998）と同様に，自らを強いることによって起こった出来事を追体験するように求め，記憶に向かい合うことを目指した。彼にはこの方法がとてもつらく，トラックの下敷きになった少女を見た，というトラウマ体験を語るのが精いっぱいであった。初回セッションにおける曝露法の目標は，彼が現在の不安に向き合い乗り越えることであり，心中にあるトラウマ事象をすべて確認することではない。この点は，続いて行われた曝露法において取り扱うことができる。初回セッションでは，ルーは 30 分間の曝露を行うための時間を与えられ，三度繰り返して事故の記憶に向き合った。彼は大変な苦悩を感じたものの，適切にそれを統制することができた。

　持続曝露は，4 回の追加セッションでも続けられた。3 回目のセッションでは，ルーは事故時のさまざまな出来事の「ホットスポット」に焦点を当てることを求められた。それは彼が避け続けていたこと，すなわちトラックの下に横たわっている少女に関わったことである。彼はまた，そのときの語りをゆっくり行うことと，そのときに生じていたことに向き合うことを求められた。彼はこの追体験の間，いよいよ苦しくなった。そしてこのとき，少女が妊娠しているのを彼に告げた，という出来事を語ったのである。この告白はルーのトラウマ記憶のなかでも，非常に重要なものになっていた。なぜなら，彼はまだ生まれていない子どもの死にも責任を感じていたし，それが彼の極端な罪責感の源になっていたからである。ルーに対して，彼がとりえただろう別の行動について考えるように促す認知再構成のために，時間が充分に割かれた。彼がとりえただろう行動としては，① 事故を回避する，② 少女

を救う，③生まれていなかった子どもを救う，の三つがある。この追体験は彼にとって重要であった。これによって少女らの死に感じていた罪責感に向き合い，二人の死に責任を負っているという考えに，現実的に立ち向かうことができるようになったのである。2回目の治療セッションからは，ルーと彼の妻の二人で，自家用車で2日に一度ドライブを行うという段階的現実曝露を行うよう教示を受けた。この現実曝露は，最初は静かな道路から始まり，次第に混み合う道に，そして最後は高速道路へと，段階的に引き上げられていった。そして，4週以内に，ルーは再び彼のトラックで高速道路を走れるようになったのである。

　ルーは全部で6回のセッションを受けたが，これらはASDになった人々に通常行われるものである。治療が集結するまで彼の悪夢は続いていたが，一晩に何度もというわけではなく，週に数回程度まで減少していた。彼は回避し続けることをやめ，事故について妻や同僚ドライバーたちと話し合い，事故は彼のせいではないということが受け入れられるようになった。重要なことは，ルーは数日おきの曝露法の練習を続けなければならないこと，そしてトラウマに関する非現実的な考えと気づいたならば，それに立ち向かわなければならないことを理解したことである。

5．薬物によるアプローチ

　心理学的介入以外では，薬物を用いた早期介入の可能性もまた，少数の研究で検討されてきた。それらのアプローチのほとんどは，PTSDに発展する主要なメカニズムとして，トラウマ後数週以内に引き起こされる恐怖条件づけモデル（Rauch et al., 2006）を基盤としている。これらのモデルは次のような仮説に基づいている。トラウマ・イベント（条件づけられていない刺激）が起こったとき，恐怖反応（条件づけられていない反応）が引き起こされる。そして，この高まった恐怖感情によって，恐怖反応とトラウマに関連した刺激の間に強い条件づけが形成される。トラウマ・リマインダー（条件づけ刺激）は，再体験症状を含む更なる恐怖反応（条件づけ反応）を引き起こす可能性がある。このようなトラウマ・イベントに対する強い反応は，（ノルアドレナリンやアドレナリンのような）ストレスに関連する神経化学物質の放出と関連があり，さらにト

ラウマ記憶の過剰固着をもたらす。心理的苦痛が起こるたびに感作が強化されるおそれがあり，それは大脳辺縁系ネットワークの感受性を高め，トラウマに関連した刺激への反応性をいっそう高めてしまう（Post et al., 1995）。

　早期の研究の一つは，Roger Pitman のチームによって行われた。彼は，トラウマ直後にノルアドレナリンの反応レベルを落とすことにより，PTSD の予防を企図していた。本研究では，トラウマ曝露後 6 時間以内に，患者に対しプロプラノロール（β ブロッカー），あるいはプラセボを投与した（Pitman et al., 2002）。3 カ月後のフォローアップ時点では，プロプラノロールはプラセボに比べてPTSD 症状を減じることはなかったものの，プロプラノロールの投与を受けた群では，トラウマ・リマインダーに対する反応性が減じていた。もう一つの研究では，対照群は設定されていなかったが，トラウマ直後にプロプラノロールを投与することで，2 カ月後の査定で PTSD 重症度は軽減していた（Vaiva et al., 2003）。別の対照群設定研究では，プロプラノロールは予防的効果を示さなかったが，この研究ではトラウマ後 48 時間の時点で薬物が投与されたため，期待するような効果出現には投与が遅すぎたのかもしれない（Stein et al., 2007）。プロプラノロールの影響というのはおそらく複雑なのだろう。ちょうど心理療法において性別の違いが転帰に影響を与えていたように（Felmingham & Bryant, 2012），子どもの PTSD に対するプロプラノロールの影響にも，性特異的な効果があったことが報告されている（Nugent et al., 2010）。

　トラウマ急性期にノルアドレナリンのレベルを下げることで PTSD を予防するもう一つの可能性は，モルヒネのようなオピオイド系薬物を使用することである。モルヒネは，ノルアドレナリンの作用を阻害することで，条件づけに影響を与える。たとえば，ラットの扁桃体にモルヒネを注入すると，恐怖条件づけレベルが阻害され（Clark et al., 1972），健忘さえ生じる（McNally & Westbrook, 2003）。このような動物実験を人間に応用して，トラウマ後の数時間にモルヒネを投与するといういくつかの非対照群設定研究が行われた（Bryant et al., 2009；Holbrook et al., 2010；Saxe et al., 2001）。そして，それらの結果から，モルヒネが後の PTSD 症状の減弱に関連していたことがわかった。これらの研究は，対照群設定研究ではなく自然観察手法に依ったものであり（身体外傷を負った患者に，モルヒネあるいは他の比較薬物を無作為に割り付けることなどできない！），現時点ではこのエビデンスの存在をあまり強調できない。

他の薬物を考えると，心理療法に比較して，はるかに対照群設定研究は少なくなってしまう。上述したように，Shalev らは，エスシタロプラムをプラセボと心理療法とで比較した（Shalev et al., 2012）。SSRI はノルアドレナリン神経系の興奮を抑える効果がある（Szabo et al., 1999）。そこで，エスシタロプラムによる急性期の予防効果を期待したのである。ただ，本研究によると，SSRI はプラセボに比べて PTSD 予防に有効ではなく，CBT よりも劣っていた（Shalev et al., 2012）。一方，25 名の子どもと成人の火傷患者に対するイミプラミンによる 7 日間の治療を行った研究では，抱水クロラールよりもイミプラミンのほうが ASD 治療に有効であった（Robert et al., 1999）。

別の薬物療法として，グルココルチコイド系に働きかけることで，二次的機序での予防が期待できるかもしれない。ストレス負荷後にヒドロコルチゾンを投与して，プラセボより恐怖行動を減らすことができたという動物実験結果がある（Cohen et al., 2008）。この結果は人間でも同様であって，トラウマ曝露直後にコルチゾールを投与することにより，トラウマ記憶を減じている（Schelling et al., 2004）。早期介入法としてコルチゾールの使用を積極的に支持する報告はほとんどないが，トラウマ直後の数時間以内に高容量のヒドロコルチゾンを投与することで，プラセボに比較して PTSD 症状を減じたという報告はある（Zohar et al., 2011）。まだ確たることは言えないものの，この結果は，コルチゾールの早期投与が PTSD 予防に何らかの治療的役割を果たす可能性があることを示している。

6．段階的ケア

上述したように，いったい誰が早期介入を受けるべきかを判断することは，疑いようもなく難しい。そして，支援を必要とする人々を見出すことは，なかなかうまくいかない。なぜならば，急性ストレス反応と慢性ストレス反応との関係は複雑で，かつ急性期には，よくわからないような多くの因子がその関係を決めているのである。この問題をいっそう複雑にしているのは，トラウマ直後には多くの人が支援を欲しないことである。トラウマ・イベント時にしばしばみられる疼痛，収入減，仕事の不調，家族不和，社会混乱などによって，さまざまな問題が引き起こされる。それらのため，人々は支援や介入の申し出を

受けるどころではなくなってしまう。実際のところ，トラウマの急性期に治療の提供を受け入れる人は，ほんの一握りである（Shalev et al., 2012）。こうしたことから，多くの専門家は，トラウマ後に早期介入を受けるよう強く促すというよりもむしろ，ある集団に対して継続的にモニタリングすることの大切さを訴えてきた。

　こうした試みが続くなかで，段階的ケアモデル（stepped care model）として，従来の早期介入を，ニーズが明確にあるようなモニタリングや適切なケアに結びつけられないか模索されてきた。この目標を達成するためのいくつかのモデルがある。O'Donnell は，身体外傷を負った患者が，① 急性期のうちに PTSD 発症のハイリスク者かどうかのスクリーニングを受け，② 4 週間後にハイリスク状態が続いているかあらためてスクリーニングがあり，③ その結果ハイリスクであった患者はトラウマ焦点化心理療法を受ける，という研究を報告した（O'Donnell et al., 2012）。この研究では，高度の外傷後ストレス症状が持続する患者を，CBT 群と通常治療群の 2 群に無作為に割り付けた。その結果，12 カ月後のフォローアップ時点で，CBT 群は通常治療群よりも PTSD 症状レベルは低かった。同じ発想に基づき，Doug Zatzick は身体外傷を負った患者に対し，一連の研究を行った。患者は初期スクリーニングを受け，協働ケア（collaborative care）が実施された。このケアはケース・マネジメントを含み，患者の医療面でのリカバリーの一部として取り込まれている。ケース・マネジャーは患者の回復度をみながら，場合によって薬物療法や心理社会的介入，あるいは CBT を行う。この段階的ケアという枠組みが目指す主な目的は，このケアを実施することで，トラウマの患者が通常の健康管理システムのなかで見つからなかったり，あるいは治療を受けなかったりする可能性を，少しでも減らすことである。そして，いくつかの対照群設定研究を通して，本アプローチには通常の治療よりも PTSD 症状を減少させたり，機能を高めたりするような効果があることが示されたのである（Zatzick et al., 2004, 2013）。Brewin はこの方法を災害状況下で用い，2005 年のロンドン爆破事件の数週間後に実施されたスクリーニング／治療アプローチについて報告した（Brewin et al., 2008）。このプログラムでは，被災者は爆破事件の 2 カ月後に簡単なスクリーニングを受け，陽性者はさらに詳細な評価を受けた。その後，PTSD と同定されたケースは，CBT あるいは EMDR を受けたのである。本アプローチを行うことでケアが必要な被災者を発見しや

すくなり，治療への反応率もまた，より確かなものになったのである（Brewin et al., 2010）。

7．状況を考えた早期介入

段階的ケアが発展していくとともに，最近のモデルは，急性期後のさまざまな介入を見据えて早期介入の考えを織り交ぜることで，災害場面に対応してきた。たとえば，オーストラリアの大規模山火事の後に，トラウマ反応の各ステージに対応するため3段階モデルが行われた（Forbes, 2009）。山火事初期の数日，PFAが被災者全員に行われた。この介入は即席で，PFAの訓練を受けた多くの支援者によって行われたが，できる限り多くの人々にPFAを知ってもらおうという意図もあった。多くの被災者は公的なメンタルヘルス・サービスを受けないだろうという認識のもと，行政職員，リハビリや福祉などに関わるさまざまな専門職，地域で働くプライマリ医，ボランティア団体職員など，多くの人がこのプログラムによる訓練を受けた。彼らこそ，急性期に災害に対応しなければならない可能性が最も高い人々である。

介入の第二弾はサイコロジカル・リカバリー・スキル（Skills for Psychological Recovery：SPR）に基づくもので，ハリケーン・カトリーナ災害後に作られた，診断レベルを超えた介入法（transdiagnostic intervention）であった（Brymer et al., 2006）。この介入法は，災害後によくみられる問題を取り扱えることを主要な戦略としていて，評価と課題形成，行動活性化，認知のリフレーミング，不安マネジメント，ソーシャル・サポートの充実，問題解決が含まれている。PFAにもこれらの戦略の一部が含まれている。たとえば，ソーシャル・サポートや認知のリフレーミングを高めることであるが，SPRは次の諸点においてPFAとは質的に異なっている。SPRは被災者個人の評価から始まり，高度に構造化されている。また，解決すべき問題は何かを（サバイバー自身によって）同定する作業に，複数回のセッションが充てられる。そして，一般的な予防よりむしろ，現在生じている問題に意図的に焦点を当てている。また，明白な精神障害を治療するのではなく，トラウマ後に生じた臨床閾値下のさまざまな問題を取り扱おうとしている。このアプローチは，トラウマ曝露後数週以内に（場合によっては数カ月ということもあるが）提供することができる。そして，住民や患者の

健康に関わるさまざまな支援者によって行われるが，必ずしも高いレベルのメンタルヘルス専門職が行う必要はない。こうした戦略は，災害後のさまざまな状況で応用されてきたが，メンタルヘルスの専門職でない支援者にも概して好評である（Forbes et al., 2010）。介入の第三弾は，臨床上問題となるような精神疾患に苦しんでいる人々に対する，メンタルヘルス専門職による治療である。このアプローチの良いところは，以下のことを前提としている点である。すなわち，急性期にすべての問題を見出すことはできず，時間が経過して新しい問題が起こる可能性があり，ニーズが生じたときに適切な資源を適切なかたちでそこに振り分けることができる，ということである。

8．早期介入の課題

　本章では，早期介入のさまざまな重要な試みについてみてきた。そこには，PTSD 発症のハイリスク者同定の困難さ，回復過程で問題の本質が変化してしまうこと，そして急性期におけるケアの求めづらさなども含まれている。しかし，まだ次の課題がある。多くの早期介入は，トラウマ症状は発生してしばらく経過した後に消退するものであり，トラウマ後のまさに発症時期に早期介入を行うという考えに基づいて計画されている。たしかに，この仮定は多くの場合（交通事故や暴力など）には当てはまるだろうが，その一方で，トラウマ体験自体がきわめて長引いたり，早期介入を行う適切な時期を決めることが難しかったりする例も数多く存在する。たとえば，災害においては，安全性に関する恐れや家屋の喪失，食料や飲料物の不足，罹病などによって，ストレスがきわめて長期化することがある。同様に，紛争地域の住民は，停戦によってしばしば中断するような長期間のトラウマを体験するかもしれない。こうしたケースでは，早期かそうでないかといった視点で介入を概念化することは，もはやふさわしくないだろう。そのかわりに，個人のニーズや利用可能な資源，介入を行う支援者の能力などを勘案して介入を行うほうが，はるかに適切である。このような考え方によって，さまざまな時点での施行が可能で，適応期における個別のニーズを勘案したような，より柔軟な枠組みでの介入計画を立てることができるだろう。

9. おわりに

　過去 20 年間で PTSD に対する早期介入法が長足の進歩を遂げたことは，疑いようもない。そしてまた，トラウマ後に引き起こされるメンタルヘルス上の問題を予防するために，すべてのトラウマ・サバイバーに適応可能な普遍的介入法を見出すというあまりにも単純化した考えも持たなくなった。私たちが現在知りえていることを明らかにするには，ヨーロッパの専門家による最近のTENTS コンセンサス声明が役に立つ。これは，トラウマ反応に関する核心的原則とは何かを問うた，デルファイ法を用いた調査である（Bisson et al., 2010；Witteveen et al., 2012）。これによると，日常的にデブリーフィングを行うことや，トラウマに遭遇した人々すべてにスクリーニングを行うことは否定的であるし，同様に薬物を用いた介入も推奨されていない。その一方で，TENTS プロジェクトでは，教育的アプローチやソーシャル・サポートのほか，強い急性ストレス反応を示す人々に対しては，エビデンスに基づいたトラウマ焦点化心理療法を取り入れた段階的ケアも強く推奨している。

　私たちの分野では，トラウマ反応の複雑さについては，以前よりもずっと知識が蓄積されている。急性ストレス反応と長期転帰との間に直線的関係がない以上，もはや早期介入が後に引き起こされる問題を解決する万能薬にはならないことを，現実として受け止めなければならない。そして，いくつかの課題が残されている。第一に，外傷後ストレス反応の早期発見に関して，そのスクリーニング法はいまだ完成途上で不完全である。ハイリスク者の継続的モニタリングを行える能力を養うとともに，より細やかなスクリーニング指標が必要である。第二に，第一選択の治療が最適レベルの結果を生み出していないことが挙げられる。ケアを受ける人々の治療転帰を，いかにして改善するかを見出すことが重要である。そのために，治療抵抗因子を克服する治療法をさらに発展させることが鍵となる。三番目の課題として，ほとんどの人が急性期にはケアを求めず，後に治療を受けようとしても，それまでにあまりに多くの時間がかかってしまうことがある。早期介入が真に有効な場合があることを考えると，公衆衛生に関わる人々が取り組まなければならない大きな課題は，ケアを受けることへの障壁を壊すことである。

第4章 持続エクスポージャー療法

Prolonged Exposure Therapy

by Carmen P. McLean, Anu Asnaani, & Edna B. Foa

翻訳：松岡美智子

　持続エクスポージャー療法（Prolonged Exposure Therapy：PE）は PTSD に対して効果的で有用な治療法として，世界中で研究されている。持続エクスポージャー療法の基本的な理論は感情処理理論（Emotional Processing Theory：EPT；Foa & Kozak, 1985, 1986）であり，病的不安に対する有力な理論や治療的回復からなる。本章では，EPT の発展や PTSD の治療法としての説明を簡単にまとめる。また，PE の構造や鍵となる要素について解説し，症例を用いてその使用法を説明する。さらに，PE の効果を最大限に引き出すために，PE を行うにあたって治療者がよく直面する問題についてもまとめている。最後に，PE についての考察を，PTSD に対する PE の幅広い有用性を裏づける数々のエビデンスとともに掲載する。

1．PE の基本的理論

　EPT は，不安障害の成り立ちや治療法のメカニズムを理解するための包括的モデルを提供しており，PE もまたそれに基づいている（Foa & Kozak, 1985, 1986）。そして，Foa と Cahill（2001）により EPT はさらに改良され，トラウマ体験後の自然回復や慢性 PTSD 発症のメカニズム，また慢性 PTSD に対する PE の効果などを包括的に説明する理論となった。EPT の主要な根拠は，恐怖などの感情は，悲惨な刺激やそれに対する情動反応や意味づけなどの，認知ネットワークとしての記憶のなかに表現されるというものである。感情構造（an emotional structure）は，そのなかにある記憶表象と合致するような情報に人が接したときに活性化する。通常の（病理的でない）感情構造では，刺激-受け取り-意味表現のつながりが，現実（火事は危険，など）と合致している。換言すれば，正

常な構造の活性化は適応的であり，危険からの回避という結果となる一方で，病理的な感情構造は，間違ったつながり（混雑した店は危険，レイプされたのは自分の落ち度である，など）を含んでいる。PTSD では，トラウマ記憶が「刺激−受け取り−意味づけ」の間の誤った関連を含んだ病理的な感情ネットワークを表現している。現在のところ恐怖の構造のほうが，罪責感，恥，怒りなどの他の感情構造に比べより明確になりつつあるので，本章ではこの恐怖の感情構造に焦点を当てることとする。

　たとえば，命が脅かされる交通外傷を経験した PTSD 患者は，ガソリンの匂いなどの刺激に反応して，呼吸回数の増加，動悸，発汗などを呈するという恐怖構造を持つことがある。この場合，重要なのは刺激の意味づけで，ガソリン臭が「危険」もしくは「怖い」と感じたときの身体症状と意味づけされる。恐怖構造にある記憶表象の一部に合致してしまうと，全体の構造まで活性化してしまうのである。つまり，ガソリンの匂いを少し嗅いだだけで，車が怖いという恐怖構造までが活性化されてしまうことになる。

　EPT に基づくと，自然回復と治療後の症状の改善（Foa & Cahill, 2001；Cahill & Foa, 2007）における二つのメカニズムは，恐怖の（感情）構造の活性化，そして感情構造にある病理的なつながりを修正する情報の組み込みである。具体的には，トラウマ関連の誤った知覚・思考・感情が，トラウマについて考えたり話したりすることや，日常生活のなかでトラウマを思い出させるきっかけに接近したりすることで修正され，トラウマからの自然回復は起きる。また，トラウマを思い出させるきっかけについて考えたり直面したりすることで，想像するような危害（「再び危害を加えられる」「自分がメチャクチャになる」など）が起こらないと自覚することでも，自然回復は起こる。対照的に，トラウマ関連の刺激や物，記憶，考えや感覚などを回避し続けることは感情構造の活性化を妨げ，また非現実的な悪い予測（混雑した店では危害を加えられる，など）を修正する情報が組み込まれることも妨げるため，結果的に PTSD 発症の危険因子となりうる（Foa et al., 2006）。当然，PTSD の効果的な治療は，患者がトラウマに関連した思考，イメージ，物体，状況，活動に安全に直面化することを助けるものであるべきで，こうした治療によりトラウマ構造の活性化が促進され，苦痛で害がもたらされることへの修正がなされる。

　PE の主要な二つの技法は，①想像曝露──トラウマ体験を想起し，そのと

きの感情を感じながらトラウマ記憶について語ること，②現実曝露——トラウマを想起し，苦痛の原因になるために避けてきた安全な状況や物に接すること，である。一度（恐怖のような）陰性感情が安全な場所で活性化されると，予期しているような危険は起こらないという情報として統合され，学習の修正が起こる。想像曝露はさまざまな不正確な認知を修正する。第一に，患者がトラウマ記憶を整理することで，トラウマ体験の間に何が起きたのか改めて認知することができる（たとえば，「私がもっと有能なら友だちを助けられたのに」と思うかわりに，「その状況でできる最善のことを自分はやった」と思う）。第二に，繰り返しトラウマ記憶について再考し語ることで，患者がトラウマを想起することと再び外傷を受けることは違うのだと区別することに役立つ。第三に，再考することによる感情的な苦悩はいつまでも持続せず，トラウマを想起することで「自分がメチャクチャになる」ことはないと患者が気づくのにも役立つ。現実曝露は誤った認知を修正するのに役立つ。①苦痛な状況を回避したり逃避したりすることで苦悩を断ち切ろうとする，という患者の習慣を変える手助けをする，②恐怖に陥らない状況下で恐怖構造を活性化することで，危険予測がふくらむことを修正する（暗くなった後に外に出ても，再びレイプされるわけではない，など），③回避に頼らなくても苦悩を我慢できることを患者に気づかせる。これらの過程を経た結果，患者はトラウマによる自身や世界に対する陰性認知（私はまったく無能である，世界は完全に危険であるなど）を変えることができる。EPTに基づけば，これらの陰性認知はPTSDの中核的な精神病理的特徴である（Foa & Rothbaum, 1998）。

2．PEの実施

PEはPTSDに罹患した人を助けるための特殊な治療法で，以下の主要な二段階を経て，トラウマ体験を感情的に処理する。①現実曝露は，トラウマ・リマインダーであるがゆえに避けてきたトラウマに関連していながらも安全な状況に，段階的に接触するような課題を与えることが一般的である。②想像曝露はトラウマ記憶に対して行われるもので，患者はセッションのなかでトラウマについて思い出し，体験に伴う感情を感じながらトラウマ記憶について語る。また，自身が語った内容を録音して聴き直してくることを宿題とする。PEに

はさらに，① 曝露療法の理論の説明を含むトラウマの本質やトラウマ反応についての心理教育と，② 呼吸調整法の二つの手順がある。

　PTSD の治療として最新の PE プログラムは，1 回 90 分，8 ～ 15 セッションで組まれている。初回は，治療者は PE の理論について説明し，PTSD の遷延をもたらす二つの大きな要因があることを説明する。一つ目の要因は，トラウマについて考えることや想像することの回避，またトラウマを想起させるものの回避である。治療者は，回避は短期間の不安を軽減するには有効だが，逆にそれが感情の処理やトラウマ記憶の整理を妨げ，結果的に PTSD を長引かせていることを説明する。二つ目の要因は，トラウマの結果として生じた，「世界はきわめて危険である」「私（サバイバー）はすっかり無能である」といった，役に立たない誤った認知である。PE の目的は，想像曝露や現実曝露を通して間違った認知や思い込みを修正し，訂正された情報を取り入れる機会を提供することで，このような間違った認知を変えることである。

●事　例●

　ナンシーは 29 歳，ラテン系の独身女性で，現在大学院で学んでいる。彼女は PTSD と大うつ病（major depressive disorder：MDD）の症状を呈しており，ペンシルバニア大学の不安治療研究センターでの治療を求めていた。ナンシーの PTSD 症状評価尺度（posttraumatic stress symptom inventory：PSS-I）は 34 点で，重症の PTSD であることを示した。また，ベックのうつ病評価尺度（Beck Depression Inventory：BDI）は 28 点で，中等度のうつ病であることを示した。彼女には日々のトラウマ関連の再体験症状と鮮明な悪夢，不眠，自律神経系の過覚醒があった。

[現在最も苦痛となっているトラウマ的出来事]

　10 年前の 7 月 4 日，当時交際後別れたばかりの男性と一緒に過ごしていた。彼女はその男性のことを信用してはいけないとわかっていたが，友人も数人いたので，一緒にパーティへ出かけることにした。ナンシーは男が次第に酩酊し，攻撃的になってきたのをみて，そのバーから出て家に帰ろうとした。しかし男は激昂し，テーブルにあったグラスを割り，彼女の顔や肩，下頸部を切りつけた。バーの店員や常連客が彼女を奥の部屋に連れて行き，救急隊員が到着するまでの間，助けてくれた。彼女は病院へ搬送され，直ちに

手術が必要であると告げられた。しかし，病院で一時，一人きりにされたとき，彼女は死ぬかもしれないと思いとても動揺した。ナンシーは永続する併存症を残すことなく生き延びたが，肩と顎には目に見える傷跡が残った。

[事例定式化]

ナンシーのPTSDの症状は，事件を想起させる外的な刺激（男性や人混みなど）や，トラウマに関する内因性の刺激（感情や記憶など）を彼女が回避することにより遷延していた。この回避は，これらの刺激の危険性についての彼女の（誤った）考えを修正する機会を妨げ，またそれらの刺激に曝露されたときの苦悩にうまく対処する能力も阻害していた。ナンシーの回避は，さらに，他人（「すべての男性は危険だ」など）や自身（「私はいつも間違った決断をしてしまう」など）についての一般的な知覚や考えの機能不全の持続にも影響していた。これらの考えは過覚醒，怒り，引きこもり，疎外感など，PTSDやうつ症状の一部を遷延させた。ナンシーは友だちや家族から，「早く忘れて立ち直って」や「生きているだけで幸せじゃない」などと言われると，落ち込んでしまうと語った。彼女はこのような言葉かけを自己批判として内在化し，自身のPTSD症状について著しく恥じるようになった。

[治療経過]

通常，初回セッションでは，想像曝露の間，どのトラウマに焦点を当てるかについて治療者と患者の間で明確にする。複数のトラウマ体験がある患者には，この「標的トラウマ（index trauma）」は，その出来事が患者にとって現在も大きな苦悩や機能不全の原因となっているのかを判断して選ぶ。この出来事は，最も高頻度で動揺を伴う再体験症状と関連していることが多い。標的となるトラウマは，初回セッションのトラウマの病歴聴取のなかで同定する。ナンシーの場合，過去の交際相手からの暴言や暴力という体験があるが，上述の最近のトラウマ体験は，彼女が体験した最もつらい出来事として語られた。この標的トラウマが想像曝露の焦点となる。また，トラウマ体験の始まりと終わりについても，このセッションのなかで同定される。

治療者は治療開始に先立って，プログラムの概要や曝露療法の原理について説明した。治療者はPTSDが遷延する理由について，①トラウマに関連する考えや感情の回避，トラウマを想起させるものの回避，②「世界はきわめて危険だ」「私はきわめて無能だ」など，役に立たない病的な考えの存在の

二つを挙げた。またPEでは，現実曝露，想像曝露により，これらの考えを修正する機会を作ることで，このようなネガティブで病的な認知を変えていくと説明した。

初回のセッションでは，ゆっくりした呼吸によるリラクセーション法を教え，日々のストレスを減らすために呼吸法の練習を勧めた。ナンシーもそのアドバイスに従って，セッションのなかで呼吸再調整法を学び，自宅でも宿題として呼吸再調整法の練習を続けることに同意した。

2回目のセッションでは，自身の症状について理解するために一般的なトラウマ反応について簡潔な説明がなされ，ナンシーはトラウマ後に経験してきた苦悩について説明した。彼女は，集中困難や感情鈍麻などのこれまでの困難がPTSDの症状であるとは気づかなかったこと，また，PEでこれらの症状が軽減することを知ってホッとしたと語った。次に治療者は，ナンシーがこれまでトラウマを想起するために避けてきた場所や人，物に直面化していく現実曝露について説明した。ナンシーと治療者は一緒に，これまで避けてきたトラウマ状況の現実曝露の不安階層表を作成した。そして，これらの状況に直面した際に彼女が感じると予測される苦悩の程度に基づいて順序づけた。苦悩の程度は主観的不安尺度（subjective units of distress scale：SUDS）を使用し，0点（まったく苦痛でない）から100点（激しい苦痛）の間で評価した。ナンシーは軽度の苦痛（混雑していないスーパーマーケットに一人で行く，など），中等度の苦痛（加害者である男の写真を見る，など），高度の苦痛（混雑したレストランでデートする，など）を組み合わせ，自身の不安階層表をうまく作成することができた。現実曝露では，中等度の不安を引き起こす状況から開始し，徐々により挑戦的な状況へ段階的に進めた。現実暴露の階層表を作成した後，ナンシーと治療者はその週の宿題として，特定の現実曝露課題を決定した。同時にナンシーのうつ病への対処として，行動の活性化を促す課題（映画を見る，勉強会に参加するなど）としても，現実曝露課題の役割は広がった。ジムに行く，新しい友人を作る，家族との信頼関係を回復するなど，治療の後半では「人生の立て直し」に重点を置いた。

3回目のセッションの初めに，ナンシーは日常生活のなかで折に触れ呼吸法の練習を行い，それが役に立ったと語った。彼女は宿題の現実曝露課題をほぼこなせていたが，学校のスケジュールが過密であったため，計画してい

た喫茶店に行くという課題が達成できなかった。治療者が想像曝露の理論的根拠について説明したところ，ナンシーは若干のためらい（「もしそれがうまくいかなかったらどうなるの」など）はあるものの，想像曝露に対してかなりの意欲と期待があると述べた。治療者は彼女に，第1セッションで最もつらいと同定したトラウマ記憶の最初から最後までを想起させた。そして，彼女に目を閉じるように伝え，トラウマの間何が起こっていたかをできるだけ鮮明に声に出して説明させた。ナンシーはそのときの考えや感情，身体感覚についても，もっと詳しく話すよう促された。想像曝露は長時間（通常は30〜45分）になり，ナンシーの記憶を複数回反復させた。想像曝露の間ナンシーは涙ぐみ，またSUDS得点（事前30点，ピーク時90点，事後60点）でもわかるように，ナンシーの感情はトラウマ記憶に占められ，終了後，その場面の想像はとても鮮明で現実のように感じられたと述べた。想像曝露終了後15〜20分かけて認知処理を行ったが，これは患者がより現実的な見通しを持てるように新しい情報や洞察を取り込むことを目論んでいた。その処理の間，ナンシーはトラウマに対する罪責感を語った（「早い段階で嫌な予感がしていた」「その直感に従っていたら事件は起こらなかったのに」など）。しかしながら，彼女は記憶を復習することで，男が彼女を自分やその友だちと一緒に来るよう誘ったとき，男はとても爽やかで，そんなに暴力的だとは想像できず，事件は避けられなかったことにも気づいた。さらに，彼女は自分自身がとても勇敢に行動したとも述べた。セッションの最後に，来週までの現実曝露課題と，セッション全体の録音を一度聞くこと，想像曝露の録音を毎日聞くことが，宿題として出された。

　第4〜10回の残りの治療は，標準的課題に従って，前の週に出されていた宿題の振り返りから始まった。ナンシーは概ね，現実曝露課題に取り組んでいた。彼女はいつも想像曝露の録音を聴いてきたが，現実曝露課題の練習は少ししか行えていないことがしばしばあった。ただ，避けていたことは行動活性化に関する課題（運動など）であったため，同じく回避していたトラウマ関連状況への直面化のような宿題と比較すると，PTSDの回復にはあまり重要でないと考えられた。治療が進むうちに，想像曝露中のナンシーのSUDSピーク値は急激に低下した。想像曝露の後に，彼女はよく「だんだん簡単になってきた」と口にし，ますます「思い出のように」感じるようになっ

た。7回目のセッションで治療者は，トラウマ記憶のなかで現在最も苦痛と感じる瞬間である「ホットスポット」について説明した。ナンシーは二つのホットスポットを選んだ。一つ目は，男がグラスを砕き彼女に切りつけたとき。二つ目は，彼女が救急医療室で一人取り残されたときであった。これらのホットスポットは，第7〜9回のセッションの想像曝露の焦点とした。この処理の間，ナンシーと治療者はトラウマに関する罪責感についても話し合った。ベースラインの時点では，ナンシーは自身に起きたことを「前もってもっと考えておくべき」であり，自分自身の責任だと固く信じていた。しかし，治療が進むと彼女は，当時自分が持っていた情報を考えると，自分の行動は非難されることではなくむしろ合理的であったと，新しい見方をはっきり言うようになった。何度も繰り返し記憶を思い返すことで，ナンシーは，実際には何ひとつ違った行動をとることはできず，誰がその立場にいても同じことになっていたと気づくことができた。最初の何週かの現実曝露や想像曝露で，彼女が自分の苦悩を許容できるようになるとそれは弱まり，生活への対処能力がないと思っていた自分自身についても，困難な状況から立ち直った強い人間だと思えるようになった。治療終結に向けて彼女は，男と過ごした時間は彼女の寛大で優しい性分の現れであり，判断を誤ったわけではないと感じるようになった。

　最後のセッションでは治療者とナンシーは改善点について振り返り，治療で得た教訓について話し合い，改善点を今後も継続させるために計画を立てた。治療の最後には，ナンシーのPTSD症状はうつ病の症状同様に，大きく減少した（PSS-I＝4：わずかなPTSD症状の存在，BDI＝6：わずかなうつ症状の存在）。ナンシーは，自分は優れた点の多い人間だと感じている，と語った。誰かとデートしようという心の準備はできていないものの，彼女は少しずつこのゴールに向かって歩みだし，オンライン・デート用に自身のプロフィールを作るところから開始した。対照的に，治療の初めに感じていた罪責感については，あの「狂った」状況のなかで自分は最善を尽くしたと感じるようになったのである。ナンシーはPTSD症状をなんとかコントロールするためのアプローチを，恐怖感情の持続をもたらした回避からトラウマ・リマインダーへの直面化へと，大きく舵を切った。そしてそのことは，彼女にトラウマからの回復と克服をもたらしたのである。

3．特殊事例への PE 実施

　他の精神疾患や身体的不調を伴わず，純粋に PTSD だけに罹患している患者はきわめて稀である。実際，PTSD の患者にとって，併存症やそれに関連する問題は例外的ではない。幸いにも，下記に示すように，PE は PTSD と通常同時に起こってくるさまざまな障害に対しても，ほとんどあるいはまったく改良せずとも効果的であるというエビデンスが蓄積されている。ただし，PE を受けたすべての患者がうまくいっているわけではないことには留意する必要があり，残念ながら治療無反応や早期の治療脱落を最小限にとどめる方法はほとんどわかっていない。最後に，PE が禁忌となるような場合へのガイドラインについても考察した。

1）　うつ病の併存

　PE は，うつ病を併存した PTSD 患者の症状改善に効果的であったという，相当数のエビデンスがある。たとえば，ある研究ではうつ病併存は PTSD の症状悪化とは関係がないとしており，現在の大うつ病，大うつ病の既往，うつ病の既往なしの 3 群間すべてで，PE は同等に有用であった（Hagenaars et al., 2010）。興味深いことに，別の研究では，治療前に重度のうつ病を示した患者が認知処理療法（cognitive processing therapy：CPT）または PE を受けた場合，軽度のうつ病患者と比較して PTSD の症状がより大きな改善を示した（Rizvi et al., 2009）。

　PTSD 重症度の改善がうつ症状の改善と関連する傾向にあることは，PTSD とうつ病の症状が密接な関係にあるためであろう。PE はうつ病併存 PTSD の PTSD 重症度を改善させるだけではなく，うつ症状の改善にも効果的なのである（Foa et al., 1991, 1999a；Marks et al., 1998；Paunovic & Ost, 2001）。当然，PTSD を主とする患者のうつ病併存は，PE 実施の禁忌と考えるべきではないということになる。PE マニュアルの推奨に従って現実曝露階層表を作成する場合，うつ病の程度によっては，治療者はより多くの行動活性化課題を組み込みたくなることもあるだろう（Foa et al., 2007）。うつ病が主たる疾患の場合や，自殺企図のリスクがあると判断される場合には，治療者はまず危機管理とその解消に努め，PE に先んじて科学的根拠に基づいたうつ病治療を行うべきである。

2） 物質使用の併存

　PTSDの治療は，物質使用障害を併存する患者には無効，あるいは悪化させるため，結果的に患者の物質使用を悪化させるという見解のもと，PTSD治療の研究は伝統的に物質使用障害を併存した患者を除外して行ってきた（Foa et al., 2005；Resick et al., 2008）。しかしながら最近では，物質使用を併存するPTSD患者のPTSD症状と物質使用を，両方同時に治療が成功したという複数の研究がある。たとえば，PEはPTSDにアルコール依存症を併存した患者群にも（Foa et al., 2013），コカイン依存を併存する患者群にも（Brady et al., 2001）有効であることが見出された。重要なことは，前述の論文のいずれにおいても，PE施行と患者の物質使用や渇望の増加との関連はなかったことである。それどころか，興味深いことに，Foaらの研究ではPEを実施した患者は治療終了から6カ月後の時点でも，飲酒量の減量を維持できていた（Foa et al., 2013）。要するに，PEは同時期に治療を受けているような物質使用を併存したPTSD患者にも効果的であり，かつ安全に実施できるのである。

　うつ病の併存と同様に，物質使用とPTSD症状とは密接な関係にある。実際，PTSD患者が自身のPTSD症状に自己対処しようとして物質使用に走ることは想像に難くない（Leeies et al., 2010；Nishith et al., 2001など）。したがって，トラウマ関連の刺激やトラウマ記憶の処理にアプローチするよう患者を勇気づけることで，PEはPTSD症状を軽減させ，間接的に物質使用を減少させるよう導くのである。治療者はPEを実施する前に，注意深く物質使用の評価を行わなければならない。物質乱用や依存のある患者に対しては，物質使用の同時並行治療について，他の治療機関に問い合わせる必要がある。乱用や依存の基準に当てはまらない患者でも，目立たない回避戦略として物質使用が行われているかもしれず，この点はPEの文脈のなかで取り扱われなければならない（第12章参照）。

3） 外傷性脳損傷の併存

　PTSD患者，特にトラウマ体験の最中に頭部外傷を負うことの多い現役の兵士や兵役経験者にとっては，外傷性脳損傷（Traumatic brain injury：TBI）はますますありふれたものになっている。幸い，少なくとも軽度から中等度のTBIは，

PTSD 治療の妨げにはならないとする複数の論文が報告されている。たとえば，退役軍人を対象とした PTSD 患者の最近の研究によると，PE は頭部外傷の既往の有無にかかわらず効果的であると報告されている（Sripada et al., 2013）。この調査の結果は，PE が TBI を併存する PTSD 患者の治療の助けになりうるという有望なエビデンスであり，PE 反応性に対する TBI の影響を分析する追加調査が目下進行中である。実際，PE の手順は比較的単純で，個々の症例に合わせて簡単に変更可能であるため，PTSD と TBI の併存例には特によく適合するかもしれない。治療者は TBI による認知機能障害を評価し，宿題のリマインダーを組み込む，患者のパートナーに協力を要請する，短いセッションにするなど，必要に応じて PE の手順に適合させなければならない。

4） 境界性パーソナリティ障害の併存

頻回の自傷行為を伴う境界性パーソナリティ障害（Borderline personality disorder：BPD）もまた，PTSD の治療研究においては除外されることが多かった（Clarke et al., 2008；Feeny et al., 2002；Mueser et al., 2008）。つまり，パーソナリティ障害の併存，おそらく特に BPD は，PTSD の治療を妨げるのではないかという懸念があったのである（Merrill & Strauman, 2004）。しかしながら，BPD 併存例に対する PTSD の治療は，BPD 症状に対しても有用な可能性があるという二つの研究が報告されている。初期の研究で Feeny ら（2002）は，PE，ストレス免疫訓練（stress inoculation training：SIT），もしくは両者を実施した患者について再解析し，BPD 症状のある女性患者のほうが BPD 症状のない患者と比較して，PE が効果的であったと報告した。この研究は BPD の診断基準を完全に満たす症例に対して行われたわけではないものの，BPD 症状の存在は，（PE，SIT，PE/SIT の平均でみた）PTSD 症状，PTSD 現在診断，抑うつ，不安，社会的機能の向上などの治療転帰には影響を与えなかったことを示した。

同様に，DSM-Ⅳ で BPD と PTSD の診断基準を完全に満たし，最近の，または切迫した重篤な自傷行為を認める女性症例を調査した研究の結果が報告されている（Harned et al., 2012）。この非盲検試験では，13 人の患者が弁証法的行動療法（dialectical behavior therapy：DBT）を少なくとも 2 カ月間受け，自傷行為をやめてから DBT と並行して毎週一度の PE を実施された。研究結果の比較は注意深く行う必要があるが，DBT-PE の両者を実施した群をまとめた Harned

ら（2012）の結果と，最長12カ月DBTを実施し，DBTのみの治療効果をまとめた結果（Linehan et al., 2006）と比較して，自傷行為の出現率は明らかに低下していた。著者らは「DBT-PEプロトコルによって，自傷衝動や自傷行為，PTSD，治療からの脱落，緊急サービスの利用が増えてしまうというエビデンスはない」と結論づけている。これらの結果は，さらに大規模で無作為化されたDBTとDBT-PEを比較した調査で再現されている（Harned et al., 2014）。

　要するに，PEはDBT施行後，そして並行して行う場合には，BPDを併存するPTSD患者に対しても効果的でありうる。このような患者層に働きかける場合には，治療者は継続的に自傷行為や自殺傾向の出現と重症度を注意深く評価し，またDBTの治療者とも連携して治療を進める必要がある（第13章参照）。

5）　PTSDに関連する症状

　BPD併存の問題に関連して，重度の解離症状を併存する患者には，解離により感情的な関わりが制限され治療効果が低下するため，PEの対象としてはふさわしくないのではないかとの懸念が長くあった。しかしながら，複数の調査によると，PEによるPTSD症状の改善や治療脱落と，治療前の解離特性/状態，離人性障害，麻痺の程度の間には関連はなかった（Harned et al., 2012；Jaycox & Foa, 1996；Shalev et al., 1996）。つまり，重度の解離症状を持つ患者も，軽度の解離現象しか呈していない患者と同じく，PTSDの重症度が大幅に改善するということである。しかしながら，これらの研究のうちの一つでは，PEによる症状改善や治療脱落については解離症状の重症度にかかわらず同等だったものの，追跡調査の時点では重度の解離症状群ではPTSDの診断基準を満たす率が69％と，軽度の解離症状群（10％）より有意に高かった（Hagenaars et al., 2010）。心的負荷により解離する患者と治療に取り組む際，治療者は解離の問題について患者と話し合うべきであり，解離がなぜ回復の妨げになるかを説明しなければならない。また，必要な場合にどのように患者をサポートし，グラウンドさせる[†1]かについて，同意を得る必要がある。PEのプロトコルは，理想的な治療関係の構築を促進するために，そうした事例で考慮されるべき多くの提案をし

[†1]　解離に対するグラウンド・テクニックを指している。これは患者に現在を意識させる技法で，何を見ているか，何を触っているかなど，五感に働きかけて「地に足のつく感覚」を取り戻させる方法である。

ている（それゆえ，解離の可能性が最小化される）。重度の解離症状を併存する性的虐待の PTSD 女性患者の場合，Cloitre ら（2012）は，感情調整スキルトレーニングを提供することは，修正型 PE の有効性を増加させたと報告している。

PE は，全般性不安障害（Foa et al., 2005）やトラウマ関連の罪責感（Resick et al., 2002），怒り（Cahill et al., 2003）も改善し，社会適応や社会機能（Foa et al., 2005）を向上させることが報告されている。さらに PE は，認知再構成法の有無にかかわらず，対照群（待機患者）と比較して身体的健康問題の訴えも有意に減少し，その改善状態が治療後 1 年後にも持続していたと報告されている（Rauch et al., 2009）。つまり，PE は PTSD 重症度と関連症状を軽減し，また総合的機能を向上させることで，PTSD 患者の生活に広範囲な影響を与えうるのである。

6）　治療脱落

PE によって PTSD 重症度はしばしば急速に改善するとはいえ，治療から脱落する患者も良好な反応を示さない患者もいることに，留意する必要がある。曝露の有無にかかわらず，CBT はおおよそ 20 〜 26％の中断率で，カウンセリング群や対照群（待機患者）よりも高い中断率であることが報告されている（Hembree et al., 2003）。たとえば Schnurr ら（2007）は，現在中心療法（Present-centered therapy）が行われた群の中断率 21％に対して，PE と認知再構成法の併用を実施された群は 38％の中断率であったと報告している。一方で，思春期を対象に行われた最近の研究では，PE 施行群の中断率は 10％であり，クライエント中心療法の中断率 17％と似通った結果が得られたとの報告もある（Foa et al., 2013）。また，PTSD とアルコール依存症併存例を対象とした PE の有効性を調査した研究では，中断率は PE 群 37％に対し支持的カウンセリング群 29％と，統計的に有意差は認められなかった（Foa et al., 2013）。Resick ら（2002）による大規模研究によると，CPT 実施群と PE 実施群の間では同等の中断率（27％）を呈していた。したがって，実証的な研究によると，PE は他の CBT や対照条件と比較しても，より高い中断率を示さないことが示唆される。

治療を中断する要因については，現在のところ，ほとんどわかっていない。ある研究では，若年，知的水準の低さ，低学歴が，PE や CPT の高い中断率と関連していたと報告している（Rizvi et al., 2009）。しかしながら，治療中断の予測因子として一貫して認められている要因は見出されていないのが現状である。

7）　禁忌

　他のどの治療法もそうであるように，PE の実施に際しても禁忌が存在する。PE を行うかどうかで迷った場合には，治療者は以下の点を検討するべきである。まず，PTSD が今現在，最も重要な問題点であること。したがって臨床的に重要な PTSD 症状がないトラウマ体験の既往は，PE 実施の適応にはならない。第二に，切迫した自殺，他殺のリスクや自傷行為の傾向など，安全性に問題があるもの。それらが出現した場合には，危機管理を通じて安全性の問題が解決されるまでは，PE は保留としなければならない。第三に，制御できていない双極性障害や活発な精神病状態など，治療を妨害する併存症が存在する場合。とはいえ，PE は精神病症状や最近の自殺企図があった症例の PTSD 症状に対しても有効であったという新しい二つの報告があり（van Minnen et al., 2012；Harned et al., 2014），このような患者層に対する研究は今後もさらに行われなければならない。最後に，ベンゾジアゼピン[†2]の使用が PTSD の曝露療法を阻害するという報告もあり（Davidson, 2004），おそらくそれらが感情の活性化を制限し，消去学習を阻害するのであろう（Otto et al., 2005 参照）。したがって，もしすでにベンゾジアゼピン系の薬を服薬している患者が訪れた場合には，処方医師にそれを中止するよう協力を得るべきである。患者がベンゾジアゼピン系の薬の中止に気が進まない場合は，少なくとも現実または想像曝露の前および最中に服用しないよう依頼する。選択的セロトニン再取り込み阻害薬[†3]やセロトニン・ノルアドレナリン再取り込み阻害薬のような，より新しくより安全な薬物療法の併用は，PE の禁忌ではない。しかしながら，一般的なルールとして，治療者や患者が治療効果を正確に判断するためには，治療の間は薬物の用量を一定にするのが望ましい。

[†2]　現在，抗不安薬や睡眠導入薬として処方されている薬物の多くが，ベンゾジアゼピン系に該当する。依存等の問題があり，PTSD では有用性のエビデンスもない。

[†3]　2016 年の時点で，日本で PTSD の適応症を持つパロキセチン，セルトラリンが含まれる。

4．PE を支持するエビデンス

　数多くのランダム化比較試験で，PE が PTSD 症状を軽減すること (McLean & Foa, 2011 参照)，治療による急速な変化や治療後 5 年に至るまでの維持に関連していたことが示されている (Foa et al., 2005；Powers et al., 2010；Taylor et al., 2003)。PE はさまざまなタイプのトラウマに有効であり，世界中の独立した研究機関で検証されている (たとえば，イスラエル〈Nacasch et al., 2007〉，日本〈Asukai et al., 2008〉，オーストラリア〈Bryant et al., 2008〉，オランダ〈Hagenaars et al., 2010〉)。前述のように，PE は数々の併存症を持つ PTSD 患者への有効性も実証されている (Foa et al., 2013；Harned et al., 2011；Hagenaars et al., 2010)。さらに，PE は抑うつ，全般性不安，罪責感，怒り，不安感受性，社会機能や社会性などの PTSD 関連症状に対しても有用であることが報告されている (Keane et al., 2006；Rauch et al., 2010)。

　PE は，待機患者(Foa et al., 1991, 1999a；Keane et al., 1989；Resick et al., 2002；Cahill et al., 2009；Difede et al., 2007)，支持的カウンセリング (Bryant et al., 2003；Schnurr et al., 2007)，リラクセーション (Marks et al., 1998；Taylor et al., 2003；Vaughan et al., 1994)，そして通常の治療 (Asukai et al., 2008；Boudewyns & Hyer, 1990；Cooper & Clum, 1989；Nacasch et al., 2011) と比較して，より有効であることが報告されている。加えて，これら多くのメタ解析の蓄積から，PE 施行群は対照群と比較して，治療直後も，あるいは追跡調査においても，効果量が大きいことがわかった(Powers et al., 2010)。また，別のメタ解析では曝露療法の効果について検証し，概して曝露療法が待機患者（対照群）や支持療法群に対して症状改善に優れていたことが明らかとなった (Hofmann et al., 2012；Bradley et al., 2005)。このように，PE がトラウマに焦点を当てない治療や待機状態（対照群）より優れていると報告されている一方，PTSD 症状の改善に対して特定の曝露療法間であまり違いがないとする報告も，複数見られた (Seidler & Wagner, 2006；Bisson & Andrew, 2007；Bisson et al., 2007)。

　総合すると，一般的に曝露療法，特に PE の有効性を裏づける根拠は広範である。たしかに，これだけ多くの有効性に対する根拠を得て，PE は退役軍人/国防総省 PTSD のための標準的治療法ガイドライン（米国退役軍人省/米国国防総省

臨床ガイドラインワーキンググループ，2010）において，「強い推奨」と認定されており，PTSD に罹患した退役軍人に使用される。さらに，米国医学研究所（Institute of Medicine：IOM）による 2008 年の報告書では，曝露療法は充分な科学的根拠を有する唯一の PTSD 治療法と結論づけている。米国精神医学会（2004），復員軍人援護局（2004），Foa ら（2009）など，トラウマに曝露された人々のケアを提供する主要な組織の診療ガイドラインも，この結論を踏襲している。

　上述のように，PE はたしかに目覚しい実績を有しているが，その一方，すべての患者に対して治療が効果的で，治療を終えられるわけではない。まだ改善の余地はある。そのため，PE の効果をさらに強化・増大できるのかについて，いくつかの研究が行われた。特に，消去学習を強化するのではないかと仮定されている向知性薬（cognitive enhancers[4]：D-サイクロセリン，メチレンブルーなど）は，治療効果を高め，治療期間の短縮につながる手段の新しい研究分野として，注目を集めている（Hofmann et al., 2011）。一般的に，いくつかの不安障害に対して効果的であると思われるこれらの強化物質は，PE の一要素を施行した PTSD 患者の場合では効果が示されなかった（たとえば，セッション中は想像曝露のみ行い，現実曝露や宿題としての想像曝露を行わない場合〈Litz et al., 2012〉）。しかしながら，最近のパイロット研究では，D-サイクロセリンを用いた仮想現実曝露療法で，プラセボを用いて曝露した場合と比較して有意に高い寛解率（46% 対 8%）を示したことが報告されている（Difede et al., 2014）。しかしながら，8%という寛解率[5]は，他の PE 研究の寛解率と比較しても低い値である（Foa et al., 2005；Schnurr et al., 2007 など）。この矛盾は，Difede らの研究では，PE 研究とは別のプロトコルが用いられたことによるのだろう。PTSD 治療における向知性薬の有効性については，更なる研究が必要である。また，他の研究者は，PE の重要な補助となることを期待して，追加の心理療法的技法を組み込むことに焦点を当てた。しかしながら，実証的なエビデンスによれば，心理療法テクニックの追加組み込みは支持されなかった（ストレス免疫訓練〈Foa et al., 1999a, 1999b〉，認知再構成〈Foa et al., 2005；Marks et al., 1998〉など）。これらの技法を追加した結果は，PE だけで治療したものと比較して優

---

†4　脳機能を高める薬の総称。
†5　プラセボの寛解率として示されたもの。

位性はなかった。この結果は，すべての有効な治療法は，PTSD の基盤として存在する同じ認知機能不全の修正に携わっていることを示唆している (Foa et al., 1999b)。また多くの研究が，PTSD や関連する問題に対する PE の一部の要素[†6]に，感情や社会機能に関するスキル・トレーニングを組み込むことの利点を見出している (Beidel et al., 2011；Cloitre et al., 2002, 2010；Turner et al., 2005)。しかしながら，これらの研究では PE の一部の要素しか用いていないため，PE プログラム全体にこれらの治療を付加することの実用性は不明である。私たちの関心領域が治療後にもたらされる神経回路の変化へと移るにつれ，PE や PE のために行われる他のエビデンスに基づく治療が作用するメカニズムに関する研究が，進行している。

[†6] PE プログラムの全体ではなくて，想像曝露のみを用いることを指す。

第5章

PTSD の認知療法
── 記憶の上書きとトラウマの意味づけ

Cognitive Therapy for PTSD: Updating Memories and Meanings of Trauma

by Anke Ehlers & Jennifer Wild

翻訳：大江美佐里

1．認知の観点からの PTSD の理解

　トラウマ的出来事の後，最初の数日から数週で，ほとんどの人々が少なくともいくつかの PTSD 症状，たとえば侵入記憶，睡眠障害，情動麻痺，驚愕反応などを体験する (Rothbaum et al., 1992)。ほとんどの人々は数カ月後には回復するが，症状が続く人もおり，それはしばしば数年に及ぶ。何が回復を妨げているのだろうか。多くのトラウマ体験者の治療や面接によって学んだことは，トラウマ的出来事によって**最も**苦痛となることについては，個人差が大きいということである。トラウマの**個人特有**の意味づけ，そして**トラウマ記憶の特徴**との関連について理解することが，PTSD 患者を援助する鍵となる。

1）PTSD の認知モデル

　Ehlers と Clark (2000) は認知モデルを提唱し，なぜ持続性 PTSD が発症するのか説明した。このモデルに基づいて個人ごとの事例の概念化が図られ，関連する治療アプローチである PTSD の認知療法 (cognitive therapy for PTSD：CT-PTSD) が導入される。このモデルによると，PTSD は**現在の深刻な脅威**の感覚を生み出すものとして，トラウマ体験が処理された場合に生じる。この感覚が一度活性化されると，現在の脅威の知覚に付随して，再体験症状，過覚醒症状，そして不安，怒り，恥，悲しみといった強い感情が生じる。二つの主要な過程，すなわちトラウマに対する個人特有の意味づけと，トラウマ体験が記憶に落とし込まれる方法によって，現在の脅威の感覚が導かれると提唱されている（後述の図 5-1 参照）。

第一に，トラウマやその後の影響（周囲の人々の反応，初期の PTSD 症状，トラウマによる身体的影響など）の個人特有の意味づけ（認知評価〈appraisal〉）が個々人で異なることが，持続性 PTSD の発症を決定づけると考えられている。PTSD 患者にとって，トラウマと事後の出来事は重度の脅威として個人にとって特有の意味を持ち，それは他者がその状況に対して感じる恐ろしさの程度をはるかに超えている。知覚された脅威は外的，内的のいずれもありうるもので，認知評価の様式に深く結びつき，さまざまな陰性感情を引き起こす。外的脅威の知覚は，迫り来る危険に関する認知評価（私「は再び暴行を受けるだろう」「私は誰も信頼できない」など）を経て，過剰な恐怖につながる。あるいは，トラウマと事後の不公平さについての懸念（「犯人が軽い量刑ですんだことを私は絶対に受け入れられない」など）を経ると，持続する怒りに至る。内的脅威の知覚は，しばしばトラウマの間に生じる行動，感情，反応のネガティブな認知評価と関連し，罪悪感（「私のせいだった」「私はそれを防げたのに」など）や，恥（「私は劣っている」「私は悪い人間だ」など）と結びつくかもしれない。PTSD におけるトラウマを原因とするマイナス評価でよくみられるのは，永続的に変わってしまったという認識で（「私は永続的に悪化状態である」「私の人生は破壊された」など），これにより悲しみや無力感に至ることもある。

　第二に，トラウマの最悪の瞬間は記憶のなかで詳細に述べることができなくなっており，トラウマの文脈に不適切なかたちで組み込まれている（出来事に含まれている場合もあれば，過去やトラウマ後の体験・情報の文脈内のこともある）と考えられている。これは，PTSD 患者がバラバラなかたちでトラウマを記憶していることによる。彼らが最悪の瞬間について思い出しても，彼らが当時の印象や予測を後に修正するような情報に接することは，難しいかもしれない。言い換えれば，これらの瞬間の記憶は，現在その人が知っている事実による最新の情報に書き換えられなかったといえる。これが，最悪の瞬間に彼らが体験した脅威が，過去の記憶としてではなく，あたかも現在起きているかのように再体験されるという結果を生んでいる。たとえば，ジョン[1]がフェリー事故でおぼれかけたとき，彼は子どもたちとは二度と会えないと考えた。彼がこの特別な苦痛の瞬間を思い起こすときはいつでも，今現在，子どもたちと生

＊原注1　氏名と詳細は匿名性を保持するために変更している。

活しているという事実に接することができず，悲しみに圧倒される体験を何度も何度も繰り返していた。

Ehlers と Clark（2000）は，PTSD 患者では，侵入的なトラウマ記憶が感覚的なきっかけによって容易に誘発されるとも言及した。そのきっかけは，トラウマの間に生じたものと知覚的に重複するもので，たとえば，類似の音，色，におい，形，動き，身体感覚である。彼らは体験の知覚的特徴に焦点づけられた認知処理（データ駆動型処理）によって，トラウマ的出来事の際に生じる刺激（そして感覚的な特徴）への，強力な知覚的プライミング（知覚閾値の低下）が生み出されるとした。さらに，学習を介して，刺激は強い感情反応とも関連するようになる。これにより，類似のきっかけによって，トラウマ後の苦痛をもたらす再体験症状が賦活される機会が増える。

連合学習理論に沿えば，再体験はトラウマと明確に関連した強い感情反応を含んでおり，これはトラウマ記憶が誘発されたという自覚なしに生じる（**記憶を伴わない感情**）。たとえば，牡牛に追いかけられたトラウマを持つアンナは，田舎道を散歩しているとき，「ここから逃げなきゃ」という衝動に駆られて，凍てついた川に飛び込んだ。彼女は何が衝動を誘発していたのか自覚していなかった。彼女のパートナーは，少し離れていたところからこちらを見ていた牛に反応したのだと見立てた。まとめると，提唱されている記憶処理過程（精緻化の不足，プライミング，連合学習）によって，なぜトラウマ記憶が PTSD 患者にとってここまでの脅威として残存し，またこうした記憶が知覚のきっかけによって容易に誘発されるかが説明される。

なぜ PTSD では，ネガティブな認知評価とトラウマ記憶の厄介な特質が持続してしまうのだろうか。Ehlers と Clark は，ネガティブな認知評価と感情は機能不全的な認知行動反応を引き起こし，短期的には苦痛を和らげるものの，長期的には認知の変化を阻害し，障害を持続させると提唱した。よくみられる例としては，トラウマに関する反芻（rumination），トラウマを想起させるものの回避，トラウマ記憶の抑圧，過剰な用心（安全確保行動），物質使用，過覚醒などである。

これらは，以下の三点から PTSD を持続させる。第一に，いくつかの行動は直接的に症状を増加させる。たとえば，トラウマ記憶の抑圧は，逆説的ではあるが侵入症状の頻度を増してしまう。第二に，問題となっている認知評価の変

化を妨げてしまうような行動もある。たとえば，交通事故後にバックミラーを常に確認すること（安全確保行動）は，鏡を確認しなければ別の事故が起こるだろうという認知評価を強化する。第三に，トラウマ記憶と他の体験とのつながりの検討を妨げる行動もある。たとえば，出来事についての思考回避は，最悪の瞬間の記憶が，脅威を減らすような情報（実際には死ななかった，麻痺のような後遺症はない，など）によって上書きされることを妨げる。

2）提唱された要因の実証研究

これらの研究は，①トラウマ体験者に関して，Ehlers と Clark のモデル（2000）で特定された要因について PTSD の有無で比較した研究，②トラウマ直後にこれらの要因を測定し，後の PTSD 発症を予測するかの試験，③これらの実験研究，からなる。

A．ネガティブな評価

いくつかの研究は，PTSD とネガティブな個人特有の意味づけ（認知評価〈appraisal〉）との関係の存在を，実証的に強く支持している。PTSD を発症したトラウマ体験者はそうでない者と比較して，トラウマと事後においてより強くネガティブな認知評価をしている（Foa et al., 1999 など）。ネガティブな認知評価は，PTSD 症状の重症度と高い相関を示す。特筆すべきは，自身に関するネガティブな認知評価（「起こったことは私が悪い人間であることを示した」「出来事以降の私の反応は，私の頭がおかしくなりつつあることを示している」など）のほうが，外的危険に関するもの（「この世界は安全ではない」など）よりも，PTSD 重症度とより強く相関していることである（Duffy et al., 2013 など）。ネガティブな認知評価は，トラウマ後に慢性 PTSD になるリスクがある人の同定にも役立つ。いくつかのトラウマ直後のトラウマ体験者を対象とした前向き研究では，早期のネガティブな認知評価は 6 カ月後，あるいは 1 年後の PTSD を強く予測していた（Dunmore et al., 2001；Ehring et al., 2008 など）。これらの研究でも，自己に関するネガティブな認知評価が，最も強い予測因子だった。

B．記憶処理過程

トラウマの間，**データ駆動型処理**[†2] が（概念的処理〈conceptual processing〉と

対立して）優勢であったトラウマ体験者は，その後の PTSD 発症を予測すると
いう前向き研究によるエビデンスがある（Ehring et al., 2008；Halligan et al., 2003）。
同様の結果は，トラウマ類似の写真を用いて実験的に侵入記憶を健常者に生じ
させた研究によっても得られている（Sündermann et al., 2013 など）。Bourne ら
(2010) の研究によると，注意をそらす言語課題を行ってトラウマ映画の概念処
理を妨げてしまうと，意図的な記憶想起は減少し，非意図的な記憶喚起は増加
した。これは PTSD でみられる記憶想起のパターンと同様である。

　トラウマ症状を引き起こす手がかりは，トラウマを受けている間に強く**プラ
イミングされており**，よってその後に容易に見分けられるという仮説も，実証
的に支持されている。この一連の研究では，参加者は不快な写真を使った物語
と，類似した中立的写真による物語を見たが，そのなかには物語の内容と関係
がない中立的物品の写真が混在していた。参加者がその後，不鮮明な画像を同
定するよう求められた際，トラウマ的物語を事前に見ていた参加者のほうが，
中立的物語を見ていた人よりも，中立的物品をより良く同定した（総説として
Brewin, 2014；Ehlers et al., 2012）。同様に，Kleim ら（2012b）は，事故と暴力の被
害者である PTSD 患者は，ぼやけたトラウマ関連の写真はよく見分けたが，中
立的写真と比べてよく見分けると予想された一般的脅威の写真[3] については，
中立的写真と差がないことを見出した。トラウマに関連した写真を同定する閾
値の低さも，6 カ月後の PTSD を予測していた。

　中立刺激と恐怖反応との間の**条件づけ連合（連想）**（conditioned associations）に
おける消去の緩慢さと，弁別学習の低下が，PTSD と関連するというエビデン
スがある。学習された連合（連想）が関連刺激に対してどの程度汎化するかと
いう個人差が，PTSD 症状持続の鍵となっているようにみえる（総説として Ehlers
et al., 2012）。

　トラウマ記憶の性質については，論争の種になってきた（総説として Ehlers,
2015）。質問紙を用いた研究とトラウマ・ナラティブの分析で，PTSD 患者はト
ラウマをまとまりのない，首尾一貫しないかたちで再生していること，たとえ
ば，記憶の空白あるいは出来事の時系列を思い出すことに問題があるというエ

---

†2　知覚した像の処理を，状況の意味の処理よりも優先させること。
†3　銃や蛇など。

ビデンスがある (Halligan et al., 2003；Jelinek et al., 2009 など)。五つの前向き縦断研究では，トラウマ後，最初の数週に実施されたトラウマ記憶の無秩序化の客観的測定結果が，フォローアップでの PTSD 症状の重症度を予測した（総説としてEhlers, 2015)。観察された記憶の無秩序化が，PTSD のトラウマ・ナラティブに特異的なものかどうかは明確にされてはおらず，いくつかの研究は，PTSD 患者はトラウマ以外の出来事も無秩序化して再生しているという結果を示している。

文献上の矛盾は，トラウマ記憶のすべてが平等に無秩序になっているわけではない，という事実から生じているかもしれない。トラウマ記憶は他の自伝的情報[†4] とは切り離され脈絡を失っているという仮説は，再体験の瞬間に特に当てはまる (Ehlers et al., 2004)。実際，いくつかの研究では，トラウマにおける最悪の瞬間の記憶は特に無秩序化されている (Evans et al., 2007 など)。PTSD 患者は PTSD でない場合と比較して，侵入記憶を文脈から切り離されたものとして体験していた (Michael et al., 2005 など)。実験研究では，暴力被害を受けた PTSD患者はそうでない者と比較して，トラウマの最悪の瞬間をイメージしているときの自伝的情報の想起にはより長い時間がかかったが，別のネガティブなライフイベントをイメージしているときには，そのような差はなかった (Kleim et al., 2008)。

C．PTSD 持続に関連する行動と認知反応

いくつかの研究により，Ehlers と Clark のモデルで強調されている行動や認知反応の持続が，PTSD と強い相関を示していることが示された (Duffy et al., 2013 など)。トラウマ体験者を対象にした前向き研究では，初期の症状レベルから予測される以上に，反芻，トラウマ記憶の抑圧，安全確保行動が，慢性的なPTSD を予測した(Dunmore et al., 2001；Ehring et al., 2008；Halligan et al., 2003；Kleim et al., 2012a など)。

トラウマ記憶の抑圧と反芻に関する，PTSD 症状持続との因果関係に関する実験的研究がなされており，結果のほとんどがこの仮説を支持している（総説としてEhlers et al., 2012)。

---

†4　トラウマと関連のない情報。

2．PTSDの認知療法をどのように行うか

1）理論に基づく個人事例定式化

　認知療法の基本的な考えの一つは，患者がどのように自身や世界を知覚して，どのように解釈するかを理解すると，その症状や行動の意味がわかるというものである。治療者は認知を変化させる処理を開始する前に，「患者の頭の中に入る」必要がある（つまり，患者がどのように周囲の世界を知覚して解釈するのか，自身に関してどう考えているのか，自らの行動を動機づける信念は何か，ということを理解する）。認知療法は定式化主導の治療法（formulation-driven treatment）である。治療は個人ごとに定式化され，個人の問題に直接関係する認知と認知処理の変化に焦点が置かれる。CT-PTSDでは，EhlersとClarkの認知モデル（2000）が，患者の問題と治療についての個人定式化の骨格となる。このモデルは，治療が目指す以下の三つの目標を挙げている（図5-1）。

- トラウマとその後の影響における過剰にネガティブな評価を修正する。
- トラウマ記憶の精緻化，誘因の識別によって再体験を減らす。
- 現在の脅威の感覚を維持するような行動や認知的方策を減らす。

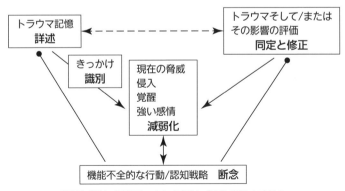

図5-1　PTSDの認知療法における治療目標（Ehlers & Clark, 2000）

治療者と患者は協働してモデルを個人ごとに改良し，定式化後も治療のなかで改訂する。維持要因については，事例定式化に基づき，患者ごとに異なる治療手段がとられる。

2) 治療スタイル

誘導的発見法（guided discovery）は，認知療法の治療スタイルの中心となる。患者と治療者は捜査官チームに例えられ，患者の知覚と思考を現実とどのように適合できるかを調べ，説明する。彼らは共同で，仮説のように患者の認知を検討し，認知への賛否両論の事実を探索する。通常使用される治療テクニックは，**ソクラテス式問答**である。治療者は優しく舵を取り，患者が事実をより幅広い視点から検討したり質問することで，異なる視点から患者の問題を検討して別の解釈を考慮しやすくし，より脅威の少ない別の解釈を生み出せるようにする。たとえば，デレックは暴行を受けた後，自分は弱く，再び襲われるという信念を持っていた。治療では，彼が別の仮説として考えたのは，フラッシュバックはもう一度暴行があるかもしれないとの印象を与えているということである。しかし，通常こうした代替の解釈（洞察）は，大幅な感情の変化を生み出すには不充分である。患者の認知評価を行動実験で試すことは，ときに軽視されるが実は重要であり，行動実験によってはじめて脅威的な解釈にあらがう**体験的な**新しい事実が作り出される。

CT-PTSD は以上の原則に沿って行われるが，修正もほどこされる。治療者は，患者と良好な治療関係を確立するための配慮もしなければならない（PTSD患者の多くは，もう二度と人を信頼できないと感じている）。そして，治療環境のなかで，患者が安全であると感じられるよう保証しなければならない（多くの状況で，ささいなきっかけにより，患者は不安になる）。CT-PTSD は，トラウマ後の**現在の脅威の感覚**をもたらす認知変化に焦点を当てた介入である。適切な評価についての注意深いアセスメントが必須である。患者は，現在の脅威の感覚とは関連のない，役に立たないネガティブな思考を持つこともあるけれども，そうした思考が患者の取り組みや治療の進展を妨げない限りは，それらを PTSD 治療において指摘する必要はない。

重要なのは，現在の脅威の感覚をもたらすような問題となる認知評価の主たるものは，通常，トラウマの特別な瞬間と結びついているということである。

患者が問題となる認知評価の根拠としているものは，典型的には彼らがトラウマについて覚えていることに由来している。たんにトラウマについて話すだけではバラバラの再生がなされ，問題となる意味づけについてアセスメントすることが困難となり，認知再構成だけで感情の大幅な変化をもたらすには不充分となる。よって，CT-PTSDでは，トラウマの認知評価に関する取り組みは，トラウマ記憶についての取り組みと密接に組み合わされる。

3）個人事例定式化と治療原理

　治療初期に治療者と患者は，症状と治療目標について話し合う。治療者はPTSD症状を，極度のストレス下で圧倒される出来事での通常の反応であるとし，多くの症状はトラウマ記憶がまだ充分に処理されていないことの兆候であると説明する。

　治療者は患者にトラウマについて簡略な説明を求め，その後，個人的意味づけの探索を始める（「トラウマに関して最悪のことは何でしたか」「最悪の瞬間と，それがあなたに何を意味していたかを教えてください」など）。**外傷後認知尺度**（Posttraumatic Cognitions Inventory：PTCI）（Foa et al., 1999）は，治療中に取り上げるべき認知テーマを同定するのに役立つ。治療者は患者に，侵入記憶の内容とその意味づけについても尋ねる。なぜなら，再体験の瞬間というのはしばしばトラウマ・ナラティブから省かれており，侵入症状は現在の脅威の感覚を理解するうえで，重要な瞬間を指し示しているからである。

　治療者は患者に，苦痛となっている記憶に対処するため，これまでどのような方策を用いていたかを尋ねる。記憶の抑圧，回避，そして感情麻痺（物質使用を含む）や，反芻（記憶へのしがみつき）が通常述べられる。そこで治療者は，**思考抑圧実験**（患者に，緑色のウサギや白黒の猫が治療者の肩に止まっているなどのイメージを伝えたうえで，考えないように強く促す）を行い，心に浮かべたイメージの抑圧は逆説的効果があることを示す。この体験について話し合ったのち，治療者は，患者に次週，侵入記憶をありのまま存在させるという実験に取り組むよう促す（この宿題は，トラウマについて長時間反芻する患者は除外する。この場合は侵入記憶と反芻の区別について，まず学ばなければならない）。

　続いて，治療者は患者とともに，収集した情報を用いて個人事例定式化を行

う。この定式化には，以下のような中核メッセージが含まれる（個別形式で，患者自身の言葉をなるべく使うようにする）。

(1) 患者の現在の症状の多くは，トラウマ記憶の問題によって生じている。治療者は，患者の記憶が頻繁に生じる不快なものとして二度と現れなくすることと，それが現在起きているという感覚でなく，過去に起こった出来事として感じるようになることを手助けする。

(2) トラウマと事後の記憶が，患者自身と世界についての今現在のものの見方に影響を与えている。患者は外界からの脅威や自分自身のものの見方への脅威を感じている。治療では，治療者と患者はこうした結論が現実を公平に表しているものかを話し合い，トラウマ記憶が彼らの現実知覚に色づけをしている可能性について検討する。

(3) 患者がこれまで行ってきた戦略は，ある程度は症状や脅威をコントロールしていたかもしれないが，結局は逆効果であり，問題を長引かせてしまっている。治療では，患者はこれまでの戦略を，もっと役に立つ行動に置き換える実験を行う。

図 5-1 に示されている治療モデルは複雑なので，通常患者には示されない。そのかわりに，患者がこれから変化させようとする悪循環について理解できるように，侵入記憶と記憶の抑圧の悪循環や，将来の危険，安全確保行動，過覚醒に関する信念の関連など，モデルの一部分を詳しく説明する。

4）トラウマとその後の状態に対するネガティブな認知評価を修正する

A. 人生を取り戻す

PTSD 患者はトラウマ以後，自分が永遠に悪化したままで，違う人間になったようだと感じている（Dunmore et al., 2001 など）。こうした，永遠に変わってしまったという感覚によって，PTSD 患者は，以前彼らにとって重要であった活動や人間関係をあきらめてしまっている。あきらめの心境は通常，トラウマ的出来事の想起への回避だけにとどまらず，以前は患者の人生に多大に影響して

いた活動にも及ぶ。活動によっては出来事の直後には行うのが困難で，たんに患者の活動パターンからはずれてしまったものもある。こうした活動をあきらめることによって，自分はトラウマ後に違う人間になってしまい，人生の価値が損なわれたと確信し，永遠に変わってしまったという感覚が続いてしまう。

　それぞれの治療セッションには，患者が彼らの人生を取り戻すために何ができるかという話し合いが含まれており，対応する課題に取り組むことへの合意がなされる。1回目のセッションでは，課題の原理が説明される。もし患者が，トラウマによって以前の生活の多くを失ってしまった場合には，「人生を再構築する」という表現を用いるのがよい。治療者は患者の治療目標を取り上げるが，その際，働く能力を向上させることと人間関係を満足のいくものにすることが，話題として含まれていることが多い。最初の話し合いの目的は，どの領域[†5]で患者が人生を取り戻したいのか描き出すこと，そして，そのうち最初のステップとして達成可能な1領域を選び，宿題を行うことについて合意することである。この介入により，患者は人生の本来の道筋に戻ることができるという希望が得られる。この介入は治療者にとっても有用で，トラウマ体験以前の患者の人生とパーソナリティについて知ることで，彼らが以前持っていたストレングスや興味を生かすことができる。

B．トラウマ記憶を上書きすることでトラウマの意味づけを変化させる

　CT-PTSD は，問題となっているトラウマの意味づけ（認知評価）を変化させるため独特の手法を用いており，それを**トラウマ記憶の上書き**（updating trauma memories）と呼んでいる。トラウマ記憶の上書きは，以下の三つのステップで構成される。

［ステップ1：脅威をもたらす個人的意味づけを同定する］

　現在の脅威感覚を生み出すトラウマの個人的意味づけを知るために，想起の間に最も強い苦痛を感じ，「今まさに起きている」という感覚を生み出すような瞬間（ホットスポット）（Foa & Rothbaum, 1998）が，**想像上の追体験**（imaginal reliving）（Foa & Rothbaum, 1998），**ナラティブ筆記**（Resick & Schnicke, 1993），そして侵入記憶の文脈の話し合いによって同定される。ホットスポットの個人的意

---

†5　職場や家庭など。

味づけは，注意深く質問することにより探索される（「このことについて最悪の事柄は何でしたか」「何が起きそうだと思いましたか」「当時このことは，あなたにとってどのような意味がありましたか」「今のあなたにとってこのことは，どのような意味があるでしょう」「もしあなたが最も恐れていたことが起きていたら，それはどのような意味があったでしょう」など）。死の恐怖など，患者が予想した最悪の事態について直接問うことは，患者の根底にある意味づけを引き出すために重要である。この問いによって，彼らのトラウマ記憶を上書きするために必要な情報が導き出される。

　トラウマ記憶に取り組むうえで，想像上の追体験とナラティブ筆記はそれぞれ異なる長所があり，CT-PTSD における相対的な重みづけの違い[6] は，トラウマ記憶についての患者の関わりのレベルと出来事の長さによって決まる。**想像上の追体験**（Foa & Rothbaum, 1998）では，患者はトラウマ的出来事を（通常閉眼して）視覚化し，何かが変だと感じ始めた時点から開始し，彼らが再び安全となった時点で終わる（攻撃者が去った，病院で事故後に麻痺が起きていないと告げられた，など）。患者は（通常現在形で）視覚化した出来事について，瞬間ごとに，何が起きたか，何を感じて，何を考えたかを描写する。この技法が特に効果を発揮するのは，記憶と感情の関わりを促進させること，そして（感情と感覚を含む）記憶の詳細にアクセスすることである。私たちの経験では，彼らの個人的意味づけを充分評価するようなホットスポットに到達するには，通常，トラウマ的出来事を想像上で追体験させる 2, 3 回のセッションが必要だが，患者が反応を抑圧したり出来事について恥じるなどして困難な瞬間を飛ばすような際には，さらに回数を重ねることになる。

　ナラティブ筆記（Resick & Schnicke, 1993）は，トラウマ的出来事が長期間に及び，全体を追体験することが不可能な場合に特に有用である。ナラティブはトラウマの全期間を対象としており，彼らの意味づけがさらに探索できるよう，最も感情的に重要な瞬間または出来事を同定するために用いられる。ナラティブ筆記は，トラウマを想起する際に解離して現在の状況から意識が遠のく，あるいは非常に強い身体反応を示す場合（トラウマ体験の一部で意識を失っていた患者が，フラフラと目まいを覚えるなど）に，特に役立つ。治療者の助けを

---

†6　どちらの技法を多く用いるか。

借りてホワイトボードやコンピュータ画面にナラティブを筆記することは，トラウマを振り返るために必要な距離が，追体験そのものよりも取りやすい。ナラティブ筆記は起こったことの詳細や出来事の順序が不明な場合にも特に有用であり，想定されるシナリオを提案して議論することが可能となる。さらに，図表，模型，（多くの想起のきっかけを与えるような）トラウマ現場への訪問などを用いて出来事を再構成することも，このような例では助けとなる。ナラティブは，出来事を全体として検討すること，そしてトラウマの厄介な意味づけと記憶の上書きに関連する瞬間についての情報を得るのに，有用である（ステップ2と3を参照）。治療後には，たとえばトラウマに関する記念日が近づいたときのように記憶が誘発された際，上書きされたナラティブに戻って参照することが役立つということに患者は気づく。

　私たちのクリニックでは，患者の大多数が数回の想像上の追体験から始め，追体験から集められた情報を用いてナラティブが筆記される。その一方で，治療者の助けを借りてナラティブ筆記だけを行い，追体験は行わない患者もいるが，その理由はすでに述べたとおりである。

［ステップ2：上書きする情報を同定する］

　次のステップでは，それぞれのホットスポットでの厄介な意味づけに反する事実を供給するような情報を同定する（情報の上書き）。忘れてはならないのは，上書き情報の一部は，トラウマの最中に実際に起きたことかもしれないということである。それはすでに患者が気づいていたにもかかわらず，まだ記憶のなかの特定の瞬間の意味づけと連結されていないものかもしれない。あるいは，患者が想像上の追体験や，ナラティブ筆記の間に思い出したものかもしれない。情報の例を挙げると，トラウマ的出来事が予想していたよりも良い結末だった（患者は死ななかった，身体麻痺を起こさなかった，など），患者の行動や他者の行動を説明するような情報（殺されると脅されたので患者は犯人の誘導に従った，他の人々はショックを受けていたので助けてくれなかった，など），トラウマ体験の間の印象や知覚が正しくなかったということの現実化（犯人は本物の銃ではなくおもちゃの銃を持っていた，など），専門家によってなされる何が起きたかの説明（医学的処置の説明など），がある。

　認知再構成が必要となるような自己への評価もある。たとえば，「私は悪い人間だ」「あれは私の責任だった」「私の行動は恥ずべきものだった」「私が災害を

呼び込んだ」などである。これに対しては，ソクラテス式問答，評価への賛否を示す事実についての系統的議論，行動実験，後知恵バイアス[†7]についての議論，円グラフ[†8]，調査[†9]，といった，認知療法で用いる技法が役立つ。イメージを用いた技法も，患者の認識の幅を広げ，出来事に寄与した他の要因や別の行動の価値を考慮するのに，役立つかもしれない。たとえば，暴力の被害者で，トラウマの際反撃しなかったことで自身を責める場合，反撃していたらどのようなことが起きたかの視覚化を行ってみる。そうすれば，通常は加害者の暴力がひどくなり，さらに傷つけられていただろうということに気づく。

［ステップ3：上書きした情報をホットスポットに積極的に組み込む］

　患者にとって有力な上書き情報が同定されると，関連するホットスポットのなかに積極的に組み込まれる。患者はホットスポットを思い浮かべて（想像上の追体験を通じてもよいし，ナラティブの該当箇所を読むことでもよい），上書き情報に基づき，次のいずれかの方法で自分自身を思い出す。① 言語的な方法（「今は私は〜だと知っている」など），② イメージの利用（どのように傷が癒えたかを視覚化する，犯人が刑務所にいるところを視覚化する，家族や自分自身の最近の写真を眺める，など），③ 本来の意味とは矛盾するかたちでの運動や活動（ホットスポット場面であちこち動き回ったり，ジャンプしたり，飛び降りたりして，自分が死んでいないこと，身体麻痺がないことを予測させる），④ 矛盾する感覚の利用（傷の癒えた腕に触るなど）。上書き情報をまとめるために，新しい意味づけの箇所を別のフォント，または別の色で強調して文章を書く（「今では自分のせいではなかったとわかっています」など）。

C．トラウマ後の影響に関する評価を変える

　患者によっては，現在，脅威を感じている主な原因が，トラウマ的出来事後に生じた脅威への評価による場合がある。たとえば，侵入記憶が発狂の兆候であると信じている患者がいる（Ehlers et al., 1998 など）。侵入症状をコントロールできない，失敗したという評価は，発狂しそうだという認識に更なる確証を与えるように思えてしまう。他の反応としては，出来事の後，誰も自分を助けて

---

†7　物事が起きた後，物事が予測可能であったと考える傾向のこと。
†8　出来事に関する要因を複数挙げて，割合を書き込む技法。
†9　実際に周囲に尋ねてみるといった方法で，事実かどうか確認してみること。

くれない，誰も理解してくれない，他者が自分を劣った者としてみる，という解釈が挙げられる（Dunmore et al., 2001 など）。こうした認知評価は，情報の供給，ソクラテス式問答，行動実験によって修正される。

5）再体験を減らすための記憶への取り組み

A．想像上の追体験とナラティブ筆記

上述した**トラウマ記憶の上書き**は，トラウマ記憶の精緻化を助ける。上書き記憶を想起して話すことによって，記憶が鮮明さを失い，侵入的でなくなる。患者は，トラウマによる知覚の印象が徐々に消えていくと表現することもある（色や味の減弱など）。ホットスポットの上書きに成功したときには，患者は通常，再体験症状の大幅な減少と睡眠の改善を認める。

B．再体験症状のきっかけを同定し識別する

PTSD 患者は，侵入記憶や再体験症状は，「青天の霹靂」のようにさまざまな状況で起きると報告する。しかし，注意深く調査することで，普段患者が自覚していない知覚的誘因（特定の色，音，におい，味，触覚など）が同定される。こうした細かな誘因を同定するために，患者と治療者はどこでどのような再体験症状が起きたかを，注意深く分析する。すべての誘因を同定するには，通常セッション内での系統的観察（患者と治療者による）と宿題が必要である。誘因が同定された場合，治療の次の目的は，誘因とトラウマ記憶のつながりを絶つこととなる。

誘因とトラウマ記憶のつながりを絶つ作業は，三つの段階からなる。第一段階では，患者は「あのとき」と「今」を区別することを学ぶ。つまり，どのように現在の誘因と文脈（「今起きていること」）が，トラウマ（「あのとき起きたこと」）と異なるかについて，焦点を当てる。これにより，類似性よりも相違のほうが多いこと，彼らが現実ではなく記憶に反応していることが導かれる。

第二段階では，治療において意図的に侵入症状が引き起こされることで，患者が「あのとき」と「今」を区別することを学ぶ。たとえば，交通事故の被害者は，ブレーキがキーッと立てる音，衝突音，ガラスが割れる音，サイレンの音など，衝突を想起させる音を聞く。ナイフを用いて襲撃された人は，いろい

ろな金属物を見る。銃で撃たれた場合は，コンピュータで作った発砲音を聞く。
爆弾事故や火事の体験者の場合は，スモークマシンで作った煙を見る。大量の
血液を見た場合には，赤い液体を見る。「あのとき」と「今」の区別は，トラウ
マの最中にはできなかった行動をとることによって，強めることができる（ト
ラウマの間は行うことができなかったような動き，物体に触る，現在の生活を
想起させるような写真を見る，など）。

第三段階では，患者はこれらの方策を，彼らの実際の環境で適用する。もし
再体験症状が起きれば，彼らは記憶に反応しているのだということにあらため
て気づく。現在の状況はトラウマそのものとは異なっていて，トラウマ時には
できなかった行動をとることができる，ということに意識を集中させる。

C．現場訪問

トラウマの現場を訪問することは，記憶への取り組みを完了させるものにな
る。現場訪問は多くのきっかけを想起させるので，まだ残っている厄介な評価
を訂正し，評価の上書きのための更なる情報収集を行う助けとなる。現場訪問
はまた，刺激を識別する取り組みを完了させることにも役立つ。患者は，「今」
は「あのとき」と非常に異なっていること，トラウマが過去のものであること
を自覚する。

D．イメージ作業

ホットスポットの上書き，および誘因の識別が成功した後も再体験症状が続
いている場合，イメージ変容（imagery transformation）技法[10] が役に立つかも
しれない。患者はトラウマのイメージを，トラウマはもう終わったことを物語る
新しいイメージに変容させる[11]。変容されたイメージは，侵入症状は患者の心
が作り出したもので現実の知覚ではないということを示す，説得力のあるエビ
デンスとなりうる。イメージ変容は，トラウマの間に実際には起きなかったよ
うなイメージによる侵入症状に対しても有用である。

---

[10] イメージの内容を変更する。
[11] たとえば，悪夢のストーリーをハッピーエンドに変えるなど。

6）機能不全行動の減少と認知戦略

　PTSD 症状を持続させるような行動と認知に関して取り組む第一歩は，問題になっている結果について話し合うことである。ときにそれらは，行動実験により明らかになることもある。たとえば，危険に対する選択的集中[†12] の影響について知るには，トラウマと無関係な危険の兆候に対して注意を向けるよう，患者に求めることによって示される。たとえば，暴力の被害者に対して，何分間か往来の激しい道路に立って，危険運転の兆候に注意を向けてもらう。この演習を行うと，起こりうる危険性について患者はより自覚的になる。そして患者は，自分が危険の兆候を探し回っていることにどのような意味があるのか考え，世界は自分が想像しているほど危険ではないかもしれないことをあらためて考える。他の機会，たとえば反芻について考えるときなどは，長所と短所について注意を向けることが有用である。そして，うまくいっていない戦略を転換・修正することが次の段階の目標であり，通常，行動実験によって行われる。

7）治療期間

　CT-PTSD は通常，毎週 60 〜 90 分のセッションが最大 12 回行われるが，その後，月 1 回の追加セッション 3 回まで加わることがある。セッション数の平均は 10 回前後である。セッションは想像上の追体験，記憶の上書き，現場訪問のようなトラウマ記憶に関する取り組みを含み，記憶が処理されるための充分な期間を要する。セッションからの帰宅前に患者は充分な時間をとり，再度，現実とその日の計画について見直す必要がある。セッションは通常 90 分である。治療期間を変更しても治療効果はあり，私たちは最近 7 日間の集中治療（7 日以上の連続した日に，1 日に 2 〜 4 時間のセッションを行い，追加セッションを加える〈Ehlers et al.,2014〉）と，自己学習による短時間治療が，通常治療と同様に有効であることを示した（Ehlers et al., 2014）。

[†12]　自分自身が重要だと認識する情報のみを選択し，注意を向けてしまうこと。

●事　例●

　ポールは 45 歳の救急隊員で，異なる人種的背景を持っている。彼はかかりつけ医から，強いうつ状態で睡眠障害もあるということで紹介されてきた。彼は，家族が事故や暴力によって傷つけられるのではないかという強い恐れを感じていた。彼は仕事を辞めて，ほとんどの時間，家にいた。

　アセスメントによって，ポールは PTSD とうつ病であることが示された。症状が出現したのは 2 年前で，ギャングによって十代の若者が刺殺されるという，職場での悲惨な事件後であった。症状は以下のとおりである。

- 瀕死の若者のイメージと，業務上体験した悲惨な事件のイメージが，不本意なかたちで繰り返し出現すること。
- 息子や妻が危険にさらされ，傷つけられ，瀕死の状態であるという悪夢。
- 職場の同僚や社会活動の回避。
- 以前は楽しめていたことに対する無関心。
- 感情麻痺。
- 危険に対する過覚醒。
- 集中力低下と睡眠の問題。

　彼は自殺を時々考えていたが，家族を心配し，実行していなかった。苦痛な記憶に対抗するために大麻を使用していたが，依存には至っていなかった。彼は治療の間は大麻を使用しないことに同意した。

　ポールの治療目標は，① 悪夢をみないで 6 時間以上睡眠できるようにする，② 家族との活動を再び楽しめる，③ 再び働くことができる，となった。

［事例定式化］

　認知アセスメントによって，下記の要因が，ポールの現在の脅威の感覚の原因になっていることが明らかとなった。

―評価―

　ポールは若者の命を救うことができなかったことで自分を責めた。彼は，自分を落伍者だ（信念の強度：100％），若者の家族は永久に苦しんでおり，二度と彼らの息子を身近に感じることができない（100％），と信じていた。ポールは自分の息子と妻が，襲撃または事故で傷つけられる危険にさらされ

ているとも信じていた（90%）。またポールは，再び働くことは決してできないと信じていた（70%）。

—トラウマ記憶—

　ポールの主な再体験症状は二つのイメージであり，毎日繰り返されていた。一つは，瀕死の状態の若者が，彼に向かって何かを言おうとしている場面であった。ポールにとってこのイメージは，自分が取り返しのつかないことをしたことを意味していた。なぜなら，もし若者の言ったことを理解していたら，助けられたと信じていたからである。このことは，若者の家族の永続的苦痛の責任が彼にあり，家族は二度と息子を身近に感じることができないということも意味していた。二つ目の侵入イメージは，遺体収納袋だった。ポールが遺体収納袋を見たとき，彼は自分の息子の死について即座に考え，息子が死んだときには自分は生きていないだろうと思った。

　ポールは自殺や乳幼児突然死など，他の悲惨な事故に関する侵入記憶もあったけれども，そうした記憶のせいで支援が必要だと感じたことはなかった。

　最初のセッションで，ポールが瀕死の若者をどのように救おうとしたのか語ったとき，彼は動揺して泣き始めた。彼は起きたことのほとんどを明確に思い出せたが，彼を悩ませるいくつかの事柄については不明確だった。若者が本当に話をしたのか，そして，ポールがなぜ若者を理解できなかったのかについては，はっきりしなかった。また，ポールが正しい手順を踏んでいたのかについても，はっきりしなかった。

　ポールは十代の若者や息子を見た際に，侵入的イメージや身体症状が時々誘発されることに気づいていた。しかし，「青天の霹靂」のように誘発されることもあることから，ポールがまだ気づいていない別の誘因もあることが示唆された。

—持続させる行動と認知戦略—

　ポールのPTSDを持続させるのに関わっている行動と認知戦略が同定された。

　●反芻と憂慮
　●安全確保行動と過覚醒

- 社会的生活や他の活動からの引きこもり
- 大麻使用

ポールはときには数時間も反芻し、あの若者の死を防ぐにはどういった異なる振る舞いをすればよかったのかと考えていた。また、彼が再び働くことができなかったら、家族に何が起こるかということも反芻していた。彼の家族に起こる悪いことについて憂慮し、彼の息子や妻が傷つけられている鮮明なイメージを伴っていた。

ポールは家族が安全であるように、多くの不必要な用心をしていた（安全確保行動）。たとえば、十代の彼の息子が付き添いなしで学校や他の場所に行くことを許可しなかった。息子が学校にいるときは、彼が大丈夫か何回も電話をかけた。そのことは息子との間に緊張状態をつくった。夜は息子と妻が呼吸をしているか、しばしば確認した。家では侵入者がいるかもしれないと音に過剰警戒し、家の外では十代の若者を見ると、ナイフを持っているかどうか、じろじろと眺めていた。

ポールは仕事を続けることを断念し、（多くは職場の同僚だったが）友人とも連絡を取らなかった。以前の同僚は、彼が失敗したと知っていて自分を見下しているに違いないと信じていた。彼はまた、ランニングのような、楽しんでいた活動もやめていた。

ポールは定期的に大麻を使用して、自分を落ち着かせようとしていた。彼にとって大麻は、「心配することをやめ」、眠りに入らせてくれるものだった。

―併存疾患―

認知アセスメントをさらに行うと、上記に挙げた彼が大失敗をしたという認知評価、反芻、社会的引きこもり、運動の中止、制限されたライフスタイル（ほとんど家にいること）、就労能力がない、という要因の多くが、併存するうつ病と密接に関連していることが示唆された。大麻使用も症状の持続要因であると考えられた。ポールは自分の症状に対して絶望しており（「決して良くならない」「再び働くことは決してできない」など）、自殺念慮にもつながっていた。

ポールのトラウマの認知評価についての取り組み、トラウマ記憶の最悪の瞬間を上書きすること、再体験症状の誘因を同定し識別すること、症状持続

に関連する行動を無効化することが，ポールの PTSD およびうつ症状を減らすことに役立つと，事例定式化から示唆された。治療者は治療の間，PTSD 症状と並行してうつ症状や自殺念慮の変化について確認し，必要であれば追加介入も考慮することとした。

[治療]

　ポールは 1 回 60 ～ 90 分の，11 回の治療セッションに出席した。

―認知評価についての取り組み―

　ポールの認知評価のいくつかは，彼の**症状の解釈**に関連していた（「自分は決して良くならない」「再び働くことは決してできない」など）。これらは，セッション 1 における次のような介入により対処された。**症状の正常化**（「悪夢はトラウマ記憶が誘発された兆候です。トラウマ記憶について一緒に取り組み，トラウマ記憶を処理して過去のものにすることで，悪夢を減らす助けになります」など），**トラウマ記憶の特徴についての情報**（「トラウマ記憶はしばしば現在起きているように感じられ，それが今すぐ危険であるという感覚を与えます。たとえば，あなたのトラウマ記憶の一つは，遺体収納袋を見ることです。あなたはこれにより自分の息子を思い出し，息子が危険にさらされているという感覚を与えられます。この感覚は，トラウマ記憶から来ています」など），そして，**人生の課題を取り戻す**取り組みである。ポールが治療において達成した課題は，以下のようなものである。① 運動の機会を増やし，治療の終了時には慈善レースで走った，② 息子とフットボールを観戦した，③ 家に旧友を招いた，④ コンピュータの講習を受けた，⑤ 職業選択についてアドバイザーに会った，⑥ 慈善団体の店でボランティアをした。こうした活動は，ポールが回復しないという評価についての確信の度合いを減らすのに役立ち，また，より制限の少ない暮らしをし，最終的には再び働くことができるかもしれないという希望を持つのに役立った。

　「私は情けない男だ」。ポールの失態に関する信念は，若者が言おうとしたことを理解できなかったトラウマの瞬間の体験に由来していたことから，**トラウマ記憶の上書き**が用いられた。セッション 2 では，ポールは想像上の追体験を行い，二つのホットスポットが彼の侵入記憶と関連するものとして同定された。その二つとは，若者が死んだ瞬間と，遺体収納袋を見て彼が自分の息子について考えた瞬間であった。

最初のホットスポットについての上書きする情報を同定するために，治療者とポールはナラティブ筆記をして，何が起きたかを注意深く振り返った（セッション3）。治療者は誘導的発見法（guided discovery）を用いて，ポールが若者の言っていたことを理解できなかったのは，ポールの無能というよりも，おそらく若者が負傷して意識を失ったせいであると気づかせた。ポールは若者の負傷について知っていることと，若者を助けるために何をしたかを書き出した。彼は自分が書いたものを注意深く検討し，定められた救命の手順に従っていたことに気づいた。しかし，いくつかの疑問が残った。治療者はポールと，彼が手順に従っていなかったかもしれないという懸念を，どのように取り扱うのが最善なのかを話し合った。そして彼らは，専門家に意見を求めることを決めた。治療者はポールのために，セッション4で，経験豊富な救急医療隊員との意見交換の場を設定した。救急医療隊員は，ポールが可能なことのすべてを行っていたこと，若者の負傷は救命できないほど重度だったことに同意した。

　そして，ポールは治療者との話し合いと専門家のフィードバックから，このホットスポットの記憶の上書きについての結論をまとめた（セッション4）。治療者は，ポールが若者を理解できず無能だと感じた時点を視覚化するよう誘導した。この時点を心に留めている間，ポールは，若者の姿がはっきりしてきて，若者が意識を失い，適切に話していなかった場面を思い描いた。ポールはまた，彼が可能なことのすべてを行ったことを専門家が承認した場面も思い描いた。ポールはトラウマ・ナラティブにおいても情報の上書きを行い，彼が出来事について反芻していることに気づいたときに，上書き情報を引き出せるようにした。

　「若者の家族は永久に苦しんでおり，二度と彼らの息子を身近に感じることができない」。家族の苦悩と喪失についてのポールの評価に関連した苦痛を減らすために，治療者はイメージを利用した（セッション5）。治療者はまず若者から連想する特徴について，ポールに述べるよう促した。ポールにとっては，短くてもとても大切な瞬間を彼と共有していた。ポールは，若者は刺された後苦しんだにもかかわらず，何とかしようという強さと積極性を発揮していたと述べた。今現在，強さと積極性を象徴するものは何と考えるか尋ねられると，ポールは日光と，たいてい太陽が人々を笑顔にすることに

ついて考えた。そこで彼は，若者の家族が日光を浴びているところをイメージし，彼らが愛していた息子の特徴とそのイメージとを結びつけた。ポールは，トラウマ記憶や家族の喪失に関する考えが浮かんだときには，このイメージを思い出した。

「息子や妻に何か恐ろしいことが起こる」。家族が危険にさらされているというポールの信念については，強いトラウマ記憶，特に遺体収納袋の侵入イメージによって彼の息子が危険にさらされたという印象が植え付けられた，という代替仮説と比較された。トラウマ記憶の上書きがこのホット・スポットに用いられた。ポールは遺体収納袋を見たとき，あたかも彼の息子がその中にいるようだと感じたことに気づいた。セッション3では，記憶にあるこの瞬間について，彼の息子はちゃんと生きているという情報に上書きされ，このことは彼にとって「驚きと解放」として感じられた。

治療者はまた，ポールの安全確保行動こそが，彼の脅威感覚を生み出す源泉になっていることを考えるように促した。ポールは一連の行動実験を行い，彼の安全確保行動を減らし，過覚醒を改善させた。たとえば，週のうち1日は，息子を学校に行かせ一人で帰宅するまで電話をせずにいた。彼は，息子が事故に遭うか，襲撃されて帰宅できない確率は，90％だと予想した。実際にはそれは起きず，ポールは息子を一人で学校に行かせる日を増やしてみた。これらの実験のおかげで，息子が実際に事故に遭う可能性がトラウマ以前と比べて増えたわけでは決してないこと，そして，そうした事故の可能性はきわめて低いということを学んだ。家では実験として，夜間，妻や息子が息をしているかどうかという危険性の検証に焦点を当てる日と，コンピュータ・クラスの宿題に焦点を当てる日を比較してみた。彼は，危険と安全確認に焦点を当てたときにはクラスの課題の場合よりも脅え，心配していることに気がついた。ポールは，危険性の検証に力を入れると，あたかも危険が目前にあるように感じられるのだと結論し，また妻と息子の確認をすることによって事故や病気，死への焦点づけを持続させてしまうと納得した。

―再体験を減らすための記憶への取り組み―

上記のように，治療者と専門家による詳細な話し合いを伴う想像上の追体験とナラティブ筆記によって，ポールのホット・スポットが同定され，彼が若者を助けるためにできるすべてのことはやっていた，ということを理解す

る手助けとなった。ポールのホットスポットの上書きは，彼の侵入記憶と悪夢を著しく減少させた。

　セッション5と6で，ポールは彼の治療者とともに侵入記憶のきっかけとなりうる刺激を探索した。系統的な観察と，きっかけとなりうるものとトラウマとの感覚的な類似性を通じて，彼は以前気づいていなかったきっかけを見つけた。それは，遺体収納袋と同じ色の物体，救急車のサイレン，血液，息子が寝入っているのを見ること，といったことである。彼はトラウマの際に体験した刺激との差異を識別する練習を行った。それは，刺激と文脈の差異に焦点を当てるもので，セッション中（サイレンの録音を聴く，同じ色の物体を見る，なあど）と，家の中（息子がベッドにいるところを見る，など）の両方で行われた。

　ポールが刺激識別訓練で上達した後，彼は事件が起きた場所を治療者とともに訪問した（セッション8）。彼らは「あのとき」と「今」の差異に焦点を当てた。救急車が通りがかった際，ポールは現在誰も傷つけられておらず，救急車は通り過ぎていったことに焦点を当てた。彼は再び瀕死の若者をそこで見つけるのではないかと感じて現場訪問を危惧していたので，とても安心した。ポールは出来事の詳細について重要な点を思い出した。彼が若者の手を握ったとき，若者は彼の手を束の間握り返したのだった。このことは，若者を助けようとする彼の努力を若者が認めていることであり，彼の努力は無能なものとして体験されたわけではなかったと理解された。彼は安堵した。現場訪問の後，ポールは今では再体験症状ではないかたちで，出来事をきちんと振り返ることができるようになったと感じた。

―症状維持行動と認知戦略についての取り組み―

　ポールの反芻（はんすう）に関して，治療者は出来事の記憶を持つことと，それを反芻することの区別について尋ねた。彼らは反芻の利点と欠点について話し合った。ポールは，反芻は助けになるどころか状態の悪化につながると結論づけた。彼は，襲撃の間やるべきだったことを考える時間は治療のセッション中がベストであり，家では反芻を減らすことを決意した。彼は反芻のきっかけについて話し合い，日中のありがちなきっかけは，家にいて何もしていないときであり，夜は，ベッドで目を覚ましたときだった。彼は自分で反芻に気づいたとき，この思考スタイルは役に立たないと自分に言い聞かせることに

同意した。反芻するかわりに，日中は人生を取り戻す課題の一つを行うことにした。

　上記で議論したとおり，ポールの**過覚醒**，**安全確保行動**，**回避**についてはセッションと宿題の両方で取り上げられ，ポールのトラウマ記憶によって彼の家族が危険であるという感覚が出現する，という仮説を検討し，一連の行動実験が行われた。現在の状況とトラウマ時との違いに注意を向けることで，過覚醒は刺激識別に置換された。

　ポールは大麻が睡眠の助けになるかどうか確認するために，大麻を使用しない日を体験してみた。短期的には入眠に困難が生じたが，大麻使用をしない日を2週間続けた後，セッションを重ね，彼の睡眠は改善した。ポールはまた，日中大麻を服用していた頃よりもエネルギーに満ちていると感じ，侵入症状も減ったことに気づいた。彼は，大麻は自分の心配を減らすのに実際何も役立っていないと得心したのである。

[治療結果]

　治療の終結時には，ポールはもはやPTSD，うつ病のいずれも認めず，自殺念慮もなくなった。彼はあの悲劇的な死について考えると時々悲しくなった。彼の息子との関係は改善された。彼は7時間眠っていた。彼は以前の同僚との交流を再開し，仕事に応募した。1年後のフォローアップで治療効果は維持され，彼は再び救急医療隊員として働いていた。

3. 特記すべき課題

1）併存症

　PTSD患者の多くには，治療中取り扱うべき併存症がある。

A. うつ病

　PTSDから二次性に発症するうつ病は，通常PTSDを治療することによって改善する。しかし，場合によっては，うつ病が重篤ですぐに注意を向ける必要があり（すなわち自殺の危険），PTSD治療より前に行われることもある。一部のトラウマ体験者（特に複数回のトラウマの後）の臨床では，トラウマに焦点を当てた治療を行うことが不可能で，うつが最初に治療対象となる。うつ症状

のうち PTSD 治療に最も悪影響を及ぼすものは，自殺念慮，極度のエネルギー喪失，社会的引きこもり，活動力低下，集中力低下である。うつ病に対する認知療法では，行動活性化や抗うつ薬による薬物療法等によって，認知療法を行うのに充分なだけの気分の改善を，最初の治療目標としている。

B．不安症

　広場恐怖症，強迫症，全般不安症，社交不安症は，トラウマ以前に存在する病態にもなりうるし，PTSD の併存症にもなりうる。治療者は併存する不安症について，それ自体を治療する必要があるかどうか決定しなければならない。もし治療する必要があるならば，PTSD とそれ以外の不安症の治療を統合するために，事例定式化と治療計画立案が必要である。回避のパターンが患者のPTSD 症状の一部なのか，他の不安症の一部なのかを初回アセスメントで決定することは，しばしば困難である。重要な問いは，「もし〜だと（恐れている状況に出くわしたとき，特別な用心をしていないと，など），最悪どのようなことが起きますか」というものである。PTSD では，患者の心配事は通常別のトラウマのことである（「自分は再び襲撃を受ける」「自分は別の事故で死ぬ」）。他の心配事は他の不安症，たとえばパニック症（「心臓発作が起こるかも」「気が遠くなるかも」），社交不安症（「人前で恥をかく」「人は自分を変わり者だと思うだろう」）を示唆する。ある状況で起きたパニック発作や強い不安反応が，再体験症状の構成要素となっているかどうかも，初期には判断が難しい（患者は通常，再体験のきっかけとなるわずかな感覚的きっかけを自覚していない）。このような場合，治療の進展に合わせて随時アセスメントを行い，他の不安症を分けて取り組む必要があるかどうか検討しなければならない。

　不安症を併存するほとんどの患者において，CT-PTSD プログラムを用いて治療が開始される。重要な例外は，パニック症で非常に不安になった際や，身体がストレスにさらされた際に破滅的状況，たとえば心臓発作が起こる，気が遠くなる，または気が狂うといったことが起きるのではないかと考えている場合である。こうした誤まった解釈は，しばしばトラウマ記憶に取り組む**前**に取り上げられなければならない。というのも，こうした患者は，彼らの懸念が取り上げられないと治療に参加しなかったり，辞めてしまったりするからである。

　PTSD 患者の多くは，アルコールや大麻，他の物質を用いて自分の感覚を麻

痺させたり，トラウマ記憶から自分の注意をそらそうとする。多量の喫煙や，カフェイン飲料を大量に飲むことも含まれる。物質乱用は治療の除外項目ではない。PTSD治療は彼らの物質使用を減らす手助けになる。治療者は物質使用を症状維持行動として事例定式化に組み入れて，治療計画全体のなかで，他の維持要因とともに取り上げなければならない。しかし，もし物質による身体依存が出現したときには（つまり，患者が離脱症状や耐性を持っており，依存物質を獲得し消費することに，患者の人生のかなりを費やしているときには），通常，患者はここで記載したような治療の恩恵を受ける前に，薬物からの離脱が必要となる。薬物中毒の疑いがあるときには，物質常用患者に有用な治療戦略について，次のような説明を行う。PTSD治療は，薬物中毒症状がなく，持ち越し効果など，薬物の影響もない場合にのみ有効である。このように説明することで，患者は話し合われていることと，治療からもたらされるメリットについて自分なりに整理できるだろう。治療者は，依存物質が患者の症状に与える悪影響について，教育しなければならない（アルコールは患者の入眠を促すが，夜間の中途覚醒を招き，翌日はイライラして感情的になる。大麻は患者を，より非現実的で妄想的に感じさせる。喫煙は短時間安堵したのち不安を増大させる。カフェインは焦燥感や，睡眠と集中力の悪化をきたす）。その後，治療者は患者に対し，治療開始前に依存物質を減らす努力をするつもりはあるか尋ねなければならない。多くの患者は，PTSDについて助力を受けられるという見込みがあれば，依存薬物減量の試みに同意する。こうした患者はしばしば，物質使用の減量がPTSD症状にも良い効果があることに気がつく。もし，患者が依存物質をなかなか減らせないと感じたら，治療は薬物依存を最初の治療目標にする必要がある。

2）解離

　トラウマ記憶が誘発されたとき，どの程度解離するかは，PTSD患者によって異なっている。現実離れしたこと，麻痺，「幽体離脱（out-of-body）」を体験しても，身の回りのことへの意識を保っている人もいる。こうした軽度の解離への治療介入には，（動物が天敵に出会ったときに凍りつくことと解離を結びつけるなど）トラウマ時の通常ありうる体験として正常化することや，「私は気が狂ってきている」「他の人と別の世界に生きている」「現実の自分は死んでいて，

今の自分は幽霊だ」のように体験に解釈を加える方法がある。「幽体離脱」体験の患者には，想像上の追体験の間に自分の体に戻り，自身の見方で出来事を知覚するよう促すことも有用である。

　患者によっては，現実において意識を完全に失い，トラウマが再び起こっているかのように感じたり，行動したりすることもある。重度の解離は自他への危険性が高く，注意深くアセスメントする必要がある。治療手順としては，治療当初から刺激の識別を特に強調し，現在への意識を維持することを助けるため，グラウンディング技法を行う（記憶が誘発されたときに小さなおもちゃや浜辺の小石を触る，芳香剤や甘酸っぱいものやミントを食べる，音楽を聴く，など）。治療者は，トラウマと結びつく強い感情反応は，出来事のイメージなしに生じることがあると説明し（状況から離れようとする強い衝動，激しい怒り，など），トラウマ記憶の兆候が誘発されていることを患者に徐々に意識してもらう。トラウマ記憶の精緻化の取り組みは段階的に行い，患者が現在の安全な環境を意識するようにする。たとえば，患者と治療者は少しずつナラティブ筆記を行いながら刺激コントロールを行い，患者が現在安全な環境にあることを思い出させるために多くの休憩をとる。必要であれば，自他へのリスクを最小化する予防措置をとることに同意を得る。たとえば，解離をどのように指摘するか，どのように患者の注意を現在に引き戻すかについて，家族と話し合うなどする。特定の患者，たとえば長期にわたる児童期の性虐待被害者では，トラウマ記憶への取り組みを開始する前に，感情調節訓練を行うことが有用である（Cloitre et al., 2010）。

3）複数回トラウマ

　PTSD 患者の多くは複数回のトラウマを経験しているが，必ずしもすべてのトラウマを現在の PTSD に関連させる必要はない。どのトラウマを治療のなかで取り上げるかを決定するために，治療者と患者はどのトラウマが今でも苦しめているか，たとえば再体験症状や現在の患者を悩ませる個人的意味づけとの関連について話し合う。複数のトラウマに対する，問題となる意味づけについても，最初のアセスメントで話し合われなければならない。たとえば，レイプと身体的暴行を複数回受けたローラは，「人々は私のことをいいカモだと見なしている」と意味づけていた。治療者と患者は，どのトラウマから取り扱うかを

話し合う。通常は，患者が現在最も苦痛に感じているトラウマか，あるいは重要で問題となる意味づけに起因するトラウマが選ばれる。異なるトラウマの時系列に沿った記述も，話し合いの役に立つ。治療者は特定のトラウマの追体験中に，異なるトラウマの要素が出現しないかどうか確認する必要がある。というのも，そのような要素は，個人的意味づけに影響を与えるからである。特定のトラウマのホット・スポットが上書きされた際，治療者は意味づけと関連する他のトラウマによる再体験症状が減少したかどうか確認する。残遺トラウマがいまだに患者に苦痛をもたらしている場合や，問題となる認知評価を生み出している場合には，次にそれが取り扱われる。解離の存在は治療者に伝えてもらい，上記に述べたような方法で取り上げられるべきである。

　複数回トラウマ例の場合，患者の人生を取り戻し，再構築する取り組みは，非常に重要である。なぜなら，こうした患者は生活に大きな制限があるかもしれないし，どのようにして社会とのつながりを作ったらいいのか，あるいはどのようにして再就職活動をすればよいのか，こうした問題について治療者からの支援を多く必要としているかもしれないのである。慢性的な過覚醒や完全な社会的引きこもりなど，持続している問題行動への取り組みも特に重要である。長期間続く複数回トラウマの患者には，（彼らがうまくやれたことに関する記録をとったり，他者からポジティブなフィードバックを受ける，など）自尊心に関する追加のセッションが役に立つだろう。

４）身体的問題
　トラウマの際の負傷によって，患者の人生に強く影響を与えるような健康上の問題が持続するかもしれない。なかでも慢性疼痛はよくみられる。ときにトラウマにより，身体機能が永続的に失われることもある。たとえば，歩行が困難になったり，子どもを産めなくなったり，失明したりすることが挙げられる。患者はしばしば，こうした身体的問題や，それが人生に与える影響に適応するために，援助を要する。よって，疼痛管理や慢性疾患に対処するのと同様の対処戦略の使用など，追加の治療戦略を要することもある。

　身体的負傷は容姿を妨げ，仕事や社会生活にマイナスの影響を及ぼすこともある。このような変化に対応することを学ぶ支援が必要となることもある。患者は，客観的な変化以上に，魅力を失ったり醜くなったりしていると感じてい

る。この場合，ビデオでのフィードバックを行い，どのように他者に見られているのかという（トラウマ記憶に影響された）本人のイメージを上書きし，より正確なイメージにすることが助けになる。あたかも，会ったことのない別人であるかのように，客観的に自分自身を眺められるような解説をつけた，短いビデオ録画を作成する。たとえば，自分の顔の傷跡がおぞましいと思い込んでいる患者が，他人にどのように見えるかを想像してみたところ，赤い鮮やかな瘢痕が見えていた。そこで彼の顔を，赤い別の物体を背景に置いて撮影した。すると彼は，その物体と比較してみて，自分の傷跡が真っ赤ではなく，想像したよりも目立たないことに気づいた。また，他者が彼らの外観にどのような印象を持つのか調査をすることも役立つ。たとえば，ある患者は，他者がビデオ録画を見て患者の外観に関するいくつかの質問に答えることに同意した。質問は中立なものから始まり，最後は患者の懸念していることについて，「この人物の顔について何か気づきましたか」「彼に傷跡があることに気づきましたか」「傷跡についてどう思いましたか」「彼の外観は不快感を与えると思いますか」，という直接的な質問で終わる。次の週に治療者はフィードバックを行った。彼の外観を不快と感じた人はおらず，ほとんどは傷跡にも気づかなかったことを聞いて，患者は安堵した。

　トラウマ的出来事以前に存在した健康問題が，治療経過に影響を及ぼすこともある。たとえば，コントロール不良の糖尿病のような病態では，長時間集中することが困難であることから，セッションを短くするか，頻繁に休憩をとることが求められる。慢性心疾患では，トラウマの想起や現場訪問については，段階的アプローチをとる必要がある[13]。

4．PTSDへの認知療法の有効性

　CT-PTSD の有効性はいくつかのランダム化試験によって，成人（Ehlers et al., 2003, 2005, 2014, in press）でも，小児（Smith et al., 2007）でも認められている。表5-1は主な結果の概要を示したものである。一連のランダム化比較試験で，CT-PTSD は患者の受け入れ度が高い（非常に低い治療脱落率と，高い患者満足度

---

†13　心臓への負担を減らすために。

第 5 章　PTSD の認知療法　*91*

表 5-1　PTSD に対する認知療法の評価

	患者サンプル	治療脱落率（%）	Intent-to-treat によるPTSD症状の効果量（PDS）[*1]	Intent-to-treat による完全寛解率（%）[*2]	症状悪化患者の割合（%，PDS）
ランダム化比較試験					
Ehlers et al. (2003)	成人，急性 PTSD，交通事故後	0	2.46	78.6	0
Ehlers et al. (2005)	成人，慢性 PTSD，さまざまなトラウマ	0	2.82	71.4	0
Ehlers et al. (2014)	成人，慢性 PTSD，さまざまなトラウマ	3.2	2.53	77.4	0
Smith et al. (2007)	児童，さまざまなトラウマ	0	3.43	92.0	0
オープン試験，連結サンプル					
Ehlers et al. (2005)	成人，慢性 PTSD，さまざまなトラウマ	5.0	2.81	85.0	0
Gillespie et al. (2002)	成人，オマー爆弾事故後の PTSD		2.47		0
Brewin et al. (2010) （CT-PTSD で治療したサブサンプル）	成人，ロンドン爆弾事故後の PTSD	0	2.29	82.1	0
有効性研究					
Duffy et al. (2007)	成人，慢性 PTSD，さまざまなトラウマ，複数回のトラウマが多い	20.0	1.25	63.0	1.8
Ehlers et al. (2013)	成人，慢性 PTSD，さまざまなトラウマ，複数回のトラウマが多い	13.9	1.39	57.3	1.2

PDS 外傷後ストレス診断尺度（Posttraumatic Diagnostic Scale），BDI ベック抑うつ質問票
＊1　Cohen's d の数値。合併標準偏差（pooled standard deviation）
＊2　PTSD 患者の回復は診断評価または PDS における臨床上有意な変化（非臨床群の 2 標準偏差以内）

より示される）ことがわかった。PTSD（intent-to-treat 解析[14] の有効量は約2.5），障害程度，うつ，不安，QOL の改善度は非常に高かった。70％以上の患者が PTSD の回復と見なされた。オマーとロンドンの爆弾事件被害者を治療したアウトリーチ試験も，同様の結果を示した（Brewin et al., 2010；Gillespie et al., 2002）。特記すべきは，治療によって症状が悪化した割合はほぼ 0 で，治療待機群より少なかったことである（Ehlers et al., 2014）。このことは，CT-PTSD が安全で有効な治療であることを示唆する。

現実的なかたちでの CT-PTSD を，日常臨床で用いた研究が二つある（Duffy et al., 2007；Ehlers et al., 2013）。ここでの対象者は，深刻な社会的問題，現在生活が危険にさらされている，重度のうつ状態，境界性パーソナリティ障害，複数回のトラウマ体験や喪失体験など，複雑な要因を抱えている患者を含む幅広い程度の患者であった。治療者は，経験の浅い者もベテランもいた。結果はそれでも非常に良く，ITT（intent-to-treat）解析効果量は 1.25 で，PTSD 症状については もっと高かった。60％前後の患者が PTSD からの寛解を示したのである。治療脱落率は CT-PTSD 試験よりやや高かったが，トラウマ焦点化認知行動療法の平均である 23％（Bisson et al., 2013）より低かった。症状悪化の患者はほとんどいなかった。

CT-PTSD は，トラウマの厄介な意味づけを変化させる機序があるのだろうか。Kleim ら（2013）は，症状と認知評価の時系列変化を分析した。治療モデルで予測したとおり，認知評価の変化はその後の症状の変化を予測したが，逆は真ではなかった。

Ehlers ら（2013）は，患者の特徴が治療反応に影響を及ぼすかどうか調べたところ，勇気づけられることに，ほとんど影響はなかった。社会的問題と複数回のトラウマからの再体験症状を持つ場合のみ，やや反応が悪かった。これは，住居・経済問題など，トラウマ以外について話す時間が長くなり，トラウマ記憶とその意味について話し合う時間が短かったからである。治療期間の延長（平均は 10 セッション）が良い結果をもたらすかどうかについては，今後の課題である。治療脱落率の高さは，患者の社会的問題および，治療者の経験不足と関連があった。このことから，治療者の訓練においては，トラウマ焦点化治

---

[14]　当初割り付けのままの解析。

療に患者を導入，支援する技術を磨かなければならないことが示唆される。

　いずれにせよ全体的にみて，CT-PTSD の有効性に関する研究評価は有望であり，エビデンスに基づく治療であるという見解を支持している。

第6章

認知処理療法

Cognitive Processing Therapy

by Tara E. Galovski, Jennifer Schuster Wachen, Kathleen M. Chard, Candice M. Monson, & Patricia A. Resick

翻訳：髙橋紀子・大島郁葉

　認知処理療法（Cognitive Processing Therapy：CPT）は，心的外傷後ストレス障害（Posttraumatic Stress Disorder：PTSD）や併存する症状への治療に主眼を置いた，エビデンスに基づく認知行動療法である。本章ではまず，その理論的基盤を展望したうえで，臨床場面でのやりとりを具体的に挙げながら，トラウマ・サバイバーに適用する際に考慮すべき点と課題について解説する。そして，これまでに出版されたランダム化比較試験の研究成果から，CPT の有効性を論じる。

1．理論的基盤

　CPT の理論的基礎は認知療法にあり，それは PTSD の発症や症状持続を説明する最も卓越した理論の一つでもある。認知理論において PTSD は，トラウマ的出来事から回復できないでいる障害，と概念化されている（Resick et al., 2008b）。したがって，PTSD は，前駆期や早期の兆候や症状が認められるような状態を指してはいない。むしろ，最も多様で重篤な PTSD 症状は，トラウマ的出来事への曝露が収束した数日後や，数週間後に生じることがほとんどである。トラウマ的出来事に曝露された人の多くは，時間の経過とともに PTSD 症状が軽減し回復する。しかし，その一部は，PTSD 診断に当てはまる症状が継続する。言い換えると，すべてのトラウマ・サバイバーのうち，トラウマからの自然回復が妨げられるのは少数派である。

　PTSD のトラウマの認知理論によると，記憶に直面した際にトラウマ的出来事について考えることを回避したり，トラウマ的出来事に対する本人の評価に問題がある場合に，回復が損なわれる。特に，回復しない人々は，トラウマ的

出来事を，以前抱いた中核的信念（core beliefs）に同化（assimilate）させようとすると考えられている。中核的信念は，自身，他者，世の中に関する，ポジティブあるいはネガティブな信念からなる。同化（assimilation）とは，トラウマ的出来事に対して，すでに存在する信念に合うようにするか，あるいは一貫性を持つように解釈する試みのことである。PTSD 患者の同化の典型例は世界公正信念（just-world-thinking）と呼ばれるが，これは良いことは良い人に，悪いことは悪い人に起こるといった信念のことを指す。トラウマ的出来事の事例（つまり悪い出来事）では，自分が何か悪いことをしたから悪いことが起こったのだ，この出来事は過去に自分が犯したかもしれないことへの罰だ，と感じてしまう。また，性的暴力からのサバイバーによるこのタイプの思考の例としては，「あの日の夜に酔いさえしなければ（つまり悪い行動），暴行を受けることはなかった（つまり悪い結果）のに」がある。同化思考の典型例として，ほかにも後知恵バイアスがあるが，これは事後でしか知り得ない情報に基づいて出来事を評価するものである（Fischhoff, 1975）。後知恵バイアスの具体例については，後述の臨床事例を通して述べることとする。本質的に同化は，トラウマ的出来事を予測可能でコントロールできるものにしようという事後の努力である。しかし逆説的に，この同化ゆえに，トラウマを負った人は絶え間なく再体験されるような未処理のトラウマ要素から離れることができない。

　もう一つ，トラウマの認知理論から派生していることは，トラウマ的出来事に関する厄介な自己評価（すなわち同化）によって過度に一般化した不適応的スキーマや，トラウマを受けた後の自己，他者，世の中についての中核的信念が生み出され，表面上それを強めてしまうのである。いわば，トラウマ体験に基づいて，自らの信念を過剰調節させてしまう（over-accommodate）のである。こうした過剰調節（over-accommodation）は，トラウマに対する評価に基づいて既存のスキーマを修正することになるが，スキーマの修正はあまりに深刻で，過度に一般化されてしまう。過剰調節の例としては，トラウマを受けた人が，それまでは世の中を比較的穏やかで，それほどひどいことは起きない場所だと思っていたのに，トラウマ後は，そのトラウマに対する自らの評価に基づき，世の中は完全に危険で予測不可能な場所であると信じるようになることがある。あるいは，それ以前のトラウマ被害やその他のネガティブな出来事によって，他者は信頼できない，自分に降りかかる悪いことに対して自分は何もコン

トロールできない，という否定的なスキーマを元々持っている可能性もある。こうした場合，トラウマ体験は，元々有しているネガティブなスキーマを証明するものと解釈されてしまう。McCann と Pearlman（1990）の初期の業績によると，トラウマの認知理論は，過剰調節的で回復の妨げになる自己と他者に関連する信念とは何かを明らかにしている。これらの信念は，安全，信頼，力とコントロール，価値，親密さに関連している。PTSD に関する認知トラウマ理論の強みは，クライエントが有する（過去のトラウマ体験によって肯定的にも否定的にもなったかもしれない）上記領域のさまざまな信念を，説明していることである。CPT では同化と過剰調節された信念を，「スタック・ポイント（stuck points）」と呼ぶ。スタック・ポイントとは，自然な回復を妨げて人々をPTSD に「スタックさせる（動けなくさせる）」思考を意味する。スタック・ポイントは治療のターゲットとなる。

　認知トラウマ理論によれば，クライエントは，PTSD 例では通常回避されてしまう，トラウマ体験に関連した一次感情（natural emotion）に触れなければならない。一次感情とは，トラウマに直結し，かつトラウマから直接発したと考えられる感情のことである（トラウマ最中に感じる大切な人を失った悲しみや，トラウマに関連した危険への恐怖，など）。一次感情を抑圧したり回避したりすると，PTSD 症状が持続する要因となってしまう。認知トラウマ理論においては，自然感情はずっと続くものではないと考えられている。そのため，PTSDの行動理論（Foa & Kozak, 1986）とは対照的に，馴化を目的とした系統的曝露を行う必要はない。クライエントは一次感情に近づき，それを感じるよう励まされ，一度それらが体験されると，一次感情はおのずと制御されるようになるのである。

　一方で，混乱している現在の認知（すなわち過剰調節）とともに，トラウマを振り返る際の不適応的で誤った評価（すなわち同化）は，やがて二次感情（manufactured emotion）の生成を招くと考えられる。二次感情とは，トラウマがなぜ起きたのかについて意図的に考えて評価した結果の産物であり，「今，ここ」に関する認知の評価も意味する。自然災害のサバイバーが，災害の結末は，自分自身または他者が，自身や家族を十分に守ることができなかったために起きたと信じている場合（自責または他責の場合），自分自身に対する持続的な罪悪感や怒り，そして自身や他者への不信感を抱きやすい。このように，トラウ

マに関連した評価は，二次的に加工された持続性の陰性感情を生み，本人が同じかたちで思考し続けている限り持続することになるだろう。二次感情に関する回復を考えると，トラウマ情報の調節（accommodation）を上手に促進することが鍵となる。言い換えれば，クライエントは自分の考えを一般化しすぎたり不適応的信念に陥ったりすることなく，現実的に出来事を説明できるように気持ちを変えるよう促されるのである。

2．CPT の臨床的解説

　CPT は伝統的に 12 セッションで行われており，これまでに個人 CPT，グループ CPT，個人とグループを組み合わせた CPT がある。治療前の段階（第1段階）では，臨床家はまず PTSD の有無をアセスメントする。さらに，通常の治療では最優先で取り上げるべき課題（自殺念慮，他殺念慮）や，現存する躁状態，精神病，物質依存などといった，治療の潜在的障壁となりうる併存症を考慮する。治療上の特別な課題については本章後半で論じる。第2段階（セッション 1〜3 回目）では，PTSD および上述した認知理論における思考や感情について，心理教育を行う。第3段階（セッション 4〜5 回目）は，実際のトラウマ的出来事を扱い，クライエントがトラウマの記憶に取り組むように促す。この段階での目標は，クライエントの回復やトラウマの記憶に関連した自然感情の表出を妨げてしまう，スタック・ポイントを明らかにすることである。第4段階（セッション 6〜7 回目）では，治療者はソクラテス式問答を用いて，クライエントがスタック・ポイントに取り組むことに対する支援を始める。この過程は，クライエントが次のセッションまでの期間，自宅でスタック・ポイントに取り組むための記入式のツール（一連のワークシート）を活用することで補われる。第5段階（セッション 8〜12 回目）は，過剰調節してしまっているスタック・ポイントについて，より具体的に焦点を当てるための移行期間となることが多い。具体的には，安全，信頼，力とコントロール，価値，親密さといった，トラウマに関連するテーマを中心とした個別のセッションを実施する。第5段階では，「今後の取り組みに対するケア」も含まれている。すなわち，再発防止や，特に治療で獲得したスキルを使い続けることを妨げかねないスタック・ポイントに，焦点を当てる。ここで，押し込み強盗により PTSD

を発症し，私たちのクリニックで治療を受けた若い女性の事例を紹介する。この事例を紹介するにあたってはクライエントの許諾を得ており，本事例の内容は基本的には実話に基づいているが，クライエントおよびこの事件関係者が特定されないよう詳細を変更した。

●事　例●

　モリーは若い女性で，トラウマ体験後の苦悩から，私たちのクリニックに治療を求めてやってきた。彼女は大学院に進学して，キャンパスの近くに引っ越したばかりだった。彼女は新しい生活を始めることで忌まわしい過去と決別しようとしていたものの，数カ月経った頃から，苦痛が悪化する一方であると自覚したと語った。私たちはモリーに対し，まずアセスメントを行った。この過程では通常２時間の面接を行い，そのなかでクライエントのストーリーを聴取し，綿密な臨床面接を実施し，あらゆる精神疾患のアセスメントを行う。モリーはそこで，自分やきょうだいは祖父から身体的・精神的虐待を受けて育てられたという，過酷な児童期の生活史を話した。面接でモリーは，自らの人生において成し遂げてきた誇りについても教えてくれた。それは，（モリーのきょうだいが薬物依存に陥ったり，犯罪行為に手を染めたり，何らかの精神病理的問題を抱えたりしたなかで）劣悪な環境から抜け出し，最終的には警察学校を卒業して，東海岸の大都市で警察官になったことである。そこに４年間勤務し，優秀な成績を収め，早々に昇進の話も出た。

　警察官として約３年が経とうとしたある夜，彼女は仕事を終え，旧友のジャックに会いに行った。彼は祖母と母に会うため，帰省していたのである。彼女が到着したとき，ジャックの女きょうだいのベスもまた，叔父を訪ねるため３人の子どもたちと一緒に帰省していると知り，モリーは喜んだ。祖母，母，ベス，そして子どもたちが寝た後，ジャックはモリーを彼女の車まで送りにいった。道の角を曲がったところで，顔をフードで覆って銃を持った２人の男が近づいてきて，金を出すよう命じた。モリーとジャックは金目のものは何も持っていなかったため，銃を持った男は彼女たちを家に戻らせた。彼らはジャックの母，祖母，そしてベスを起こした。緊迫した状況となり，ついにモリーは銃を持った男に突撃する決心をした。そのとき銃が何発

か発射された。銃弾はモリーの胸部と上半身に5発命中した。ジャックも数カ所を撃たれた。ベスはその銃弾が致命傷となり死亡した。面接の間モリーはすすり泣き，自分が動きさえしなければこのことは起こらず，ベスは生きていたであろうと何度も繰り返した。モリーの状態はPTSDと大うつ病の基準を満たしていた。この出来事が起きてすでに2年になる。

　私たちはCPTによる治療を開始した。セッション1では，モリーがPTSDであるとの説明を強調しながら，アセスメント結果について話し合った。セッション1での基本的な目標の一つは，PTSDについて，そして（認知理論の観点から）この疾病の発症原因に関する私たちの仮説について，クライエントが正しく理解することである。治療者の役割は，トラウマの記憶を引き出して「新鮮な空気にさらす」，すなわち言葉に表出することであり，実際の出来事についての解釈が必ずしも正しくないかもしれない部分（同化）や，クライエントが極端に（そして不正確に）世界観を変えてしまっている部分（過剰調節）を探すことである。こうした不正確な信念は，クライエントが回復プロセスの途中で「行き詰まる」要因となりやすい。そこで，私たちはこうした不正確な信念を，「スタック・ポイント」と呼んでいる。アセスメントとセッション1を通して治療者は，モリーが何度も繰り返した「私が銃を持った男を攻撃しなければ，ベスは今も生きていただろう」という，トラウマに関するスタック・ポイントについて触れた。言い換えると，モリーは，ベスが死んだのは自分のせいだと信じていた。そのような感情の役割もセッション1で話し合われ，モリーは自分がこの出来事の記憶や，その記憶に関連したあらゆる感情を避け続け，ついには昔からの人間関係を断ち切って町を出るに至ったことについて，はっきりと述べることができた。モリーには，あの夜がなぜ起きたのかをめぐる信念や，あの出来事が彼女の現在の信念にどういう影響を与えているかについて，少しの間考えてみることが役に立つだろうということになった。そのため，「出来事の意味筆記（impact statement）」（これはCPTの初回のホームワークとなる）を，セッション2に向けて書いてきてもらうことになった。

　モリーの「出来事の意味筆記」を読み，そこにある情報を増やしていくにつれ，私たちは同化されたスタック・ポイントや，現在に焦点を当てたスタック・ポイント（過剰調節した信念）の例をさらに積み重ねた。モリーは

事件の際に引き起こされた出来事のほとんどすべての面で，自分を責めていた。スタック・ポイントには，主に次のようなものがみられた。

- 銃を持った犯人に私の車のキーを渡していたら，男が家に押し入ることはなかったに違いない。
- 犯人らと家の外で闘っていたら，彼らを家の中に入らせることはなかったに違いない。
- 犯人らと家の裏に行っていたら，ベスたちは逃げることができたに違いない。
- 犯人を攻撃すべきではなかった。

そしてトラウマ後に，自身，他者，そして世の中に対するモリーの見方を非常に大きく変えていた過剰調節のスタック・ポイントを，いくつか特定した。それは次のようなものである。

- 私は失格者だ。
- 私は無能だ。
- 世の中は危険で，私は安全ではない。
- 自分自身と自分の能力を信じることができない。
- 私は今や，過去に考えていたような人間ではない。

モリーのスタック・ポイントを収集・記録したうえで，こうした思考パターンと，それが彼女に与える苦痛との関係について，セッションで扱った。彼女はセッション 3 に向けて，セッション時間外に「出来事（A）」「思考（B）」「感情（C）」を ABC 用紙[†1] に記録することで，このプロセスを続けることに同意してくれた。ABC 用紙とは CPT で用いられるワークシートである。この用紙を用いることで，感情を引き起こしうる思考をクライエントが同定しやすくなり，思考と感情との関係をクライエントが理解する手がかり

---

†1　A はきっかけとなる状況（activating event），B は考えや信念（belief），C は結果としての感情と行動（consequences）を指す。

となるのだ。

　トレーニングのためのワークショップやマニュアルでは，ソクラテス式問答を用いたスタック・ポイントの検証を,「CPT実践の礎」と表現している。セッション3では，典型的にはPTSDの中核となっているであろうスタック・ポイントに向かい合いつつ，ソクラテス式問答を開始する。セッション3でのこの試みは，クライエントがどれほど信念，防衛，感情喚起などにとらわれているかによって，加減を変える必要がある。モリーの場合は苦痛が強く，自分が悪いという確信にもかかわらず，この問答に最初から非常によく対応することができていた。彼女はこのセッション中に，いくつかの同化されたスタック・ポイントについて大きく前進したのである。なお，下記のやりとりはクライエントとの対話の一部であり，セッションのおよそ3分の1あたりから始まっている。

治療者：あの夜がどんなふうに始まったのか，もう少し詳しく教えてください。最初に車のキーを彼らに渡すべきだった，そうすれば彼らはベスを殺さなかっただろうとあなたは言いましたね。

モリー：（すすり泣きながら）はい，もし私が車のキーを渡していたら，彼らは去っていたと思います。ベスがあんな目に遭うぐらいだったら，車の被害で済ませておけばよかったんです。

治療者：銃を持った男たちがあなたとジャックに近づいてきたときのことをお話しください。そのときあった選択肢とあなたの選択は，どういうものだったのですか？

モリー：そうですね，ジャックに傷を負わせたくなかったのです。私は彼らを，手っ取り早く金を手に入れたがっているただのチンピラだと思いました。車の座席に置いていたバッグには，武器と普段着ている警官の制服が入っていたので，車のキーを渡したくありませんでした。

治療者：なるほど，あなたは彼らの手にもう一つ武器が渡ってしまうことと，それがどこかに持ち去られてしまうことが心配だったようですね。車についてはどうですか？　盗まれてしまうことが心配でしたか？

モリー：（表情がほぐれる）いいえ，あの車はガラクタみたいなものでした。ですが，彼らの銃が本物だったとか，装弾しているとは知りませんでし

た。とても暗かったんです。私の制服を見られるのも心配でした。

治療者：なぜですか？

モリー：私が警官であることに気づいたら，彼らは動揺して，逮捕されないようあれこれ考え出すと思いました。あの時点では，彼らは車のキーを要求してはいなくて，ただお金を要求していたのです。そして，私たちのどちらもお金を持っていませんでした。

治療者：ではここで，あなたの語った「私が車のキーを渡していれば彼らはベスを撃たなかっただろう」というスタック・ポイントに戻るなら，選択肢は車かベスか，というようにも聞こえますね。ですが，これについてもう少しだけ考えてみると，それが正確だったとあなたは思いますか？　この時点でそもそもベスは，話のなかに登場していますか？

モリー：（しばらく沈黙が続く）……いいえ，むしろジャックを守ることを考えていて，彼らが私の銃を手に入れないように，そして私が警官であることを知ったときに彼らが動揺してより悪い状況にならないように，気をつけていました。車のキーのことを考える余裕はなくて，とにかく，彼らが私の銃を手に入れないように，それだけに集中していたことだけは記憶しています……。

治療者：ということは，そのときあなたが持っていた情報からすると，実際の結果がどうなるかまったく知る由もなかったけれど，車のキーを銃の男たちに渡さなかったことについてはどう考えますか？

モリー：あのときは，あの犯罪者たちを車から遠ざけておくことを最優先に考えていました。もっともその考えはすぐに変わってしまいましたが。

治療者：わかりました。ではこうするのはいかがでしょう。今回と次回のセッションの間に少し時間をかけて，あの夜に何が起こったのか詳しく書き出すというのは？　この出来事についてもう少しゆっくり検討することで，あなたが行き詰まっている他の部分を見つけることができるのではないかと思います。(そう言って治療者はモリーに対し，次回のセッションに向けたトラウマ筆記の課題を課した)。

セッション4〜5で，クライエントはトラウマの記憶に深く取り組むことができる。モリーは自分のトラウマ筆記のすべてを非常に細かな点まで書き

第6章　認知処理療法　　103

出し，両方のセッションを通じて自然な感情を表出することができた。同化
されたスタック・ポイントをめぐって，ソクラテス式問答が両方のセッショ
ンで続けられた。モリーは，ベスの死を防げたはずだ，また，あの夜の自分
の行動や決定が銃撃を引き起こしたのだ，という考えに固くしがみついてい
た。特に，大きなスタック・ポイントとして，「彼らを決して家の中に入れる
べきではなかった」，そして「銃を持った男を決して攻撃するべきではなかっ
た」の二つがあった。このうち前者のスタック・ポイントに関しては，実は
ジャックがパニックに陥り，モリーが止めるより先に銃を持った男を家の中
に入れてしまったことをモリーが思い出したため，かなり検証しやすかっ
た。実際にはモリーは，誰が家に住んでいるのか自分たちは知らないと語っ
ていた。モリーはそのとき，加害者と闘うか，助けを求めて逃げるかで迷っ
たことを思い出した。しかし，銃を持った男をジャックが入れてしまった後
は，彼女が逃げれば住人は孤立無援の状態になってしまうのではないか，そ
して彼女が逃げることで加害者をさらに激昂させるのではないかという二点
を，彼女はより案じていた。その時点で彼女は，彼らの欲しいものをあげて，
できる限り速やかに，穏やかに彼らをその場から立ち去らせることが最善策
だと感じていた。つまり，彼女のようなトレーニングを積んだ警官が考える
ことを，まさに考えていたのである。
　一方，「銃を持った男を私が攻撃しなければ銃撃は始まらず，ベスは生きて
いた」という大きなスタック・ポイントは，依然として残っていた。セッショ
ン5では，このスタック・ポイントをめぐるソクラテス式問答が，（二つ目
のトラウマ筆記を読んだ後に続いて）以下のように行われた。

治療者：あなたの行動のせいでベスは死んでしまったというスタック・ポイ
　　ントについて，少しお話しする時間を取りましょうか。あなたのお話か
　　ら私が理解したことですが，その銃を持った男は，時間が経つにつれて
　　よりいっそう興奮しましたね。彼らはベスに地下に行くよう強要し，
　　ジャックのお母さんはかなり動揺し，「下に行ってはだめよ，ベス」と叫
　　びました。このとき，あなたはどこにいましたか？
モリー：男たちは私に，壁に向いて両手を頭の上に載せ，膝をつかせました。
　　男たちがベスに地下に行くように言ったとき，私はベスに向かって私の

ところに来るよう叫び，彼女は走り寄ってきました。私に何とかしてほしいと訴えかけるような，あのときの彼女の眼差しが忘れられません。私は立ち上がり，男たちに向かって，私が地下に行くと言いました。

治療者：なぜそう言ったのですか？

モリー：男たちはベスをレイプしようとしているのだと察したんです。そして，その時ベスは叫ぶだろうし，事態はさらに悪化すると思いました。私ならレイプされても生き残って，なんとか事態に対応できると考えました。ですが，男たちは私の提案には耳を貸さず，全員を無理やり地下に連れて行こうとしました。事態は急激に手に負えなくなっていました。寝ている子どもたちが目を覚まし，降りてきて悲鳴をあげたり叫んだりすることが恐ろしくなりました。無計画な男たちは，その騒ぎに興奮してより理性を失うだろうと思いました。私はずっと自分の銃を手に入れることを考えていましたが，どうやって家の外に出ればいいのか思いつきませんでした。

治療者：なるほど，事態は急激にあなたの手には負えなくなったのですね。

モリー：そうです。私は最初，男たちは単なる強盗で，何かを奪いたいのだと考えていました。しかし，彼らがやることは狂っていたし，実際には貴重品は何一つ奪わなかった。もし私たちが地下に行けば，誰もそこから戻ってくることはないと思いました。全員を地下に連れていく理由なんて，それ以外に何もなかったのです。

治療者：それはパズルの重要なピースのように聞こえます。事態は急激に変わり，地下に行くことは良い結果にならないという印象をあなたは持ったのですね？　今振り返ってみて，下に降りることは恐ろしいことになったと，やはり思いますか？

モリー：（じっと考えて）ええ，そう思います。

治療者：では，その時点でのあなたに与えられた選択肢のなかで，とるべき道はありましたか？

モリー：その時点での選択肢としては，地下に降りて殺されるか，闘うことでした。男たちは論理的に考えることなどできませんでした。もっと早く闘うべきだったのでしょうか？

治療者：そうしなかったのはなぜですか？　早ければ何が違っていましたか？

モリー：その少し前，私はベスが標的になるだろうと考えていたし，自分が
　　　身代わりになることでそれを防ごうとしました。しかし，男たちはそれ
　　　に応じませんでした。このとき，はじめて気づいたんです。男たちは冷
　　　静さを失いつつあり，自分たちの最期も迫っていることを。どうせ死ぬ
　　　のなら，私が男たちの一人を道連れにすることで，皆に闘うチャンスを
　　　与えようと考えていたのを覚えています。

治療者：それで，文字どおり自分自身を危険に投げ込むことによって，全員
　　　の命を救おうとしたのですね？（長い沈黙……）そう，今のあなたはま
　　　るで，後知恵で，自分のやったことはすべて悪い結果をもたらしたと考
　　　えているようにみえます。ですが話を聞いていると，その男たちがふい
　　　に去ろうと考えを変える可能性はまったくないように聞こえますが，い
　　　かがですか？（数分間，モリーは黙って考えている）。結果は同じよう
　　　に悪いもので，それは本当に恐ろしいものだったと思いますが，もしあ
　　　なたが他の人を守らなかったら，もっと悪いことになっていた可能性は
　　　ありませんか？（モリーはうなずきながらすすり泣いている。私たち
　　　はそのまま沈黙していた）。……誰がベスの死を招いたのでしょうか？

モリー：あの男たちです。

治療者：私もそう思います……。私には，あなたはベスと他の皆の死を防ご
　　　うとして，あのときにできるすべてのことを果たしたように感じます。

　私たちはこの会話をもう少し長く続け，次の実践課題（考え直し用紙〈the
challenging questions worksheet〉）を，この大きなスタック・ポイントの検証に
織り込んだ。セッション 5 で治療者は，クライエントがセッションとセショ
ンの間に自分のスタック・ポイントを正しく検証するために作られたワーク
シートについて，その最初の部分を説明した。モリーは自宅でこのワークを
続け，彼女がかつて書き出した他のスタック・ポイントについても検証して
みることにした。モリーはセッション 6 に戻って，四苦八苦しながらワーク
シートを作成した。そして，そのセッションではワークシートを見直し，彼
女を悩ませている箇所について解決していった。モリーの気持ちはだいぶ明
るいものになり，あの出来事について多くを考え，正直なところ肩の荷が下
りたかのように感じていると話してくれた。その後，自記式の質問紙で査定

したところ，彼女の PTSD 症状得点は大きく減少していることが確認された。そこで次の段階として，モリーがとりやすい思考の全般的なパターンを同定するために作られたワークシートの説明を行った。

　セッション 7 になると，私が悪いのだというモリーの信念は，かなり弱まった。彼女は大きな悲しみを感じていて，ベスや，母親を失って生きなければならなくなった子どもたちのことを，ずっと考えていると話した。その悲しみはつらいものだったが，これまで彼女が持っていた罪悪感とはかなり質が異なるものであった。治療の焦点は，より現在に焦点を当てた，「私は自分を信用できない」「私は無力であり，かつ無能だ」「世の中はどこも危険だ」といった（過剰調節的な）スタック・ポイントに移った。CPT の残り 5 回のセッションは，トラウマ的出来事を体験することで破壊されることの多い五つの信念，すなわち，① 安全，② 信頼，③ 力とコントロール，④ 価値，⑤ 親密さに焦点を当てる。私たちは最後のワークシート（信念を考え直す用紙〈the challenging belief worksheet〉）を用いて，これら五つの信念それぞれに関するスタック・ポイントを検証した。セッション 10 を控えたあるとき，モリーはジャックの結婚式のために家に帰った。あの犯行の間に一緒にいた全員に会い，彼女は非常に大きな罪悪感を覚えた。モリーが次の治療に来たときには，自分が間違ったことをしたせいで，あるいはすべきことを充分にしなかったせいで，ベスの死を招いたかのように再び考えていた。このような体験をした後も，すべてのワークシートを用い，ソクラテス式問答を続けていくことによって，この古いスタック・ポイントを簡単に検証し直すことができた。セラピーの後半にあたるこの段階では，治療者はコンサルタント的役割になり，モリー自身で上手にスタック・ポイントに向かい合うことができるようになった。セッション 12 の終了時には，モリーはもはや PTSD やうつ病の診断は満たさなかった。約 1 年後，彼女は新しい仕事に就き，PTSD 症状に悩まされることなく，自分の人生を取り戻した。

3．特別な課題

　私たちがよく受ける質問は，CPT 導入前にどれくらいの準備期間を設けたら

よいかというものである。その答えはさまざまな要素に左右される。新しいクライエントならば，最初のアセスメントでPTSDの確定診断がつき次第，CPTを始めることができる。もし，治療者がそのクライエントと長い期間，より支持的または非構造的な治療を行っていたならば，CPTのセッション構造や宿題がそれまでの治療とどのように異なっているかについて，話し合ったほうがよいかもしれない。トラウマ治療の開始が遅れたために，クライエントの回避症状が長引いたり，プロトコルに従い続けることが難しくなったりする場面にしばしば出会う。実際には，治療の遅れは，クライエントが保留するというよりも，治療者自身が回避し，CPTにクライエントが「耐えられないだろう」という思い込みを持っていることが原因である場合が多い。

　複雑なトラウマ歴や多様な併存症を持つクライエントに対してもCPTの有効性は確認されているので，基本的にほとんどのクライエントが，治療プロトコルを終えることができる。たとえば，私たちは直近のトラウマ・ケースや，外傷後70年経っているようなケースでも，臨床や研究の場でプロトコルを実施している。また，このプロトコルは，PTSDの診断基準を完全に満たす患者と同様に，PTSDの診断基準に至らない閾値下の場合にも用いられてきた。加えて，このプロトコル（CPTまたは，CPT-認知のみ〈CPT-C：CPTからトラウマ・ナラティブの筆記部分を削除したもの〉）は，PTSDに加え，DSM-IVにおける多くのI軸障害とすべてのII軸障害[†2]を併存した患者への実施でも，効果を上げた（Chard et al., 2011；Kaysen et al., 2014；Walter et al., 2012）。私たちの臨床研究で最もよく認められたのは，双極性障害または統合失調症の併存である。私たちはトラウマ焦点化治療の前に，躁状態や精神病症状をまず安定させている。一方で，私たちの知る限り，認知症患者に対するCPTの有効性は検証されていない。

　（クライエントの身体症状や精神症状を安定化させる場合など）やむを得ずCPTなどのトラウマ焦点化治療の開始を遅らせなければならない状況も，ときに存在する。どのような治療を行う場合でも，患者に自傷他害の恐れがないか，虐待の危険が現出していないかを，事前に確認しなければならない。もしこれらの危険性がある場合には，CPTの適用を検討する以前に，クライエントの安

---

†2　パーソナリティ障害等を指す。

全確保のための計画を立てることを優先する必要がある。逆に，軍隊，警察官，消防士など，近い将来トラウマに直面する可能性が高い人々に対する CPT の効果は，すでに確認されている。将来，トラウマを体験する可能性は誰にでもある。それゆえに，暴力やトラウマに曝露する可能性があるからといってトラウマ治療を遅らせてはならず，むしろこれから直面するかもしれないスタック・ポイントとすべきである。その他，摂食障害や重篤な自傷行為があるような場合，すなわち身体的なリスクを除去することが優先される場合には，治療は遅れる可能性がある。このような場合は，クライエントの安定を図ることが，CPT の前にまず優先されるべきである。

　クライエントの心理状態によっても，CPT による治療の開始が遅れる要因になりうる。たとえば，抑うつ症状があまりに重篤でセッションにほとんど参加できない，解離がひどく治療のほとんどの時間を座っていられない，重度のパニック発作のためトラウマの詳細について話し合うことが難しい場合には，対処スキルを身につける，パニック症への CBT を行うなど（第12〜14章参照），CPT に先んじて他の治療的介入が必要となるかもしれない。物質使用障害については，CPT プロトコルは物質乱用のある例でも実施され成功しているが，物質依存からの離脱が必要な事例の場合，外来治療中の CPT は通常施行されない（Kaysen et al., 2014）。しかしながら，離脱後に安定を取り戻したら，通常 CPT は適用可能である。研究および臨床評価のいずれにおいても，うつ，不安，物質使用，怒り，罪悪感のすべてが CPT 施行後に減少し，治療後のフォローアップでも維持できることが示されている。なお，精神病障害や双極性障害の未治療例では，CPT を始める前に薬物療法で状態を安定させる必要がある。

　（境界性パーソナリティ障害〈borderline personality disorder：BPD〉などの）パーソナリティ障害を併存している人に対しても CPT が非常に有効であることが，複数の研究により明らかになっている。そうした人たちの PTSD 重症度が，パーソナリティ障害を併存していない人と比べて治療開始当初は高かったとしても，BPD の特徴を有する例（Clarke et al., 2008）と BPD の診断基準を完全に満たす例（Walter et al., 2012）のいずれにおいても，パーソナリティ障害のない例と比べても同等の治療効果が得られることが示されている。パーソナリティ障害と PTSD の両方を有するクライエント治療に携わるセラピストにとって，治療をプロトコルどおりに行い，治療とは関係ない問題でプロトコルを逸脱させな

いことは，なかなかやっかいである。私たちは，不適応的な認知やトラウマ反応に対応するための誤った対処方略を身につけているクライエントにしばしば出会う。こうした思い込みや行動パターンは，クライエントの人生のある時点においては有用であることが少なくなく，世の中に対する教条的スキーマを生む原因となってしまう。クライエントは体験したことすべてをこの教条的なスキーマを通して理解しようとし，自分の思い込みに反する情報を無視したり歪めたりするようになる。治療のゴールは，トラウマによる苦痛を減らす工夫や努力をしつつ，トラウマに焦点を当て続け，トラウマに関連した認知に対応するための新たなスキルを提供することである。

　本治療は，基本的にはプロトコルどおりに進められるべきである。とはいえ，これまでの研究，治療効果を最適化するためには，一定の修正もまたときとして必要であることがわかっている（Galovski et al., 2012；Resick et al., 2008b）。たとえば私たちは，最低限の学校教育（小学校 4 年レベル）しか受けていない人や，知能指数が 75 程度の人に対しても，本プロトコルを用いてみた。しかしながら，こうした例については，プロトコルの単純化を余儀なくされた例もあった。また，外傷性脳損傷 (traumatic brain injury：TBI) の既往歴を持つ退役軍人の場合，PTSD に罹患したクライエントの多くは，脳損傷による脳震盪後症候群[3] とも戦っている。臨床的には，クライエントの多くが現在の形式での CPT あるいはCPT-C を適用できることが確認されてはいるものの，クライエントが課題の目的を理解するのが難しい場合，ワークシートはクライエントの理解レベルに合わせて簡略化されてきた（Chard et al., 2011）。たとえば，徐々に内容を発展させたワークシートに移るのではなく，全治療過程を通じて使い続けることのできる新たなワークシートが作成された。Bass ら（2013）はコンゴ民主共和国で，CPT-C（出来事の説明を含まない認知のみのバージョン）の集団療法に関する，ランダム化比較試験 (randomized controlled trial：RCT) を行った。クライエントは識字能力がなく，紙も所有しておらず，セラピストも小学校以降は数年の教育しか受けていなかった。そのため，クライエントが暗記できるように，ワークシートと概念は簡略化されなければならなかった。この RCT の結果については次項で論じる。

――――――――――――
†3　めまい，頭痛，集中力低下など。

以上をまとめると，長年のトラウマ歴を有するクライエントや，PTSDに併存する障害のために呻吟しているクライエントに対して，CPTを実施できないと決めつけてはならない。あくまでもクライエントとの共同作業のなかで，併存障害のためにPTSD治療への導入が不可能であるという決定がなされなければならない。その一方で，たいていはPTSD治療によって併存症状もまた改善し，場合によってはこうした併存症状に対する追加治療の必要性さえなくなるかもしれない。それゆえ，いつ，誰とCPTを開始するかという決定は，クライエントとの共同作業のなかで，ケースバイケースで下されなければならない。

4．実証研究によるサポート

多様な対象に対するCPTの効果と有用性は，多くの研究で実証されている。最初のRCTとして，レイプ・サバイバーの女性171名を対象とした研究がある（Resick et al., 2002）。CPT群と持続エクスポージャー（prolonged exposure：PE）群，および待機リスト（wait list：WL）対照群に分けられ，その効果が分析された。その結果，CPT群とPE群は，WL群に比べ，治療前後でPTSDと抑うつ症状が有意に減少した。二つの治療間にはほとんど違いがなかったものの，罪悪感（Resick et al., 2002），健康に関しての不安（Galovski et al., 2009），無力感（Gallagher & Resick, 2012），希死念慮（Gradus et al., 2013）については，CPT群において有意に改善していた。これらは，3カ月後および9カ月後の追跡調査でも効果は維持された。これらの試験参加者に対しては，その後長期にわたり追跡評価が実施され（Resick et al., 2012），最初の研究後5～10年後においてもPTSD症状の悪化は認められなかった。これにより，治療終了後も治療効果が維持されることが示された。

CPTプロトコル全体において理論化されている構成要素が，個別にどのように寄与するのかを理解するために，要素ごとに分解したCPT研究も行われた（Resick et al., 2008a）。この研究では，完全なプロトコル（CPT）の実施，筆記による説明のない認知療法のみのバージョン（CPT-C）の実施，筆記による説明のみ（written account-only：WA）の実施の三者を比較するため，身体的暴力と性的暴力の両方，またはどちらか一方を体験した150人の成人女性が，無作為に上記3群に割り付けられた。すべての群で，治療後と6カ月後のフォローアップ時に，

PTSD および抑うつ症状の有意な改善を示した。当初の仮説では，CPT-C および WA 群よりも，CPT 群のほうが優れていると予測していたが，実際は，治療中に PTSD 症状を調べると，CPT-C 群は WA 群よりも有意に低い点数となり，CPT 群は CPT-C または WA 群と比較しても有意な差はみられなかった。この結果からわかることは，認知療法は PTSD の治療において有望な選択肢の一つということである。CPT における WA 部分はある人々にとっては重要で，以前には回避していたトラウマ関連の感情を体験することを促進する。その一方で，解離傾向のある人や，出来事を再度語る作業に集中することに消極的な人，あるいは治療に参加するためのセッション数が限られている人にとっては，CPT-C は効果的な代替案となるかもしれない（Resick et al., 2008a, 2008 b）。

CPT は退役軍人に対しても有用性が示された。Monson ら（2006）は退役軍人に対して初めて RCT を実施した。そこでは，CPT を受けた退役軍人は 1 カ月後のフォローアップ時において，通常治療群よりも PTSD 症状が有意に改善した。さらに，抑うつ，不安，感情機能，罪悪感による苦痛，社会的適応などの併存する症状における改善も認められた。Forbes ら（2012）は，オーストラリアにある三つの退役軍人治療クリニックで，CPT の効果を通常治療群と比較検討した。その結果，PTSD 症状および不安と抑うつなどの副次評価項目で，CPT 群において有意に大きな改善が示された。兵役中に性的トラウマを受けた退役軍人に対する CPT を検証した最初の RCT では，CPT の効果が現在中心療法（present-centered therapy：PCT）[4] を受けている対照群と比較された（Suris et al., 2013）。6 カ月後のフォローアップ時には，両群とも PTSD および抑うつ症状に有意な改善を示したが，CPT を受けた退役軍人は PCT を受けた退役軍人に比べ，治療後アセスメントにおける自己申告による PTSD の重症度の有意な減少を示した。なお，CAPS によって測定された治療者による PTSD 評価においては，二つの治療法に有意差はみられなかった。

Chard（2005）は，性暴力サバイバー向けの CPT（CPT for survivors of sexual assault：CPT-SA）を開発した。これは 17 週間にわたるグループおよび個人療法であり，アタッチメント，コミュニケーション，性的親密さ，社会的適応など，

───────────

[4] 現在の不適応的行動を振り返る，トラウマが現在の生活に及ぼす影響を検討する，問題解決技法を用いるなど，トラウマ焦点化を伴わない心理療法のこと。

特に虐待サバイバーにとって重要と考えられる問題に合わせて作られたもので
ある。この治療法についての RCT では，71 人の女性が無作為に CPT 群または
最小限の観察（minimal attention：MA）による待機対照群に割り付けられた。CPT
群は MA 群に比べ，PTSD，抑うつ，解離症状において，治療前後で有意な改
善を示した。PTSD 症状は治療後から 3 カ月後のフォローアップまで改善し続
け，1 年後のフォローアップでも安定していた。

　近年の研究によって，多様な対象に対して CPT の効率性を高め，利用しやす
くするための効果的な方法が提示されるようになった。Galovski らは，プロト
コルをさまざまな長さに変えた柔軟性のある CPT（修正認知処理療法〈modified
cognitive processing therapy：MCPT〉）を実施した。この CPT ではセッションの回
数は，あらかじめ定められた最終的な機能良好状態（good end-state functioning）
に向けて，クライエントの経過がどうであるかによって決められた（Galovski et
al., 2012）。対人的なトラウマ・サバイバーである男女 100 人を対象とする RCT
では，MCPT 群は必要最低限の接触しかなかった対照群と比較して，PTSD お
よび抑うつ症状に関して，また副次評価項目である罪悪感，QOL，社会的機能
に関して，より大きな改善がもたらされた。さらに，MCPT を受けた人の 58%
は 12 セッション未満で機能良好状態となり，8% が 12 セッションで治療終結
に至った。残りの 34% は，12 〜 18 セッションを要した。さらに，その治療効
果は 3 カ月後のフォローアップでも維持された。これらの結果から，反応の早
い人については CPT プロトコルを短くすることができる一方で，追加的な
セッションを加えることによって，以前は 12 セッションの標準プロトコルの
後でも反応しなかった人に対しても，結果を改善しうる可能性が示唆された。

　CPT を適用するもう一つの手段として，遠隔医療技術による治療がある。
Morland ら（2014）は，戦闘体験のある男性退役軍人 125 名に対してハワイで
RCT を実施し，CPT を遠隔治療と対面治療の二つの群で比較した。治療後は，
両群において PTSD 症状が有意に低下し，6 カ月後のフォローアップまでその
効果は維持された。臨床上の転帰指標[5]，治療プロセスに関する転帰指標[6] の
いずれも，両群で差はみられなかった。この結果から，遠隔医療技術を用いて

---

†5　CAPS 得点。
†6　治療同盟，満足度，治療への期待に関する項目。

CPT を提供することの実行可能性と有用性が示唆された。そして，CPT を行う範囲は大きく拡大し，地理的に制約されている人々もまた，ケアを受けやすくなるものと考えられる。

　近年報告されたユニークな CPT の応用例として，Bass ら (2013) がコンゴ民主共和国で実施した，性暴力を受けた女性サバイバーに対する比較研究がある。この研究では 16 の村において，CPT-C（157 名の女性）または個人的支援（248 名の女性）が無作為に割り付けられた。最初の個人セッションの後，CPT-C がグループ形式で実施された。CPT-C 群は個人的支援群と比較して，PTSD，抑うつ，不安症状で有意に大きな改善を認め，治療効果は 6 カ月後のフォローアップまで維持された。こうした研究結果から，CPT は多様で困難な状況においても，効果的に実施することができることがわかる。

第7章 トラウマ関連障害のための EMDR セラピー

EMDR Therapy for Trauma-Related Disorders

by Francine Shapiro & Deany Laliotis

翻訳：大澤智子

　眼球運動による脱感作と再処理法（Eye Movement Desensitization and Reprocessing：EMDR）は統合的 8 段階アプローチで，生理学的に保存された記憶ネットワークと脳の情報処理システムの役割を，トラウマ疾患の病理治療において強調している。この治療技法は，適応的情報処理（Adaptive Information Processing：AIP）モデルによって導かれており，精神保健の問題は器質上の障害（遺伝，毒性，損傷など）を除く，人生のつらい経験の記憶が十分に処理されなかった結果であると概念化している。この考え方によると，主訴は，苦痛を伴う体験当時の情動，信念，身体感覚が，機能不全なかたちで保存，コード化された結果だとしている（Shapiro, 2001, 2012a, 2014）。このモデルは 1990 年代初頭に開発されたので，このような心を乱す人生の出来事が心理的および身体的な症状の主たる要因であることを，多くの後続研究が立証している（Mol et al., 2005；Felitti et al., 1998 など）。

1．適応的情報処理（AIP）モデル

　AIP モデルは，人格や病理の発達を説明し，EMDR セラピーの事例概念化や治療手続きを導き，治療結果の成否を予測する。モデルにとってさらに重要なのは，脳の情報処理システムは，既存の関連記憶ネットワークとある体験とを結びつけ，現在の状況の意味を理解するように設計されているという事実である。たとえば，自転車から落ちるという体験は，その他の事故や怪我をするというカテゴリーの記憶を含むネットワークと結びつく。あるいは，友人との葛藤は，対人関係の記憶に統合される。さらに，ホメオスタシスに戻る[†1]ことで情緒的な苦痛が緩和されることも，情報処理システムの基本的な目的としてき

わめて重要である。ほとんどのケースにおいて，嫌な体験は自動的に解消される。「こんなことは以前にも経験済み」「同様のことはこれまでもうまく対応し，乗り越えた」のように，つらさを和らげたりなだめたりする情報を含むネットワークとつながることで達成されるのである。時間の経過，それについて考える，夢にみるなどを通して，情報処理システムはある意味，その経験を「代謝」「消化」するといえる。それをするに有益な記憶が，適切な記憶のネットワークに保存されており，未来の知覚，反応，行動を機能的に導いてくれる。つまり，役に立たないものは捨て去られる。要するに，記憶を処理してしまうことは，良好なメンタルヘルスの基盤なのだ。

　AIP モデルによると，人生のつらい体験のなかにはあまりにも苦痛に満ちているため，情報処理システムを圧倒するものがある。そのような場合，その体験の記憶は「停滞し」，時間も止まり，適応的に保存されている人生経験の他の記憶ネットワークと適切なつながりを作れなくなる。これらの嫌な出来事は，元々の出来事から生じた否定的な情動，感覚，信念とともに，記憶として神経生理学的に維持される。いくつかの記憶研究によると，トラウマ的出来事の処理が失敗に終わることには，エピソード記憶が意味記憶に取り込まれないことが関わっている（Stickgold, 2002 参照）。十分な処理ができていない嫌な出来事の記憶は内的や外的な刺激により簡単に賦活され，不適切な情動，信念，行動を含む，多種多様な臨床的症状を生む。PTSD のフラッシュバック，悪夢，侵入的思考はその最たる例である。しかし，AIP モデルが予見するように，「診断基準 A」[†2] を満たさないが高い苦痛を伴う人生のつらい体験は，機能不全的に保存され，否定的な情動，認知，身体反応としていろいろな病理の基盤となりうる。事実，一般的なつらい体験は，大きなトラウマ的出来事よりも多くのPTSD 症状を引き起こすことが知られている（Mol et al., 2005）。

　記憶処理が未解決の場合，これらの嫌な体験は個人の現在への見方を形づくり，機能不全の悪循環を生み出す。すでに述べたとおり，未処理の記憶の重要な側面は，その出来事当時の情動と身体感覚が含まれることである。たとえば，子ども時代のトラウマ体験の記憶が未処理のまま残っている場合，当時の無力

---

†1　内的環境を安定させること。
†2　米国精神医学会による PTSD における心的外傷的出来事の定義。

感，怒り，コントロール感の欠如など，子どもであれば当たり前のことが成人後も継続する。現在状況の知覚，つまり現在の刺激によってすでに保存されている記憶の連想が引き出され，自動的に関連する記憶ネットワークに結びつく。そのため，これらの未処理の情動や認知反応が生じてしまい，現在の知覚にも影響を与える。つまり，過去が現在となるのである。そして，これらの体験は否定的な記憶のネットワークに保存され，否定的な自己，他者，生活環境の感覚を強化する。

　AIPモデルによると，「私は無価値な人間だ」というような自己評価は，現在の主訴の原因ではない。それよりは，過去の未処理の体験とそれに伴う情動から派生する症状ととらえるべきだ。機能不全の情動，思考，行動反応は，これらの未処理の記憶の現れであると考える。この考え方はEMDRセラピーに不可欠で，否定的信念や機能不全の行動を病理の基礎ととらえ，信念の再構成や行動の操作こそが治療的変化をもたらすととらえる治療方法とは対照的である。

　今までの調査研究によって，EMDRセラピーは人生のどの時点においても効果をもたらすトラウマ治療だと認められ，子ども，青年，成人を対象に行うPTSDの治療ガイドラインを世界保健機関（WHO, 2013）が作製した際に，トラウマに焦点を当てた認知行動療法として認める二つの治療法のうちの一つとなった。その二つの治療法には共通する特徴があるが，大きく異なる点もある。WHOの治療ガイドラインには，以下のように記されている。「EMDRセラピーは，否定的な考え，感情，行動を，未処理の記憶の結果としてとらえている。この治療方法では，標準化された手続きに則り，①トラウマ的な映像，思考，情動，身体感覚の自発的な連想，②繰り返しの眼球運動を最も一般的なやり方とする両側性刺激，の二つに同時に焦点を当てる。トラウマに焦点を当てたCBT同様，EMDRセラピーはトラウマ的出来事に関連する主観的苦痛を減らし，適応的な認知を強化する。トラウマに焦点を当てたCBTとは異なり，EMDRセラピーは，①出来事の詳細な描写，②信念の考え直し，③長時間の曝露，④宿題，を含まない」（WHO, 2013, p.1）。

　CBTは行動，ナラティブ，認知課題を変化の主体としている。その一方でEMDRセラピーにおける治療的変化は，（AIPモデルが示すとおり）両側性刺激中に引き出される，自発的で内的な連想による情報処理の副産物として生じ

ると考えられる。後述する治療の項で示すように，治療者はある要素に集中することで，記憶にアクセスするようクライエントに教示する。その後，治療者が同時に加える眼球運動のセットを目で追いながら，クライエントは脳裏に浮かぶものに気づく。眼球運動の各セット後，クライエントは「今，何が心に浮かんでいますか？」という質問に短く答えるよう求められる。クライエントは，新しい思考，洞察，情動，身体感覚，あるいはまったく異なる記憶を報告するかもしれない。CBTとは異なり，ターゲットとされた出来事にクライエントが直接意識を向けるのは，セッション中のわずかの間である。そのかわり，眼球運動のセット後に報告されるクライエントの言葉から，処理が確実に起こっているかを治療者は評価しなければならない。クライエントの報告内容によって，治療者は標準手続きに則り，記憶のネットワーク全体が扱われるように，次の焦点がどこになるのかを決める。

　後述のEMDRの脱感作セッションの逐語が示すように，両側性刺激のセットを加えるたびにクライエントの気づきは広がり，ターゲットとしている出来事に関連する情動や感覚，記憶が変化することで，セラピーは早いペースで進む。AIPモデルによると，これらの変化は，当初は未処理だった体験と，関連する他の記憶ネットワークが結びつくことにより引き起こされると考えられる。このことにより，苦痛を伴うエピソード記憶が，意味（記憶）ネットワーク内に統合される（Stickgold, 2002）。よって，EMDRセラピーがうまくいくと，記憶は孤立することなく，過去の体験の広範囲に及ぶ適応的ネットワーク内に完全に同化する。元々の心をかき乱す出来事の記憶は，それにまつわるすべての否定的な情動や認知とともに，加速化された学習体験を通して解消され，適切な情動とともに保存される。その後この記憶処理はレジリエンスの土台となる。これは，繰り返しの両側性刺激によって引き起こされる連想的な過程と，長時間の定位反射を持続させる手順によって，脳の状態に変化を引き起こすことで生じる（Stickgold, 2002）。この脳の状態は，レム睡眠時の急速眼球運動と似ていると考えられている。レム睡眠下では，エピソード記憶が睡眠に依拠した処理を受け，①記憶に対する洞察や理解，②関連する否定的な情動の減少あるいは除去，③既存の意味ネットワークへの統合と，それによりもたらされる解決や解消を促す。

　さらに，EMDRセラピーは，記憶の再固定化（memory reconsolidation）をもた

らすと考えられる（Solomon & Shapiro, 2008；Shapiro, 2014）。ここでいう再固定化とは，元々の記憶が変容され，別のかたちで保存されることを指す。トラウマ焦点化認知行動療法（TF-CBT）においては，馴化と消去を機序とし，元々の記憶はそのままにして，治療過程のなかで新しい記憶をつくり出しているようにみえる。後述する治療の項で示すように，この点が TF-CBT と EMDR セラピーの違いである。調査研究によってもこのことは示されている。TF-CBT にみられる持続曝露は記憶消去を引き起こし，EMDR セラピーにみられる短い曝露は記憶の再固定化を起こす（Suzuki et al., 2004）。Craske らは「……最近の記憶消去と記憶の復元についての研究によれば……記憶消去により，これまでの連想が取り除かれたり置き換えられたりするというよりは，古い情報に対抗する新しい学習が引き起こされることが示唆されている」（Craske, 2006, p.6）と述べている。ここで記されている記憶消去と記憶再固定化の違いは，重要な臨床的意義を持っている。後述の調査研究が論じているように，記憶の再固定化によって，消去を基盤とした他の治療にはみられないような，EMDR 治療のさまざまな効果（幻肢痛〈phantom limb pain〉の消去など）がもたらされているのかもしれないのだ。

２．治療概観

EMDR セラピーは８段階からなる治療アプローチで，器質的障害を除いた幅広い病理の原因と考えられる人生のつらい体験を扱う（Shapiro, 2001）。セッション数や各段階にかかる時間は，事例の複雑度合いによって異なる。たとえば，単一トラウマ PTSD は，３セッション以内で治療が成功する（Wilson et al., 1995, 1997 など）。そのような事例では，最初のセッションで成育歴や病歴聴取，準備段階を行う。アセスメントと再処理段階（脱感作，植え付け，ボディスキャン）は２回目のセッションで開始し，３回目のセッションで終了する。終了段階は，クライエントが落ち着いた状態になったうえで面接を終えることを意味し，再評価段階は，再処理を行った後の面接で必ず行う。複雑性 PTSD を扱う場合，成育歴や病歴聴取と準備段階により多くのセッションを費やし，包括的な事例の見立てを行うことで，クライエントが処理を行うに足りる充分な情緒的安定を得る。また，複数のトラウマ体験を治療するには，再処理段階は１回ではな

第7章　トラウマ関連障害のための EMDR セラピー　　*119*

く，追加の面接が必要になることもある。各治療段階の目標と手続きは表 7-1
に一覧を示した。

　EMDR セラピーの大きな目標は，人生のつらい体験記憶を再処理して良好な
心の健康状態を取り戻すことであり，それによって情動，認知，身体感覚，行

表 7-1　8 段階の EMDR セラピー治療の概観（Shapiro, 2012a）

段階	目標	手続き手順
成育歴・病歴聴取	背景情報の収集。EMDR 治療への適性を見きわめる。	標準的な成育歴聴取質問票と診断用尺度。
	標準化された 3 分岐プロトコルに従い，クライエントの生活歴の出来事から処理を行うターゲット出来事を特定する。	選択基準の再検討。
		以下を特定するための質問と技法（例：漂い戻り，情動スキャン）。① 病理の土台となっている過去の出来事，② 現在の引き金，③ 未来に必要とすること。
準備	ターゲットを EMDR 処理するためのクライエント側の準備。	症状についての教育。
		安定と個人的なコントロール感（例：安全な場所）を育むメタファーや技法。
アセスメント	処理する記憶の主たる要素を刺激し，EMDR 処理のためのターゲットにアクセスする。	映像，現在維持されている否定的認知，望んでいる肯定的信念，現在の情動，身体感覚，同時にベースライン値を得る。
脱感作	適応的解決（苦痛なし）に向けて体験を処理する。	洞察，情動，身体感覚，その他の記憶を自発的に生じさせる眼球運動（タッピングや聴覚刺激）を取り入れた標準化プロトコル。
植え付け	肯定的な認知ネットワークへの連結を増やす。	望んでいる肯定的信念の妥当性を高め，既存の記憶ネットワーク内へ完全に統合させる。
ボディスキャン	ターゲットに関連する残遺症状をすべて完全に処理する。	身体感覚として残っている未処理のものに集中し，処理する。
終了	EMDR セラピーセッション完了時，あるいは次のセッションまでのクライエントの安定度を確実にする。	必要に応じて，セルフコントロール技法を使用する。
		次のセッションまでに起こるかもしれないことや行動報告について伝える。
再評価	治療効果とクライエントの安定度が維持されることを確実にする。	治療効果を評価する。
		より大きな社会システム内への統合を評価する。

動上の自発的変化が生まれる。治療の項で示すことになるが，標準的な治療手続きは次のようなものである。（視覚，聴覚，触覚などからなる）両側の2重注意刺激セットを続ける間に，意識上に浮んだ内的連想を育み，情報処理システムを同期的に稼動させる。その一方で，機能不全状態で保存されている記憶にアクセスするのである。施行される注意刺激は，左右平行に往復させる光または臨床家の指で行われ，クライエントはそれを追いながら，自身の内的な反応にも気づく。30秒ほど刺激を加えた後，臨床家は両側性刺激を止め，クライエントが体験したことを簡単に報告するよう求め，処理が起こっているかの確認をする。

　曝露を基盤とした治療が特徴とする，元々のトラウマへ意識を集中させたり，その体験の再解釈を試みたりすることと異なり，EMDRセラピーでは，クライエントは「何であれ起こるに任せる」ように促され，意識に浮かんでくることにただ気づくように言われる。その目的は，脳が本来持っている情報処理システムを刺激し，可能な限り少ない臨床的介入で，適切なつながりが自発的につくられるようになることである。こうして生まれた連想によって，学習プロセスは加速化され，適応的な心理的解決が導かれる。このアプローチは，ターゲット記憶，およびそれと関連する既存の神経ネットワークの間で必要な連想を最大限化する。その結果，元々の出来事に関する新しい肯定的な評価，適切な情動反応，機能的な行動，そして他の生活状況下における治療効果の般化が生まれ，最良の治療効果がもたらされると考えられている。こうした臨床手続きと結果を示すために，以下に二つの事例を示す。

1）単一トラウマ

　ジェニファーは31歳の既婚女性で，15カ月の幼児の母親でもある。彼女は2人目の子どもであるジェイクを半年前に出産した際に，トラウマ体験をした。帝王切開の準備中，麻酔の効きが充分ではなく施術を感じることができたため，麻酔の量を増やしてほしいと医師に伝えた。ところが麻酔医は，投与した麻酔量を考えると何かを感じることはあり得ないとジェニファーの訴えを却下し，主治医は帝王切開を継続する一方的な決断を下した。メスが入れられると，ジェニファーは痛みの強さから大声で叫んだ。そのときに

なって，はじめて医師は作業を中断し，薬を増加し，手術を継続するに足る麻酔が効くまで待った。術後，回復室に移った後も，最終的に投与された麻酔の影響でどれほど意識や見当識を失ったかについて，彼女は語った。

　初回面接時に行われた成育歴・病歴聴取の段階での情報収集によると，ジェニファーは幸せな結婚をしており，過去にトラウマ体験はなく，子ども時代も安定していた。彼女の主訴は，出来事の悪夢，フラッシュバック，出来事を想起させる事柄の回避，驚愕反応，過覚醒，易刺激性，集中困難，睡眠困難といった，典型的なPTSD症状であった。頻繁に出来事を反芻し，自分は可能な限り必要なことを伝えたにもかかわらず，分娩室であんな悲劇に見舞われたのはなぜなのかについて，考え続けた。主治医が訴えを無視したことや，分娩室にいた夫が彼女のために何の手も打たなかったことに憤慨していた。また，ジェイクといると不安や恐怖を感じるため，うまく絆を築けないと訴えた。出産以来気が短くなり，夫に対してもイライラすると述べた。

　準備段階として，トラウマとAIPモデルの概要が簡単に説明された。その後，安全な場所についても学んだ。これはEMDRセラピーで使用するセルフコントロール技法（Shapiro, 2001, 2012a）の一つで，クライエントが面接中・面接間に落ち着いた状態でいられるかを確認するものである。このテクニックでは，クライエントにとって安全と落ち着きをもたらすような，実際の，あるいは想像上の場所を特定してもらう。そして，その経験を感覚的に蘇らせるために詳細を語ってもらい，その場所について考えると安心感や落ち着きを体感できるようにする。その後，中程度のイライラを喚起する出来事を想起してもらい，身体に反応が出た後，先ほどの安全な場所のイメージを思い出し，イライラが緩和するかを試す。このテクニックは，短く，ゆっくりとした両側性刺激が加えられた中で学ぶことも多い。そして，安全な場所の体験を深めることと，両側性刺激を体験してもらうことの，二つを同時に学ぶのである。このテクニックの目的は，必要に応じてうまく内的状態を変容させる能力を利用し，肯定的な情動状態へのアクセスを増やすことである。テクニックを学んだ後は，ストレス反応に対処するために，この技法を自分自身に利用してみることが勧められる。

　複数の要因，たとえば治療への準備度合いや動機づけがあること，過去のト

ラウマ歴がないこと，情動調整スキルを習得済みであること，ジェイクとの絆を結ぶのに必要な機能レベルを取り戻す必要性があることなどの理由で，次回の面接では EMDR 再処理を行うこととなった。その面接の最初に，彼女は面接場面でも状況を完全に掌握しており，いったん中止する必要があれば手を上げて合図してくれればいいだけだ，と再度伝えられる。そして，処理の最中には，「何であれ，起こるに任せてください」と言われる。標準的 EMDR セラピーで使用される隠喩は，クライエントに対し，連想として浮かんできたものを解釈などを加えることなくただ眺めていてほしい，ということを伝えるために使われる。たとえば，処理の最中に浮かんでくる場面は，次から次へと流れる車窓の風景なのだと。

アセスメント段階では，ジェニファーの出産時の記憶要素が特定される。さらに，治療が終わった際にあればよいと思う肯定的な信念を選んでもらう。

イメージ（その体験を思い出したとき，最悪な部分を代表する場面）：「病院のベッドに縛り付けられて叫んでいる私が見える」

否定的認知：「私は無力」

肯定的認知：「私には今，人生を動かす力がある」

肯定的認知の妥当性（VoC）（1～7の尺度で，1の「まったく違う」から，7の「まったくそのとおり」とすると，今の言葉は今どれくらい本当の感じがするか）：「2です」

情動（現在体験している）：「怒り，恐怖，悲しみ」

SUD（主観的障害単位。0～10で，10が最も高い）：「10です」

身体感覚（現在体験している）：「喉，顎，お腹の緊張」

脱感作段階では，イメージ，否定的信念，身体感覚を想起するようにクライエントに伝える。ジェニファーは分娩室でのイメージと「私は無力だ」という言葉を思い浮かべ，喉，顎，お腹に嫌な感覚をおぼえていた。その後，二重意識を維持しつつ，眼球運動の1セットを追いながら，彼女のなかで生じてくるかもしれない何かに注意を向け，処理を中止する必要があればストップの合図を出すように教示された。そして，およそ24～36往復の眼球運動を1セットとして行い，ジェニファーは治療者の指を目で追った。各セットの数は，非言

第7章　トラウマ関連障害のための EMDR セラピー　*123*

語的反応を観察しながら，クライエントのニーズによって変更する。

　眼球運動を1セット加えた後，治療者は「今，何に気づいていますか」と尋ねる。臨床家は，クライエントの報告から変化の兆しを探し，処理が起こっているかを確かめる。ここでいう変化は，トラウマ初期の記憶（苦痛の軽減，不鮮明な視野，見方の変化など）から，同様の他の体験への連想を含む。たとえば，ジェニファーあるいは近親者が出産時に否定的な経験をしていたならば，それらの連想が生じる可能性は高くなるだろう。別の連想として浮かんでくるものは，出産とは関係ない無力感に関する経験かもしれない。両側性刺激を加えた後のクライエントの報告によっては，臨床家は情緒的なサポートを与え，彼らが安全な現在にいることを思い起こさせるかもしれないし，ただ「それ（連想や体験）とともに」と教示し，次の刺激セットを加えることもあるだろう。治療プロトコルが示すように，セッションのどこかで，クライエントはさまざまな要因や元々のターゲット記憶に注意を向けるように言われる。そうすることで，ターゲット記憶全体が完全に処理されたかどうかを確認できる。

　以下に，ジェニファーの EMDR の再処理セッション，第4～6段階（脱感作，植え付け，ボディ・スキャン）の逐語を示す。再処理セッションはプロトコルの第3～7段階によって構成されるが，1回の治療面接時間内に再処理が必ず完了するわけではない。以下では，処理は1回の面接内に終了している。各両側性刺激（bilateral stimulations：BLS）セット後，ジェニファーが連想した経験を報告していることがみてとれる。

ジェニファー：分娩室で凍りついている自分が見えているだけです。
セラピスト：わかりました，それとともに……。
ジェニファー：今は自分が叫んでいるのが聴こえています。特に何か言っているわけではありません，ただ叫んでいます。今は喉がどんどん痛くなっています。
セラピスト：わかりました，これを続けながら，あなたはそこにいるわけではないことに，ただ気づいてください。
ジェニファー：カーテンの後ろで何が起こっているのか見えません……今はとってもおびえています，誰も私の言うことに耳を傾けてくれないから，先生たちが何をするつもりなのかわからない！

セラピスト：いいですよ，うまくできていますよ……今，何が起こっている
　かにただ注意を向け続けてください，そして，それが単なる記憶である
　ことも思い出しながら。

ジェニファー：今は，麻酔科医が，何かを感じるなんてあり得ない，と私に
　言っているのが聴こえています。なんてこと，今，メスで切られている
　のを感じます！

セラピスト：わかりました，そこに踏みとどまって思い出して，最悪の事態
　はすでに過去のことで，今，あなたは大丈夫であることを。

ジェニファー：なんてこと，これにもう一度耐えられるかどうかわからない
　わ……我慢できない！　死んでしまうみたいに感じる！

セラピスト：（BLS を加えながら）つらいのはわかります。あなたはここに
　いること，そして安全であること，実際には何も起こっていないことに
　気づいてください。あなたはこの状況を，完全にコントロールしている
　のです。

ジェニファー：（BLS を追いながら）わかった，わかった !!!（過呼吸）。最
　低，最悪！　いつになったら終わるの ???（情動反応の強度に変化が起
　こるまで，長いセットの BLS を加える）

セラピスト：あれは確かに終わったし，これも今回で終わりになるってこと
　を，ただ思い起こしてください。とってもがんばっていますよ。

ジェニファー：わかりました，わかったわ。（数分後）お腹の痛みが和らいで
　きました。

セラピスト：素晴らしい。それとともに。

ジェニファー：今，夫の顔が見えています。彼は顔面蒼白で動いていません。

セラピスト：わかりました，まだ感じているかもしれないあらゆる感覚に，
　ただ気づいてください。

ジェニファー：なんてこと，彼がショックで凍りついていた，彼もおかし
　かった！　今は気づいています。今は少し落ち着いてきました。

セラピスト：いいですよ，それとともに。とてもうまくやっています。

ジェニファー：夫もトラウマを負ったことが今はわかります。私のために何
　もできなかったのは当然だわ！　彼が弱虫だったからとか，何が起こっ
　ているかわかっていなかったからではなかったのね。

第 7 章　トラウマ関連障害のための EMDR セラピー　*125*

セラピスト：そのとおりです。それとともに。それが身体でどんなふうに感じるのかに気づいて。

ジェニファー：それに気づけてすごく楽になりました。私の身体もとっても落ち着いてきています。

セラピスト：いいですね。身体に残っているすべての感覚を処理できるように，充分な時間を取りましょう……。(身体に残っている感覚が確実に処理されるために，長めのセットを加える)

セラピスト：さて，どんな感じですか？

ジェニファー：ずっといいです。終わったのだって感じです。

セラピスト：いいですね。それとともに。

ジェニファー：本当に終わったって感じです……私の身体もそう感じています。

セラピスト：わかりました，素晴らしいです。では，実際に起こったことの記憶に戻ってみましょう。今，何に気づきますか？

ジェニファー：あんなことが起こったことに対して，今も動揺しています。でも，治療を始める前より距離がある感じがします。

セラピスト：わかりました。それとともに。

ジェニファー：今，とっても朦朧としています。(長い間) たぶん，今，回復室にいるのだと思います。

セラピスト：いいですよ，それとともに。

ジェニファー：ひどい頭痛が襲ってきています。どこにいるのかもわからない。これは麻酔の影響ですね。

セラピスト：そんな感じですね。続けていきましょう。すごくうまくやっていますよ。

ジェニファー：ええ，今，気分がどんどんマシになってきています。

セラピスト：いいですね，それとともに。もうすぐ終わりです。

ジェニファー：ええ，よかった。頭痛はなくなりました。頭もすっきりしています。1 分前よりも視界が良好になりました。

セラピスト：素晴らしい。全部処理できていることを確実にするために，もう少しだけそのままでいてください。

ジェニファー：今，かなりいい感じがしています。

セラピスト：わかりました。では，元々の記憶全体に戻りましょう。今，何に気づきますか？

ジェニファー：あの医師，私の言うことを聴かなかったのが信じられない！すごくムカついています！どうしたらあんなことができるわけ？

セラピスト：いい質問ですね。それとともに。

ジェニファー：ただ，信じられません。実際，私にこんなことが起こったことも信じられない。ジェイクに何も起こらず，彼が元気でいることにほっとしています。

セラピスト：そのとおりですね。そのことにただ気づいて。

ジェニファー：なにはともあれ，悪夢のような出来事だったけれど，ハッピーエンドだったってことですよね？

セラピスト：ええ，そうですね。それに気づいて。それを身体にどう感じているかに気づいて。

ジェニファー：落ち着いています。もう，終わった。

セラピスト：ええ，本当に終わりました。では，今，あの記憶について考えると，0から10の尺度で，0は苦痛がない，10は想像できる限りの苦痛があるとするならば，今，あの出来事はどれくらいに感じますか？

ジェニファー：1くらいです（一瞬，自分の発言に驚いて）うそ！

セラピスト：わかりました。今，身体に残っているものがあればそれに気づいて……。

ジェニファー：腹部に痛みの感じが残っていました。でも，今は完全になくなりました。

セラピスト：素晴らしい。

　この再処理から，夫の反応についての洞察を含む認知，情動，身体領域における包括的な変化，この出来事が過去のことであるとの認識，不快な身体感覚の消去がみてとれる。植え付け段階（installation phase）では，アセスメント段階で特定された自分に関する望ましい肯定的な信念，あるいは脱感作時に生まれたよりしっくりくる信念が，中和化された記憶とともに処理される。この作業により，記憶文脈における自己肯定感が強まり，クライエントが持つ適応的記憶ネットワークへの情動的連結が強化される。

第 7 章　トラウマ関連障害のための EMDR セラピー　*127*

> **セラピスト**：ジェイクの出産時の記憶について考えると，「私には今，力がある」は，今でもぴったりしますか？　あるいはもっといい別の言い回しがありますか？
> **ジェニファー**：ええ，そのままでぴったりしています。
> **セラピスト**：1 から 7 の尺度で，1 は「まったく違う」，7 は「まったくそのとおり」だとすると，「私には今，力がある」は今，どれくらい本当の感じがしますか？
> **ジェニファー**：7 です。
> **セラピスト**：素晴らしい！　あの記憶とあの言葉「私には今，力がある」を思い出してください。両方を思い浮かべながら，私の指を追ってください。
> （治療者は眼球運動を 1 セット加える）

　ボディスキャン段階で，ジェニファーは肯定的な信念と分娩室での記憶の両方を思い浮かべながら，頭のてっぺんからつま先まで身体をスキャンし，否定的な感覚が残っていないのかを確認するように求められる。その結果，「嫌な感覚はなく，リラックスしている」と彼女は答えた。

　各面接の最後に終了段階があり，ジェニファーには，処理は今後も続く可能性があり追加の連想が起こるかもしれず，万が一不快なこと（イメージ，思考，情動など）が蘇ることがあれば，簡単でよいので用紙に記入してほしい，と伝えられた。

　次回の面接は再評価段階となり，更なる処理が必要かを見きわめるために，記憶への再アクセスがなされる。クライエントの主訴が現在どうなっているか評価をし，前回の面接以降，何か変化があったかを尋ねる。その結果，ジェニファーの症状は解消したことが明らかになった。その次の面接では，よく眠れるようになったこと，分娩時の記憶にさいなまれることがなくなったこと，潜在的な危険や不明瞭な状況に対して過度の警戒や過覚醒もなくなったことが報告された。フラッシュバック，悪夢，出来事を想起させる刺激の回避もなくなった。また，ジェイクや夫との関係について聞かれると，うまくいくようになった，と答えた。たとえば，ジェイクと一緒にいるとき，不安や恐怖を感じることもなければ，分娩時のことを思い出すこともなくなった。さらに，夫に対して感じていたさまざまな出来事での苛立ちも，完全に消滅した。そのかわ

りに，彼がどのような役割を演じていたと思っていたのかについて（それまで開示していなかったことを）語り，再処理の副産物として，それがどんなふうに変化したのかも伝えた。子どもをもう一人持つか考えたときのことについて振り返り，「もっと子どもを持つと決めるとしても，それは私たちの選択です。私たち夫婦や家族のための決断であり，この経験とは無関係です」と語った。その後の電話フォローアップ時には，「元の自分」に戻ったように感じる，と話している。

本例では包括的な治療効果が般化したので不要だったものの，追加手順を用いて3分岐プロトコルを完了させることもある。その場合は，現在のトリガーや肯定的な未来の行動を念頭に，想像上のテンプレートを処理することがある。これについては次の事例で示す。

2）発達上のトラウマ

発達上のトラウマとは，成長期に広範な影響を及ぼす人生早期の体験の一つで，自己や精神に重大な否定的影響をもたらす。以下のケースで示すとおり，EMDR セラピーの8段階，標準化された3分岐のアプローチを用いて，臨床像全体を精査し，クライエントの準備状況を作り，次の三つの処理を行う。① 病理の基盤となった過去の出来事，② 苦痛を引き起こす現在の刺激，③ 将来の課題を扱うのに必要なスキル。

カーラは30歳の女性で，二度の離婚歴がある。彼女はジョーと5年にわたり，ひっついたり離れたりの関係が続いている。しかし，ジョーはカーラの要求を無視することが多く，そこから生じる不安とうつに対処するために，EMDR セラピーを求めてやって来た。カーラは当時，彼との関係が「うまくいくためなら」何でもしようと，四苦八苦していた。二度の離婚を経験していたため，彼との関係が自分の家族を持つ最後のチャンスだと信じ込んでいた。

カーラは4人きょうだいの末っ子で，上の3人は男だった。彼女の両親は共働きで，同居の祖父が面倒をみていた。この生活は，カーラが6歳のときに祖父が亡くなるまで続いた。祖父の死はカーラにとって大きな打撃となった。祖父の死後，カーラは飼い犬と留守番をすることが格段に増えた。兄た

> ちが家にいても彼女の孤独感はとても強く，圧倒的でさえあった。そして，カーラは誰かに何かをお願いすることや，何かを望むことをやめてしまった。彼女は朝，学校に行くために着替えるが，毎日同じ服を着るように強制されていたため，経済的な援助が必要なのではないかと学校に疑われるほどだった。カーラの母親は彼女に対して，母親らしく振る舞うことはなかった。母親がカーラに関心を向けるのは，彼女を叱るか，自分の不幸を彼女のせいにするときだけだった。父親は消極的で，家族から距離をとっていた。兄たちは彼女をいじめるか，無視するだけだった。

　AIP に基づく考え方からすると，カーラが訴える不安，うつ，低い自尊心，乏しい対人関係スキルの症状は，ネグレクトと虐待，および早期に重要なアタッチメント対象を失った記憶が未処理であるところからきているといえる。カーラは望まぬ妊娠の結果であり，母親は子育てを拒絶していることが明白である。ゆえに，現在の恋人が彼女を無視すると，自分は注意関心を向けられるに足りる価値がないという子ども時代の感情が引き出され，心を閉じてしまう。そのため，今の彼女が置かれている状況かジョーのほうに，何らかの問題があるかもしれないとは考えようとしない。子ども時代と同じような反応を繰り返すことで，自分は充分ではない，自分には対処する力がないという気持ちが強くなり，子ども時代と同様に，何かを頼んだり望んだりすることをあきらめてきた。

　EMDR セラピーの成育歴・病歴聴取段階で，クライエントの主訴とそれに関連する過去の体験の結びつきを探しながら，臨床家は臨床像の見立てを行う。漂い戻り（floot back）技法[†3] を使う場合，カーラがジョーと自宅にいる際，自分は一人ぼっちで重要ではないと感じた最近の経験を利用する。まず，最近の経験を頭に思い浮かべてもらい，そのときのイメージ，思考，感情，身体感覚を充分に抱きながら時間を巻き戻し，人生のより早期にこれと似たような体験がないか「漂い戻る」のだ。その結果，彼女の記憶ネットワークには，いくつかの類似経験があることがわかった。それは，結婚していたときの孤独な場面，祖父の死，夕食時に兄からつねられ，助けを求めても誰も助けてくれなかった

---

†3　トラウマ影響をもたらした記憶検索とそのケア。

場面，飼い犬と彼女だけだった場面，8歳のときの暗い雨の日，家には誰もおらず怖くなって近所の家に行ったことで母親に叱られた場面，などである。主訴から導かれたこれらの記憶は，通常の「トラウマ的」出来事の定義からは外れるかもしれない。しかし，カーラには人生早期にさまざまなつらい体験が積み重なっており，自己の感覚や他者との関係性に永続的で否定的な影響を及ぼしている。EMDRセラピーでは，これらの経験を類似出来事（無視される，いじめられる，など）ごとに，一塊の群とする。そして，各群を代表する記憶をターゲット記憶として，系統的に再処理する。各群内に存在する他の関連体験は，代表する記憶の処理が成功することで治療の効果が般化するため，同時に処理が進む。

　EMDRセラピーで重要なのは，治療の早い段階で，クライエントが望む治療目標と，問題を取り扱う準備ができているかを見きわめることである。多くのクライエントは症状の改善を望み，治療にやってくるが，症状の根っこにある情緒的な背景についてはよくわかっていないことが多い。安心感や協働関係をつくり，主訴についての共通理解と認識を持つことは不可欠である。カーラは，自身の低い自尊心と対人関係の困難が子ども時代の体験に起因していることは理解したが，彼女が経験していたネグレクトの度合いと，それが彼女にもたらした影響についてはわかりづらいようだった。これらの体験のせいで彼女は自分の心を閉ざし，物事がうまくいっていないときに，あたかも大丈夫であるかのごとく振る舞っていた。その結果，彼女は自分の感情やニーズに気づかないようにする術を学び，自分の本当の情緒体験に近づくことが難しくなったのだ。これらの発達上の問題を治療の早い段階で理解することは，治療の枠を設定し，ターゲットとするべき記憶を特定するのに役立つ。たとえばカーラは，自分の気持ちをないがしろにして他者のニーズを何よりも優先する，望ましくない傾向があった。これについては，嵐のとき近所の家に行ったことで叱られた子ども時代の記憶を扱うことで，最も効果的に扱われた。この経験は，自分には価値がないから，自分の要求を満たそうとすると悪いことが起こる，という彼女の思い込みを示している。この記憶とそれに付随する連想が完全に再処理された後，彼女は，人生ではきちんと自分の気持ちを言う権利があることをやっと体感し，現在の困難な状況下で心を閉ざしたり，受け身に反応したりすることもやめたのである。

第7章　トラウマ関連障害のための EMDR セラピー　*131*

　準備段階で臨床家は，クライエントの準備度合いと情動調整スキルの査定を行う。苦痛を伴う体験を扱う記憶に焦点を当てるアプローチなので，この治療では以下のことをクライエントができるようにしなければならない。① 重要な記憶にアクセスし，その体験にしばらく耐えられる，② 過去と現在という二重の注意を維持する，③ 一つの感情状態から別の感情状態へ移行する，④ 適応的な体験の記憶ネットワークへアクセスする。さまざまなセルフコントロールや資源の開発技法（安全な場所技法など）は，クライエントの臨床状態によって使い分けられる。加えて，発達上のトラウマを抱える多くのクライエントにみられるように，彼女は感情を抑圧することに慣れきっているため，まずは自分の感情反応すべてにアクセスできるように，カーラを手助けしなければならなかった。EMDR セラピーでは通常，古い記憶をまず扱うが，この事例では，無視される際に生じる情緒的反応の強度をカーラに感じてもらえるようになるために，現在の状況をまず扱うことにした。以下の脱感作段階の逐語でもわかるとおり，最近起こったジョーとの意見の相違をターゲット記憶としたが，初めて処理を行った際には，さまざまな子ども時代の体験が出てきている。各眼球運動のセット後，浮かんできた連想をカーラは治療者に報告している。

カーラ：みんなが走り回っているなか，一人ソファーに座っている子どもの私。

カーラ：洋服を買うだけのお金があるのか，学校の先生に電話で尋ねられたときのこと。当時，両親は私に洋服を買うお金はあったけれど，私は毎日同じ服を着ていた。たまには自分で服を選んだこともあったけれど，そのときはすごく変な組み合わせになった……。祖父が亡くなって，祖父だけだった，私のことをちゃんと面倒みてくれたのは……。

カーラ：学校の運動場で遊んでいて指を蜂に刺された。すごく痛かったけれど，何もしなかった。叫ぶこともなく，何の処置もしなかった。すでにあの当時，「どうして泣き叫ばないの？」って思っていた。刺されたところをぎゅっと押したら，痛くなくなった。

カーラ：いつも母に批判されていた私。可愛くない，賢くない……何をやってもダメな子だと。

否定的な連想が複数回続く場合，臨床家は，認知の編み込み（cognitive interweave）を使うかもしれない。認知の編み込みとは，この瞬間，クライエントが入手できていない適応的な情報を引き出すための発言や質問のことである。AIP モデルに導かれ，自発的な処理が回復するのに充分な情報を引き出すため，臨床家は必要最低限の働きかけを行う。

> **セラピスト**：では，もし同じことをあなたの女友だちが言っていたとしたら，彼女のことをよく知るあなたは何と言ってあげますか？
> **カーラ**：あなたは充分にいい人で，問題があるのはお母さんよ，と言います！
> **セラピスト**：そうですね，それとともに。
> **カーラ**：私の母は誰にでもそうだった。母はただ単に幸せじゃなかった。

　ターゲット出来事の更なる処理の後，適応的情報が自動的につなげられていく。

> **カーラ**：自分があれこれ考えている姿が見えます，「私にふさわしいのは誰？」。両親に，占い師や霊能者のところへ行く友だちに，同じことを尋ねている私が走馬灯のように見える。でも，自分の声には耳を傾けない。だから，私は自分の直感を信じない。だって，私はこれまで，それが誰だろうと，自分以外の専門家に答えを求めてきたのだから。それに，私はダメ男を選ぶのに長けているの。蜂に刺されるのと同じ。感じるけど何もしない！

　蜂に刺されたときの自分の振る舞いと，対人関係における彼女の対応について得られた洞察は，啓示的な瞬間であった。それらの状況下での彼女の反応は，「人としての反応」ではなく，ネグレクトされていた子ども時代の反応であると気づいた瞬間だったからだ。

> **セラピスト**：そのとおりです。それに注意を向けて。
> **カーラ**：わあ！　今のすごい！　頭の中で旅をしていました。強くて，自立して，成功していて，自尊心はあるけど尊大ではない誰か（彼女自身）を

> 想像していました。少しの間だけ，自分をそんなふうに感じました。そして想像していたの。そんなふうに感じながら帰宅し，ジョーと話している自分を。しばらくそんなふうに思っていたら，言わなきゃならないことを言いたい気分になった。彼が感じていることではなく，自分が感じていることを。そう思ったら，すごくいい気分だった！

　カーラが自分を強いと見なす肯定的なイメージは，適応的なかたちで保存されている記憶ネットワークへ自発的にアクセスされた連想である。またそれは，否定的な気づきがなくなるときに生じる，よくみられる処理の副産物である。

セラピスト：それは素晴らしいですね。では，それにただ気づいていて。

カーラ：今は思い出せます。子どものときにも，自分には価値があると感じていた頃があったことを。今は潰されてしまっているように感じるけれど。でも，その感覚が少し蘇ってきたような気がします。

セラピスト：そうですね，きっと自分のことを心地良く思っていた幼い自分と再び結びつき，彼女が前に出てくるようになったってことのようですね。

カーラ：奇跡のようだわ！

セラピスト：では，元々の出来事に戻りましょう。ジョーとソファーに座っていた夜，実際何が起こったのかについて考えてください。今，それについて考えると何に気づきますか？

カーラ：なんてこと，ちょっと待って！　すごく変。だって，頭の中でギアが変わったみたいなのです。身体の反応を感じます。彼に言わなければならないことがわかっているから，神経質になっている。すごい，今，実際にそれを感じています。すごい！

セラピスト：素敵。それで大丈夫ですか？

カーラ：もちろん！　職場で発表しなければならないときは，いつでも感じる不安です。きっと，ずっと溜め込んできたことなのだと思います！

セラピスト：そうです。ずっと溜め込んできたことです。それに意識を向けて。

> **カーラ**：うきうきしてきた！　正確な表現だわ。こんなふうに感じたことは
> なかった。
> **セラピスト**：元々の出来事，ジョーとの夜に戻ると，0〜10の尺度でどれく
> らい苦痛を感じますか？
> **カーラ**：1か2です。でも，0かもしれません。だって，自分には価値があ
> ると感じられるから！

　次のセッションでカーラは，気分が改善し，人としての自分を前よりも良く
思えるようになったと報告した。ジョーとの関係については弱気になっていた
が，この感覚は「生態学的[†4]」には妥当だと思われた。実際，彼女に対する彼の
態度にわかりやすい変化はみられず，現時点でも彼女は自分の意見を主張する
ことに困難を抱えていた。ただし，昔のように麻痺したり心を閉ざしたりする
のではなく，本音を口にすることで彼との間に葛藤が生じ，彼が彼女の元を去
るのではないかという懸念から，不安や心細さを感じていた。自己主張するこ
とに乗り気でない状況について話し合っている間に，処理が必要となる別の記
憶が浮上してきた。発達上のトラウマを治療しているとよくみられることだ
が，一つのタイプの経験が解決すると，その下に埋もれていた別の記憶が出て
くる。カーラの場合は，かまってもらえないときに感情を麻痺させて対処して
いた記憶を処理したことで，その下に隠れていたさまざまな不安が露呈した。
つまり，注意関心を求めることに対する不安や，何かを求めることに対する不
安，さらには，もしそのような行動を起こせば否定されるのではないかといっ
た予期不安である。そして，以下に述べるような方法で，クライエントの経過
を注意深く見守ることが大切である。まず，現在症状を継続して評価し，今も
残っている困難を特定する。そして，現在のトリガーと過去の体験の両方を処
理し，クライエントが所属するより大きな社会システムのなかでこうした変化
が取り入れられるよう，支援するのである。臨床家はクライエントが提示する
情報から，臨床像全体に目を向けなければならない。カーラの場合は，処理の
最中に判明した自己主張への不安の解消も含まれる。彼女の治療は6カ月あま
り続き，健全な自信と安定した心の健康を取り戻した。

---

†4　ここでは生物(カーラ)と環境(ジョー)との相互作用を指す。

過去，現在，未来の相互作用は，EMDRセラピーにおける3分岐プロトコルの礎であり，その相互作用により，臨床家はクライエントが抱える現在の困難に結びつく過去の体験を治療目標にできる。さらにいえば，苦痛や，自己および他者に対する認知的歪みが消失したからといって，必ずしも未来で直面する課題にうまく対応できるわけではない。とりわけ，発達上の問題が大きい場合にはそうである。よって，発達上のトラウマを抱えるクライエントに対しては，将来より適応的な反応ができるように対人関係上の適切なスキルを学ぶことを，臨床家は支援しなければならないだろう。これは3分岐プロトコルがいう過去，現在，未来の，三つ目に相当する。カーラの例に戻ると，治療のこの段階において，対話式ロールプレイを使い自己主張のスキルを学んだ。ここで獲得したスキルは未来の行動テンプレートとなり，自分のニーズを適切にジョーへ主張しているところを想像する，という方法を使って行われた。この作業は将来のテンプレートの一つとしてEMDRセラピーの再処理段階で実施されるが，結果的に難易度の高い状況でも適応できるような，新しい神経ネットワークが形成される。カーラの場合，新たな自己像と習得したスキルをもってジョーに関わったが，彼からの肯定的な反応がみられなかったことから，最終的には彼に別れを告げ，今の自分に見合った恋人候補たちとデートを始めた。

3. 臨床上の課題

どの心理療法アプローチにもいえることだが，EMDRセラピーも，さまざまな臨床的課題を治療計画の策定時に考慮しなければならない。われわれが対象とするクライエント群に対して，包括的な治療を提供する際の注意事項や戦略をすべて網羅するのは，この章の目的をはるかに超える。しかし，EMDR治療に関連するいくつかの事柄について，以下に記述する。

1）子ども

標準化されているEMDRセラピーの3分岐プロトコルは，子どもにも適応できるように開発されている。ただし，よりシンプルな言葉遣いや，芸術や遊びの要素を用いることが多い。子どものクライエントは高いレジリエンスを示し，EMDRセラピーによく反応する。とはいえ，子どもに治療を提供するにあ

たり，いくつかの固有の課題があるのも事実だ。まず，主訴は通常，本人ではなく第三者によって定義されており，臨床家が得られる情報も家族からの聞き取りに頼らざるをえない。加えて，その家族が，子どもの症状に何らかの影響を与えている場合もある。たとえば，親が離婚したばかりの子どもが，外出することに強い不安を抱え，通学したり，友だちと遊んだりすることを拒絶している背景には，自分がいない間に同居中の片親がいなくなってしまうのではないかという恐怖がみられる。このようなケースでは，子どもと親の双方に対し，家族崩壊に関連する体験を再処理する必要があるかもしれない（Shapiro et al., 2007）。このような治療が提供されなければ，親が抱える情緒的な苦痛が継続し，子どもの否定的な情動状態も増幅，強化され，問題が悪化するかもしれない。広範的な発達上のトラウマを抱える子どもには，資源の開発技法が不可欠だ。また，非常に強く打ちのめされている子どもの場合は，支持的な養育者が見守るなかでの記憶の処理を含む，特別なプロトコルを利用するべきである（Wesselmann et al., 2012）。

　言語やコミュニケーションに弱点を抱えている子どもは，ナラティブの作製を不要とする EMDR セラピーから，大きな恩恵を受けられる。このような子どもを対象とする際は，遊び，描画，芸術，箱庭療法の人形や象徴物を用い，トラウマ体験やつらい体験を処理することができる（Gómez, 2012）。このような戦略は，子どもの認知，情緒発達のレベルや，コミュニケーション能力に合わせて選択する。言葉がなくとも芸術や音楽を使うことで，自分の体験を表現し，処理が進む。

2）複雑性 PTSD

　成長過程におけるトラウマは，幅広い主訴の根となる。クライエントの成育歴は，彼らの主訴が子ども時代の単一の出来事から生じているのか，あるいは広範囲に及ぶ虐待やネグレクトからきているのかを示し，後者のトラウマ体験はより破壊的で複雑である。クライエントが効果的に覚醒状態へ対応できるのかを査定するのは重要である。なぜなら，幼少期のトラウマ体験により，その能力が損なわれているかもしれないからである。この点は，複雑な発達上のトラウマを治療する専門家であれば当然の懸念事項であるが，だからこそ，成育歴のみを基準に，クライエントの能力を過小評価しないことも重要である。大

事なのは，臨床的観察とクライエントによる自己報告を通して，クライエント
が持っている実際のスキルを適切に査定できるかどうかにある。支持的な治療
関係の構築と記憶処理を行うために充分な安定度を確立するには，細心の注意
を払う必要がある。そうすることで，治療中に生じる情緒的な混乱を減らすこ
とにつながるからだ。クライエントの機能レベルにより，必要とされる準備は
大きく異なる。1回か複数回のセッションで獲得できる，個別のEMDRセラ
ピー技法の利用だけでいい場合もあれば，より構造化した安定化プログラムを
既存の戦略に統合する必要もある（Cloitre et al., 2006など）。

　EMDRセラピーは，セルフコントロールや資源の開発技法を利用し，肯定的
な体験の記憶（自信，達成，希望など）や，クライエントが生活の別の領域で
活用しているスキルの記憶へ，アクセスできるようにする（Shapiro, 2001, 2012a
参照）。これらを教えるのは，セッション中あるいは次のセッションまでの間
に，クライエントが自己モニターできるようになったり，情緒状態を変化させ
られるようになったりするためである。これらの戦略は必要に応じて治療のど
こで導入してもかまわないが，通常は準備段階で行われる。そうすることで，
不適応的な反応のもとである記憶が処理されるまでクライエントの安定を図っ
たり，あるいはストレスが高い状況へうまく対処できる力を最大限にしたりす
るためだ。たとえば，長期にわたる医療行為に関連するトラウマを抱えるクラ
イエントの場合，次の医療処置というストレス状況に対応できるために，自己
をなだめるイメージ誘導を用いた戦略，たとえば安全な場所，を必要とするだ
ろう。当然，いつもどおりの確認事項（社会サポートの利用能力の有無，内的
状態の変化への対応能力，など）は押えるが，EMDRセラピーはトラウマ的出
来事の詳細な描写や宿題は不要なため，準備のタイミングや時間は必要に応じ
て設定できる。すべての治療は，調整的存在である治療者がいるセッション内
で行われるため，苦痛を伴う記憶を喚起した際，クライエントの覚醒度や情動
状態を変えたり，対処したりする能力を観察しながら再処理のタイミングを見
きわめることができる。複雑性PTSDの診断には，解離プロセスの存在と自分
を欠陥品ととらえる根深い信念が仮定されているため，特に重要である。よっ
て，EMDRセラピーでトラウマ記憶ネットワークの処理を行う際の臨床的課題
は，特に強い情動反応が生じるような記憶の処理を行っているときに，過去と
現在の状況に対する気づきが同時に維持できるクライエントの力を追いなが

ら，クライエントの覚醒状態と周トラウマ期の解離を扱うことである。これまで行われた調査研究は，単一記憶は通常，3回の EMDR セッションで完全に処理できる（「4. 調査研究」の節を参照）ことを示しており，特に治療の早い段階では，セッションの延長あるいは数日間の連続セッションを用い，安定度を高めることで，強い苦痛を伴うターゲット・トラウマの早期解決も可能になる。

3）嗜癖

嗜癖を治療する臨床家が共通して抱く考えに，トラウマ治療を行うにはまず，クライエントが禁止物質を断たねばならない，というものがある。しかし，先述の評価基準のとおり，断酒や断薬等の前でも早い段階でターゲット記憶の処理を行うことで，クライエントの情緒的苦痛を下げ，同時に治療への動機づけを高め，治療が要求する事柄への対応能力も上げることができる (Brown et al., 2011)。嗜癖に苦しむクライエントはしばしば，助けを求めてやってくるときまで，自身の破壊的行動が引き起こした最悪の結果に陥っていたとしても，自身が抱える障害に大きなためらいと否認を抱えている。その結果がどれほどひどいものであったとしても，彼らの嗜癖はそれ以外の方法ではどうにもできない，とてもつらい情緒的状態への「解決」でもあったのだ。よって，薬物乱用であれ，その他の嗜癖や強迫行動であれ，その行為はプラスとマイナス両方の経験となっていたのだ。たとえば，摂食障害に苦しむ女性は，甘いものをむちゃ食いすることでとても強い快楽を得ていると報告するかもしれない。なぜなら，その行為は彼女に「ご褒美」を与えるという感覚をもたらし，薬物を使用したときのような高揚状態をつくり出す。また，この行為は，情緒的な痛みや子ども時代のトラウマ体験に根ざす剥奪感から逃避する手段ともなる。根底にある苦悩を回避することで，ましてやそれが高揚感と結びついているうえに，むちゃ食いをするたびに良い気分になれることが保証されているならば，砂糖の摂取は抗い難くなる。困難な子ども時代の体験調査 (Felitti et al., 1998) は，幼少期のつらい体験と後の健康問題には強い相関があることを示している。否定的な影響に対処するために用いた不適応的な戦略が，健康問題を生む嗜癖行動なのだ。よって，嗜癖にエネルギーを注入している記憶を処理することは，治療上の高い優先順位となる。同時に，肯定的な情動状態（愛される，コント

ロールできる，自信を持つという感覚）を適切に欲することと，肯定的な状態
が不適切に結びついてしまった破壊的な嗜癖行動を切り離すことも重要だ。な
ので，標準的EMDR3分岐トラウマ処理プロトコルに加え，渇望と，嗜癖物質
や活動に関連する肯定的な状態を，ターゲットとするべきである。その際，再
発防止のために，治療者はクライエントの望む肯定的な状態が得られるより健
康的な代替手段を，彼らが得られるように支援しなければならない。

4）軍関係者

　戦闘経験者のトラウマ経験が一つであることは稀有なため，効果的な治療に
は自己調整スキルが不可欠である。また，戦争体験から生じている痛みを，死
者を悼む重要な方法であると感じているかもしれない。そのような場合は，治
療を受けても死者を忘れることはないし，EMDRセラピーの調査によると，ト
ラウマ記憶の処理は，死者をこれまで以上に肯定的なかたちで思い出せるよう
になると報告されていることを伝えるとよい（Sprang, 2001）。また彼らは，自分
が置かれている状況でコントロールを維持することを，最重要課題とする。戦
場においてコントロールを失うことは悲惨な結果につながると経験から学んで
いるため，当然である。よって，困難なうえに言うに耐えられない戦慄体験に
アクセスできるようになるため，明確な「治療におけるルール」を，臨床家と
クライエント両者が設定する準備期間が必要かもしれない。彼らを悩ませる体
験には，一人あるいは複数の人が戦死する状況に参加しなければならなかった
ものも含まれる。自身の価値観に反する行為を見たり経験したりした軍関係者
は，「良心の傷つき」（moral injury）を体験する（Nash et al., 2013）。良心の傷を生
じさせる行為は，死者が出る場合はどれも，いつまでも消すことができない苦
しみとなるが，女性や子どもなど非武装の一般人が犠牲者になればなおさらで
ある。このような記憶は，治療されない限り，永遠に苦しみの源となる。
EMDRセラピーは，恥，罪悪感，前述以外の戦闘トラウマ関連の良心の傷つき
を，効果的に治療する。しかし，自らが関わった出来事から生じる恥は，扱う
のが難しい。なぜなら，その行為を治療者がどう考えるかを，クライエントは
とても気にするからだ。公平で偏見がない治療スタンスに加え，EMDRセラ
ピーでは効果的な治療のために出来事の詳細を語る必要はないことを，クライ
エントに断言することもできる。

帰還兵らは，戦場では生き残るために必須だった過覚醒と過剰警戒の後遺症により，現実と知覚された危険の区別に困難さを抱えており，このことも生活をより難しくしている。そのような場合，まずは，日常生活に支障をもたらす侵入症状（たとえば，睡眠を乱す悪夢）を扱う必要があるだろう。悪夢の映像とそれに付随する情動をターゲットとし，処理することで，通常，夢の適応的な解明がなされ，結果，悪夢の消滅につながる。また，帰還兵は，幻肢痛や医療的には説明不能な身体愁訴に苦しんでいる。これらの主訴も，トラウマ的出来事と主訴に関連する身体感覚を直接ターゲットとすることで，解消されることがしばしばある（Russell & Figley, 2012；Silver et al., 2008）。

　帰還兵を治療をする際のもう一つの課題には，「記念日反応」がある。ある特定の記念日に向けて，クライエントは激しい症状を訴えることがある。このような症状は，このクライエント群を考えた際に珍しいことではない。自分の身近な人が亡くなる重要な出来事を「思い出す」ことは，このようなクライエントにみられる普遍的な現象であるともいえる。また，兵士たちが繰り返し聞かされる「誰一人置き去りにしてはならない」というせりふによっても，強化されているだろう。軍人としての日々の任務に加え，戦闘作戦中や自殺で親しい人を亡くすという，なかなか消すことのできない事柄にも直面せざるをえない。また，同じ隊の仲間の死に対する悲嘆や記念日は，サバイバーズ・ギルトや自責感により，さらに複雑化する。このような喪失は，戦友の死によって増大する。治療者はこれらの背景を理解したうえで，治療対象となる出来事の優先順位を適切に決めることである。このような強烈な情動反応は，出来事に関連する喪失がEMDRセラピーにより記念日までに再処理されれば，回避できる。さらに，記念日に関連する情緒反応は視覚的な引き金によってのみ引き起こされるわけではないので，情緒不安定さにみられる説明不能な波の起源がどこにあるのかを，情動スキャンなどのEMDRが提唱する記憶を特定する技法を用い，必要なターゲットを見つけるべきである。さらに，その出来事を受け入れる，別の方法を見つける手助けも必要だ。戦死した仲間を弔う別の方法（彼ら宛ての手紙を書く，炊き出し所でのボランティア活動など）を見つけ，未来の鋳型として強化する。

4．調査研究

　20以上の無作為化比較試験（Randomized Controlled Trials：RCT）が，幅広いトラウマに対してEMDRセラピーが効果を持つことを示している。そしてこの治療方法は，経験的に支持されたPTSD治療として指定されている（WHO, 2013など）。90分セッションを3回受けるに相当する治療を受けることで，単一トラウマ被害者の84〜100％は，PTSD診断を満たさなくなったと報告されている（Marcus et al., 2004；Rothbaum, 1997；Wilson et al., 1997）。しかし，必要とされる治療量は，トラウマ的出来事の数と被害当時の年齢によってばらつきがある。たとえば，カイザー・パーマネンテ[5]が資金援助した調査（Marcus et al., 2004）によると，単一トラウマ被害者では，平均6回の50分セッションで100％ PTSD診断から寛解したが，複数のトラウマ体験被害者では77％だった。同様に，複数のトラウマ体験をしたベトナム帰還兵を対象にした調査（Carlson et al., 1998）では，12セッション後，対象者の78％はPTSD診断を満たさなくなっていたが，2セッションのみ，あるいは一つの記憶のみを治療した調査（Silver et al., 2008）では，効果は限定的だった。8セッションのEMDRセラピーと，8週間のフルオキセチンを比較したRCT（van der Kolk et al., 2007）では，子ども時代のトラウマを持つ成人にはEMDRセラピーの期間を長くするべきだと推奨している。治療後6カ月のフォローアップ時には，EMDR治療群（成人後のトラウマ）の91.7％がPTSD診断を満たさなくなったが，子ども時代のトラウマを持つ群では，同様の効果があったのは88.9％だった。ただし，成人後のトラウマ体験群では，75％のEMDR治療群が最終時点の機能状態が無症状だったのに対して，子ども時代のトラウマを持つ群（フルオキセチンの投与もなし）は33.3％だった。人生早期の体験がもたらす広範的な影響と，クライエントがより健全な自己感覚を構築するに必要な時間を考慮すると，子ども時代に生じた複雑性PTSDを負う成人クライエントには包括的な臨床像を充分扱うため，より幅広くターゲットを選択して再処理することが重要であると，これらの結果は強調している（Shapiro, 2001；Wesselmann et al., 2012）。

---

[5]　全米で最大規模の非営利医療保険法人。

苦痛を伴う記憶に集中している被験者に対して，EMDRセラピーの眼球運動部分と曝露条件を比較した26のRCTをメタ分析した最近の論文(Lee & Cuijpers, 2013) によると，眼球運動条件では標準化尺度の結果，否定的な情動および映像の鮮明さに有意な減少がみられた。これらの結果をみる限り，EMDRセラピーで用いられている眼球運動は，肯定的な治療効果と情緒的な記憶の処理に寄与していることが示されている。眼球運動の機序に関する主たる仮説で研究結果 (Schubert et al., 2011) に支持されているものは，① 眼球運動は作業記憶に負荷をかける，② 定位反射[†6]を引き起こし，副交感神経を活性化させる，③ 睡眠時の急速眼球運動中に起こるプロセスに結びつける，の三つである。これまでに確認されたさまざまな記憶の効果（情緒的な脱覚醒，正しい情報の認識の高まり，エピソードの検索など）は，この三つの機序が，治療プロセスの異なるタイミングで作用しはじめることを示唆している。つまり，情緒的な苦痛が急速に減少し，トラウマ的出来事の映像の鮮明さが薄れ，関連記憶が生じ，肯定的な感情と信念が自発的に生じるとともに洞察が増えることを，臨床家はみてとるのだ。

　10のRCTのうち一つを除き，EMDRセラピーは曝露を基盤とするCBTと比較した際，いくつかの尺度結果が同等あるいはより優れており，五つの調査研究においては，他の治療法よりも治療効果が早く現れたと報告している（総説として，Shapiro, 2014 参照）。つまり，CBTと異なり，宿題，トラウマ的出来事の詳細な描写，長時間の曝露も不要とするEMDRの治療効果には，他とは異なる神経生理学的記憶処理が関わっていることが示唆できる。先述のとおり，長時間の曝露を用いるTF-CBTは，消去，つまり元々の記憶には手をつけず新たな記憶の創造をもたらすが，EMDRセラピーで使用される短い曝露は，記憶の再固定化を生み (Suzuki et al., 2004)，そこでは元々の記憶が変容された様式で保存される。この違いは，臨床的に重大な意味を持つ。再固定化は他の曝露を基盤とするセラピーにはみられないが，EMDRの治療効果として生じる変化の説明になるかもしれないからだ。たとえば，最近行われたオープン試験(van den Berg & van den Gaag, 2012) では，精神病患者のトラウマ記憶に対してEMDRを6セッション行ったところ，77%の患者でPTSD診断からの寛解がみられ，「言

----

†6　身の周りに生じた変化に注意を向ける反射のこと。

語的幻聴, 妄想, 不安症状, うつ症状, 自尊心に肯定的な影響があった」(p.664)
と報告している。ほとんどの患者は幻聴に苦しんでいたが, 治療が終わる頃に
は症状が消失していた。ところが, CBT治療では, 苦痛の度合いは和らいだも
のの幻聴は持続していた, と報告している。

　その他の研究では, EMDRセラピーによるトラウマ記憶処理が, 幻肢痛の大
幅な減少や完全な消失をもたらしたと報告している (de Roos et al., 2010など)。同
様の結果がCBT治療によって報告されない理由としては, EMDRによって引
き起こされる記憶の変化が, 消去ではなく再固定化だからではないか。すでに
述べたとおり, AIPモデルでは, 臨床的問題は惨事について知覚されたもの(映
像, 思考, 信念, 感情, 感覚, におい, など)が生理学的に保存され, 未処理
の記憶のなかにコード化されたままであると考える。機能不全なかたちで保存
された記憶がうまく処理され, 再固定化されたなら, 身体感覚は消えてなくな
る。この結論は, Ricciら (2006) が行った, 子ども時代に性的な暴行を受け,
その後, 子どもに性的いたずらを行った群[7]を対象にした調査により, さらに
支持された。加害者が持つトラウマ記憶をEMDRセラピーで処理することで,
被害者に対する共感が高まり, 陰茎脈波検査で測定された不適切な性的興奮が
減少することがわかった。この治療結果は, 1年後のフォローアップ時にも持
続されていた。このような結果は, AIP(Shapiro, 2001, 2012a)モデルが導くEMDR
セラピーでは予想されるものだ。臨床場面の逐語にみてとれるように, トラウ
マ記憶はEMDRセラピーによって適応的な解決へ変容し, それに伴い自発的
な変化が, 感情, 認知, 身体感覚の領域でも起こるのだ。元々の悲惨なエピソー
ド記憶の変容は, 統合と再固定化により, 主訴の解消をもたらす。つまり, も
し元々の記憶が手付かずのままであれば, 主訴が解消しないと仮定するのだ。

　すでに述べたとおり, 診断基準を満たすわけではないが, 主要なPTSD症状
の発現に寄与するかもしれないつらい人生経験について示唆するAIPの原則
を, 調査研究は認めている (Mol et al., 2005)。よって, うつ, 情緒不安定, 過度
の警戒や驚愕, 不安などの症状を訴えるクライエントには, A基準は満たさな
いかもしれない先述のような体験の有無を確認する詳細な評価を行うべきだ
(Shapiro, 2014)。調査研究は, これらの体験は3回以内のEMDRセラピーで治療

---

[7] 加害者となった群。

が成功することを示してきた。たとえば，Wilson ら（1997）が行った調査は，PTSD の診断基準を満たす群と部分的に満たす群を比較した。その結果，プレテスト時点で診断基準を満たした対象者の 84％に，寛解がみられたと報告している。

EMDR セラピーは，宿題やトラウマ記憶の詳細な描写を不要とするため，身体的なリハビリ・プログラムを利用している患者には特に有益である（Arabia et al., 2011 など）。うつやトラウマ症状の急激な減少に加え，特性不安にも有意な変化がみられる。また，EMDR セラピーは，眼球運動が副交感神経を活性化させ，生理学的な沈静効果と相関があるため，心臓疾患の患者にも適しているだろうといわれていた（Schubert et al., 2011 など）。EMDR セラピーの初回セッションと，曝露を基盤とする治療を比較した RCT は，EMDR では主観的苦痛が有意に減少したが，曝露を基盤とする治療では苦痛が増えたと報告している（Rogers et al., 1999 など）。

また，EMDR セラピーは，自然災害と人的災害の結果生じた急性と慢性の PTSD 両方に，効果があることが示されている（Jarero & Uribe, 2012；Silver et al., 2005 など）。現場治療者のチームが被災者や被害者に対して，連日セッションや単回時間延長（1 回の面接 90 〜 120 分）セッションを行い，治療効果を得ている。また，成人と子どものグループを対象にしたプロトコルも，効果があることがわかっている（Fernandez et al., 2004 など）。今後はこのような対象者に対して，世界中で，効率よく，効果の高い治療を提供する必要性を，調査は示している。

第8章

ナラティブ・エクスポージャー・セラピー（NET）
── トラウマティック・ストレスや恐怖，暴力に関する記憶の再構成

Narrative Exposure Therapy (NET): Reorganizing Memories of Traumatic Stress, Fear and Violence

by Thomas Elbert, Maggie Schauer, Frank Neuner

翻訳：牧田　潔

── これは私の物語，私自身なのです

1. NET の理論的基盤
── トラウマ関連疾患は記憶の障害である

「我々は何者であり，どのようにして我々になったのか」は，人類の古くからの命題である。この疑問は，次のように少し違うふうに言い換えることもできる。人として私たちを形づくるものは何か，そして私たちの文化的記憶とは何であるか，と。進化により，私たちはさまざまな形態の記憶を保持できるようになった。しかしながら，それは未来に備えて扱うものであり，過去は扱えない。未来のシナリオを想像するために，私たちの心は過去や未来のシナリオを再生する際に，体験した記憶の痕跡をシャッフルすることができる。このように記憶とは，過去の経験をもとにして，予測した将来に適応するために心や体を再構築することを意味する。しかしながら，適応能力はときに不適当な反応を引き起こす危険性もある。たとえば，家族でピクニックに来ていたある兵士は，花火を見ると自分が戦ったアフガニスタンの戦闘を思い出すので，一晩中ピックアップトラックの下で隠れて過ごしていた。その間，彼の体に蓄積した炭水化物が血糖に変わっても，それは彼の適応には役に立たないかもしれない。PTSD の心理学的モデルが提示される以前，兵士のような症状は一義的には不安障害症状と見なされていたものの，トラウマ関連症状が記憶の障害として理解されるにつれて，根本的な変化が今世紀の変わり目に起こった（Ehlers &

Clark, 2000；Brewin & Holmes, 2003）。記憶は感情を喚起する体験であり，つまり強い肯定的もしくは否定的な誘発性（valence）[†1] を伴って，接近または回避の反応を引き起こす。そして，記憶は元々の体験だけでなく，その体験にまつわる記憶を活性化する特有の力動を生み出し，その結果，臨床症状となるほどの認知，感情，行動の再構成（remodeling）が起こる。個人的に体験する脅威から社会的排除に至るまで，逆境での生活は持続的な傷つきや疲弊と関連しているために，ストレッサーは出来事の反応を引き起こすだけでなく，身体の防御システムにも変化を与える。言い換えれば，歪められた記憶イメージは心的外傷後ストレス障害（PTSD）の中核的問題であり，治療的介入を成功させるためには，記憶の自己調節作業から始めなければならないと私たちは考えている。こうした記憶の自己調節は，個人の再組織化（reorganization）への道を開き，治療後の継続的心身の健康，そして最終的には癒しに至る。

　そのため本章では，NET 理論を紹介する前に，まずトラウマ記憶の特異的な構造について紹介し，次に手順の詳細へと移る。そして，最後に事例を紹介する。

1）トラウマ記憶の構造

　トラウマ的出来事のさなか，主たる感覚や知覚の情報（発砲音，血のにおいなど）は記憶に残る。心や体は極度に興奮し（頻拍，発汗，震え），隠れる，闘う，もしくは逃げるといった行動を起こすための準備をする。認知的，感情的，身体的な反応と連合した感覚要素は，トラウマ体験に関連する記憶に結びつく。この情報の保持を，**ホットメモリー**と呼ぶ（Metcalfe & Jacobs, 1996；Elbert & Schauer, 2002）。これは，状況的に接近可能な記憶，もしくは感覚知覚の表象とも呼ばれた（Brewin et al., 2010；Schauer et al., 2011；Neuner et al., 2008a 参照）[†2]。ある種の新しい体験に対して，このホットメモリーは，**コールドメモリー**（言語的に接近可能な記憶，もしくは文脈的表象として呼ばれることもある）と呼ばれる文脈的情報とつながりがある。つまり，人は出来事を，いつどこで起こったか，という文脈のなかで思い出すのである。似たような種類の出来事を繰り返

---

†1　外界の対象または生活空間内の特定領域の持つ特性。
†2　感情を熱に例え，感情がこもっていることを「ホット」と考えると理解しやすい。

し体験することは，記憶表象の一般化を助長する。このことから，進化の過程で感覚や感情をもたらす体験は，文脈的情報に関連する記憶とは別の脳回路に蓄積されるよう，記憶の構成があらかじめ定められているといえる。連合学習理論に基づくと，あらゆる重要な体験は相互神経ネットワーク内に格納されるが，繰り返される逆境体験は，「トラウマ・ネットワーク」（図8-1）を形成するかもしれないということになる。このトラウマ・ネットワークは，感覚，認知，身体的表象だけでなく，体験に関連した感情的な反応（ホットメモリー）も含んでいる。PTSDの場合，ホットメモリーは文脈的なコールドメモリーとのつながりを失っている（図8-1）。環境的な刺激（匂いや雑音など）や，内的な手がかり（思考など）は，トラウマ構造をさらに活性化する可能性がある。ネットワーク内でごくわずかの要素に火がつくだけで，トラウマ構造全体を活性化させるだろう。サバイバーは侵入的想起もしくは「フラッシュバック」，つまり，銃弾の音，発砲の匂い，恐れの感情，防御反応の姿勢や思考を伴って知覚がトラウマ状況に舞い戻っている状態をも体験するであろう（図8-1）。

　トラウマ・ネットワークの活性化は恐怖や痛みを伴う想起をもたらすので，多くのPTSD患者は，トラウマ的出来事を思い出させるようなきっかけを回避することを学ぶ。患者はトラウマ・ネットワークの意味するいかなる部分についても考えたり話したりしたがらず，恐ろしい出来事を思い出すような人や場所にも近寄らない。こうした顕著でホットなトラウマ記憶とは対照的に，PTSDに罹患しているサバイバーが，自伝的な文脈を持つことは困難である。つまり彼らは，その恐怖と出来事の起きた場所と時間につながりがないか，もしくは時系列に沿ったかたちでトラウマ的出来事を構造化できないのである（Schauer et al., 2011）。これらの問題と，トラウマ構造を活性化することへの回避とが相まって，PTSD患者はトラウマ体験を語ることがますます困難となる（Neuner et al., 2008a）。おそらく，こうしたトラウマ記憶のメカニズムは，PTSDに限ったことではないだろう。不安障害，うつ病，摂食障害を患っている人々も，強いストレスを受けて鮮明な侵入想起を繰り返し訴えるが，これはコールドメモリーの文脈的要素が欠けているからである（Brewin et al., 2010）。

　トラウマ・ネットワークは反応の質（＝感情）にも関連しており，闘争・逃走（fight and flight）を含めた警告反応，もしくは解離反応（失神程度まで，言い換えれば，死んだかのように映るまで〈Schauer & Elbert, 2010〉）であることを強

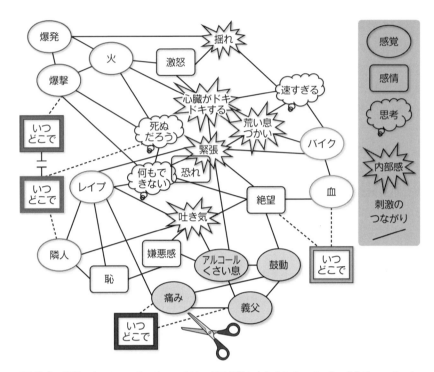

図 8-1 恐怖・トラウマ・ネットワークは，相互刺激により成り立っている。それは，いくつもの恐怖体験の結果生じる。つまり，ある一つの出来事の描写は，「いつ」「どこで」それが起きたかといった，特定の文脈に強く結びつく可能性がある。しかしながら，もしさらなるストレスフルな体験のきっかけが，すでにトラウマのホット・メモリーのネットワークに存在していたならば，感覚や認知，感情，身体表現が相互に刺激しあい，ますますコールド・メモリーとのつながりは失われてしまう。コールド・メモリー，すなわち「いつ」「どこで」といった記号化された文脈的な記憶は，脳の構造上，二つの異なる部位の同時活性化は起きないという理由で，同時には活性化されない（海馬の「場所細胞〈place cells〉」によってコードされる）（Elbert et al., 2006）。このように，恐怖・トラウマ・ネットワークは時と場所から（はさみで切断されるように）切り離され，恐怖は全般化し，差し迫った脅威感を生み出してしまう。いくつもの出来事の記憶の流れが分断しているなかで，NETは，ホット・メモリーとコールド・メモリーを再度つなぎ合わせて，こうしたネットワークのプロセスを無力化していると考えられている。

(Schauer & Elbert, 2010 の図を改変)

調しておきたい。このような，解離性健忘もしくは「シャットダウン」は，再体験，解離を伴った過覚醒や受動的な回避などにかたちを変えてしまう可能性がある。どちらの反応のタイプも進化の過程で備わったものであり，患者はト

ラウマに関連した記憶を活性化するきっかけに応じて，いずれかの反応を示すだろう。NET は，文脈へのつながりを強化することによって，このような好ましくない状況を好転させると考えられている。

　まとめると，繰り返しトラウマ的出来事にさら曝されると，出来事の文脈だけでなく，記憶の貯蔵や回復といった記憶構成や記憶構造全体も歪んでしまう。生き残り体験の脅威や悲惨さが深刻であればあるほど，こうした解体が増すのである。

２）トラウマ関連疾患に対するトラウマ負荷の累積的影響

　逆境やストレッサーが累積するにつれて，トラウマ・ネットワークは強まり，ついにはトラウマ関連の苦痛が生じる（図 8-1）。サバイバーは手がかりを文脈に当てはめることができず，ついには過去の出来事が現在になってしまう。作家でありホロコーストのサバイバーでもある Primo Levo は，『停戦』（*The Truce*）という著作のなかで，次のような体験を記している。

> 「私は座っている……平穏でリラックスして，一見したところ緊張や苦痛の見当たらない環境で，しかし私は深く，筆舌に尽くしがたい苦悩を感じるし，はっきりと危機的な脅威への感覚も感じる。事実……ゆっくりとそして容赦なく……何もかもが壊れていく。そして，苦悩がより強くはっきりとするなかで，私の周りの景色や防壁や人々がバラバラになっていく。私は灰色で混乱した何もない中心に，一人ぽっちだ。私はこれが何を意味するか知っている。そして，以前からずっとそのことに気づいていたこともわかっている。**私は Lager（死のキャンプ）**[†3]**にいて……そして Lager の外には何の真実もない。他のものはすべて束の間の休息，偽りの感覚であり，夢にすぎなかったのだ**」

　トラウマ的ストレス（PTSD）と抑うつのすべての症状が，重症度においてトラウマ的ストレスの累積曝露量に相関することは，繰り返し示されてきた（Mollica et al.,1998；Neuner et al., 2004a；Kolassa & Elbert, 2007；Kolassa et al., 2015, Chap 4）。

---

†3　Lager はドイツ語で収容所のこと。

150

最近，児童期の逆境も，トラウマ関連疾患を予測する主要な要因であることが明らかになっている (Catani et al., 2009b, 2009c, 2010；Neuner et al., 2006；Nandi et al., 2014)。

2．NET の治療原理と論理

　トラウマ記憶表象の構造を参考にすると，病因論的観点からみたトラウマ治療の目標は，最も感情が喚起される体験に焦点化して，ホットメモリーとコールドメモリーを再度つなぎ合わせなければならない。したがって，NET においては，クライエントは治療者の手助けを受けながら，トラウマ体験に焦点を当てた自らの人生の物語を，時系列に沿って作成する。あらかじめ決められている，おおよそ 90 分のセッションを 4〜12 回行うなかで，断片化されていたトラウマ体験の報告が，まとまりのある物語へと変わっていく。共感的理解，積極的傾聴，調和そして無条件の肯定は，治療者の行動や態度に関わる基本要素である。トラウマ体験について治療者は，感覚情報，結果として生じる認知，感情的かつ身体的な反応を詳しく探索し，それぞれの観察から得られた情報とを照らし合わせる。患者はこれらの体験を語っているときに，「今ここで」のつながりを失わず，追体験するように促される。(ホットな)**記憶**の活性化から生じる気分や身体的反応を常にもたらすリマインダーを用いて，治療者はこれらを実際に起こった出来事の記憶，すなわち時間と場所（コールドメモリー）に関連づける。関連する情動反応，特に患者が示した恐怖が明確に減弱するまで，トラウマを引き起こした過去への想像曝露を終わらせない。このようにして，治療者は支持的でありつつも，ナラティブの全体から潜在的な情報を引き出して語ることを患者に指示する。家庭内暴力や組織的暴力のサバイバーに対して，その証言は記録され，文書作成目的として利用することも可能である。

　個人の精神的健康状態を査定した後に，サバイバーに対し**心理教育的介入**が行われ，障害や症状について重点的に説明する。症例によっては，人権尊重の普遍性に関する話を付け加え[4]，その後サバイバーの（年齢，学歴などの）認知

---

[4] 国によっては，基本的人権の尊重すら守られていない場合があるので，難民等では重要な心理教育項目となりうる。

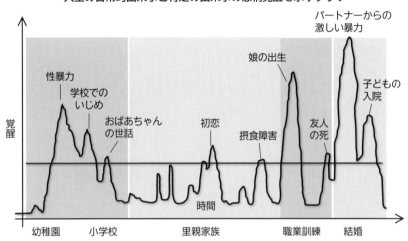

図 8-2 感情覚醒の程度は，人生の時期によって大きく異なる。人生の線のエクササイズでは，閾値を超える覚醒のピークに，それぞれ否定的な強さを示す石や，肯定的な強さを示す花の象徴を用いて，印をつける。そして，それらに時間と場所（「故郷」など）を割りつけるのだが，できれば，特定の出来事（「私の12歳の誕生日の前夜」のような）を，そうでなければ少なくとも日常的な出来事（「いつ叔父は来たのか」）を示すことができるとよい。人生で起こった出来事（私が学校，大学にいったとき，私がニューヨークで働いていたとき）は，いつでも線上に指定できる。

(詳細は，Schauer et al., 2011; Schauer & Ruf-Leuschner, 2014 参照)

能力に応じて，治療原理の概要の説明へと進む。

NET は自伝を概観することから始まる。図 8-2 を見れば，治療者は視覚的に目標をとらえることができる。すなわち，生涯のなかでの覚醒度のピークを特定するのである。サバイバーの生涯と人生での重要な出来事は，治療的儀式のなかで**人生の線**（lifeline）によって象徴化される。この**人生の線**のエクササイズは時系列による時間軸を「線」になぞらえ（たとえばロープを使って），花（肯定的出来事のシンボル）や，石（否定的出来事のシンボル）を，線に配置して象徴化することから成り立っている。治療者による説明に合わせて出来事を素早く分類するとともに，患者は線のすぐそばに象徴物を置く（図 8-3）。**人生の線**エクササイズの目的は，時系列に沿って，主観的に，重要な人生の出来事を復元することである。まずは，人生全体の文脈のなかで起きた出来事のおおまかな時間と場所を概観することが，治療ロジックへの導入に役立つ。治療者は

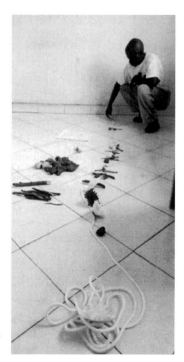

図8-3 この人生の線は，元少年兵によって表現されたものである。良い出来事のシンボルとしての花，悪い出来事のシンボルとしての石（トラウマ，ストレスフル，もしくは悲しみの体験），そして棒は戦闘体験と暴力行為を犯したことに対して使用した。

「いつ」「どこで」その出来事が起こったか，関心を持って尋ねるようにする。そう質問することでコールドメモリーに注目させ，ホットメモリーの項目が強く活性化される前に，話を先へ進める。治療者は患者の身振り手振りにも，注意を払うようにする。患者が少しでも感情的に覚醒した気配をみせはじめたり，映像的イメージや他の知覚を想起しはじめたなら，治療者は，詳細にわたる情動処理や出来事のナラティブに今は入らず，次回のセッションから入りましょうと指摘する。人生の線エクササイズは，1回のセッションで終結させなければならない。そうしないと，クライエントと治療者双方が暗黙の了解で行った回避が，トラウマ体験の想像曝露という重要な治癒の手段を先延ばしにさせるかもしれないからである。

第2回目のセッションでは，必要不可欠な背景情報と，生まれてから初めて感情が喚起した出来事のナラティブから始めて，そのまま時系列に沿って続けていく。トラウマ以前の時期を語る時間は，治療の中核過程の基盤となるもの

第8章　ナラティブ・エクスポージャー・セラピー（NET）　　153

であり，患者-治療者間で良好な信頼関係が構築される時間として用いてもよい。たとえば，この段階で患者が感情的な，温かい，あるいは刺激的な人生早期について語ることは，情動処理や患者-治療者間のコミュニケーションに関する[†5]練習の場を提供することにもなる。

　ナラティブ治療の間，サバイバーは時系列に沿って人生の物語を詳述する。「石」（トラウマ的出来事）があるところはどこも，そのトラウマ的場面の詳細な知覚，認知，感情そして身体感覚が瞬間ごとに再処理され，ホットメモリーやコールドメモリーの要素の織り交ぜ，意味づけ，および統合を行うことで，出来事は追体験される。出来事を語っているあいだ，治療者は語られた内容を構造化し，曖昧な描写をはっきりさせるのを援助する。治療者は共感と受容の役割を引き受ける。患者の報告にみられた矛盾は本人に優しく伝え，多くの場合，反復して生じる身体感覚もしくは思考に対する意識を高めることで矛盾を解決していく。患者はトラウマ的出来事について，感覚を含めて詳しく描写すること，そして，そのときに体験していた知覚，認知，感情を明確にすることを促される。セッション後またはそのさなか，治療者は患者の語りをそのまま書き留めるか，（スケッチまたは写真に保存された）**人生の線**（lifeline）のそばに短くメモ書きをする。

　次のセッションでは人生史を簡単に振り返り，すぐに出来事のコールド・メモリーを強調していく。患者は，自分の記憶に間違いの可能性がある部分や，重要だと思われる部分を，詳細に加えていくこともある。その後，感情覚醒度の次のピーク（次に置かれた石や花）が処理され，それらのトラウマ体験も物語に加えられていく。この手順は，患者の生涯についての最終版ができるまで繰り返し行われ，そして人生史のハイライトが完成する。

　最終セッションでは，さまざまな選択肢が設けられている。**人生の線**は完成し，患者の人生を見直すのに利用できるかもしれない。語りがすべて文書として記録されている場合には，その文書は患者に向けて読み上げられるとよい。患者や治療者，もしその場にいるなら通訳者も含めて，人生の線と物語の両方またはいずれかに署名をする。署名された文書の複写は患者に手渡される。患者からの同意や請求があった場合，文書のコピーは出来事の証拠書類として法

[†5]　トラウマを語る前の。

律家，もしくは（匿名化されたかたちで）人権団体に渡される。さらに，これら治療上の儀式は，悲嘆や悲しみを緩和するのにも役に立つ可能性がある。別れ際に，患者は将来の人生について相談してくるかもしれないし，もしかするとセッションの更なる継続の申し出があるかもしれない。だが，これは NET としては終結しており，将来を見据えた（すなわち，難民が自らの新たな役割に順応できるような，もしくは被虐待女性が虐待の関係性に対処できるような）セッションとなるのである。

3．NET の各段階

NET の実施手順は Schauer ら（2011）による治療マニュアル[6]に従う。

1）セッション1──診断と心理教育

トラウマ関連疾患に対する診断アセスメントを行う前に，家庭内暴力や人生上で遭遇した他のトラウマ的ストレスについて，チェックリストを用いて幅広く評価することを勧める。児童期の逆境に対するアセスメントとしては，「不適切な養育と虐待曝露歴（Maltreatment and Abuse Chronology of Exposure：MACE）や，組織的暴力用に vivo[7] が作成したチェックリスト[8]（Schauer et al., 2011；German version of the MACE in Isele et al., 2014）を勧める。これらのチェックリストを治療者が見れば，患者のトラウマ歴の兆候がわかるし，そうした出来事は**人生の線**にも現れるかもしれない。

トラウマのサバイバーにとって，自身の状態を理解し，概念化することを学ぶことは，きわめて重要といえる。またサバイバーは，治療者から治療に対する動機・意欲や，最悪の話でも耳を傾ける用意があることについて，次のような説明を受ける。「私は戦争（レイプ，強制移住，拷問，大虐殺，自然災害）のような極度にストレスフルな状況を体験した人々を支援するために，そして人権侵害が発生したという証拠書類を出すためにここにいます。……私たちは皆

---

[6] 日本語訳として，森茂起監訳『ナラティヴ・エクスポージャー・セラピー：人生史を語るトラウマ治療』（金剛出版，2010 年刊）が刊行されている。

[7] Schauer らの主催する NPO 法人。

[8] 戦争，監禁，拷問体験のチェックリスト。

様の支援から学んだことを活かして，大変なストレス状況を体験されたサバイバーの方々が，将来にわたって支えられ尊厳が守られるよう努力していきたいと考えています」。

　もし，その人にトラウマ関連疾患の症状があるならば，診断後すぐに心理教育に移るのが望ましい。患者には，危機反応もしくは解離反応は誰もが持っている防衛のレパートリーの一部分であること，そしてトラウマ症状は，深刻かつ有害な出来事を繰り返し体験した結果であるとの説明が重要である。また，トラウマ記憶は侵入的な記憶であり，それはある感覚的きっかけ，もしくは心身の状態によって引き起こされる可能性があると説明する。さらに，これらの侵入性想起は現存する脅威と認識されるため，トラウマが未解決である限り警戒状態が続くことを伝える。侵入的な映像，音や匂い，そしてそれらが誘発する気分については，過去の出来事と結びついてしまう前に意識的に処理される必要がある。そして，こうしたことは治療経過のなかでもみられるであろう。このような治療は，患者に対してあくまでも一つの提案として説明される。ときとして一部の患者は，自分たちを「悲運な神の創造物」もしくは「呪われた存在」と見なし，自分が治療を受けるに値しない存在であると信じている。これらの事例に対する支援を考えれば，人権侵害に関する文書作成という目的だけで，治療のための共同作業に導入することも許されるだろう。他方で，暴力行為に関わりそれを楽しんだサバイバーもいれば，ギャングや武装グループへの忠誠心に誇りを持っていた者もいる。サバイバーが恥辱感や罪責感を抱くこともあれば，彼らの語る人生エピソードのなかには治療者が好まないものもあると考えてしまうかもしれない。しかし，こういう感情や考えを抱くことには理由もある。治療者としては，証言支援のための専門的スキルを持ち，有益な体験を患者にもたらすことが自分の仕事と考える。これらをしっかりと念頭に置くことが大切であって，患者の語りが詳細かどうか，あるいはそれが物議を醸すかどうかにはとらわれない。

2）セッション2——人生の線エクササイズ
　NETにおける**人生の線**では，儀式的かつ象徴的な方法で，人生のなかでの感情的なハイライトが示される。ここでは，サバイバーは生い立ちの流れを表すロープもしくは紐に沿って，主要な出来事のところにシンボルとなる物を配置

する（図8-3参照）。花は幸せと感じた主な出来事であり，人生のなかで楽しい時である。たとえば，肯定的な勇気づけられる出来事，すなわち達成の瞬間，重要な関係性，喜びと受容の体験である。このように，花は資源を表す。石は恐怖を与える試練を象徴し，とりわけ生命を脅かすような出来事，もしくは警戒反応や解離反応の引き金となる虐待，レイプ，暴行，怪我や損傷，監禁，自然災害などのトラウマ体験を表す。サバイバーは通常，逆境（離婚，解雇，病気）にあるなど，人生で困難な瞬間に石を置く。これ以上の象徴物を置くことはエクササイズを複雑にしてしまうかもしれないが，花と石を置くことは明確なメッセージを伝え，形を与えることになる。また，複雑になることを恐れず，さらにシンボルを追加する場合もある。たとえば，愛する人を亡くすといった遷延性悲嘆の原因となるとても悲しい体験に対しては，ロウソクが置かれ，火を灯すこともよいだろう。刑事犯あるいは暴力加害者は，必ずしも犯した出来事を否定的にとらえていないかもしれず，そうであれば石は適切な象徴とはいえない。同様に，花も大虐殺後の勝利にはふさわしくない。このような場合には，より中立なシンボルを用いてもよい。たとえば筆者らは，戦闘中の攻撃もしくは暴力への関与を象徴するものとして，小さな棒を使っている（Elbert et al., 2012；Hermenau et al., 2013；Crombach & Elbert, 2014）。多種多様なサイズ，色，形の石と花を用意することで，出来事の表現に幅を持たせることも大切である。

　ロープや紐が床の上に置かれたら，治療者はクライエントに線に沿ってシンボルを置くように促す。治療者は患者に，重要な出来事に名前をつけ，印をつけるように促し，時系列に沿って人生を振り返る。感情が喚起するそれぞれの出来事に対して，「いつ」「どこで」「何が」といった問いについては二言三言で答えてもらい，詳細には立ち入らない（「中学生のとき，地元で近所の人にレイプされた」「数カ月前この町に住んでいて，車にはねられた」「ジョニーと名付けた第一子が生まれるときに，病院で帝王切開を強いられた」など）。治療者はそれぞれのシンボルに名前をつけ，いつどこで起こったかをメモする。シンボルについてわかりやすく簡潔なタイトルをつけることは，ホットメモリーに取りかかる自信をつけてもらうためにも重要である。しかしそうはいっても，この時点では深入りしないことがなにより肝要である。それゆえ，人生の線のエクササイズでは，出来事の内容に直面化するための時間は設けていない。この段階では，治療者は（感情，感覚，生理反応などよりも，事実，名前，日付な

どに絞って尋ねることで）人生の線が**コールドメモリー**にとどまった状態になるようクライエントを導く。人生の線エクササイズは，重要な人生の出来事について，「工程表」のように**概観**するのみである。そのような意味では，それぞれのシンボルを置いたあと，（特に石の場合は）気持ちをいったん落ち着かせ，冷静にさせて次の出来事に進ませることが肝要である。名前をつけるにあたり，一貫して焦点を当てるのは「いつ」「どこで」にとどめ，「何が」については聞かないでおく。さもないと，さまざまな気分が人生の線の終わりに向かうにつれ「蓄積」され，いくつもの感情が混ざり合い，混乱してしまう。以上述べたことに留意して行えば，NET における**人生の線**は，トラウマ的な題材についての話し合う第一歩として有用である（Schauer & Ruf-Leuschner, 2014；Schauer et al., 2014）。

　人生の線は，当初は子ども版のトラウマ治療（KIDNET）のなかで紹介され（Schauer et al., 2004；Onyut et al., 2005），効果を上げてきた（Schaal et al., 2009；Catani et al., 2009a；Ruf et al., 2010；Ertl et al., 2012；Hermenau et al., 2012；Crombach & Elbert, 2014）。その後，古典的な**人生の線**の実施法が NET に取り入れられ，複数回・複雑性トラウマの成人サバイバーを対象とした異なる治療グループに用いられ（Bichescu et al., 2007；Neuner et al., 2008b, 2010；Schaal et al., 2009；Halvorsen & Stenmark, 2010；Hensel-Dittmann et al., 2011；Pabst et al., 2012, 2014；Stenmark et al., 2013），場合によっては紙に書いてもらう方法で行われた。それは，患者が1枚の紙に，時間軸に沿って人生の最も重要な時点に印をつけていくものであった（Dōmen et al., 2012；Ejiri et al., 2012；Zang et al., 2013）。治療計画のなかに**人生の線**を用いた NET を取り入れることの有効性に関しては，明らかなエビデンスが存在する。しかしながら，治療の成功は，**人生の線**のモジュールが**ない** NET に対しても確認されている（Neuner et al., 2004b；Schauer et al., 2006；Hijazi, 2012）だけでなく，治療終盤になって**人生の線**モジュールを含めるような代替法でも確認されている（Zang et al., 2014）。逆に，トラウマ例の治療で，人生の線しか使わないような方法での臨床的効果は確かめられていないし，本章の冒頭で述べたような理論的仮説を勘案しても，その効果は見込めないだろう。

3）セッション3——語り（Narration）
　3回目のセッションでは，まず人生再早期からの語りを行う。時系列に沿っ

た語りにおいては，患者の感情が最も喚起される出来事を扱わなければならない。その際，家族背景は無視してはいけない。つまり，患者がどのように育ち，両親との関係はどうであったか，他に発達早期のアタッチメント形成や，アタッチメントによる結びつきはどうであったかを尋ねる（「あなたはいつ，どこで生まれたか。誰があなたを育てたか。その人はあなたの家族であったのか。あなたにまだ記憶がない頃，彼らはあなたに何と言っていたか。何か当時の写真や文書はあるか」など）。セッション数の観点から，トラウマを受ける以前について話題にすることは時間的制限が必要である。それは，後に続く，より語りにくい題材について語ることを避けないためである。通常，セッション2回分に相当する時間（90〜120分）のなかで，最初のトラウマ体験を処理するよう設定する。想像曝露のなかで，恐怖や防衛的な感情反応が十分に出ることが望ましい。すると患者は，最も脅威である「ホットスポット」に続く場面を語っている際に，覚醒が軽減していくことを体験できる。

文脈上の情報はまず，はっきりと想起されなければいけない。そのとき出来事は詳細に報告され，そして最終的にその情報は今の視点から過去へと移る。

- **いつ？（時間と状況）**── いつ事件が起きたかを特定する。人生のどの時期に，いつの季節か，何時ごろだったか。

- **どこで？（場所と活動）**── 事件が起きた**場所**を可能な限り正確に特定する。そのとき，どこにいたのか，景色，家，道などの詳細な感覚について尋ねるようにする。

- **何が？（語るうちに覚醒亢進が生じはじめる）**── そのときになって，はじめて治療者は**スローモーション**へと移していく。治療者と患者の双方がわざとスローダウンし，何が起こったか詳細に思い出すことは，勇気がいることだろう。治療者は感情反応が推移するままを受け止めることによって，題材の処理を援助する。**ホットメモリー**（恐怖/トラウマ構造による組織化された要素）は，以下の順番に活性化される。**感覚**（何を見たか，何を聞き，何を嗅いだか……どんな姿勢だったか），**認知**（何を考えたか），**感情**（何を感じたか，治療者はクライエントの一つひとつの考えが理解できないかぎり，気持ちを理解できないことに気づく），**身体反応**（心拍，発汗，冷たい手，など），**意味づけ**（図8-1参照）の順である。治療者は，ホットメモリーを言葉に置

き換え，人生史の流れにそれらをつなぎあわせていく。つまり，ホット・メモリーを語りのなかに織り込むことを援助する。原則として治療者は，クライエントの体験（特に感情）が言葉で表現され，クライエントがリラックスするまで語りを続けさせる。ここに至る前に語りを止めてしまうことは弊害をもたらす。クライエントの描写から良い映画が作りだせたときにこそ，ゴールへと到達するのである。治療者が自身の心の中でこの短編映画を上映するというのもよい。ただしそれは，あたかも治療者がサバイバーとともに肩を並べて，映画の場面を進むようになってはじめて良いものとなるのである。

● **いま！（NOW！）**── 仮に，患者が現在の身体感覚を感じながら，過去と現在の気分を比較しているとする。たとえば，患者が「災害のときに私は怖かった。今振り返ってみると，悲しくなっている」と言えば，治療者は「私にはあなたが嘆いているようにみえる」「あなたの目には涙が浮かんでいる」「今あなたの身体は恐れを感じていますか」「それをどこに感じますか」と応じる。これらの質問が，クライエントにより深い感覚的な気づきを促すであろう。患者の感情的な反応に名前をつけようとする際に，ためらう必要はない。もし違った気持ちがつけられたとしても，患者はすぐに治療者に教えてくれるだろう。いったん恐れが言葉で表現されたなら，クライエントは，現在危険はまったくなく，覚醒の原因はこの場で起こった脅威感そのものというよりもむしろ，脅威をもたらす記憶にあることに気づく。そしてそれに気づけば，覚醒度は低下するだろう。

● 覚醒度が大幅に低下した後に，必ずセッションごとに，いったん語りを終結させるよう進めていくことが肝要である。たとえそのセッションが時間切れになったとしても，取り組んでいるトラウマ的出来事に明確な終点を設定することが最も大切である。セッションを終了に導くためには，出来事の直後に起こった次の事柄に話題を進めることである。そのために，治療者は出来事の後に何が起こったかについて，クライエントに少なくとも2,3文で話をしてもらう。想像曝露によって喚起された感情を鎮めることが難しいと思われる場合には，サバイバーが出来事を乗り越えるために，これまで（出来事の後，時間単位，日単位，週単位，月単位で）どのように過ごしてきたかを尋ねることが，セッションを進めるのに役に立つ。このやり方を行えば，

ホットメモリーによりストレスがかかり不快な状況から，慣れ親しんでいる「人生の線」の方向に向かい，セッション終結への移行がスムーズになる。トラウマが起こった後の時間経過を明確にすることは，患者がその出来事を人生史に組み入れるために重要である。「曝露」のさなか，覚醒度と否定的な感情は高まる。「終結」までに覚醒度は下がり，そして治療者はこの鎮静化に至る経過を支える。治療者は常に進む方向をはっきりとさせておく。

●**つなぐ！**──治療者は，クライエントの社会生活上の苦痛からの回復に寄り添う。治療者が，出来事を処理している間に温かみ，共感的，そして断定的でない態度を示せば，アタッチメントの傷つきへの癒しになる。目の前にいる治療者の存在と，その治療的関係のなかで励まされながら，過去の社会生活上の苦痛が強かった頃に立ち返ることによって，過去の人間関係における体験修正が行われる。

以上述べたように，セッション内の緊張状態は，トラウマ以前の物語を話すことから始まり，トラウマ自体を構成している詳細な部分へと移っていき，トラウマ的出来事が終了した直後のことを話すまでに及ぶ。トラウマは文脈上に位置づけられ，出来事に関する時間や場所，感情や意味が定められる。セッションの終了が近づく前に，治療者は観察と問いかけを行い，再び現実世界で過ごせるほど患者の覚醒度が下がっているか確認する。

4）セッション4とそれ以降のセッション──語りをやり遂げる

4回目以降のセッションでは，前のセッションで詳細に述べた語りは，要約されることになる。そして，その先の人生とトラウマ的出来事の語りが続けられる。必要とされるセッション数（通常10～12回）は，PTSDの背景と重症度によって決まる。複雑な事例の場合，たとえば境界性パーソナリティ障害を持った患者の場合には，より多くのセッションが必要かもしれない（事例発表を参照）。しかしながら，早い段階で曝露のセッション数の限界を設定すると，最もつらい出来事の語りの回避や先延ばしを，防ぐことができる。

5）認知再構成とその後

セッションの終わりに，しばしば患者は，文脈の意味づけをよく考えるよう

になる。より正式な**認知再構成**プロセスは，次のように明確化することで行われる。

- 患者の人生における**出来事の意味づけについての新たな洞察**。患者は日々の感情と不健康な行動パターン（全般性不安，不信感，激情，爆発的な怒り，など）が，どのようにトラウマ体験と関連しているか理解できるだろう。
- 詳細な語りは，**出来事中の行動をより深く理解する**ことにつながる。これは，罪責感や恥辱感といった気分の修正に役立つだろう。
- 生活習慣や事件との相互関連についての認識が，統合される。

　何が起きていたかについての気づきが増すような効果は，（セッション中だけでなく）セッション間でもよく起こる。治療者と患者が再会したとき，治療者は患者が治療者と最後に会って以降，患者が思っていることや気になっていることがあれば，どんなことでも開かれた態度で受容するべきだろう。

6）NET モジュールの最終セッション

　最終セッションでは，個人史のなかに織り込まれた出来事は文脈化され，統合された語りとして見直される。患者は距離感をもって物語について考えることができ（それは悲しいが実話である），あるいは，その記録を平和構築，または教育目的のツールと見なすこともある（気づきの高まり）。NET 治療の最後に完成した**人生の線**を配置することは，（今回はこれまで近づきにくかった記憶も含めており）クライエントが人生史をつくる作業を眺めることや，一生を「ゲシュタルト（Gestalt）」[†9] として理解することを可能にする。NET のすべてが終了した後，患者は過去へのとらわれが減り，今や自らの方法で人生をどのように取り戻すかの手段を見つけ，生きがいのある生産的な将来を描くことに，重きを置くようになる。

---

†9　意味のある一つのまとまりを意味する。

7）経過観察期

　理想的な評価時期は，治療後4〜6カ月と，1年が経過したときである。時間の経過とともに，もはやPTSDの診断がつかない程度にまで，症状緩和が見込まれる。NETによって癒しのプロセスが始まるが，語りが十分展開するのに，長く見積もって数カ月程度は必要とされる（事例発表や図8-4を参照のこと）。

8）NETの治療的要素の概観

　NETのいくつかの要素は，臨床家にとって印象的な治療効果をもたらしていることがわかっている（Schauer et al., 2011参照）。それらを以下にまとめる。

(1)　自伝的記憶やエピソード記憶の積極的な時系列的再構成。

(2)　感情ネットワークを修正するために行う，「ホットスポット」への持続曝露，そして恐怖記憶への充分な活性化（つまり，条件づけされた感情反応からトラウマ的記憶を切り離すための学習と，トリガーを出来事に関連した仮の手がかりとして理解すること）。これらは，トラウマの詳細な語りと想像を通して実施される。

(3)　当事者自身の時間，場所，人生の文脈に対する，身体，知覚，認知，感情といったさまざまな反応の意味のあるつながりと統合（すなわち，その後の人生における，新たな文脈の獲得と条件づけ反応の再現に対する理解）。

(4)　行動と習慣（すなわち，認知の歪み，自動思考，信念，反応）の認知的再評価をすることと，人生にとって否定的で恐ろしいトラウマの情動再処理を通して意味づけられた状況について再解釈すること−完成と終結。

(5)　幸せな人生を取り戻すための（精神的な）支え，そして根深い思い込みの修正。

(6)　「証言すること」を人権擁護的立場から位置づけることによって，自己承認要求を満足させ，結果として尊厳を回復させること。

●事例報告●

　この事例は，ナラティブ・エクスポージャー・セラピー（NET）が，しばしばうつ病や境界性パーソナリティ障害といった深刻な併存疾患を持つ複雑性PTSDの人たちにも，役立つ可能性を示すものである（Pabst et al., 2012, 2014）。自然災害のようなストレッサーに曝された事例については，数回のセッションがあれば充分かもしれないが，複雑性のトラウマ関連疾患のサバイバーには，もっと多くのセッションが必要となる。

　スーは，33歳になって私たちの外来診療所に治療を求めてきた。彼女はPTSD，反復性うつ病，および境界性パーソナリティ障害の診断で紹介されてきたのである。彼女の症状は，SSRIやベンゾジアゼピンを含めた薬物によって管理されていた。処方内容は3カ月以上変わらなかった。彼女は長年無職であり，福祉的支援を受けてきていた。彼女は頻繁に入院しなければならなかった（1年に複数回の緊急入院をしていた）。また，境界性パーソナリティ障害の専門家によって，入院と外来による治療を繰り返し受けていた（主にDBT[†10]に基づいたものだが，認知的介入も含めたもの）。彼女はいくつかの機能障害が原因で支援型住居に住んでおり，州の後見人とソーシャルワーカーの支援を受けていた。

　前治療者は，スーが自分のトラウマ体験を詳細に述べたいと希望したときも，それをするにはスーはあまりにも不安定であったとの見解を示した。前治療者は，トラウマ焦点化治療よりも前に，症状をもっと安定させることを勧めた。曝露治療が提案されなかった理由として，カミソリを使ったリストカット，拒食，自己誘導性嘔吐，過食と下剤による排出，自殺企図などの自傷行為があった。さらにスーは，集団療法の際にも，血管迷走神経性失神（Schauer & Elbert, 2010）を伴う重度の解離がみられていた。

［導入手続き］

　トラウマ的出来事と児童期の逆境チェックリスト（Schauer ら〈2011〉によって一覧表化された，MACE「不適切な養育と虐待曝露歴」）などを用いた詳細な診断ののち，NET治療のために心理教育が行われた。治療の説明と

---

†10　弁証法的行動療法（Dialectical Behavior Therapy）。境界性パーソナリティ障害に対する心理療法のこと。

同意を得たあと，治療前評価は別の検査者によって行われ，境界性パーソナリティ障害診断，DSM-IV の PTSD 診断，管理可能な自殺念慮の存在が確認された。また，初診時点では物質依存はみられなかった。治療を始めるにあたり，スーはすでに 3 週間精神科に入院していた。彼女は不安定な状態であったために，緊急入院となっていたのだ。最後に確認された深刻な自殺企図は約 1 年半前であり，スーが今この診察に至るまで，自殺念慮に慢性的に悩まされていることが，面接によって明らかとなった。NET 治療を始める際も，彼女の自傷行為（特に，鋭利なもので手足の皮膚を切ることや，拒食の食行動パターン）はまだみられた。加えて，スーには一時的に意識を失うなどの重度の解離症状がみられた。6 セッション後に彼女は精神科の病棟を退院し，入院先から通院するかたちの治療は終了した。

[治療]

　治療は 15 回提供され，90 分の個人セッションが 5 カ月間毎週行われた。セッション 2 は，（前述したように）**人生の線**エクササイズに充てられた。人生の線はスーにとって新たな体験であり，最初は興味と不安感の両方の気持から不機嫌だった。いったん処理に慣れると，彼女はそのエクササイズにきちんと入れるようにはなったものの，時系列による想起や，人生の出来事の命名は，明らかに難しそうであった。治療者は，彼女の人生史のそれぞれの時期ごとに，重点的にその時期に起こった最も頻繁に思い出される（石で象徴されるような）つらい記憶の出来事を示すだけで，最初は充分であると説明した。治療者はまた，スーに想起可能なあらゆる（花で象徴されるような）輝かしかった出来事などを思いだしてもらい，喪失や悲嘆の象徴としてロウソクを使うことを提案した。

　セッション 3 では語りを始め，その後の 15 回にわたるセッションを通して時系列的に語りを進めた。スーは出生後物心ついた頃からの語りを始め，最も感情のこもった良い体験と悪い体験を明らかにした。こうして児童期と青年期時代に進むにつれて，語りの曝露は促進された（児童期の新たな性的虐待の事実，児童ポルノに売られたこと，激しい暴力，社会的な迫害を体験したことが想起される）。解離による現実からの遊離，もしくは**緊張性**または

---

†11　解離に対して意識を現実に戻す技術。

弛緩性の不動状態に陥りはじめたら，治療者はスーにグラウンディング[†11]を用いた。すなわち，「今ここで」の体験について感覚と知覚の対比（二重意識〈dual awareness〉）[†12]を行い，血圧が下がるのを防ぐ動作（motoric counter-maneuvers）[†13]を行って落ち着かせた。能動的に筋肉の緊張を高めることは，反射による失神の際の第一選択治療であり，血圧を有意に上昇させて意識消失を防ぐ。運動活性化（筋緊張をつくり，足を組んで下肢に圧迫を与えること）は，トラウマの題材に取り組んでいる間，スーに充分な循環機能を保たせ，はっきりと意識を維持させるのに役に立つ。このように，治療者は失神の兆候を防ぐために，解離の進行を防ぐグラウンディングを促進することで，失神の前駆症状に対応した。トラウマの場面イメージと面接室の現実とのバランスをうまく保つことによって，解離の防止戦略をとる。すなわち，想像曝露の最中に現実感覚に立ち返ることで，現実と曝露場面間で絶えず意識の方向を移すのである。たとえば，触覚刺激としてはレモンの香りの香水を嗅いだり，ペパーミント・オイル，チリガムを味わったり，明るくした照明をつけたり，姿勢変化を指摘したり，部屋を見回してもらったり，アイスパックの触感や冷たさ，音に注意を向ける，などの工夫がある（更なる解離を防ぐ実例としては，Schauer & Elbert〈2010, p.121〉を参照）。

　自分史の語りを数セッションにわたって取り組んだ結果できあがった証言内容は，治療者によって書き取られ，サバイバーに読み聞かせられる。そして，解離を伴わないかたちでの再処理が十分に行われ，トラウマ場面やそれらの意味内容にもっと細かい部分が加えられる。つまり，最も重要なことは，実際に起こった出来事と感情文脈とを絡み合わせることで，両者を統合させるのである。NET はすべてのトラウマ的出来事を対象としているので，通常は一度だけ出来事を語り，そして書き起こされた文書を読み返し，内容を補足するなかで再体験するような取り組みができれば充分である。しかし，スーが売春の際に受けた性暴力のなかには，あまりにも恐ろしいものが含まれていたため，スローモーションによる感覚曝露を加味することによって馴化を起こし，その場面の包括的な語りを完成させることが必要であった。そ

---

†12　二つ以上の感覚に同時に注意を向けさせること。

†13　失神の前兆が出たときに，足を組んだり動かしたりして，血液が足に留まるのを防ぐ。

の後，治療は人生の線に沿って，時系列的に次のシンボルに向かって進められた。

　患者がある期間に起こった出来事すべてを忘れているようなときには，スーが場所，部屋，典型的な場面について異なる文脈や空間環境を探索できるよう，治療者は丁寧に手助けした（「あなたが14歳になったとき，住んでいた通りはどこでしたか」「アパート/学校/スポーツクラブが，どのように見えましたか」「さあ，部屋を通り抜けてみてください。何が見えていますか」「さあ，私たちとそのドアを開けてみましょう。どんな家具がここにありますか，どのような匂いがしますか」「周囲の環境をあなたはどのように感じますか」など）。過去の世界に対し現実生活を通して探索すること（in vivo exploration）によって，連合ネットワークの諸要素（トラウマや恐怖構造）が活性化されるだろう。その後には，スーの心の中に，生理的な覚醒と相まって，印象とイメージが浮かぶ。新たに意識に入り込んでくるイメージに関する思考，気分，知覚の描写がいったん促進されると，たいていトラウマの全体が，途切れ途切れの「スナップショット」から流れるような動画へと変化していった。NET の治療者は，治療中患者にしっかりと付き添い，きわめて詳細な出来事の語りに伴う感情の言語化を手助けする。この自分史的文脈において，スーは自身に起こったトラウマティックかつサディスティックな虐待場面の記憶を，何とか取り戻そうとした。そして，彼女はそれらに直面することができた。彼女は出来事を再処理し，そのうえで，人生の他の時期に経験した「花」（良かった瞬間，成功，恋愛関係，資源など）を振り返ることができた。人生の線のなかで「ろうそく」に達したとき，実の祖母や彼女が子どものときに大切にしていたペットを失ったことが，自分にとってどのような体験で，その意味は何だったかについて詳しく語った。こうして，患者のすべての体験が，人生史の証言のなかに収められた。

　最後のセッションで，スーはもう一度自分の**人生の線**を描写することで，自分の能力を感じた。今回はこれまでよりずっと早くこの課題，すなわち，石と花をすばやく名付け，それらのシンボルのそばに小さいメモをつけた。そして，彼女は人生の重要な時期の区別も示すことができたのである。さらに，彼女は自らの非行行為の象徴として，棒を付け加えた。ささやかな儀式として，治療者は彼女が描いた最後の**人生の線**と自伝の書き写しの写真を，

誇るべきサバイバーに手渡した。将来を祝しつつ，トラウマに対して勇気を持って語り遂げたことを記念して，スーは花を受け取り，将来に対する希望のシンボルとして，その花を家に持ち帰った。

[測定]

他の診療所の別の検査者による治療前とフォローアップの診断に加えて，次に挙げる臨床的測定は，症状経過をたどるために組み込まれている。PTSD症状に対してPSSI[†14]，うつと不安症状に対してHSCL（Hopkins Symptom Checklist：ホプキンス症状チェックリスト），BSL（borderline symptom checklist：境界例症状チェックリスト），解離症状のためのDES（Dissociative Experiences Scale：解離体験尺度[†15]）がある。

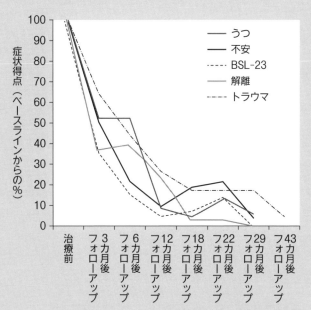

図8-4 サバイバーであるスーのフォローアップ期間の症状評価得点の変化（基準は100%）（HSCL：ホプキンス症状チェックリスト，BSL：境界性パーソナリティ障害症状リスト，PSSI：面接式の心的外傷後診断尺度）

---

†14 posttraumatic symptom scale interview のこと。日本語版は藤澤らが論文で信頼性および妥当性を検討している。

†15 DES-II 日本語版は保険適応がある。

査定は，治療前と3カ月後を越えてから実施する（図8-4）。患者はいかなる金銭的な報酬も受け取らなかった。

[結果と考察]

　スーの治療前から治療後の症状スコアの変化と，フォローアップ各期のスコアは，図8-4で示すとおりである。治療反応による得点の低下は，すべての尺度で認められた。治療後3カ月間までに自傷行為は完全になくなり，摂食行動が正常に戻った。6カ月後までに解離症状を含むPTSD症状は大幅に低下し，境界例症状得点もかなりの症状改善を示した。スーが将来について考えはじめたときには，人生の質は向上しはじめていた。自分の目標を実現するために，彼女は住居や仕事を見つけようと社会的支援を活用した。3年後には別の検査者によって，彼女がもはや境界性パーソナリティ障害やPTSDを含む，いずれの精神疾患の診断基準にも該当しないことが確認された。スーは女性のNET治療者に向けて手紙を出した。「私はいまや平穏に過ごし，物事がうまくいくようになっています。体調も良く，楽しく仕事をしています。買い物に出かけることも，一緒にお茶をするために友だちと会うこともできます。もはや，過度に周囲の人に頼ることもなくなりました。最も良いことは，私はあなたと別れてから失神することがなくなり，自傷行為も一度も行わなかったことです。私は精神科病院に入院しなくてもよくなったことを大変喜んでいます。そうです，私はまさに，自立した人生を楽しんでいるんです。ただ，私を助けてくれた人たちみんなに長らく会えていないのをときどき寂しく思います。でも，良くしてくれたのは，それがあなたたちの役目だからですよね。そう，こんな私でも，好きになってくれている本当の友だちが何人かできたんですよ！」

4．エビデンスに基づいた治療としてのNET

　成人や児童における10以上の臨床試験の結果から，NETはサバイバーにとって，対人的・組織的暴力や他の災害からの苦痛を減少させる効果があると証明されている。これらのストレッサーは，幼児虐待やネグレクトといった問題と組み合わさってしばしば有害な影響をもたらしており，NETはこうした問題を直接取り上げている。NETは人生全体にわたって起きた複数回・複雑

性トラウマによるストレス体験の影響をなくすために開発されており，それは
まさに NET の本質そのものである。NET は複雑性トラウマにおける有効な治
療選択肢であることが証明されており（Pabst et al., 2012, 2014），度重なる拷問を
受けたサバイバーに対しては，さらに大きな効果量を示している（Hensel-Ditt-
mann et al., 2011 ; Neuner et al., 2010）。最もはっきりとした改善はフォローアップ
時に認められ，精神病理学的な症状や，身体的健康，機能，生活の質の改善が
維持されている。NET は，トラウマ環境が持続するような，絶え間なく不安定
かつ危険な状況でも効果的に適用されている。また，残虐行為について証言し
ようとしている人の PTSD 症状についても，効果的に減少させる。いくつかの
総説では，エビデンスに基づく治療法として NET を推奨し，特に暴力を受け
たサバイバーには効果があるとした（Robjant & Fazel, 2010 ; Crumlish & O'Rourke,
2010 ; McPherson, 2012 ; Nickerson et al., 2011）。NET の有効性を示す研究がいくつ
か別々に行われた（Zang et al., 2013, 2014 ; Hijazi, 2012 ; Gwozdziewycz & Mehl-Madro-
na, 2013 ; Ejiri et al., 2012 ; Dōmen et al., 2012 ; Hijazi, 2012 ; Hijazi et al., 2014）。そして，
NET はさまざまな国々で取り入れられている（Zech & Vandenbussche, 2010 ;
Jongedijk, 2012, 2014 など）。マニュアルはオランダ語，英語，フランス語，イタリ
ア語，日本語，韓国語，スロバキア語で出版されている。

　NET のエビデンスの優れた点として興味深いのは，神経生理学や分子生物
学的マーカーを使って，効果の妥当性を検証していることである。心理療法に
よる介入が有効だと，記憶は再編成され，脳の構造にも変化が生じる。脳がど
のように変わったかを，肉眼で確認できるレベルで実際に画像化することは可
能かもしれない。実際，トラウマを受けた亡命希望者に対して，NET と通常治
療との間で比較研究が行われた（Schauer et al., 2006）。結果として，症状得点だ
けでなく，脳磁図を用いたパラメータによっても改善が示された。6 カ月後の
フォローアップ時，NET 群の神経律動は健常群の活動と変わらなかったが，対
照群ではそうではなかった。さらに Adenauer ら（2011）は，NET によって，嫌
悪画像に対する注意の皮質下降型制御（cortical top-down regulation）に関連した活
動増加が引き起こされることを見出した。治療を受けた患者は，潜在的な脅威
への注意配分力（attention allocation）が強まり，現在の状況に対する現実の危険
性の再評価を行っていた。その結果，PTSD 症状が減少したのではないかと考
えられる。

PTSD は，慢性疼痛，がん，循環器疾患，呼吸器疾患，消化器疾患，自己免疫疾患を含む，さまざまな身体疾患の危険因子であることが知られている (Boscarino, 2004；Kolassa et al., 2015)。PTSD にみられる身体的健康の不調は，免疫機能の変化や，炎症プロセスの結果生じたようである (Pace & Heim, 2011)。Neuner ら (2008b) の研究によると，NET によって咳や下痢，発熱の頻度が減った。Morath ら (2014a) は，NET 群への 1 年間にわたるフォローアップから，症状の改善とともに，元々減少していた調節性 T 細胞の割合が増加に転じたことを明らかにした。これらの細胞は，免疫システムのなかで均衡を保ち，免疫反応を制御し，自己免疫疾患を予防するうえで重要である。さらに NET は，PTSD 患者の増加した DNA 損傷を，正常域まで修復させることができる (Morath et al, 2014b)。これらの知見から，NET は身体的健康，特に発がん抑制にも関連している可能性もある。心理療法を介した PTSD 患者の病態生理学的プロセスの可塑性を考えると，NET によって PTSD 疾患の心理的負担が減じるばかりでなく，慢性かつ生命予後にさえ影響を与えかねない PTSD の身体リスクを減らすための治療域が存在するのかもしれない。しかしながら，（ナイーブ T リンパ球の比率のような）他の免疫系のパラメーターは，この研究では変化しなかったのである。それゆえ，これらの患者は治療を無事終結した後も，長期にわたって伝染性の疾患に罹患しやすい可能性があることに留意すべきである。

NET にとって決定的な強みは二つある。一つはとても低い脱落率であり，もう一つは，低所得国や戦争・紛争地域にいるカウンセラーも含めて，普及に関して高い可能性を持っていることである (Catani et al., 2009a；Neuner et al., 2008b；Ertl et al., 2011；Jacob et al., 2014；Schauer & Schauer, 2010)。Stenmark ら (2013) は，中部ノルウェーにおいて，NET を用いることで，難民はもちろん亡命希望者の PTSD とうつ病の治療が，一般の精神医療システムの枠組みのなかで問題なく行うことができたことを示した。

5．今後の課題

児童虐待や反復性のトラウマ，またはパーソナリティ障害のサバイバーのなかには，自らの過去の信頼に足る記憶を取り戻すことが，まったくできないことがある。これは，自伝的記憶を取り戻そうとしたときの，深刻な解離反応が

関係している（Schauer & Elbert, 2010）。そのため，NET の初回では，完全なものを求めずに**人生の線**を引いてもらう。たとえ，ホットメモリーからの自然な回復が難しかったとしても，治療の始めに人生史を作成しようと努力することには価値がある。**人生の線**を引くことは，その完成度に関係なく，1 回の 120 分間のセッションのなかで終わらせなければいけない。そして，語りは次回セッションから始めるべきである。その理由は，曝露を先延ばしにすることで回避を強化し，最後になって，患者が最悪の出来事について話す気を失くしてしまう可能性があるからである。もう一つの方法として，語りをすぐに始め，そして**人生の線**のエクササイズだけを，治療の最終セッションの最後に行ってもよい（Zang et al., 2014）。

　他の技法における想像曝露と同様，クライエントと治療者のどちらか，もしくは両者による回避や解離については，留意しておいたほうがよいかもしれない。さらには，恥辱感のような対人（自己意識）感情，対人関係上の苦痛体験，罪責感は，語りのワークを行ううえで問題となるかもしれない。特に，恥辱感によってクライエントは当惑し，視線も落ち，うつむいてしまうこともある。とりわけ静かで無口なクライエントの場合には，物語を語るまでにかなり時間がかかるかもしれない。病的な恥辱傾向がある場合，心の奥底ではコミュニティの（道徳上の）規範に反するのではないかと感じてしまい，拒否されることや対人関係において排除されることを，最終的にはひどく恐れてしまう。このように，自分を曝け出すことによって他人から嫌われ拒否されると考えてしまうので，クライエントはすべてを心の奥底に隠してしまう。その場合，NETはある種の行動実験のようなものになる。つまりクライエントは，本当の内なる自分の一部をみせるたびに，治療者に拒絶されるのではないかと考える。しかし，治療者は逆の対応をし，クライエントに対し真剣で誠実な共感をみせる。すなわち，すべてを含んだ対人的サインを送るのである。ときおり，対人的なトラウマ被害を受けた人（レイプ被害者など）は，治療者が誠実かどうかを疑い，とても敏感になっているかもしれない。このように，対人的な脅威により生じた恥辱感は，曝露もしくは共感だけではなく，その両方を行うことでのみしか治療しえない。自己共感（self-compassion）を用いた恥辱感の治療は，うまくいかないだろう。なぜならば，人々は自分自身ではなく，他者によって関わりや一体感を感じたいと考えているからである。そして，恥辱感を軽減するに

は，治療者による文化的価値に関する教示が必要なのは明らかである。

　もし患者が，急性薬物中毒，薬物乱用や，現在症としての重度摂食障害，もしくは急性精神病的危機の状態にある場合，NET を行おうとしても実施は困難で，推奨もできない。薬物依存治療中の NET はいまだ試行の段階だが，事例研究でみる限りは有望である。

　理想的には，患者は治療セッション前にはきちんと食事をとっており，セッション中には飲料水が提供されることだろう。治療者は患者に，栄養面について定期的に尋ねるかもしれない[16]。

　受け入れ国での先行き不透明な状況[17]，もしくはトラウマ的ストレスが続く紛争地帯での生活といった深刻かつ複雑な状況によって，治療の成果が損なわれるとは限らない。危険な環境下でさえ，サバイバーは NET から，症状緩和や機能改善といった恩恵を受けることが可能である。しかしながら，トラウマ的ストレスに繰り返し曝（さら）されれば，長期的な成果達成に悪い影響を受けるかもしれない。

6. 結び

　NET による治癒効果は，PTSD 中核症状の減少に留まらない。治療者が共感的傾聴を行うことによって，サバイバーにとって唯一の安全な場が作られ，そこでサバイバーは証言を行い，人権侵害の証人となることができる。またサバイバーの語りの傾聴によって，記憶の間にまとまりが生まれ，語られた人生史のなかから恩恵がもたらされる。これらの副次的な効果が積み重なっていき，サバイバーとしての名誉，そして尊厳の回復へとつながっていく。

　個々人を考えると，NET 治療の成功は，その人の人生に対してきわめて有益な変化と発展をもたらす。これらの変化について更なる科学的な考証が今後の課題であるものの，インフォーマルなエビデンスはたくさんみられる。たとえば，トラウマを負った元患者は，すべての職業訓練を続けられるようになる。パニック状態や恐怖状態にならずに，混雑している商店街に買い物に出かけら

---

†16　栄養状態の悪い難民等を対象とすることが多い，NET ならではのアドバイスであるといえる。
†17　いつ難民認定が得られるか，あるいは難民認定が得られず強制送還になるかなど。

れるようにもなる。10年もの間，厚手の服で肌を隠し，人の目を避けていた人が，スカートをはき，イヤリングをつけはじめるようになる。数年間独りぼっちだった人が，町の喫茶店で友だちと会うようになる。恋愛ができるようにもなる。またさらには，嫌悪感なく自分に化粧水をつけられるようになる。昔のように，思いもかけないような歓喜に身を震わせることもあるのかもしれない。また，のんびりと自然のなかを散策するようになる。あるいはまた，次のようなサバイバー自身の言葉も生まれるのである。

> 「……この恐ろしくて不快な気持ちは，今の現実や，今私が見聞きしていることとは何の関係もない，そう自分に言い聞かせると何とかなります。事件が起こったあの日と時間を振り返ったことで，私は何とかなり，そして——最後には——自分を取り戻すことができました！　あんなひどい体験でさえ，ちゃんと私のなかで位置づけさえすれば，**『これは私の物語，私自身なのです』**と感じることができるのです。もしこの感覚がなければ，毎日が針のむしろです。そしてさらに悪い日には，頼れるものが何もありません。でも，もし整理された過去があれば，私の不安は取り除かれ，とても大きな安心材料となります。そして語ることで，ひどい，ときには耐えられないほどのひどい気持ちになることが減ります。……そうです。私は，私の物語に取り組み続けているのです」

第9章 PTSD の短期折衷心理療法

Brief Eclectic Psychotherapy for PTSD

by Berthold P. R. Gersons, Marie-Louise Meewisse, & Mirjam J. Nijdam

翻訳：大江美佐里

1. はじめに

　PTSD への短期折衷心理療法（Brief eclectic psychotherapy for PTSD：BEPP）は，1980 ～ 90 年代に開発され，他のトラウマ焦点化治療と同様に有効であることが証明されている（Gersons et al., 2000；Lindauer et al., 2005；Bradley et al., 2005；NICE, 2005；Bisson et al., 2013；Schnyder et al., 2011）。BEPP の特徴は，PTSD に特化して開発された包括的治療という点で，さまざまな心理療法学派の有効要素を論理的に組み合わせている。他のトラウマ焦点化治療とは対照的に，BEPP は悲哀や怒りといったトラウマ的出来事に由来する強い感情に焦点を当て，出来事が人生をどのように変化させたかということを学ぶ。トラウマ焦点化治療のいくつかは，トラウマによる喪失が生み出す持続的変化を軽視しているので，患者はトラウマ以前と変わらない，というメッセージを与えているようにみえる。一方，BEPP のメッセージは，人は「悲しみと賢さをより深め」，周囲の世界との間に新たな釣り合いを見つける，というものである。BEPP は構造化され，16 セッションで行われる[†1]。

　本章は BEPP の理論的根拠から始め，事例記述と特記事項を含めたプロトコルを説明する。次に，BEPP の科学的エビデンスについて触れ，最後に結論を述べて実践にあたっての提案を行う。

[†1]　BEPP のプロトコルは著者, あるいは BEPP のウェブサイト（www.traumatreatment.eu）を通じて入手できる。現在オランダ語，英語，ドイツ語，リトアニア語，ジョージア語があり，今後ルーマニア語，イタリア語，ポーランド語に翻訳される予定である。

2. BEPP の理論的根拠

感情の受容，感情の意味を理解すること，そして，トラウマ的出来事とその影響に関するしばしば恐ろしい現実に直面すること，これが BEPP の中心テーマとなる３項目である。

1) 感情の受容

PTSD の患者は，トラウマと事後の事態に起因する強い感情と，いまだ戦っている。BEPP で PTSD 治療を行うとき，トラウマで生じた感情に耐え，受容することが肝要である。

> 43 歳の男性は，彼が 10 歳のときに起きたぞっとするような事故について話した。3 歳の彼の妹が搾乳機械の中に落ちて，体を切り刻まれた。彼は妹を失ったことへの罪悪感を常に抱いていたが，それは彼が年長であったので，彼が防ぐべきだったと考えるからである。想像曝露の間，彼は妹の小さな赤いドレスを膝の上に置き，すべての悲哀と悲嘆を表出させることができ，不安が和らげられた。

もともと BEPP は，Mardi Horowitz（1986）の新分析（neoanalytic work）の取り組みに起源がある。Horowitz（1976）や Davanloo（1987）は精神分析治療を短縮して，ネガティブなライフイベントによる特定の短期障害に適用しようとした（Erikson, 1968）。こうした患者では，自身の安全感が失われ，不安や陰性の気分反応が生じる。患者への理解やケアの不足により環境から安全感が失われると，短期反応が悪化し慢性化する。こうした背景から状態の悪化を止め，改善させるための介入が開発された。こうした介入は，**危機介入**あるいは**短期力動的精神療法**という。

どの時点での介入が必要であるかを知るためには，ネガティブなライフイベントからの健康な回復過程が，病的な過程とどう異なるか理解しなければならない。Mardi Horowitz は外傷ストレスのパイオニアだった。彼は自著『ストレス反応症候群（*Stress Response Syndromes*）』（Horowitz, 1976）で，健康的過程と

病理的過程のモデルを示した（図 9-1）。

　後述の Lindemann の研究でみるように，最愛の人の喪失とその後の喪の作業は，トラウマ的出来事と類似した過程をたどるようにみえる。正常な過程（図 9-1 の左側）は，恐怖，悲しみ，怒りのような感情の**噴出**で始まる。その後の**否認**の過程では，**侵入**症状となるような災難の記憶と向き合うことを拒否する。Horowitz は侵入症状と回避症状の間に，力動的変化があると仮定した（Gersons, 1989）。次のステップは**徹底操作**で，現実に直面し，**完了**過程では人生とともに歩んでいく。原則として，最愛の人を失った場合，専門家の助けなしに過程を通過する。

　図 9-1 の右側には，病理的反応が階層的順序でまとめられている。Horowitz が用いた用語を注意深く学ぶことは興味深い。病理過程は，トラウマ直後に**圧倒される**ことから始まる。彼はトラウマ後の**パニックまたは疲弊**を「感情反応がエスカレートして生じる」と記述した。また，トラウマへの正常過程の鍵を握るのは，極端な感情に耐える能力であると仮定した。感情が抑圧されると，日常生活を妨害されるようなパニックと疲弊が起こる。この見解は，ネガティブな出来事への対処に感情の受容が必要だとする，精神分析理論と一致している。これが BEPP で中心となる仮説である。学習理論での中心的仮説は，PTSD は条件づけられた反応であり，過去のトラウマの再発に対する非理性的な恐怖があるというものである。しかし BEPP では，こうした恐怖は，実際には，抑圧された激しい感情への無意識的な不安であるという仮説で説明される。これは，パニックと疲弊が，エスカレートした感情反応の結果生じるという Horowitz のモデルに合致している。これより以前に Erich Lindemann（1944）は，500 名が死亡したナイトクラブの大火災後の，悲嘆反応の多様性を記述した。彼の観察は診察室にとどまらず，彼自身が所属するボストンのコミュニティで，喪に服す家族，友人，同僚から直接聞いたストーリーを用いた。喪の作業の正常な過程以外に，彼は病理的な過程も記述した。彼も Horowitz のように，感情の否認・抑圧が，非健康的パターンへ移行する原動力となっていることを示した。

2）感情の意味を理解する

　極端な感情に耐えて受容することが，ネガティブなライフイベント後に健康

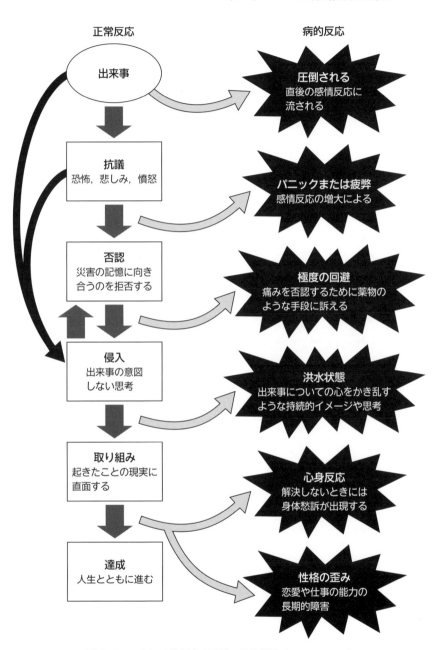

図9-1 ストレス後反応の正常・病的段階 (Horowitz, 1986)

的な結果を生む鍵となる。抑圧と回避の方向にエネルギーが費やされなければ，機能不全となる高覚醒レベルは減少し，リラックスできる。覚醒レベルが高いことによって生じる不必要な危険探索は停止する。悲嘆や怒りのような強い感情を受容することは，トラウマ体験が人生に及ぼす影響と，人生の意味そのものを理解するのに役立つ。強い感情に耐えることによって，それを切り抜けた自分への共感が育まれるだけでなく，生き残って人生を続けたいと思う一人の人間として自己受容もまた育つ。トラウマを思い出して無力であると感じることは，改善につながらない。しかし，恐ろしい体験に対する健康的な怒りの感情を覚えることで，患者が自分のテリトリーをコントロールしているという感覚が生まれる。怒りは，邪悪さに対して自分自身の反応を受容するという点でも価値がある。もし，怒りをコントロールしつつ表出すれば，無力感が消失し，攻撃的な行動化は防ぐことができる。その後，他者はもはや排除されないだろう。通常，悲哀の感覚に触れることの助けにもなり，他者との絆が強まることになる。

　トラウマ後の感情を回避することの悪影響はあるものの，PTSD患者にはそうするだけの理由がある。ただし，人々の気持ちがあまりにも高ぶったときには，支援が必要となる。大切な人と離れたり自暴自棄になったりすると，自分のなかにある強烈な感情は脅威となってしまう。過去の研究では，トラウマ関連の精神病理においては，過去と現在のアタッチメントに重要な役割があることが強調されている。たとえば，親のネグレクトは，成人した後のトラウマ後の精神病理上の危険因子であり（Meewisse et al., 2011），PTSDの最も重要な予測因子は，トラウマ後にソーシャルサポートが受けられないことである（総説として，Ozer et al., 2003；Brewin et al., 2000 参照）。生命を脅かされるような出来事を体験し，その恐ろしい体験を誰とも共有できないとき，危険は継続し，ひどい孤独に陥る。

患者：息子の事故のことが頭から離れません。妻とは良い関係です。でも何が自分を苦しめているか詳細を明かせば，彼女を失うのではないかと心配です。というのも，事故は自分のせいでもあったので，妻は自分のことを非道な男だと思うでしょう。

患者：何が起きたかを考えることはできません。それは無意味でつらく不快

だからです。すべて忘れてしまいたい。父親が行った性的行動について
打ち明ければ，他人は自分を嫌い，自分の家族もばらばらになってしま
います。

　強烈な感情は，それが自己および他者関係への脅威になっていると認識され
たとき，計り知れないほど大きくなってしまう。

3）ぞっとするようなトラウマの現実に向き合う

　トラウマ後の人生を再構築するには，たとえ拒絶や放棄を招くかもしれない
としても，現実に直面し，現在の状況に対する否認を止めなければならない。
危機の後，人々は他者との関係を何度も見直すことになる。思いがけない支援
を受けて以前よりずっと重きを置かれる人々もいるし，ふがいない状態が続き
人と距離を置いている人もいる。

　Lindemann（1944）は愛する人の喪失という文脈にも着目した。これは，個人
的感情の過程だけではなく，家族やコミュニティ・メンバーといった他者の反
応をどう扱うかという過程でもある。たとえば，兄弟あるいは姉妹を失った子
どもや，親を亡くした場合の反応が挙げられる。愛する人が亡くなったとき，
日常生活や習慣は変化する。家族の立ち位置や責任の取り方は変わり，収入が
なくなることで経済的問題が浮上する。危機介入の方法は Lindemann（1944）の
論文を基礎としている。危機介入では，感情の徹底操作が行われ，問題解決技
法が用いられる。そして新たな平衡状態が見出され，確立していく。

　BEPP では，治療の第 1 部として，PTSD 症状軽減を支援するような感情表
出に時間を割く。第二部は，「意味の領域（domain of meaning）」と呼ばれ，毎日
の生活で起こる重要な変化への気づきと認識に焦点が当てられる。

　想像曝露の後，患者は，「あたかも朝起きて，世界をもう一度，まったく違う
かたちで見るようだ」という表現をする。Ulman と Brothers（1988）そして
Wilson ら（2001）は，世界に対する信頼喪失と，トラウマ後のものの見方の変
化が重要であることを指摘した。重篤なトラウマがなければ，周囲の世界は一
貫して安全であると感じることができる。他者を信頼し，政府，雇用者，医師，
警察といった機関を信用することもできる。洪水，地震，交通事故，そして殺
人，レイプ，犯罪などの対人関係に影響を与えるトラウマによって，他者や世

界への信頼は失われる。それに続いて，体験した悲劇，そして恐怖に対して十分準備していなかったことについて，自分自身を責める。眼球運動による脱感作と再処理法（Eye Movement Desensitization and Reprocessing：EMDR）や，認知行動療法（Cognitive Behavioral Therapy：CBT）のようなトラウマ焦点化治療においては，自責感は認知再構成の対象であり，自責は不合理なことであると自覚させられる。BEPP では，こうした感情はよりそのままのかたちで受け入れられる一方で，その起源が探索される。児童期に似たような感情の記憶が明るみになって，なぜ患者がそうした解釈に固執するのか理解できるようになることもある。BEPP では，児童期を取り扱うことが必須ではないが，児童期の危機的体験を起源とする他者，世界，自己に関する予想を理解することは，治療の助けになる。Ulman と Brothers（1988）は，トラウマがいかに自分は負けないという感覚と幻想を破壊しうるか，そしていかに自身を打ち砕くかということを記述した。自責感は珍しくはないものの，失敗や自己欺瞞により引き起こされた怒りの感情への盾になることもある。BEPP の第 2 部では，幻想を喪失する痛みが感じ取られ，かつ理解され，同時に自分は弱いが立ち直ることもできるというふうに見直すことが促される。また，世界が絶対に安全なところではないかわりに，危険ばかりというわけではないという現実的な見方も持てるようになる。こうした考えは，将来のネガティブな人生体験についての気づきや，人生により楽しみを見出すような動機づけの助けとなる。BEPP では，外傷後成長は，トラウマから学び悲しみを乗り越える，非常に価値のある機会であると見なされている。

　危機理論によれば，未知の，あるいは予期しない出来事や状況の後に，不確実な時期が現れる。これによってストレスを感じ，コントロールが失われる。PTSD に罹患した人々は周囲のすべてに対し，過剰にコントロールし続けようとするが，これは危険が再び襲ってくるのではないかと思うからである。それゆえ BEPP では，治療は心理教育から始まり，コントロールできている感覚を取り戻すことから始める。PTSD 症状はトラウマ体験から生じていると説明することにより，人々は自分が「狂っている」わけではないことと，PTSD 症状は危険に直面する際の精神作用の一つであることを理解しはじめる。

　BEPP を開発する際，トラウマとその体験から生じる感情を話すことだけで，患者に一体何が起きたかをより理解する助けになることに気がついた。し

かし，これだけでは PTSD 症状は改善しないだろう。

> **患者**：どんなふうに強盗に遭ったかを 100 回以上話しましたが，そのこと
> は救いになりませんでした。

　自然に生じるか，あるいはきっかけに反応して呼び起こされる，意図しない
かたちの鮮明な再体験症状には，より特異的な介入が必要である。記憶システ
ムに関する理論（Brewin, 2014）では，これらの特別な記憶がなぜ起こるかを説
明している。PTSD 患者が，食料品などの通常の事物についていかに忘れっぽ
いかというのは，注目に値する。なぜなら，暴力の特異的な詳細は，記憶に鮮
明に出現し続けるからである。トラウマを体験した人間は，その詳細を忘れる
ことができないようにみえる。というのは，危険に関する情報は，その人の生
存にとってきわめて重要なものだからだ。
　BEPP での想像曝露は，トラウマ記憶が現在の患者に非常に影響を及ぼす記
憶から過去の出来事の記憶になるような変化を生む方法として適用される。短
時間のリラクセーション訓練ののち，想像曝露は開始される。治療者は患者が
閉眼し，トラウマ的出来事を詳細にかつ鮮明に振り返るのを支援する。その結
果，患者は緊張し，恐怖感情を抱くようになる。しかし，こうした不快な記憶
をただ振り返らせるだけでは，助けにならない。BEPP では，それゆえ，起き
た出来事に関する悲哀の感情に焦点を当てる。通常，患者は激しく泣くか，あ
るいは「静かに」悲嘆を表す。曝露後患者が目を開けたときには，彼らは悲し
くなり疲れ切ってしまうが，一方で，痛みを感じたこと，そしてそう感じたこ
とが自己の共感につながることを受け入れ，安心もする。私たちは，こうした
トラウマ記憶の鮮明な詳細に戻り，感情を吐き出すことが必要であることを発
見した。4〜6 回の曝露セッションで，時系列に沿って出来事の詳細を追い，感
情的な負荷がかかるすべての出来事を取り扱う。その結果患者は，起きた出来
事について今でも悲しく感じてはいるけれども，もはや圧倒されるものではな
いことを感じ取るだろう。この結果は，CBT や EMDR のような他のトラウマ
焦点化治療で生じるものと似ている。しかし，曝露の技法は，これら PTSD の
3 治療法[†2] で異なっている。これらのすべてで，患者は出来事の最悪のイメー
ジに戻らなければならない。CBT では，曝露の効果は，トラウマ記憶に繰り返

し直面することで，恐怖が消去されることと説明される。EMDR でも，視覚的あるいは聴覚的に気をそらすことに引き続いて，直接的に反復直面化が行われる。こうした曝露の形式でも，泣いたり悲しんだりすることは起きるが，BEPP で想定されるような必須の要素とは考えられていない。

3．BEPP の治療構造

BEPP の治療構造は毎週の 16 回，45 分のセッションからなる。各セッションは以下のように構造化されている（Gersons & Olff, 2005）。

1	心理教育 ―― 患者と重要な他者
2〜6	想像曝露
3〜6	筆記課題と記念品（memento）
7〜16	意味と統合
13〜16	別れの儀式

番号の重複は，1 回のセッションのなかで，複数の要素に焦点を当てる場合があることを示している。実際の臨床では，それぞれのモジュールに要するセッションの回数は，ケースの複雑さや治療者の経験により変化する。

1）第 1 セッション ―― 心理教育

心理教育は，トラウマ的出来事と PTSD 症状との関係を患者が理解するための，強力なツールである。PTSD 症状は，危険が立ちはだかるときには有効な心理的・生理的機能が，脅威がもはや存在しないところでは機能不全となり，消耗させるものになると説明される。たとえば，地雷が地面に埋まっていることを恐れて芝生の上を避けて歩くことは，アフガニスタンといった場所では機能的だが，他国のほとんどでは機能的ではない。ほとんどの症状は，どうにもコントロールできず，過去のトラウマ体験に関連した意識的・無意識的きっかけにより生じる。過覚醒，いらいら，驚愕，睡眠障害，集中困難が日常的に生

---

†2　BEPP，CBT，EMDR の三つ。

じているが，それは危険を今も進行中のものとして体験しているのでリラックスできず，安全だと感じることができないからである。トラウマ体験の結果としてPTSD症状を説明することで，人々は彼らが狂っているのではないこと，彼らの症状は真の危険に直面したときには機能的であることを理解しはじめる。トラウマのきっかけへの回避は，短期的には感情抑制を助けるが，長期的には逆効果となる。トラウマを受けた人がトラウマ処理を望む際には，引き起こされた強い感情を感じ，受容し，理解することが必要であり，非常に有用である。トラウマを想起して圧倒され，あたかも再び起きているかのように感じてしまうと，そこから無力感が生まれ，絶望的な思いでそれをコントロールしなければならなくなる。心理教育は，ある種のコントロール感覚を取り戻すのに役立つ。1回目，あるいは2回目のセッションで行うべき次のステップは，BEPP治療の原理を説明することである。想像曝露，手紙筆記，そして記念品は，恐ろしい体験を鮮明に振り返るツールと説明される。すなわち，それらを用いることで，強い感情を受容し，さらにそれをトラウマとつなげることができるのである。ここでは，悲しみ，悲嘆，怒り，憎しみ，恥，嫌悪感，戦慄といった感情が取り扱われる。この感情的につらい段階の後，意味づけが開始される。患者は，世界は私たちが望むほど安全ではないこと，しかし私たちは弱い存在ではないことを学ぶ。他者を再び信頼しはじめるには，時間と努力が必要である。別れの儀式は，トラウマの恐ろしい記憶と，終結へ向かうことから生じる苦しみへの最後の直面の機会と説明される。そして，同時に正常な生活に戻ることへの祝福がなされる。実際には，これは治療を終結して，治療者なしでここからやっていくという，移行儀式でもある。治療のさまざまな面がどのようなプロセスで進むのかを予想し示すことは，患者がこのつらい仕事に取り組むことへの動機づけになり，特に想像曝露の間は重要である。治療脱落はトラウマ治療では特に問題となるので（Bisson et al., 2013；Schnyder, 2005；Bradley et al., 2005），治療者は，回避が重大な治療の陥穽になるかもしれないと，明確に注意を喚起する。患者にとって重要な他者にも，心理教育の第1回目に参加してもらうようにお願いするが，それは彼らが通常，患者の参加意欲を保つのにサポーティブな役割を果たすからである。困難に直面して治療を辞めたくなったときにどうするかは，患者と共同で取り決めが交わされる。

2) セッション2〜6——想像曝露

続く5回のセッションは，トラウマを処理するために感情を受容して表現することを目的としており，想像曝露，トラウマの記念品，手紙筆記という技法を用いる。想像曝露の間，患者は閉眼し，一人称および現在時制を用いてトラウマを物語る。これに先行して，集中を高めるように，短時間の筋肉と呼吸のリラクセーションが行われる。トラウマ・ナラティブの部分は毎回時系列で語られる。治療者は患者を助け，感情を体験し，知覚情報に焦点を当てて，感情をラベルづけするように促す。何が起きていて，そのとき患者は何を見て，聞いて，感じて，考えたのか，それを語ってもらう。想像曝露の間，非常に高い感情負荷がかかる瞬間について，特に探索がなされる。いわゆるホットスポットは，患者のイントネーション，身振り，語りを急ぐことでの詳細の抜け落ち，主語の変化，突然の開眼などの変化に気づくことで認識できる。治療者の責任は，ホットスポットを見つけ，患者の気持ちを検討し，もし必要であればこうした瞬間に直面したとき，曝露のペースを遅くすることである。

曝露の間，患者がトラウマを情緒的に処理してその反応の意味を納得できるよう，覚醒度は最適でなければならない。

もし，解離の事例のように覚醒度が低すぎるときには，感情が欠如してしまうので情報処理による変化が生じない。彼らの生の感情に接触するために，治療者は知覚的な情報を思い出させる。こうした促しの後，治療者は情動に伴う身体的変化への自覚に焦点を当て，感情との架け橋をつくる。

患者：(穏やかな声で) 彼は今まさに私の鞄をつかんで去っていきます。
セラピスト：少し止まって，記憶を巻き戻してみましょう。彼を見て。彼があなたの鞄をつかんだときの顔を見てください。何が見えますか？
患者：彼の顔には感情がありませんでした。目が死んでいます。
セラピスト：あなたは震えているように見えます。今何を感じていますか？
患者：とても怖いです。
セラピスト：彼の様子で，何があなたをそんなに怖がらせていますか？
患者：彼にとって私は何の価値もないようです。ひとつ間違うと，彼は私を撃つでしょう。

覚醒度が高すぎるときにも理論的に考える可能性を阻止してしまうので，情報処理をストップさせる。この場合，治療者は患者に現在の感情にラベルづけするよう促し，覚醒度を下方制御する。患者の感情を考慮して，治療者は感情がコントロールされて出てくるように，新たな見方を呈示する。悲哀を抑圧している場合には，以下のようなやり方でセッション内の解決を図る。

患者：私の心臓は脈打っています。彼は私の息を止めようとしましたが，私はまったく抵抗できません。私は死にたくありません。（静かに泣く）
セラピスト：あなたは死ぬ寸前だったのですね？　あなたはとてもおびえていました。あなたが体験したことを理解するのは，たまらないことですね。

攻撃性の抑圧の場合は，以下のように介入できる。

患者：私は 12 歳でした。そのとき，あの男に組み伏せられたのです。私は動けません。私には，男のやりたいようにやらせる以外の選択はありません。（患者は震える）
セラピスト：その男はあなたよりもはるかに力が強い。あなたが受けた仕打ちで，あなたは震えていますね。あなたは，男のそういう行為を侮蔑しているんですね？（間を置く）

　BEPP の通常経過では，トラウマ時に体験した恐怖から，現在における悲哀感に視点が移る。どんなにひどいことだったかと現在の立場から振り返ることで，視点が転換するのである。そして，トラウマは過去の出来事として体験したのであって，現在の脈絡のないフラッシュバックや，あたかも今ここで生じているように感じる感覚とはまったくの別物，という結論が導かれる。曝露の間，患者は通常，今まで忘却されていて，かつ（思い出せば）トラウマ出来事への新しい視点をもたらすようなトラウマの詳細について思い出す。
　BEPP では，自己感覚と他者への見解のために，トラウマが有する意味に焦点が当てられる。恐怖への馴れや覚醒の減弱自体を目的としていないことから，曝露は持続させない[3]。セッションの前半は想像曝露が行われるが，後半

は患者が曝露の間意識に上っていた事柄について，詳細に述べることに充てられる。

　想像曝露の後，患者は悲しみ，疲れ切ってしまうものの，自身の苦悩を理解しはじめたことで気持ちが楽になる。トラウマの間，自分がどんなに無力であったかを思い出すことは恐ろしいことである。しかし，思い出すことによって，当時そのように振る舞うしか他に選択はなかったのだという自覚もまた，生まれやすくなる。このことは，恥辱感や自責感を修正するのに必須である。患者が大切にしていた信念，特に世界は安全という幻想や，自分は体験の主体であるという自己感覚の喪失を経験したとき，悲しみの感情が引き起こされる。

　個人的なトラウマ・ナラティブを話したとしても，それが拒絶されたり治療関係が疎遠になったりすると，それは再トラウマ化となりうる。その際には覚醒レベルは高くなり，引き続いてアタッチメント要求も増大する。治療のなかで，患者はしばしば，恐ろしい体験のごくわずかな部分から話しはじめる。通常患者は，治療者が自分の物語を聞いてどう反応するか，注意深く観察している。治療者の反応に対する解釈によっては，トラウマの意味が決まってしまうこともある。たとえば，性的なトラウマを話しているときに，治療者の顔に嫌悪的な反応をみてとれば，自分は嫌われて当然だという患者の考えをより強固にするかもしれない。他方で，患者が語るトラウマは恐ろしいものである，という治療者の断定的な反応は，そのトラウマは語るのも恐ろしいもので，他人には聞かせられないことを示唆していると，患者は感じてしまうかもしれない。その結果，患者は再び孤独の世界に取り残されてしまう。BEPP では，治療者は自身の感情を指標にして，患者の内面を理解する。以下の例のように，患者の恐怖心をノーマライズする[†4] ことによって，治療者自身の感情もまた患者にとっての励みとなる。

セラピスト：私はあなたの話を聞いて，今鳥肌が立っています。私は胸打たれました。こんなに恐ろしかったことを私に話してくれて，あなたはとても勇敢です。

---

†3　ここは PE との相違点である。
†4　誰でも起こることと位置づける。

患者に何が起きたかについて治療者が共感を示すと，患者は泣きはじめるものである。治療者の仕事は，現在に留まり，対応できるようにしておくことである。なぜなら，この瞬間が治療の突破口になる可能性があるからである。見守る人がいてはじめて，泣くことで安堵感がもたらされるのである。泣くことによって，他者へのアタッチメントについての新たな見方へと通じる窓が開かれる。すなわち，拒絶したり自暴自棄になったりすることから，共感したり，もっと親しくなろうという意欲が芽生えるのである。慰めと支持は，患者が最も求めていたときには手に入らなかった。今回初めて，誰かが自分の側にいてくれる，しかも喜んで側にいてくれるという体験をしているのだ。その結果，トラウマは激しさを失うことになる。

3）記念品と手紙筆記

トラウマ処理のために感情を受容・表現するもう一つの手段は，記念品の利用と手紙筆記である。記念品は，トラウマの文脈における特別な意味を持つもので，文章，新聞の論説，写真，あるいは当時着ていた服のように，しばしばサバイバーによって何年も保管されているが，まったく目に触れることがない品々である。こうした物品を治療に持参してもらうことで，トラウマとその後の経過に対しての視野が広がり，追体験することが容易になる。患者は記念品を入念に眺めたり持ったりして，その物品の意味を詳細に述べるよう促される。

> **患者**：襲われた後，私はこの鞄をしばらく持ち歩いていました。恐怖に打ち勝ちたかったからです。でも，この小さい血液のシミが恥ずかしかったので，持ち歩くのをやめました。たぶんこれは，他の人には見えなかったかもしれません。しかし，これはすべて私の身に起こったことで，とても情けなく感じました。私は殺される前の家畜のようなもので，人として見なされていないのです。私は今でもそんなふうに感じていて，誰かが私を軽視するときには，いつもうんざりしてしまうんです。

想像曝露や記念品に起因する激しい感情に関する意味を，さらに深く探索することが望ましい。それゆえ，治療者は患者に手紙を書くよう促す。この手紙

は，特定の人物や施設に宛てられたもので，そのなかで患者は抑圧した怒りや悲嘆の感情を表現する。この手紙の宿題は無検閲のかたちでなされ[†5]，決して投函されない。書かれた言葉によるトラウマの意味の表出は，感情受容を促し，現実とトラウマがもたらしたものへの直面化を促進する。手紙筆記は，それ自体が自己共感をもたらし，患者の行動を活性化し，自力で立ち上がれるようにする。さらに，絵画や描画は，このほうが患者自身をよりよく表現する場合には，筆記のよい代替手段となる。

　怒りを抑圧している場合，手紙は（加害者のような）トラウマを引き起こした者に宛てて書かれる。しかし，PTSDの患者は，事後に彼らが支援を期待する人々，たとえば家族，友人，同僚，雇用者，警察，政府，あるいは傍観者の対応によって，最もひどい打撃を受けるということは指摘しておかなければならない。それゆえ，手紙はたいてい，患者が何を体験したかということにまったく関心を示さない他者に宛てて書かれる。

　抑圧された悲嘆の場合，手紙は，トラウマによって失われた人物に宛てて書かれる。

> **患者の筆記**：ジョンへ。食卓のあなたの椅子が空いているのを見るたびに，私の心はひどく痛みます。私は今でもあなたのために食卓を整え，あなたと一緒にいる様子を心に思い浮かべています。私は生き続けてもいいのか，自分を責めてしまいます。そう，あなたがいなくなってしまったことが，まるで自分には関係もないことのように思ってしまうんです……。

4）セッション7〜5 —— 意味と統合

　治療の最初の部分で，カタルシスと強烈な感情の受容が行われ，その結果PTSD症状は大幅に軽減する。その後，患者には余裕が生まれ，「意味の領域」と呼ばれる，重要な次の段階の治療に取り組むエネルギーを取り戻す。トラウマは恐怖と戦慄をもたらすだけではなく，他者，自身，組織，そしてときには社会全体の信頼を揺るがす。さらには，彼らは，自身，他者，そして社会の再

[†5] 治療で内容を取り上げるが，内容を否定されない。

定義もしなければならない。もはや世界のどこにも，正直に向き合えるような，あるいはやっていこうと思えるような，素朴に信頼できる場所はない。このような喪失とは裏腹に，こうした話題が以前よりもはるかに根源的，かつ重要になることは珍しくない。これが私たちの呼ぶトラウマ体験からの学びというもので，トラウマの影響を見つめ，そして自身と世界について変容してしまった見方を統合することによって，トラウマ体験に意味を与えるのである。これはしばしば外傷後成長と呼ばれる。患者は，自身のトラウマ体験を，今回のトラウマ体験と似ている児童期の重要な出来事と関連づけて考えることもあれば，過去に対応した恐怖体験と関連づけることもある。第2部では，日常生活の変化を自覚することにも焦点が当てられる。現在の生活上の問題である社会機能や仕事，患者の他者との付き合い方について取り上げられる。そのうえで，患者は彼らの中核となる信念，対処様式，そしてそれによる人生の選択と変化という，根源的な事柄のそれぞれに取り組むよう励まされる。

5）セッション 16 ── 別れ

　最終セッションでは，治療効果を強固にするための振り返りが，再発予防計画作成とともに行われる。患者の人生のなかでもとりわけ困難な時期ともなった治療を終了することを記念して，別れの儀式を勧められる。この儀式の間，患者と，患者にとって大切な人々は，トラウマとその後に起こったことについて今一度じっくりと考えてみる。患者は彼らが失ったものを悼み，そこから学んだことを共有する。儀式は，トラウマの意味を正当に取り扱うようなやり方で行われる。治療者は患者とパートナーに，計画を一緒に作成するよう励ますが，それは治療者が患者の人生から去っていき，他の者が参加するときが来たことを示す。儀式の間に患者は，通常トラウマの記念品や治療中に書き溜めた手紙を燃やす。手続きに従い，彼らは記念ディナーの際，患者にとって大切な人に読み上げるスピーチ原稿を書く。儀式はまた，治療と治療関係が終結したことを示すものであり，それ自体，患者の具合が良くなり，もう過去にとらわれないことを大切な人に示す転換点となる。彼らはすでに，将来への旅立ちの準備ができているのだ。

●事例説明●

B氏は45歳の男性で，警察官で帰還兵でもある。B氏は結婚していて子どもが5人おり，信頼できる人として知られている。彼は業務上多くの重大な事件を体験し，対処してきた。しかし，5年前，不法難民を拘束するための強制捜査を担当してから，侵入症状と悪夢が出始めた。感情的に不安定で落ち着かず，常に警戒しているので，社会生活と仕事の両方に影響が表れていた。臨床評価によりPTSDと診断され，BEPPを受けることになった。

［心理教育］

B氏と妻は，初回の心理教育セッションに参加した。B氏は，実際の危険は去っているのに常に警戒していることを自覚した。彼はトラウマのことで頭がいっぱいで，5人の子どもに向かい合うことができないと話した。彼は，自分のエネルギーがないため部下もまた失望していることに，罪悪感も覚えていた。B氏がトラウマとなっている一件を話すことを避けている理由のなかには，周囲の人に心配や負担をかけさせたくないという思いもあった。彼の妻も危険と隣り合わせの児童期を送っており，PTSD症状があると認識していた。彼女は過去のトラウマに自分で取り組み，治療も数回受けたが，うまくいかなかった。彼女はB氏をなんとか支えようとしていた。そして，今回の治療は彼女が受けたこれまでの非構造的なやり方ではなく，特別な目標を持って事前に定義された段階を踏むことを聞いて，良い意味で驚いていた。B氏は治療者から，この治療は気持ちを大きく揺さぶると聞いたが，それでもこの治療を受けたいと述べた。彼は自分の課題を一刻も早く克服して，家族や同僚の役に立てるようになりたいと考えていた。

［想像曝露］

次のセッションでは，短時間のリラクセーションと呼吸法の後に，想像曝露が行われた。B氏は治療に間に合うために急いでやってきたので，最初のエクササイズは，彼の気持ちをラッシュアワーから「今ここ」に移すのに役立った。想像曝露の間，B氏は不法難民を逮捕するための出動に，いかに気乗りしなかったかを思い出した。彼は自分がすべきことをした。そして，チームを組んで容疑者のいるアパートに入ったのである。入室した瞬間，一人の男がバルコニーから逃げた。B氏は外に出て，その男が6階の高さで手すりを握っているのを見た。

B氏：私はガラス窓ごしに彼と向かい合っていました。彼はそこにぶら下がっていたんです。それで，彼の手が滑って落下するんじゃないかと心配したんです。彼を怖がらせるかもしれませんが，緊急事態なので何か行動しなければならなかったのです。

セラピスト：その男の顔を思い出してみてください。何が見えますか？

B氏：彼は私の目を見ていました。彼の表情には恐怖が浮かんでいました。ですが，彼が下を向いたときに，確固たる決意のようなものも表れていました。私は，彼が手を自ら開いて落ちていくのを見たんです。

セラピスト：彼が落ちていくのを見て，何を感じますか？

B氏：私はすっかり力が抜けてしまいました。地面にくぎ付けになったんです。彼が下の階のバルコニーに，動物のように叩きつけられるのを見てしまいました。私はどうしていいのかまったくわからなかった。

セラピスト：このことをお話しして，とても動揺されていますね。

B氏：彼はもう死んでいます（手を顔に覆って泣く）。なんと馬鹿げたことなんだ。

　想像曝露後，B氏は悲しみを感じたが，気持ちが楽にもなった。というのは，この男が（その瞬間）自分で決断していたことに気づいたからである。彼の手が滑ったのではなかったことを今は思い出したので，彼の自責感は少し軽くなった。次のセッションでは，前回中断されたところから想像曝露が継続された。B氏は望みのない状況だと知っていたにもかかわらず，階段を駆け下りたことを詳細に語った。男は，落下速度が速かったために，人間とは思えないような姿になって横たわっていた。それを見たとき，彼の恐怖はいや増した。治療はすでに手遅れだということを悟った。即死だったのだ。B氏の最後の仕事は，野次馬を遠ざけることだった。近隣住民が近づいてきて，彼と同僚に向けて怒りを露わにした。想像曝露の後，この事件に対する自責感と恥辱感がすでに強かったので，群衆の怒りがひどくこたえたと，B氏は語った。B氏は続けて，彼はそもそもこの種の仕事を毛嫌いしていたが，それは犯罪者ではなく，ただ保護を求めているだけの人々を追いかけまわさなければならなかったからだと話した。祖国の戦争体験で本当に恐ろしい思いをしている人々に，しつこく嫌がらせをしているように彼は感じていた。

それでも彼は，受け持った仕事を続けていた。しかしながら，新しい政策により警官はますます強圧的にならざるを得なくなり，難民は警察に非常におびえていた。

[記念品と手紙筆記]

治療者の求めに応じて，次のセッションに彼は記念品を持参した。それは新聞に掲載された男の死亡記事で，そこには，人種差別主義者である警察により引き起こされた，と書かれていた。これは本当に偏ったもので，人種差別主義者と見なされたことに彼は激昂した。彼自身，有色の肌の女性と幸せな結婚を送っていたのだ。しかもこの事件の後，地元住民は現場に，警察は人間のクズだという横断幕を掲げた。B氏にとって最悪だったことは，上司がまったく彼をかばわなかったことだと語った。上司はメディアを通じて反論したり，現場が追悼の場にならないように横断幕を降ろさせたりしなかった。事件以降，彼は制服を着て街に出る際，市民から怒りを向けられる気がして不安だった。宿題では，B氏はこのときの責任者であった上司に宛てて，怒りの手紙を書いた。この事態は，彼が以前軍隊で旧ユーゴスラビアにいたときに，安全と権利を求めても何もならなかったことを彷彿させた。B氏と治療者は，この重要な問題は，治療後半の意味づけのパートで話し合うことを決めた。彼は難民政策の主務大臣にも手紙を書いた。これらの手紙は，彼が自分の怒りを表出するのに役立った。彼は3枚目の手紙として，亡くなった男の母親宛てに手紙を書いた。彼は哀悼と遺憾の意を示した。今回の事件は，彼のまったく意図せざるものだった。そして，これら3通の手紙は，彼の価値体系を明確化するのに役立った。彼が警察に入ったのは，援助を求める人々の側にいて，皆のために世界をより安全にするためであった。そして，事件がまったくそれとは別の方向に向かったことを，彼は嘆き悲しんだ。少しずつではあったが，B氏は，自分を苦しめていたものが取り除かれるように感じた。

[中間評価]

セッション7での短時間の評価で，B氏は以前よりよく眠れるようになり，心穏やかになったと語った。事件に心を奪われることが減り，次の治療段階である，トラウマの意味と統合の過程に移る時期となった。

［意味と統合］

　続く数回のセッションは，彼の人生で意義深い期間である，旧ユーゴスラビア紛争での平和維持任務に費やされた。当時彼は幾度も無力感を覚え，責任者など信頼しないほうがよいと悟っていた。部隊当局に対する彼の考えはすっかり変わってしまい，どうせ彼らは安全に配慮してほしいという我々の要求には無頓着で，部下のことなど一顧だにしないと感じていた。彼らの部隊が，道路を封鎖している民衆によって略奪の憂き目にあっても，何の行動も許されないことが繰り返された。なりゆきがどうあれ，軍隊は無視され，侮辱される存在だった。当時の状況では，彼はとにかく頑張り，いずれ責任ある立場に就かなければならないと感じていたのである。今の仕事のなかで当時と似たような状況が再現されることは，彼にとって耐えられないことだった。なにしろ彼は，自分ではどうにもならず，ただ他者に服従するような任務には，二度とつかないと決めていたのである。

　セッション10は開始の1時間前にキャンセルされた。妻の報告では，B氏は二交代制で働いていたので，今眠っているとのことだった。救援任務に就かなければと考えてセッションをキャンセルしたのが2回目だったので，治療者はこの話題を次のセッションで取り上げた。

　B氏は，自分には能力があって人を助ける責務があると考えているので，自分が一番必要とされているところはどこかと，いつも自問自答していると語った。彼の優先順位はそのように設定されていたのである。しかしながら，彼は警官でかつ，5人の子どもの父親でもある。つまり，彼にはリラックスする時間がほとんどないのである。その一方で，彼は気分がすぐれないときには，他の人のことばかり考えるようにしていた。過去の5年間を振り返ると，仕事が人の役に立っていないと感じれば感じるほどに，ますます他人の幸福ばかり気遣うようになっていた。彼は，自分は無能だという歪んだ自己像を意識化しないためのこのような防衛的行動を，なんとか変えたいと考えていた。彼は，人を助け感謝されることで自己像の歪みを相殺し，自分も人の役に立てるという気持ちを持つ，それがいつものパターンだということに気づいていた。ところが，すべてを人のために費やすというこのパターンは，この5年間彼をいら立たせ，疲弊させていた。次の週には，B氏は他人に対して責任を取ることをやめた。好ましい，意図しない反応として，彼は相手

の話をよりよく聴くことができるようになった。すべてを自分でコントロールする必要がなくなり、イライラもしなくなった。他の人にも自己責任があることを学んだ結果、誰かが問題があると言った途端、駆けつけようとする衝動は消えた。彼が家で何年間もしていたことを自分の子どももお手伝いとして行っている様子を見て、子どもに対して頼りないと思っていたのが、なかなかやれるではないかという見方へと変化した。今や彼は、他者を助けなくても罪悪感を持つことがなくなり、他者を信頼し、仕事もできるようになった。

［別れの儀式］

治療は終結段階に来た。別れの儀式として、B氏は妻を連れだって事件現場のアパートを訪れた。彼らは5年前に難民が転落した階に上がった。彼が妻にその日何があったか正確に伝えている間、彼の心臓は波打ったが、人生を変えた出来事を彼女と共有できたことで、すっきりした気分でもあった。その後彼は、二人のためのディナーの席で、常習犯の生活再建に携われるような仕事に就けるよう、転属を希望する計画を話した。

［6カ月後のフォローアップ］

半年後のフォローアップで、B氏は気分が良好だと語った。PTSD症状は認めなかった。生活は忙しくて、しなければならないことも多いにもかかわらず、気分は楽になっていた。彼は職を変え、妻もまた自身のための心理療法を受けようと決意していた。彼女は将来に希望を感じており、夫にもプラスの効果があるとみていた。

4．特別な課題

一般的に、BEPPにおいて、下記に示すいくつかの困難に治療者は直面する。

1）想像曝露でのトラウマの選択

患者はしばしば、複数のトラウマを報告する。想像曝露をすべてのトラウマに対して一つひとつ行うことは、必ずしも必要でないし、論理的でもない。現在最も動揺させる再体験や記憶の内容、または主題が、まずトラウマ体験として選択される。どの体験に最も動揺するのか、どの側面が恐怖を持続させるの

かについては，患者自身が伝えてくれることが多い。一つ，ときには二つのトラウマ体験が曝露で焦点づけられれば，不合理な恐怖は消失する。さまざまな他のトラウマ体験の影響やその意味は，意味の領域の段階で広く取り扱われる。

2）原理の理解が不可欠

PTSD の患者は集中困難があり，言語記憶尺度の成績が治療前に不良であると，治療の利益をあまり受けられないようだ（Nijdam, 2013）。その場合，PTSD の心理教育と治療原理の説明を，いくつかの様式，すなわち口頭，書面，視覚で繰り返し提供することが賢明である。想像曝露の間，患者はトラウマ体験を追体験する目的について理解していなければならない。治療者は，なぜ患者はトラウマに関するつらい感情に耐え，受容しなければならないか，その原理を理解しているか確認する。想像曝露の間，患者がつらい感情を避け続けているときには，感情抑圧は現在の恐怖をもたらす源になっていることを，再度説明する必要がある。治療者は，患者が回避し続ける理由を探索するために話し合いを持つ。最悪の場合，患者の人生において今は良くないタイミングだと思える際には，患者と治療者双方が同意して，治療を中止することもある。

3）筆記を忌避する

患者が宿題を行わず，トラウマを引き起こした人物や，事後に患者をおとしめた人物に対する怒りの手紙を書くのを，避けることがある。その際には，忌避する理由を振り返りつつ，理解することが必要である。怒りに圧倒されることへの恐怖，そして，その後に無責任な行動に至ってしまうのではないかという恐怖は，しばしば患者が筆記を避ける理由に挙げる。そして，この恐怖を自覚することは，筆記を開始する助けともなる。患者が，怒りによって自身や他者を傷つけてしまうのではないかと心配している時には，セッション内で筆記を行うことによって，怒りを出しても安全で，自分の緊張を解くことを経験してもらえる。筆記を忌避する別の理由として，他者への怒りの代わりに，自責感や自己非難の気持ちが強い場合がある。こうした気持ちも重要で，治療のなかで直面化し話し合う。場合によっては，あたかも自分を守る代理人であるかのようにして，怒りの手紙を書く患者もいるだろう。次の手紙は，自分を非難

しおとし貶める，自分自身の一部に対して書かれている。

> **患者の筆記**：私のなかにいる非難者へ。私の名前を呼ばないでください。そ
> う，サラが大変なとき，私は逃げ出してしまった。もし過去に戻って，
> 私が今知っている情報を持っていたとしたら，私は別のやり方を取った
> でしょう。でも当時は，逃げて助けを求めるのがベストだと思えたので
> す。サラがいなくなってひどい気持ちです。毎日彼女がいなくて寂しい
> です。私に責任があるとあなたは私を責める。なので，私は傷つき，落
> ち込んでいます。あなたが私のことを利己主義だというのは不当です。
> そうすることで，あなたは私の足を引っ張っていますし，私は危険人物
> だという印象を他の人たちに与えています。それで，怖くて他の人に近
> づけなくなりました。私は他の人に対して思いやりを持っていますし，
> いつもそうしてきました。だからもう，私や私が大切にしている人たち
> に影響を与えるようなことをして，私を悩ませないでください。

　以前は大切な存在で，今は亡くなってしまった人に対する悲嘆の気持ちを表
す手紙を，まず書いてみたいと申し出る患者も少なくない。また，詳細を時系
列に沿って報告するような形式の手紙筆記も有用である。

4）治療者のスキル

　BEPP を行うには，心理療法家は特別なスキルを持たなければならない。治
療の初期には，治療者の態度は教師のようであるが，その後は患者の体験を視
覚化し共感を示す，傾聴者の態度が続く。患者が恐怖に打ち勝ち，治療を信頼
できるように希望と決断力を与えることも必須で，とりわけ治療が患者にとっ
てつらく困難な場合には，そうした要素が重要となる。BEPP 治療において身
の毛がよだつようなトラウマの細部に直面することは，患者にとって厳しい体
験で，患者の無力感や絶望感が治療者に転移されることもある。意味の段階に
至ると，治療者は，患者とともに相互的に事態を理解し，説明し，解釈する。
治療者と患者は，熟考し，新しい意味と解決策を発見する。そして最後には，
治療者は患者を信頼し，治療を終結させなければならない。患者はとても良い
治療関係を築けていると常に感じているので，治療者にとってもこの満足すべ

き交流を失うことはつらく感じるかもしれない。PTSD に罹患した人が患者であることをはっきりとやめ，より多くの経験と信頼，そして将来の困難に対処する能力を持って人生を進めていくのである。トラウマ処理における奥深さと文脈化を理解している人々は，BEPP が有する治療プロセスの豊かさをもって，それを価値ある治療だと見なす。さらに，パートナーも治療に巻き込みつつ，トラウマ処理における対人関係プロセスと社会的文脈は，BEPP のさまざまな段階で治療の遡上に載ることになる。

5. BEPP に関する研究

1）警官隊における BEPP

　BEPP は元々，警察官のために開発されたことから，有効性に関する最初の研究はこの群に対して行われた。ランダム化比較試験において，42 名の警官が組み入れられ，BEEP 群が待機群と比較して，治療後の臨床家評価 PTSD 診断（clinician-assessed PTSD diagnosis）の有意な相違を認めた（Gersons et al., 2000）。PTSD 症状は，3 カ月後のフォローアップでさらに改善していた。BEPP は PTSD に関して大きな効果量を得て（Cohen's d 1.30），復職状況，広場恐怖に対する臨床評価，そして自記式質問紙で評価した指標のいくつかも，待機群と比較して有意に改善していた。治療開始早々の脱落はみられなかった。

　有効性を確認したのち，サイコトラウマ診断センターの警官外来，およびオランダの警官を対象にしたトラウマ関連のメンタルヘルス問題センターに紹介された PTSD の警官に対しては，BEPP が第一選択の治療となった。16 年間の診療録調査では，BEPP を受けた警官のうち，96％が PTSD の診断に該当しなくなった（Smit et al., 2013）。本研究により，警官においては BEPP が非常に有効な治療法であることが確認された。ただし治療後も，60％の警察官が何らかの残遺症状を報告した。最も多い残遺症状は集中困難で，16.4％の警官が治療後に訴えていた。

2）一般外来での BEPP

　BEPP は，さまざまなトラウマで PTSD を発症した一般外来患者に適用されることが増えたことから，もう一つのランダム化試験が一般外来で行われ，24

名の患者が参加した。Lindauer ら（2005）は治療前後に調査を行い，BEPP と待機群の間に臨床家評価 PTSD 診断および症状評価で有意な差を認め，BEPP の効果量も大きかった（Cohen's d 1.62）。治療前と治療期間中を合わせ，5 名が脱落した。PTSD 症状の改善だけでなく，自記式の全般不安症状についても，BEPP は有意な改善を示した。この研究では，自記式評価による抑うつ症状，病気休職と関連する問題については，BEPP と待機群との有意差は認めなかった。

　スイス・チューリヒでの別々の研究グループによって，30 名の PTSD 外来患者が参加した，BEPP 群と最小限の臨床観察群を比較したランダム化比較試験が行われた。臨床家評価 PTSD 診断で，BEPP 効果に関する同様の結果が得られたほか，本研究では，6 カ月後のフォローアップにおいての効果持続が認められた（Schnyder et al., 2011）。本研究による治療効果量は大きかった（Cohen's d 1.5）。この試験では，自記式評価による抑うつ症状，全般不安症状，外傷後成長において有意差を認めた。本論文著者は，患者にみられた外傷後成長の高まりは，BEPP 治療の第二段階である意味と統合に起因すると述べている。

　BEPP と別の効果が期待されるトラウマ焦点化心理療法を比較した，これまでで最大のランダム化比較試験は，140 名を対象に EMDR と比較したものである。臨床実践のなかで両方の介入がなされ，回復の程度に応じてセッション数は異なっていた。患者は平均 14.7 回，45〜60 分の BEPP 治療を受けるか，平均 6.5 回，90 分の EMDR 治療を受けた。BEPP と EMDR は，PTSD 症状の重症度を同じように減弱させたが，その変化スピードは両者で異なっていた（Nijdam et al., 2012）。EMDR は，自己報告での PTSD 症状の減少が BEPP より有意に早く，これはセッションの長さを調整しても同様であった。治療脱落率は両者ほぼ同じ（30% 前後）であった。BEPP 治療の多くは，臨床訓練中の精神科医によって行われていたので，BEPP は治療者の経験やトラウマ専門医かどうかによらず効果的であることが示された。両方の治療で自記式の PTSD 症状の効果量は大きく（BEPP では Cohen's d 1.55），臨床家評価 PTSD 尺度も同様で（BEPP では Cohen's d 1.95），患者の大多数にこの治療が有益だったことを示している。BEPP 治療を受けた者の 14% に，治療後も PTSD 診断が残っていた。ただ自記式質問紙評価では，うつ症状と全般不安症状の大幅な改善が認められ，PTSD に併存する大うつ病と不安症にも効果を示した。そして BEPP と

EMDRの両者において，記憶と実行機能の改善が認められた（Nijdam, 2013）。

また，小規模のパイロット研究によって，BEPP治療効果におけるホットスポットの影響が評価された。この研究では，想像曝露セッションでのホットスポットがコード化され，マニュアルに沿って行われたBEPPの10例の成功例と10例の失敗例が比較された。ホットスポットの数は成功例と失敗例で差はなかったが，成功した治療では失敗した治療に比べ，ホットスポットはより頻繁に取り扱われていた（Nijdam et al., 2013）。さらには，成功例のほうが，感情の変化がよく聞き取れるといったホットスポットの特徴が，失敗例よりもより多く出現していた。この研究からは因果的推測はできないが，トラウマ記憶のなかでも最も困難な瞬間を繰り返し取り上げて，想像曝露の間にホットスポットの特徴を観察することが，BEPP治療の成功に重要であるようだと結論づけた。このことは，BEPPだけに重要なわけではなく，おそらく他のトラウマ焦点化心理療法でも重要なのだろう。

3）神経生物学的研究

Lindauerら（2005）のグループは，ランダム化試験とその一連の研究で，BEPP治療の前後でさまざまな神経生物学的パラメータを用いて評価した。PTSDに罹患した一般住民24名，PTSDに罹患した警察官15名，そしてトラウマを体験したがPTSDではない対照群15名を対象に，いくつかの独白を聴くよう依頼した。話の内容は三つのタイプがあって，中立，ストレスのかかるもの，そしてトラウマに関連したものであった。Lindauerら（2004, 2006）は，それらの独白を聞いている間の心拍数，血圧，自覚的不安評価を調査した。PTSDに罹患した一般住民，警察官両者では，トラウマの独白を聴いている間の心拍反応が，健常群と比較して有意に高かった。BEPPで治療した後の一般住民PTSD患者では，トラウマの独白への心拍反応は通常であったが，治療待機群のPTSD患者は反応が高く，他群と差はなかった。一般住民のPTSD患者は，脳の機能変化を調べるために，トラウマの独白中のPET撮影をBEPP治療前後で受けた。Lindauerら（2008）は，BEPP後にPTSDと関連する前頭葉および側頭葉の脳領域に，有意な変化を認めた。この領域は，危険時の急性反応の責任領域といわれている大脳辺縁系をコントロールする皮質領域，すなわち状況を意識して思考し，判断を下す，高次領域であると考えられた。軍人ではない

一般市民の PTSD 患者に対する別のオープン試験では，血漿中の神経内分泌的パラメータが，BEPP 治療の前後で測定された。BEPP 治療の成功により，抗ストレスホルモンであるコルチゾールの上昇を認めた（Olff, et al., 2007）。コルチゾールは，脳に対するネガティブ・フィードバックによって，ストレス反応を抑制する機能がある。コルチゾールはまた，身体機能を調節する働きもあり，長期的なストレス調整に非常に重要な役割を果たしている。

6. 結論

PTSD に対する短期折衷心理療法は，信頼するべき効果的な治療プロトコルを有している。持続エクスポージャー療法，EMDR，そして BEPP は，同等の効果量を示しているので，患者にどの治療を提供するかについては，他の要素が重要となる。その際には，メンタルヘルスにおける段階的ケア（stepped care）の原則が役立つかもしれない。患者が安定した生活を送っていて，単回性の出来事により PTSD を発症した場合，短期のトラウマ焦点化治療のうちの一つが提供されるべきだろう。もし，トラウマ的出来事の影響がより強く複雑で，体験から学ぶことが必要か，あるいは体験からの学びを患者が望んでいる場合には，BEPP が他のトラウマ焦点化治療よりも推奨される。さらに，重度の臨床症状や併存症がある場合には，BEPP と集団療法を一緒に行える治療機関に，治療を依頼する場合もあるだろう。

第10章

感情と対人関係調整のスキルトレーニング・ナラティブセラピー

STAIR Narrative Therapy

by Marylène Cloitre and Janet A. Schmidt

翻訳：伊藤亜希子

今は成功した職業軍人である一人の老兵が，ベトナム戦争で捕虜となったときのことを振り返っている。彼は自身を，若くて怖いもの知らずのパイロットで，自分自身と戦闘機を自由に操ることができたと記している。捕虜となり暴力を受けたとき，彼は両腕のあちこちを骨折したため，指一本動かすことができなくなった。捕虜の仲間たちが代わる代わるスプーンで食べ物を口に運んでくれたおかげで，彼は食事を摂ることができた。仲間たちはこれを数週間続けてくれた。この助けがなければ，彼は生き延びられなかっただろう。彼は後に次のように述べている。「空の上では，たった一人で，自分は無敵だと信じていた。しかし，俺たちは皆，一人だけでは何もできないことに気がついた。そう，互いの存在がなければ生きてはいけない。単純明白なことだ」。

1．はじめに

感情と対人関係調整のスキルトレーニング・ナラティブセラピー (Skills Training in Affective and Interpersonal Regulation Narrative Therapy：STAIR-NT) は，心理社会的治療の論拠に基づき，伝統的な PTSD のトラウマ焦点化作業 (Narrative Therapy：NT) と，感情と対人関係調整の困難から生じる，日常的な機能における幅広い課題に対処するためのスキル・トレーニングから成り立っている (Cloitre et al., 2006)。PTSD の症状を軽減する効果的な治療法は数多くあり，なかでもトラウマ記憶の振り返りと再評価は，最も有効な治療の一つである（全米研究評議会〈National Research Council, 2014〉）。しかし，PTSD 症状が消失するときでさえ，機能障害はしばしば残存する (Westphal et al., 2011)。STAIR-NT の初期目標は，感情調整と対人スキルの改善・回復と同様に，PTSD を軽減させることによる

機能の向上である。

　トラウマは，日常生活に対処するための社会的，精神的な資質を低減させる。トラウマ後は一般的に，感情がむき出しになったり遮断されたりするため，人間関係における諍い（いさか）が多発したり，敵意や誤解が高じる場合がある。また，トラウマの威力（自然災害や戦争など）により，社会的ネットワークが途切れたり破たんすることもある（Norris & Kaniasty, 1996；North et al., 2002；Shalev et al., 2004 など）。多くの人々が心の均衡を取り戻す一方で，PTSD に罹患し，回復過程のなかで，友人や家族，コミュニティを信じる能力や，苦痛をコントロールしてきた今までの対処方法を，喪失したかのようにみえる人もいる。STAIR は，トラウマによって悪影響を受けた感情のコントロールおよびソーシャル・スキルの回復と強化のために，開発された。STAIR は当初，児童期に繰り返し慢性的に受けた（性的・身体的虐待などの）トラウマがあり，しっかりとした感情マネジメントやソーシャル・スキルがあまり育っていないような人々のためにつくられた。しかし，長年にわたる臨床を通していえることは，成人してから初めてトラウマに直面した場合でさえ，とりわけ（内戦や紛争など）持続的トラウマを体験している人々の場合は，トラウマによって感情調整能力や社会参加能力が減弱してしまっている。逆説的であるが，もちろん感情調整能力と社会参加能力は，トラウマからの回復を促進し，より多くの人にとってうまく生きていくための重要な資源でもある。このように，STAIR による介入の目的は，トラウマ体験と一体化して十分な回復を妨げている，心理的・社会的資源の喪失を取り戻すための戦略を提供することである（Hobfoll, 2002）。その哲学や構造および介入において STAIR-NT が強調するのは，感情マネジメントやソーシャル・スキル強化によって現在求められていることにうまく対応することと，トラウマになった出来事の回想を通して過去の出来事を注意深く見つめることとの，バランスを維持することである。

　本章では，治療開発における根本原理を概観し，事例提示を交えた治療プロトコルの概要，治療における潜在的課題，そして STAIR-NT に関する研究について述べる。

2．理論的基盤

1）良好な機能へ寄与する感情調整と関係調整の役割

　当初 STAIR-NT は，PTSD があり，同時に児童期に性的，身体的，情緒的虐待やネグレクトなどの重大な困難を経験したクライエントの現実的なニーズに対応するために開発された。PTSD はしばしば，現在の主訴であり，かつその症状は児童期のトラウマと関連することもあれば，成人期のトラウマと関連することも，さらにはその両方とも関連することがある。しかし，クライエントがより頻繁に表出する困難は，社交や親密な人間関係を維持することや，感情に関連する幅広い問題である。つまり，気分障害や情緒不安定，自身の感情への不信感，適切に決断するために感情を用いることができないこと，そしてときとして自分の感情をまったく認識できないことである。筆者らのニューヨーク市立クリニックに通院していた児童期に虐待を受けた患者，計 100 名のベースラインにおける評価分析では，機能障害の予測因子はクライエントの訴えと一致していることがわかった。PTSD 症状の 50％が障害に寄与していると考えられ，残りの 50％は感情調整の問題と，自己主張，社交性，親密な関係の問題のような関係性のコントロール困難から生じていた（Cloitre et al., 2005）。

　この症状プロフィールは，発達理論の視点から予測されることと一致するし，養育不全に関する前向き発達研究の予測結果とも一致する。いくつかの研究において，児童期の性的，身体的，情緒的虐待は，児童期および思春期に PTSD を引き起こす可能性が明らかにされている（Copeland et al., 2007；Fergusson et al., 1996；Saigh et al., 1999；Seedat et al., 2004）。しかし，虐待はまた，専門用語で「社会情動調整力（socio-emotional competencies）」と呼ばれる，重要な発達目標の崩壊につながる。理想的な環境では，養育者は次の方法で子どもたちを導いていく。認識の発達や感情調整，言語的ラベリング（たとえば，子どもの表情や機嫌に合わせて「あなたは悲しそうだ」と伝えること）を含む多様な方法での表出，行動戦略（口調を和らげる）や直接指示（水を一杯飲むと気分が落ち着きますよ），そして役割モデルになること（親自身のセルフ・マネジメント）である。このような感情調整能力が発達すると，児童期の良好な機能が期待できる。たとえば，学校で良い成績をおさめたり，同級生や教師に好かれたり，友

だちができるなどの成果が得られる（Shipman & Zeman, 2001 参照）。これらの感情調整能力は，子どもと養育者との関係性の文脈から形づくられる。たとえば，養育者が「外的」感情調整役になることがある。こうした機能は養育者から子どもへと移行し，子どもは発達過程を通してこれらの能力を学習し，取り込んでいくのである。この発達中の移行が起こるときに，養育者が子どもを励ましたり褒めたりすることによって，子どもの自信や価値観が強化されるのである。ストレスがあるときや馴染めない環境下では，養育者は子どもに対して，ストレスから回復できるように促したり，不慣れな課題にうまく対応できるように，更なる感情調整への支援やスキル・トレーニングを提供したりする。これらの人間関係力学によって，養育者が存在するときの受援期待感や，敬意，安心感が形成される。

　しかし，これら重要な社会的経験は，養育環境において性的，情緒的，身体的虐待が存在すると阻害される。むちで打たれた後に，「怪我なんかしていないじゃないか」と言われた子どもは，子ども自身の内的な体験とは同期できないようなラベリングを受けることになる。親がもしそのような行動の後でなだめすかそうとすれば，それは，子どもにとって苦痛に満ちた身体的，情緒的，性的経験が混ざり合ったものとなってしまう。そして，親自身がセルフ・マネジメントしてみせるという役割モデリングは，子どもへの虐待行為によって，その効果はまったく失われる。実際，虐待を受けた子どもたちに関する横断研究や前向き研究では，こうした関わりによって，子どもの感情調整や社会参加に悪影響が及ぶことがわかっている。虐待を受けた子どもたちは，情緒的に自我を形成する力が低下し，感情的な場面で興奮しすぎないようコントロールしたり，そうした興奮状態から回復したりすることが難しくなる（Shields et al., 1994；Shipman et al., 2000, 2005）。このような子どもたちは，より孤立するか，葛藤的な状況から身を遠ざける傾向がある（Sroufe et al., 1983）。また，ストレスの多い状況でも助けをほとんど期待しなくなったり，関わりが不明瞭な場合はもちろん，その人にとって好意的な関わりさえも，敵意として認識したりする傾向がある（Suess et al., 1992）。縦断研究結果によれば，虐待を受けなかった子どもたちに比べて虐待経験のある人は，児童期を通して感情を適応的にコントロールすることが困難であった（Shipman & Zeman, 2001 参照）。

　大人と同様に，児童期に虐待やネグレクトの被害を受けた人たちは，特に対

人関係の場面において，感情調整が困難となる。いくつかの研究では，成人してから初めてトラウマ（レイプや身体的暴力など）を受けた女性に比べて，児童期に虐待を受けた人たちは，怒りや敵意，不安やうつ状態のコントロールが困難であることが明らかにされており（Browne & Finkelhor, 1986；Meewisse et al., 2011），仕事や家庭，社会領域の対人機能に，より多くの問題を抱えることも報告されている（Cloitre et al., 2008；Zlotnick et al., 1996）。児童期に虐待体験のある人たちは，親密な関係で満足を得られにくいことや，社会支援を認識する力が弱く，他者からの援助に対する期待度が低いと報告されており，これらは感情機能に悪影響を及ぼすとされている（Cloitre et al., 2008；Schumm et al., 2006）。

虐待が基本的な生活スキルを弱体化させ，成人の機能に影響を与えるというこれらの研究報告は，STAIR-NT の開発を推進する原動力となった。曝露による介入（NT）に STAIR を組み合わせることによって，こうした困難の存在を認め，社会的・情緒的能力を改善させるような能力の獲得，あるいは再獲得のための介入を提供することができるのである。

STAIR の潜在的価値は，ストレスに満ちたライフ・イベントによって将来 PTSD エピソードが生じる危険性を低下させるための，レジリエンスを構築する介入にもなりうるということにある。過去 10 年以上の後方視的および前方視的研究によれば，トラウマの前後にかかわらず，ソーシャル・サポートの存在をなかなか自覚できないこと[†1] が PTSD 発症の危険因子であり，逆にソーシャル・サポートは，PTSD 発症の保護因子となることも示されている（Charuvastra & Cloitre, 2008 参照）。同様に，感情調整の困難は，児童期に虐待を受けた人にとって，PTSD の発症および持続の要因として，PTSD の媒介因子とされてきた（Arias, 2004；Stevens et al., 2013）。このように，感情調整能力と社会的な対人機能に介入することは，その人の機能を改善させるだけでなく，PTSD の保護因子となり，将来の PTSD エピソード発現の危険性を低下させるような重要な個人特性を強めることにもなる。

2）社会的絆と感情調整についての更なる考察

最近の研究では，児童期の虐待のみならず多様なトラウマが，対人関係や感

---

†1　社会支援の量ではなく，支援されているという感覚があまりないこと。

情調整能力に悪影響を及ぼすこと（Hobfoll, 2002）や，トラウマの性質によらず，こうした能力資源の喪失が，機能障害の原因となることが指摘されている（Malta et al., 2009 など）。さらに，社会的問題や感情調整の問題が，PTSD 症状の悪化や持続の要因となる（Zoellner et al., 1999 など）一方で，効果的な感情調整能力と社会資源は，PTSD の保護因子となる（Coifman & Bonanno, 2007；Papa & Bonanno, 2008）。

　人生における社会的絆は，トラウマを受けた人の回復を支援し，安心を与え，促す役割を果たしている。先に述べたとおり，理想的な養育者や親は，子どもが困難やストレッサーによって感情的に打ちのめされているときに，「外部調整役」として振る舞い，子どもに安心を与え，支援し，今後の方向性を示す。同様に，成人期や一生を通して，（パートナーなどの）大切な人たち，あるいは消防隊や赤十字，治療者や教会スタッフ，職場同僚などが，トラウマに直面し困っている人や集団の「外部調整役」となる。リーダーや友人から慰められたり安全な環境を提供されたりすることで，安心感がもたらされる。たとえば，衣服や食事に関する，あるいは大切な仕事を成し遂げることへの支援，さらには回復段階における実用的な資源の紹介や指導などである（Hobfoll, 2002；Johns et al., 2012；Stevens et al., 2013 参照）。

　治療に関連して述べると，あらゆる種類のトラウマ・サバイバーに対して，社会能力や感情能力のリハビリテーションを考慮する場合があるかもしれない。筆者らは，世界貿易センターの 9.11 テロから 1 年後に，PTSD 重症度の予測因子に関して，9.11 テロ関連の PTSD 症状の評価を行った。これは，人生早期のトラウマを調整した後，対人調整障害や感情調整障害によって機能障害が予測されるかどうかをみた研究であった。結果は，筆者らが十数年前に行った児童期に虐待を受けた人たちの研究と同様であった。否定的な対人認知や婚姻関係の状況（単身，離婚，死別），そして感情調整の問題は，機能障害に有意に寄与しており，PTSD 症状そのものよりもこれらのほうが，健全な機能により多くの負荷をかけてしまう（Malta et al., 2009）。9.11 テロ関連の PTSD 症状を持つ人々を対象にした STAIR-NT のベンチマーク試験では，PTSD 症状や感情調整の困難，対人関係の問題，社会支援の乏しさについて，統計的にも臨床的にも有意な減少を認めた。これは，多様なトラウマ・サバイバーに対する，本治療の実行可能性と有用性を示唆するものである。

3. 実施手順

　STAIR-NT は 16 セッションからなる治療であり，モジュール 1 の STAIR（セッション 1〜8）は，感情調整および社会性と人間関係のスキルの発達に焦点が当てられている。NT のモジュール（セッション 9〜16）では，トラウマ体験の語りを取り入れているが，すべてのセッションにおいてスキル・トレーニングを念頭に起き，患者が体験する日々の問題を取り扱う。STAIR モジュールを通して鍵となる介入は，人間関係や，もっと広い対人交流について，トラウマに関連して対人関係上で引き起こされることを見きわめることである。通常，これらの対人スキーマは，かつて獲得した適応的機能であるが，現在は（トラウマ後の）状況の変化によって，社会機能と健全な人間関係の発達が損なわれている。STAIR のセッションを通して新しくより適応的なスキーマが検討され，経験的に探索されるのである。これらの新しいスキーマがうまくいくかどうかは，感情調整スキルの向上と，新しいスキーマによって感覚が変化するかどうかに依拠することが多い。

　モジュール 2 におけるナラティブ・ワークでは，持続エクスポージャー療法（prolonged exposure：PE）の修正型に基づき，クライエントがトラウマ的出来事を導入部，中間部，結末からなる語り，あるいは一つの物語にまとめる。生涯にわたるトラウマ記憶が明らかになり，そこから生み出された苦痛により，記憶の階層が体系化されるのである。PE を実施するとき選択された最初の記憶は，苦痛を引き出したとしても扱いやすいものである。また記憶は，クライエントの症状や，そのときの困難に関連して選択される。同様のやり方で，さらにどの記憶を取り扱うかを，クライエントと治療者との協働作業で決められる。対象となる複数記憶には通常 3〜6 個のトラウマが存在するが，1〜3 回目のセッションのなかでは，その記憶に関連する精神的苦痛が十分軽減するまで，一つの記憶だけを取り扱う。しばしば，（恥辱感や罪悪感など）類似の意味・感情のテーマが，異なる出来事の記憶を通して現れることがある。これらが治療において明確になり，「中核的な」スキーマとなる。

　それぞれの記憶が語られるときには，クライエントが感知する内容の細部と，語ることによって引き出された感情に留意する。語りが終わったら，治療

者とクライエントは，対人関係のスキーマや，語りに埋め込まれたスキーマを特定する。明らかとなった対人関係スキーマが，過去の環境においては適応的に機能していたかを検証する。STAIR モジュールのなかでもスキーマや同様の様式は特定されていたが，語りのなかで明らかとなったスキーマは，以前の様式よりもより正確で，「感情的に真実味がある」ことが多い。その結果，トラウマのスキーマは，STAIR モジュールを通して明らかとなり検証されてきた，新たな代替スキーマと対比される。

　新旧のスキーマの比較は，それぞれの見通しや見込みの妥当性を検証しつつ進められる。過去のトラウマが生み出したスキーマを尊重しつつも，状況に応じて，人間関係における（過去のスキーマとは）異なった見通しが生まれる可能性を作っていく。多重スキーマの概念は，Bowlby（1988）が提唱した多重の「関係づくりのワーキング・モデル（working models of relating）」の概念がベースとなっている。すなわち，さまざまな社会的文脈や人間関係は，それぞれ異なる見通しや感情・行動に関係しているのである。クライエントのより大きな目標は，思考や感情・行動がより柔軟になり，トラウマ的状況から移行し，より適応的な方法で機能することである。表 10-1 は，STAIR-NT の 16 セッションの概要である。

　次項では，STAIR-NT の考えで治療を行ったバージニアの事例を用いて，治療経過における特に重要なポイントについて述べる。

● 事例説明 ●

　バージニアは 50 歳の離婚経験のあるアフリカ系アメリカ人女性で，病院の安全管理者として働いていたが，彼女を数年来診察し，信頼関係のあるかかりつけ医の紹介で来所した。HIV の定期検査で陽性と判明し，ショックを受けたバージニアは，かかりつけ医に，実は 1 年前にレイプ被害に遭い，誰にも言えず「その出来事をクローゼットとドアの中に閉じ込めていた」ことを打ち明けた。彼女はそのとき，子どもの頃に継父から性的暴行を繰り返し受けており，誰にも言えずにいたことも告白した。HIV が陽性とわかり，かかりつけ医に打ち明けてからというもの，バージニアは，虐待やレイプや，深くて暗く汚い穴に吸い込まれる悪夢をみるようになった。バージニアは，HIV 陽性が，かつて言われたような「死刑宣告」ではないが，厳しい服薬プ

第 10 章　感情と対人関係調整のスキルトレーニング・ナラティブセラピー　*209*

表 10-1　各セッションの概要

モジュール1	セッション1	治療導入 —— 治療概念とゴール。呼吸法の紹介。治療同盟の構築。
	セッション2	感情の気づき —— 心理教育および感情調整における，児童期の虐待の影響の同定。感情認識の重要性。感情同定の探索と誘導。セルフ・モニタリングの練習。
	セッション3	感情調整 —— 感情・思考・行動のつながりの焦点化。感情調整における長所と短所の同定。感情コーピングスキルの組み立てと練習。楽しい活動の同定。
	セッション4	情緒豊かな生活 —— 感情や苦痛への忍耐を受容。苦痛に耐えていることの賛否の評価。ゴールを同定する際のポジティブな感情への気づき。
	セッション5	人間関係のパターンの理解 —— 対人関係スキーマ。感情と対人関係の関係，および対人関係上の目標の導入。対人関係スキーマのワークシートの説明。
	セッション6	人間関係のパターンを変える —— 治療者が，代替行動を用いた対人関係状況に関するロールプレイを紹介する。代替スキーマの生成。
	セッション7	人間関係の仲介 —— アサーティブに関する心理教育。代替スキーマと行動反応に関するディスカッション。アサーティブを使ったロールプレイ。代替スキーマの見直しと展開。
	セッション8	人間関係における柔軟性 —— 対人関係における柔軟性への焦点化。柔軟性が必要な対人関係のロールプレイを，クライエントの資質を活用しながら継続する。治療のモジュール1からモジュール2への移行についてのディスカッション。
モジュール2	セッション9	記憶作業への動機づけと計画 —— ナラティブワークとトラウマ記憶の階層作成の理論的説明。
	セッション10	暴露の導入 —— ナラティブワークの論拠の確認。中立な記憶での練習。最初の語りの録音実施。治療者とクライエントが一緒に録音内容を聴き，語りのなかで明らかにされた，自己や他者の感情や信念を探索する。治療者は患者の学びと行動変化を強化する。
	セッション11	現在と比較して記憶の検証を深める —— 感情の確認。最後の記憶の再考分析。語りの実施（同じ記憶あるいは新しい記憶）。語りに基づいた対人関係スキーマの見直しと更新。新しいスキーマに関連したロールプレイの練習。現在の生活状況でのトラウマの再考。
	セッション12〜15	その他の感情のテーマの探索 —— 記憶の選択の継続。恐怖や恥。悲嘆や喪失以外の感情のテーマの探索。恥と喪失に関連するスキーマの同定と修正。
	セッション16	終結 —— クライエントの自己／他者のスキーマにおけるスキルと変化のまとめ。リスクの再発だけでなく，将来の目標と変化について話し合う。

ログラムに従わなければならないことを理解していた。にもかかわらず，バージニアと主治医は，大量の薬を飲み忘れていることに気づいた。彼女の悪夢は悪化し，自分自身に腹が立ち，同僚たちと言い争うようになった。彼女は自分の HIV 判定を誰にも話していなかった。主治医の勧めにより，とうとう彼女は治療者のもとを訪れようと決心した。彼女は，自分の感情をもっとコントロールして，HIV 診断にうまく向き合い，そして職場でもうまくやれるようになりたかったのである。

　評価面接の結果，バージニアは自分が PTSD であることを知り，驚いた。レイプと HIV の診断が，彼女のトラウマ的出来事であった。実際，彼女の悪夢の内容は，暴行と HIV 陽性を告げられる瞬間だった。最も重要なことは，かかりつけ医への受診と服薬行動が，HIV 判定だけでなく，そこに至らしめた暴力というトラウマを思い出させる行動になっているとわかったことである。彼女の回避行動は理解できるものの，それは生命を脅かすものでもある。しかし，反常識的なこうした行動の説明がなされると，バージニアは治療者によって支えられ，理解されていると感じ，治療を受けることに同意した。

1）生活歴と症状／治療への参加（セッション 1）

　最初のセッションでは，治療者は時間をかけて，バージニアの人間関係と人生早期を振り返った。STAIR-NT に紹介される多くの典型的な患者と同様に，バージニアは彼女の最初の養育者である継父から 5〜11 歳まで虐待を受け，しかも実母はそれを知っていたのだ。バージニアは 19 歳のときに，離婚歴があり 2 人の 10 代の子どもがいる，15 歳年上の男性と結婚した。結婚生活は 10 年続いたが，夫は浮気を繰り返し，飲酒と経済的問題もあり離婚に至った。治療者とバージニアが出した結論は，バージニアには信頼して秘密を打ち明けられる人は多くなかったということである。これらの体験のため，バージニアは誰かに難しい真実を伝えて，支持的で配慮のある対応を期待することが，ほとんどできなかったのである。治療者は，バージニアの主治医が彼女の HIV 判定を告知したことを単刀直入に確認し，困難な状況への共感を示した。また，これまでも他の HIV 陽性の人たちを支援し，服薬や行動について知識を得ていることにも言及した。治療者は必要に応じて内科医と連携し，バージニアがまだ慣れない新しい薬剤の服用をフォローすると伝えた。彼らが合意した現実的な治療

目標は，バージニアが HIV 診断への感情反応をコントロールできるようになり，PTSD と抑うつを解決し，服薬管理がうまくいかない障壁が何かを明らかにすることであった。

2）感情の同定と表出（セッション 2〜4）

　バージニアの最初の課題は，自分の感情に焦点を当て，苦痛がどこからきているかに気づき，それらを改善するための対処方法を使えるようになることだった。感情やその引き金となる出来事，思考や行動パターンを明確にするために，簡単な調査票が用いられた。治療者がバージニアに特に依頼したことは，服薬をする際の感情や思考に留意することであった。彼女が安らぎや喜びを得られるのはどのような状況かを明らかにする場合にも，その調査票が用いられた。そして，気分を変えるときや，暗い気持ちに陥ることから自分を守るために，目的を持って計画的に安らぎや喜びを得られる状況を認識・活用することを目指した。一方で治療者は，この作業の前に，バージニアが育っていた家庭ではどのようにして感情をコントロールしていたかを振り返るよう，彼女を促した。

　バージニアにとって実家での生活は，感情のやり場がなく，子どもたちは顔を会わせても何も聞いてもらえなかった。彼女の母親に関していえば，幸せの感情は表されても，それ以外の感情は奥深くにしまい込まれていた。バージニアには，母親はまったく自分のことを好きでないか，あるいは自分の幸せなんか心から関心がないと，感じざるを得なかった。このセッションの間，バージニアは自らが体験した虐待の様子について吐露したが，それは彼女にとって異常な出来事だった。バージニアの話は次のようなものだった。継父が夜ごと彼女の寝室にやってきて，彼女の口を手でふさいだ。彼は，「静かにしろ，誰にも言うな，心配しなくていい」と言った。別のときには継父は彼女に，お前は「**悪い**」子だ。この家の問題はお前のせいなのだ，と言った。治療者は，このトラウマの細部に深く立ち入ることはせず，バージニアの吐露に対して思いやりをもって明確に敬意を表し（「あなたにそのようなことが起こったことを本当に残念に思う」），それ以上詳しく聴くことも，告白の場面から急いで離れることもしなかった。治療者は，バージニアの被虐待体験が，現在の異性との親密な関係のなかで彼女が期待したり，反応したりすることに，どのくらいの影響を及

ぼしているかよく検討した。そして，次のように伝えた。「あなたが誰かと肌を寄せ合ったときにひどく息苦しく感じても，それは不思議ではありません」。

バージニアは，初めて HIV 治療薬を服用したときの感情と思考を書き出してみた。彼女が書き出したのは次の感情であった。恐怖（私は HIV 保持者で病気だから死ぬだろう）と，吐き気（私は体内に毒をためている），嫌悪感（自分は悪い人間だ），そして恥辱感（自分は恥ずべき人間だ）。治療者は，これらの反応を三つの体験チャネル（感情，思考，行動）に分類し，それぞれに対してコーピングの方略を考えた。この方略は，バージニアが有する上記のような否定的体験の「解毒剤」として働くことが期待された。

調査票の見直しで明らかとなったのは，次のことだった。バージニアにとって服薬行動は，自分が HIV に罹患しているというトラウマを思い出させる引き金になっていて，彼女に恐怖感情を生み出していた。さらに服薬行動は，自分はだめで恥ずべき人間であるという思い込みもまた引き出していた。治療者は，服薬は敵ではなく健康というゴールへ導く味方である，というリフレーミングを提案した。バージニアは前向きになった。そして治療者のほうは，これまで明らかとなった感情体験が含まれる三つの体験チャネルのそれぞれに対して，介入を開始した。

治療者：それでは，あなたの薬に対する恐怖反応から始めましょう。薬を取り出してみてください。青と白の錠剤はどうですか？

バージニア：出しました。

治療者：あなたが HIV 患者であることは事実です。しかし同時に，これらの薬があなたの健康を維持してくれることも事実です。薬は，あなたの体の中の大事な細胞である白血球数を改善してくれます。薬を見ながら，その薬に向かって何かお話してみますか？

バージニア：そうね，薬に向かって話すなんて馬鹿げていますけど，でも，やってみます。「お薬さん，あなたを飲むたびに，私は健康に向かって歩んでいます」。

治療者：素晴らしいです！ それを繰り返してください。そして，薬をちゃんと見ていてください。何か心に浮かんだことで，付け加えたらもっと良くなるようなことはありませんか？ HIV 管理で望むこと，またはあな

第 10 章 感情と対人関係調整のスキルトレーニング・ナラティブセラピー 213

> た自身の明るい将来についてですが。
> **バージニア**：「お薬さん，あなたを飲むたびに，私は健康に向かって進んでいます。あなたは私の体の中で道を照らしてくれ，敵とも戦ってくれています」。
> **治療者**：吐き気はどうですか？ お薬を何かおいしいものと一緒に飲むことはできますか？ 飲めば気持ちが落ち着く，あなたのお気に入りのお茶について考えてみてください。お薬と一緒に飲んではどうでしょう……。

バージニアは，この訓練を効果的に利用した。上記のやりとりは，信念を変えることに焦点を当てているが，服薬行為にまつわる，視覚と味覚に関連するものに焦点化している。治療者は，他の感覚様式と薬とのポジティブな関連も探索した（薬の青色や白色は，晴天の日の青空や雲，など）。

バージニアは認知，感情や感覚，そして行動（薬を飲むこと）を修正する練習に関心が引かれていった。そして，さまざまな感覚はさまざまな感情名に関連づけられ，自分の感情は役に立つことがあるので無視・回避しないほうがよいという考えにも結びつけられたのである。治療者はバージニアがより多くの感情を明らかにしラベリングできるように，STAIR の「感情の車輪」[†2] を導入した。

最初こそバージニアは，「感情の車輪」図に記載された感情の多さに驚いたが，どのような状況でも，最低三つの感情を使って感情モニタリングを行えるように，図の感情を利用した。新しいコーピング方略が，各感情チャネルに的を絞って導入された。そのような感情チャネルは，バージニアにとっては実行可能で受け入れやすいものだった。これらには，不安（感情）と集中力の低下（認知）を軽減するために，日常行う集中呼吸法も含まれていた。行動の対処法には，彼女の元夫の孫たちとの関わりが組み込まれている。義理の孫たちとの付き合いは彼女にとって気持ちが和らぐもので，良い関係を維持してきた元夫の子どもたちとの関わりも積極的に行われるようになった。治療者は，HIV 支援グループ（別の病院で実際されている）への参加を提案したが，バージニアは地域の誰かに知られるリスクを心配して断った。

---

†2 さまざまな感情が車輪状にぎっしり書き込まれている図のこと。

バージニアは，彼女の孫たちが，彼女を見て，膝の上にはいはいしてきて，彼女に抱きついてきたとき，孫たちの目には幸せが宿っていたと報告した。彼女はこれらの体験を感情モニタリングシートに書き出しながら，愛情に気づく喜び（情緒的気づき）を得た。彼女の治療の一部として，少なくとも週に一度，孫へ電話かメールをし，あるいは訪問することにした（行動の変化）。さらに，彼女は自分がだめで恥ずべき人間であるという考えに打ち克つために，「私は良い人間で愛されるに値する」（認知の変化）というマントラ（呪文）をひたすら唱えた。バージニアの娘は，バージニアが孫とよりたくさんの時間を過ごすことを喜んでくれた。やがて，この孫との触れあいによって，娘とバージニアとの関係もまた良くなっていった。家族との関係が良くなるにつれ，バージニアは，職場での人間関係も良くなっていくかもしれないと考えるようになった。

3）対人関係のスキーマ（セッション5〜8)

セッション5〜8にはいくつかの目標がある。その一つは，児童期からの対人関係スキーマはどうであったかを確認することであり，昔から持っていた見通しや感情が，現在のクライエントにどのような影響を与えているかを理解することである。対人関係スキーマは，人生早期に形成され，感情で満たされた「テンプレート」のようなものである。そして，それはクライエントの現在の生活に無意識的に影響を与え続けている。さらにもう一つの目標は，治療によって獲得した，自己と他者に関する成熟した理解を基盤とした新しいスキーマの生成である。以下の場面記述は，バージニアの治療者がどのようにこれらの目標を達成したかについて記している。

対人関係スキーマのワークシートを進めていくうちに，治療者とバージニアは，悩ましかった最近の人間関係のごたごたについて検討した。バージニアはある男性同僚と在庫管理で口論になった。治療者とともにそのとき何が起こったかを確認し（「私は怒って，彼を怒鳴りつけて，部屋を出て行った」），バージニアがどう感じたか（「自分を抑えられない，怒鳴るべきではなかった，本当に誰にも聞かれたくない，自分が恥ずかしい」），そして彼女が同僚にどうしてほしかったか（「彼は私の25年にもなる経験を敬うべきなのに，そうしてくれない」）についても話し合った。治療者は，その場面がどのように終わったかを尋ねた。バージニアは緊張感が増したことで一層ストレスがかかってしまったこ

とを認め，自分の行動を恥じていた。バージニアと治療者は，バージニアの児童期虐待のことを勘案しつつ，状況を話し合っていった。バージニアは，「誰も自分の話を聞いてくれない」と思い込んでいた。それで，自分の願いを達成するために[†3]，彼女は自分の考えや感情を，今回治療者と話し合うまで抑え込んできた。その結果として起きたことは，実際には彼女が恐れ，防ぎたいと思うような事態だった。彼女は怒鳴ってしまったことで，仕事で自分が果たしてきた役割や同僚からの尊敬がひどく損なわれてしまったと感じていた。治療者はバージニアに対して，そのときに取りえたかもしれない別のやり方を考えてみようと提案した。それはまさに，自己**および他者**に関する中核的信念を変えはじめる第一歩であった。

4）ロールプレイ（セッション5〜8）

　STAIR-NTにおける治療者の重要なスキルは，児童期の古いスキーマに代わる新しいスキーマを開発し，試すという目的に沿って，クライエントとロールプレイを行うことである。通常みられる人間関係力動（自己主張すること，コントロールすること，柔軟であること）のためのロールプレイは，安全な環境で新しい行動を練習する機会を設けることであり，クライエントがどのように感じるか模索し，必要に応じて修正していくことでもある。治療者は，クライエントの感情調整役として行動する。すなわち，置かれた状況や文脈から現れてくる感情を引き出し，必要に応じて感情の強さを保ったり，緩めたりできるようになることを援助する。さらには，クライエントとの共同作業を通して，新しい別の感情（罪悪感や恥辱感の代わりに，喜びや悲しみなど）を認め，理解することを支援する。

　次のセッションでは，治療者はバージニアに対し，同僚との問題と在庫管理がどのように完了したかを尋ねた。バージニアは，その週は同僚が彼女を避けていたため，一人で在庫管理をしなければならなかったと答えた。彼女は怒っていたが，さりとて助けを求めることもできないと感じていた。治療者は，新しいコミュニケーションの訓練方法として，安全な環境でロールプレイを行うことを提案した。ロールプレイの前に治療者は，当時の彼女の判断が及ぼした

---

†3　ここでは彼女の意見を通すこと。

ストレスと，それによって引き起こされた事柄すべてを勘案すれば，彼女が怒りを感じても不思議ではないというノーマライゼーションを行った。治療者はまた，当時の状況を考えれば，バージニアがもう少し自分を許してもいいのではないかと伝えた。たしかに，バージニアがとった行動は乱暴だったし，たいした効果もなかったが，だからといってそれほど恥ずべきことではなかったのだ。彼女の行動が，彼女が悪人であるがゆえに生じたというよりも，善良な人間が悪意のある振る舞いに関わってしまったことから生じたという考えは，バージニアにはなかなか受け入れ難かった。バージニアは同僚に謝ることには同意した。しかし彼女は，元々抱えていた自らの「邪悪さ」がむき出しになるのではないかと恐れていた。そのために，一体どうやって屈辱を感じず，かつ面目も失わないようにして謝罪すればよいのかわからなかった。治療者は，謝る側と謝られる側の相互を尊重するような謝罪の言葉をモデルとして示しながら，バージニアに「これをやってみましょう」と促した。バージニアは一度その言葉を練習してから，治療者と一緒にいくつかのユーモアを交えながら，役を交代して練習した。

治療者：あなたが自分の役をやることから始めましょう。私は同僚のジムになります。私の役は簡単で，何も話しません。ただ，私はあなたを本当に怒っているので，あなたの脇を足早に通り過ぎるだけです。私の頭から湯気が立って，本当に不機嫌な顔をしていると想像してください。

バージニア：（ロールプレイを始めながら）ねえ，ジム，ちょっとだけ待ってちょうだい。在庫のことであなたと話したいの。

治療者：いいえ，結構です。メールでお願いします。また頭ごなしに怒られたくないので。

バージニア：そうね，あの日はひどい一日で，あなたに八つ当たりしたことはわかってる。あの在庫のことで私は本当にピリピリしていたの。もしあなたが力を貸してくれたら，仕事はずっとうまくいくと思うわ。誰にとってもそうだろうけど，特に私は助かるわ。

治療者：あなたは本当に大変なんですね。でも，あなたがイライラしてなければ，ここの人たちはもっと手伝いやすくなると思いますよ。でも確かに……。

第 10 章　感情と対人関係調整のスキルトレーニング・ナラティブセラピー　　*217*

　治療者は，ロールプレイが「現実」ではないことを強調するために，若干の
ユーモア（「私は通り過ぎるだけ」）もとり入れた。治療者の感情のこもったア
プローチや対応によって，特に興味と遊び心を伴う表現によって，クライエン
トはこれらの体験の意味が明瞭になるのである。遊び心とユーモアは，本来恐
怖の感情とは相容れないものである。ところが，ロールプレイのようなスキル
訓練のなかでユーモアを用いることで，クライエントは自分の感情や態度を模
索し，「自分に合うかどうか試す」気持ちになる。そしてクライエントは，相手
に伝えたいメッセージをうまく表現できるようになり，最後にはうまくいくよ
うになるのである。遊び心によって，ロールプレイに嘘と現実の両面があるこ
とを認識できる。嘘の側面としては，実際の状況や文脈をロールプレイで表さ
ないために，感情体験は強烈すぎることはない（私はあなたに怒っているふり
をします。でも，あなたは本物のジムではありません」など）。その一方で，現
実的側面としては，より純粋に感じられる気持ちがロールプレイで引き出され
る（「もし，私が本当にあなたの同僚ならば，オフィスに座っていると，あなた
の怒りにおびえてしまいます」など）。この種のユーモアは，すべてのクライア
ントに効果的とは限らないが，治療の目標は，クライエントに肯定的自己効力
感を感じられるような，真の情緒体験をもたらすことである。それは，治療者
が安全と受容の場を提供して，はじめてもたらされる。

5）ナラティブセラピー（セッション 9 〜 16）

　モジュール１における介入は，生活の質とさまざまな機能の向上に焦点を当
て，感情調整能力についても強調して取り組んだ。さらに，日常のさまざまな
事柄についてのロールプレイや話し合いを行い，感情の量を正確に推し量る。
その過程で，治療者とともに経験するさまざまなことは，現実の人間関係にお
ける自信を強化する。これらの成果を構築しながら，モジュール２（セッショ
ン 9 〜 16）は，過去のトラウマへの取り組みに焦点を当てる。

　クライエントの記憶とそれに伴う感情を明瞭に言語化し，描写してもらうこ
とで，トラウマに関連した感情への気づきと関わりが生まれる。これらの感情
と記憶の語りは，導入部・中間部・結末というナラティブ構造のなかにまとめ
られる。自伝的な語りとそれが持つ構造を用いることで，重要な自己調整活動
が支えられ，強化され，統合される。ナラティブの語りのなかでクライエント

が行うことは，以下のものである。① 物語の語り手として，感情の流れを調整することを学ぶ。② 明瞭に定められたナラティブ構造を通して，直接的でかつ抑制され，目標に基づいた感情表現を体験する。③ 物語の主体，あるいは物語から距離を置いた語り手の双方の立場で語ることで，メタ認知機能と自己への気づきを強化する。

　すべての語りは録音される。最初の録音の後で，クライエントと治療者は一緒に録音を聴き，治療から得られた新しい情報を通して，トラウマ体験の意味だけでなくその後に変化した意味も分析する。これらの再評価（reappraisal）は，多くの場合，以下のような認識と関連している。現在体験している慢性的な恐怖は過去の出来事に属していて，今や誰をも傷つけることがないこと。トラウマについての慢性的な恥辱感や罪責感は，見当違いであること。そして，トラウマ体験特有の喪失（人物，価値観，他者とつながる能力などの喪失）は，意図して再度取り扱われ，現在に移し替えられること。さて，2 回目以降のすべての録音は，ナラティブと意味分析の両者を含んでいる。クライエントは録音された語りを，理想的には毎日自宅で聴く。この「宿題」の目的は，記憶に関連する恐怖やネガティブな感情の消去を促進させること，およびトラウマ記憶の修正を強化して，出来事についての，より適応的な代替解釈を持たせることである。

　この作業段階では，治療者は，コーチや教師の立場から聴き手や証人へと移行し，ときにはトラウマの新しい意味づけの共同制作者となる。治療者の役割がこのように変化しても，クライエントと治療者のポジティブな関係が重要であることは繰り返し伝えられる。心理療法経過に関する文献からのエビデンスによれば，多くの疾患治療において，感情覚醒がポジティブな変化をもたらす因子となるが，それは強い治療同盟が存在する場合に限られる（Whelton, 2004 の総説参照）。本モジュールを用いた治療[4] に関する経過研究では，以下のことが示唆されている。ポジティブな治療同盟は，治療モジュール初期のスキル育成作業の進展によって構築される。次いで，本モジュールによって，記憶処理における感情調整スキルを上手く使えるようになる。特に，治療同盟が早期に確立することで，記憶処理段階における感情調整能力について確実に予測できる

---

†4　STAIR ナラティブセラピーのこと。

ようになり，PTSD 症状軽減といった治療後の良好な転帰をも予測できるので
ある（Cloitre et al., 2004）。後述する治療場面では，バージニアと治療者が，どの
ようにして過去のトラウマを統合されたライフストーリーへ再構成したかが描
かれている。

　この時点においてバージニアと治療者が感じたことは，彼女が抑圧的かつ爆
発的な怒りをコントロールできるようになっていたことであった。バージニア
はまた，服薬を規則的にできるようになっており，ウイルス量は減少し白血球
数も改善していた。彼女は病気の管理ができるようになり，自己効力感を感じ
はじめていた。しかし，まだレイプの悪夢とフラッシュバックに悩まされてい
た。バージニアは治療者を気に入り信頼もしていたので，不安はあったものの，
近親姦の記憶を振り返る作業に取り組むことにした。バージニアがトラウマ記
憶として取り上げたことは，11 歳のときに父親から愛撫され，それを母親に打
ち明けたとき，母親から平手打ちをされ，けなされたことであった。セッショ
ンを録音しながら，治療者はバージニアに，現在同じことが起こっていると想
像してみるように促した。その最中に，バージニアはいったい何を感じ，どの
ような気持ちになり，何を考えていたのだろうか。

> **治療者**：お母さんはあなたを信じてくれなかったとおっしゃいましたね。お
> 　　母さんが何と言って，どのように行動したか思い出せますか。あなたが
> 　　見たことと，そのときどんなふうに感じたかを表現してください。
> **バージニア**：母はこう叫びました。「あなたは嘘つき……作り話よ！　なんて
> 　　汚いことを言うの。うるさい，うるさい，うるさい!!」母は部屋を出て
> 　　いき，ドアを閉めました。
> **治療者**：話すことはつらかったですね。よく話してくれましたね……。それ
> 　　からどうしたのですか？
> **バージニア**：走ってクローゼットの中に隠れました。そこは安心できて，暗
> 　　くて，暖かいからです。二度と母や父に会いたくないと思いました。そ
> 　　れ以来，このことを誰にも話すまいと決めたのです。

　この気持ちの面でつらいセッションを経験したあと，治療者とバージニアは
この体験の意味を探索した。恥辱感と無価値感，怒りのスキーマが明らかに

なったが，それ自体は二人ともまったく驚かなかった。ナラティブからみえてきた中核的スキーマは，次のような内容だった。「もし，自分の身に起こったひどい出来事を誰かに話せば，責められて拒絶されるだろう」。そのスキーマは，虐待に関する母親の反応から生じたものだが，母親との間はもちろん，他のすべての人間関係に大きく影響してきた。このスキーマの影響を受けた，（トラウマ情報の秘匿といった）バージニアの行動は，母親との関係においては，バージニアの身の安全を担保してきた。しかしながら，このスキーマを他者との関係にまで当てはめることは過剰な一般化であり，その必要もなければ，何の助けにもならなかった。バージニアは，HIV診断が他人にどう思われるかという強い不安感情が，恥辱感のスキーマのベースになっていることに気づいた。治療者はモジュール1のなかで，新しいスキーマ（「私が体験したひどい出来事を話しても助けてもらえるし，理解もしてもらえるだろう」）を提示した。バージニアは肯定的な治療体験をしたが，それは治療者がこの代替スキーマの正しさを証明するような事実を提示してくれたおかげである。治療者はまた，次のことも指摘した。内科の主治医はバージニアに起こってしまった「ひどいこと」をよく知っていた。しかし，それにもかかわらず，主治医は彼女のことを本当に心配してとても配慮してくれたではないか。このことこそ，新しいスキーマが正しいことの証左ではないか，と指摘したのである。

　さらに，治療者と内科医の連携のおかげで，バージニアは非公開のピア・プログラムへの参加を開始し，そこで，同じようにHIV陽性の女性メンターからアドバイスを得ることができた。メンターは，バージニアが服薬管理を改善する実践的な方法を見いだす手助けをしてくれて，HIVの定期検査にも同行してくれた。定期検査はバージニアにとって，服薬管理表に記入ができないことを自覚する，苦痛な体験の場でもあった。メンターはまた，関連するすべての医療情報をまとめることを手伝ってくれたり，彼女の気持ちを支えてくれたり，ポジティブな自己表現や集中呼吸法を含む，STAIRのスキルの練習相手にもなってくれたりした。ピア・ミーティングのおかげで，バージニアはHIV陽性を抱える「良き」人々と出会うことができたが，彼らは彼女のHIV判定にとらわれることなく，好意を抱き尊重してくれた。

　怒り反応が減少し，自己主張スキルがうまくなったおかげで，バージニアの自信は増し，職場での人間関係もある程度改善した。彼女は教会の合唱団で歌

いはじめるなど，自宅外での活動でも新しい友人ができた。治療者は，感情調整と対人スキルにおけるこれらのポジティブな変化と，新しくてより的を射たスキーマが生まれたことを，振り返ってまとめた。バージニアの将来の目標と今後に残された課題について，二人で検討した。治療プログラムを進める間，バージニアは1冊のノートを作り，そこにすべての治療ワークシートを記載していた。治療の最終日，彼女は，前向きな行動，思考，活動といった諸課題のうち「トップ10」リストを決め，万が一状態がぶり返したときのためにスマートフォンに取り込んだ。彼女と治療者はリストを見直しながら，彼女が徐々に作り上げてきた支援ネットワークが使えなくなったときでも活用できる項目に，マーカーで印をつけた。感情面で不明瞭な状況では，すぐに恥辱感や怒りといった反応が出やすいという懸念は残っていた。しかしながら，彼女はいくつかの新しいスキルを得たことで，その状況から距離を置いた視点で新しい選択肢を考えることができると感じていた。最後にバージニアは，必要になれば治療者に連絡をとることで合意した。

4．STAIR-NT の実施における課題

　本章の導入部分に記したとおり，STAIR-NT は本来，複雑性トラウマに苦しむ PTSD 患者のために開発されたものである。彼らが被った体験の多様性と重症性を考えると，STAIR-NT の治療者は，こうしたクライエントの治療では特に留意すべき課題があると考えられる。これらの課題の共通点は，**クライエントの恐怖の深さと広がり**（感情的要素），そして強い**回避志向**（行動的反応）である。治療で目指すこととして，治療の主要な目標でもある感情調整能力をつけるには，治療者はクライエントの恐怖を扱う準備ができていなければならない。経験豊富な臨床家は，STAIR-NT を用いた治療過程を妨げる，五つの特徴的な恐怖を特定している（Jackson et al., 2009）。

　一つ目は，感情としての恐怖そのものである。患者のなかには，感情を排除したくて訪れる人もいる。感情こそが苦痛と葛藤を引き起こす，唯一のものだからである。彼らは，感情を持つことは弱点であり，感情をまったく持たないことが，うまくいく唯一の方法だと信じている場合もあるだろう。二つ目は，生活場面やカウンセリングルームで，他者の感情にさらされる恐怖感である。

患者は，自分たちの不全感を強めるような他者の感情表現に，うまく対応するスキルを持っていないかもしれない。三つ目は，どのような感情でもそれをいったん認めてしまうと，ひどい感情表出（コントロールできなくなる）になってしまうという恐怖である。これは「全か無か」という見方と一致しており，STAIR-NTを受けている患者の多くは，自身の感情をいったん認めたり，あるいは他者の感情に曝（さら）されたりすると，爆発的反応をしてしまうのではないかと恐れている。四つ目の恐怖は，陽性感情を体験することである。複雑性トラウマを経験した患者は，陽性感情や幸福を感じてしまうと，自分のトラウマ体験が虚構化されるのではと信じている場合がある。トラウマ・サバイバーは，自分自身や自分の能力，そして楽しんでもいいのだという権利を有する人間としての価値について，極端にネガティブな見方をすることが少なくない。五つ目の最後の恐怖は，自己のアイデンティティが変わってしまった，あるいは変わりつつあることへの恐怖である。

　最初の三つの恐怖に関していえば，STAIR-NTは明確に構造化されているので，感情曝露は段階的に行われ，感情調整スキルを導入することで治療も円滑となる。日常生活場面における感情曝露は，トラウマに関連した感情曝露よりも，恐怖や脅威が概して少ない。さらに，日常的な対人交流においてうまく感情がコントロールできることが実証されると，有能感と自己効力感が生み出される。現実のスキルと自己効力感の両者が高まれば，ナラティブ作業に入りやすくなるし，感情的により難しい課題にもアプローチできるだろう。

　肯定的感情や楽しい体験に対する恐怖は，同様に段階的曝露によって管理することができる。これは，肯定的感情を体験すると悪いことが起こるという思い込みを覆すような「エビデンス」の提供によってなされる。また，自分は「ひどい」人間だというアイデンティティゆえに，肯定的な感情を拒絶することがある。これは厄介な問題であり，こうした拒絶は，自分には楽しむような価値がないという感覚の一部として理解できる。さらにこれは，上記の最後の恐怖として挙げた，変化することや未知の自己への恐怖にも関連している。「トラウマを負った自己」という古いアイデンティティにしがみつく人々は，この「自己」のなかにいたほうが心地良いと述べることもある。自己を変えるという考えは，「私が知っている悪魔は，私が知らない悪魔よりまし」という気持ちを引き出すことがある。さらに，クライエントは現在の対人交流において，過去の

第 10 章 感情と対人関係調整のスキルトレーニング・ナラティブセラピー　　*223*

自他の人間関係のパターンを再演するだろう。なぜなら，クライエントは，以前のスキーマを用いてトラウマ的な環境を生き延び，ある程度は成功したからである (Cloitre et al., 2002；van der Kolk, 1996)。

　自己感覚が揺さぶられたり変化したりすることは，トラウマを有する患者にとっては恐怖となりうる。新しく，より適応的なスキーマによる成功体験が段階的に積み重なることで，こうした移行・変化が促される。さらに，「古い自己」を検証し，トラウマ的過去にあるその源に関心を持ち続けることは，「関係づくりのワーキング・モデル」の考えを参考にすることで可能となる。「自伝」を書き上げるというアナロジーを用いることで，自己感覚が変化していくなかでの首尾一貫感覚 (a sense of coherence) が形成されやすくなる。そして治療のなかで，こうした変化の経験は，繰り返し，繰り返し整理される。治療のなかで取り扱われてきた記憶は，患者の人生の別々の章を表しているが，そのなかのいくつかの章は，テーマとして「トラウマを負った自己」の物語に関連しているだろう。治療者が指摘すべきことはまず，患者が過去のトラウマに対して意味づけと一貫性をうまく与えられたことである。そして患者が，現在の生活や将来の計画についても，書き残された章の書き手になれることも指摘する必要がある。最後に，当然のことながら，洞察は行動変化よりも簡単である。よって治療者は，実際の変化そのものより，変化の必要性や変化の利点に対する気づき・洞察のほうが，患者に早く訪れるかもしれないと伝えるべきである。トラウマと闘っている患者に対して，共感と支援を示すことや，トラウマからの回復を認めてあげることは，より現実的な見通しを持った，一生続く旅のようなものである。治療のなかでも短期に終わったものに関しては，回復プロセスが治療終了後も継続しているかどうかを確認することが必要である。スキルを継続的に用いるためのガイドラインのような実践的計画が，治療終結作業の一貫として提示されることもあるかもしれない。また，必要に応じて再受診を促されたり，「ブースター・セッション」[†5]を提案されたりすることもあるだろう。

---

†5　治療効果を持続させるための追加セッション。

5. 研究

STAIR-NTの有効性は，成人を対象とした四つの研究で評価されてきた。内訳は，児童期にトラウマを負った成人に関する二つの研究（Cloitre et al., 2002, 2010），集団的暴力（9.11）のサバイバー研究（Levitt et al., 2007），そして四つ目の研究が，PTSDと統合失調感情障害の二重診断を受けた，入院患者の症例研究（Trappler & Newville, 2007）である。研究結果は，PTSD症状の軽減と，情緒的および社会的機能の改善の点で，STAIR-NTの有用性を支持している。加えて，思春期を対象とした二つの研究が行われており，一つは若年入院患者へのオープン試験で，もう一つは学校における思春期女子学生を対象としたSTAIRの比較研究である。両研究において，対処法と症状軽減の有意な改善がみられた。

最初の成人対象のランダム化比較試験（Randomized Controlled trial：RCT）では，STAIR-NTと待機群の比較が行われた（Cloitre et al., 2002b）。コントロール群と比較して，STAIR-NTが介入した参加者は，PTSD症状，感情調整，対人関係の問題，社会支援の認知（perceived social support）[†6]，そして家族・職場・社会的活動における総合的機能において，有意な改善を示していた。効果は，3カ月後および9カ月後のフォローアップにおいても維持されていた。さらに，STAIR治療中の治療同盟の強さや否定的気分調節能力の改善は，PTSD症状の軽減で測定される，ナラティブ治療中の参加者の反応を予測した（Cloitre et al., 2004）。このように，治療関係とスキルワークが，ナラティブ・ワークの効果的な利用にも寄与しているようにみえる。

さらに最近，Cloitreら（2010）は，STAIR-NTの各構成要素のうち，STAIR部分とNT部分の相対的な重要性を査定するために，標準的な治療順序[†7]と比較した研究を行った。このRCTは，児童期のトラウマによるPTSD女性104名を対象に，三つの治療条件で実施された。一つは，標準的治療群（STAIR-NT）で，あとの二つの試験群は，一つのモジュールを削除し（非特異的なアクティブ治療群[†8]である）支持的カウンセリング（SC）に置換した群，つまり，STAIR/

[†6]　利用できる社会支援があるという感覚。
[†7]　STAIRを施行した後にNTを行う。
[†8]　経過をみるなどでなく，実際にある程度の効果が期待できる治療。

第 10 章　感情と対人関係調整のスキルトレーニング・ナラティブセラピー　*225*

SCとSC/NTの2群であった。この研究デザインでは，セッション数，治療期間，治療者とのコンタクトについて，3群間で調整がなされた[9]。その結果，STAIR-NTを受けた参加者は，他の二つの治療条件群に比べ，PTSDからの寛解維持と完全寛解により達しやすかった。加えて，STAIR-NT介入群は，他の二つの治療条件群よりも，感情調整能力と社会的支援の認知において著しい改善をみせ，同様に対人関係問題も減少した。注目すべきは，STAIR-NTの優位性は，3カ月および6カ月後のフォローアップ時評価においてはじめて出現することである。こうした治療後の改善効果の持続については，日常生活のストレッサーに対して，時間をかけながらスキルをうまく利用し，自信を持ったことによるものではないかと私たちは推察している。また，こうしたストレッサーには，再体験症状の「引き金」となったような過去も含まれている。ストレスに満ちた状況をうまくコントロールすることによって，トラウマ的過去が本当の過去になった，という曝露作業からのメッセージが強化されているのではないだろうか。

　三つ目の調査では，9.11世界貿易センターテロ事件のサバイバーの治療において，STAIR-NTがどのくらい柔軟に適用できるかの評価を行った（Levitt et al. 2007）。臨床家は，患者の症状に合わせて治療セッションを省略したり，あるいは繰り返したりすることができた。また，十分な改善がみられた場合には，治療を最後まで行わずに終えることも許容されていた。治療者は，現在のストレスや，臨床的に注意しなければならないような危機に対応するために，治療手順に記されていないセッションを組み入れることも可能だった。治療期間は，12〜25セッションと多様であった。治療者の認知行動療法に関する経験は，「なし」から「豊富な経験あり」まで幅広かった。この試験結果は，2002年のRCT研究結果と比較された。こうした柔軟な適用によっても，PTSD，うつ，対人関係問題の諸項目において，有意な改善が得られた。そして，効果量は，2002年のRCTでの結果とほぼ同等であった。さらに，対処戦略についても測定され，有意な変化が認められた。ストレス対処としてのアルコールおよび薬物の使用が有意に減少した一方で，対処のための社会支援の利用は有意に増加した。このように，STAI-NTは柔軟なかたちで行っても，苦痛の軽減に有効で

---

[9]　同条件に揃えた。

あることが示されたが，このことは広範なトラウマ集団や臨床設定に適用することが可能な，オーダーメイド治療となる可能性を秘めている。

STAIR モジュールのみを集団に用いた介入は，さまざまなストレッサーにより PTSD と診断され，統合失調感情障害を合併した男女に対しても有効であることが示された。Trappler と Newville（2007）は，病棟の入院患者を対象に通常治療（treatment as usual：TAU）（$n = 24$）と比較した，STAIR の集団治療（$n = 24$）の有効性を検証した。STAIR を受けた患者では，PTSD 症状，精神病症状，感情，情動表出・感情マネジメント[10] において，有意な改善を認めた。

最後に，STAIR-NT を終了した，児童期トラウマを受けた PTSD 女性（$n = 21$）に対する fMRI 評価では，治療反応性は扁桃体の活動性の低下と関連する一方で，腹内側前頭前皮質（vmPFC）の活動増強と関連しており，治療後の症状変化が，恐怖反応における感情調整に関連することを示唆した（Brown et al., 2011）。

以上をまとめると，STAIR-NT は，PTSD やトラウマに関連した社会的，情緒的障害に対する，有効な治療介入の一つである。STAIR モジュール単体は集団に対して用いられ，精神病スペクトラム障害を合併した PTSD 患者に有効である。STAIR-NT は全体において，男性・女性ともに有効であり，持続する慢性トラウマ，および単回性トラウマの両者に有効である。また，STAIR-NT を柔軟に適用しても有効であり，かつ臨床家を満足させる質が得られることが示されてきた。

---

†10　怒りのコントロールのことを指す。

第11章 遷延性悲嘆障害に対する複雑性悲嘆治療 (CGT)

Complicated Grief Treatment (CGT) for Prolonged Grief Disorder

by M.Katherine Shear

翻訳：伊藤正哉・中島聡美

　毎年，世界で 6,000 万人が亡くなり，愛する人を失った遺族は，その後の生活への適応に苦しむ。愛する人の死に強く影響を受けるのは誰しもが予想することであるが，実際に親しい人が亡くなったとき，その想像をはるかに越える大きな混乱が起こることは少なくない。親しい関係は私たちの支柱であり，生活を豊かにし，大きな喜びと深い充足を与えるものである。親しい人が亡くなると，感情が制御できなくなり，生活は破綻する。それは今まで感じたことのない感情で，この現実にどう向き合っていけるのかわからなくなる。興味深いことに，ほとんどの人はすぐに，自分が予想していたよりも素早く適応していく (Boerner et al., 2005；Wilson, 2002)。とても親しい人を亡くした後の悲嘆は，永遠に続くものである。しかし，症状の頻度と強度は時間とともに弱まるのが普通であり，多くの人は自らの人生を描きなおす術を見つけていく。しかしながら，複雑性悲嘆 (complicated grief：CG) に苦しむ人は，急性悲嘆から抜け出すことなく，たどるべき道を見失う (Shear et al., 2011)。喪失に折り合いをつけられず，愛する人なしの人生に目的，意味，歓びを想像することすらできなくなる。

　本章の目的は，急性悲嘆が複雑化し遷延化した症候群に対する，複雑性悲嘆治療 (complicated grief treatment：CGT) を描写することにある。この治療の有効性はすでに検証されている (Shear et al., 2005)。この悲嘆関連症候群については，その呼称や診断基準についてコンセンサスが得られてはいないものの，その存在については多くのデータがある。DSM-5 と ICD-11 の双方が，暫定的な診断基準を提唱している。一方で，19 項目からなる複雑性悲嘆質問票 (Inventory of Complicated Grief：ICG) (Prigerson et al., 1995) は，素晴らしい，心理測定学的な特性を備えた，シンプルなスクリーニング・ツールであり，悲嘆に苦しむ個人を同定するのに利用できる。二つの臨床試験において，この尺度で 30 点以上を示

し，CG が主な問題であると判断された研究参加者は，悲嘆に焦点を当てた対人関係療法（interpersonal psychotherapy：IPT）よりも CGT において，より良い治療反応を示していた。

1. 理論的基盤

CGT の理論的基盤を説明するためには，まず筆者らの研究グループが用語をどう使い分けているかを明確にする必要がある。「死別」とは，誰か親しい人を失った状況と定義される（Stroebe et al., 2003）。死への直面をもたらすという意味で死別はトラウマの定義に該当するが，DSM-5 においてはすべての死別をトラウマとはとらえない。死別による影響は，遺族にとっての亡くなった故人の重要性や，その死の状況や結果に関係してくる。一般的には，子どもや愛する伴侶の喪失は最も困難である。暴力的な，予期しない死もまた，特に困難なものとなる（Kristensen et al., 2010）。

悲嘆は，死別への反応と定義される。これには思考，感情，行動，身体面での変化が含まれる。その症状のパターン，頻度，強度はさまざまで，時間とともに変化する。愛のかたちが人それぞれであるように，悲嘆もそれぞれの人，それぞれの関係性に固有のものである。ただし，悲嘆には，普遍的にみられる共通した側面もある。それは，故人を慕い求める気持ちや悲しみ，故人についてよく考えたり思い出したりすること，死を信じられないような気持ち，人生から疎外されたような気持ちである。通常，激しい痛みを伴い，破壊的な初期の急性悲嘆の期間を経て，徐々にそれが統合された悲嘆へとかたちを変えていく。統合された悲嘆においては，悲嘆の強度はかなり弱まり，もはや意識を独占するようなものではなくなる（Shear & Shair, 2005）。ほとんどの人は，急性悲嘆のさなかにおいても感情を制御することができ，短期間であれば，ポジティブな感情を感じることもできる（Moskowitz et al., 2003）。こうした側面は，死の情報を自分なりに取り入れて処理するプロセスや，急性悲嘆から統合された悲嘆への変化を促進する。

CGT はアタッチメント理論（Bowlby, 1980；Mikulincer & Shaver, 2003），自己決定理論（Ryan & Deci, 2000），セルフ・コンパッション（Neff & Vonk, 2009），記憶（Reber, 2013；Hassin et al., 2009），報酬システム機能（Burkett & Young, 2012），感情

調整（Min et al., 2013）についての，神経生物学的研究を援用している。治療戦略や手続きとしては，PTSD に対する持続エクスポージャー（prolonged exposure：PE）（Foa et al., 2005），動機づけ面接（motivational interviewing：MI）（Miller & Rollnick, 2013），対人関係療法（IPT）（Weissman et al., 2000）を，複雑性悲嘆の治療として修正して用いている。治療には二重の目的がある。一つは悲嘆の複雑化を解決することであり，もう一つは悲哀のプロセスがうまく進むよう促進することである。

アタッチメント理論は，20 世紀半ばに，John Bowlby によって初めて提唱された。それ以来，この理論を強く支持する研究データが積み重ねられてきた。人類や他の生命種は，少数の他者との親密な関係性を求め，形成し，維持するよう，生物学的に動機づけられている。最も親密な絆は通常，親と子，あるいは成人の愛するパートナーの間でみられる。ただし，どのような人間関係においても，こうしたアタッチメント関係の特徴を満たしうる。それはすなわち，重要な他者との接近によって報酬が生まれ，離れたくないという抵抗感が起こるような関係であり，アタッチメントを持つ人物が安心できる居場所（safe haven）と安全基地（secure base）を与えてくれるような関係である。アタッチメントによる安全感は，心理学的および身体的な調整プロセスに寄与している。安全なアタッチメント関係の破綻は，きわめて深刻な感情的および身体的な調整不全をもたらす。

Bowlby の有名な三部作[†1]の第 3 巻では，アタッチメント喪失の結果についての詳細な検討が提示されている。Bowlby は悲哀を，「その所産とは関係なく，愛する人物の喪失によってもたらされる広範囲な心理的過程」（Bowlby, 1980 p.17／日本語訳 p.15）と定義している。悲哀がうまく進むということは，当人が喪失に適応していくということを意味する。典型的には，喪に服している者は，痛々しい現実に直面することと，それを横に置いておくことの間を行き来する。その過程を通して，喪失がもたらした最終的な姿や帰結についての情報は，アタッチメントの内的作業モデルへと組み入れられていく。CGT のモデルに

---

†1　原書では *Attachment and Loss* という表題，日本語訳では『母子関係の理論』として出版されている。第 1 巻は『アタッチメント行動（*Attachment*）』，第 2 巻は『分離不安（*Separation：Anxiety and Anger*）』，第 3 巻は『対象喪失（*Loss：Sadness and Depression*）』と題されている。

よれば，複雑性悲嘆とは，複雑化した思考，感情，行動によって，この同化の過程（assimilation）が阻害されたときに起こる状態である。

Bowlby（1980）は，故人の内的作業モデルを修正することの重要性を指摘している。内的作業モデルとは作業記憶の一つの形態であり，愛する人の心的表象をモデルとして，目標や計画が生み出される。Bowlby は，この修正はゆっくりと，そして抵抗を受けながらしか進みえないことを強調している。死別を体験した人は，死という現実に注意を向けることと，それを防衛的に排除することとの間を行き来する。そうした過程を通して，苦労しながらも喪失の最終形や帰結を十分に理解していく，というのが通常のプロセスである。この行き来の過程（oscillation）では，強い感情喚起の発作が途切れ途切れに起こる。悲哀のプロセスがうまく進んでいくと，残された人は喪失に折り合いをつけ，関係性・自律性・有能感の感覚を取り戻していく。死の最終形と結末は長期記憶へと組み入れられ，自己感覚が回復し，本人の未来は幸せへと続く可能性が開かれることとなる。

自己決定理論は，愛する人の喪失を理解するうえで，もう一つの枠組みを提供する。死別は，誰しもが体験しうる最もストレスフルな出来事として通常理解される。その理由の一つとして，Deci と Ryan（2000）が基本的な人間の欲求として同定した関係性・自律性・有能感を，親密なアタッチメントの喪失が破綻させる点が挙げられる。アタッチメントの関係性は，所属感や，他者から重要とされている感覚として定義される関係性の感覚の，重要な源泉である。アタッチメント関係は安心できる居場所と安全基地を提供し，それが自律性や有能感を育む。アタッチメント関係の喪失は，こうした基本的欲求の脅威となる。この観点からみると，基本的欲求を満たすための道筋を再構築していくことによって，喪失への適応が促進されると考えられる。

このような適応的な結果につながらない状態こそが，複雑性悲嘆という，急性悲嘆が遷延化した状態である。しかしながら，悲嘆そのものが問題であるということではない。悲嘆は，誰かを亡くしたときの愛情の表れの一つである。愛する人が死んだとき，悲嘆は永遠のものとなるが，時間とともに移ろってもいく。しかし，複雑性悲嘆においては，悲嘆症状は強いまま維持され，残された人が本人なりの人生を取り戻していく能力を阻害し続ける。複雑化（complications）という言葉[2] は，医学においては問題が積み重なるという合併症の意味

で用いられる。複雑化は悲嘆のありようを変え，自然な経過を阻害する。

悲嘆の複雑化は不適応的な思考，感情，行動のかたちをとり，悲嘆の自然な進行を阻む。不適応的な思考には，死の状況，結果，文脈に関連する事柄についての反芻（rumination）が含まれる。感情調整がきわめて困難になることも，悲嘆の複雑化につながる。不適応的な行動には，喪失を痛みとともに思い起こさせる物事を過剰なまでに回避することや，苦痛に満ちた現実から逃避しようと試みる，無益な近接性追求[†3]（proximity seeking）が含まれる。CGTでは，悲嘆を愛の表れとして理解し，複雑化を解決し，悲哀のプロセスがうまく進むことに標的を当てている。

セルフ・コンパッションは自分自身に対して優しくあることを意味し，普遍的にみられる人間感覚であり，過剰に同一化させることなく否定的な感情を受け入れるという，マインドフルでバランスが取れた状態を意味している（Neff & Vonk, 2009）。そしてこれは，悲哀のプロセスがうまく進むうえで重要である。感情が強く喚起されるような望みもしない経験の生起は，セルフ・コンパッションを感じるのを難しくさせる。セルフ・コンパッションの喪失は，複雑性悲嘆における根源的要因の一つといえる。セルフ・コンパッションを促すことは，CGTの治療過程全体を通して中核的な治療原理の一つである。

2．CGT の実施法

CGTは毎週の16セッションからなる。治療前の査定においてCGが認められ，患者にとって最も重要な問題であることが確認された後に，CGTの開始となる。鍵となる治療手続きがいくつかのセットとしてまとまっており，構造化された4段階の順序に沿って，その一連の手続きが実施されていく。4段階とは，開始段階，中核の再訪問段階，中間の振り返り，終了段階である。セッションは，課題設定と，悲嘆モニタリング日誌の振り返りから始まる。そして各セッションでは，喪失に折り合いをつける目標に基づく内容に取り組んだ後に，現状の生活における幸せにつながる可能性を回復していく内容に焦点を当

---

†2　複雑性悲嘆の原語 complicated grief の前半部の名詞。

†3　アタッチメント対象である故人に近づこうとする行為。

てる。セラピストがそのセッションをまとめ，患者からフィードバックを得て，次回セッションまでの期間（通常 1 週間）に取り組む計画を話し合い，セッションを終える。

1）治療前のアセスメント

　CGT は複雑性悲嘆のための治療であり，初回のアセスメントが完了し，複雑性悲嘆の診断が確定し，治療標的として最も適切であると判断された後に開始できるよう作られている。急性悲嘆が強いままに遷延化してしまうことは，これまでの研究からも強く支持されている。しかしながら，そのような症候群をどのように同定するかについては，現時点でコンセンサスに至っておらず，混乱をもたらす原因となっている。筆者らの研究グループでは，正式な診断基準が承認されるまでは，CG の同定について一貫した方法を採ると決めていた。そのため，1990 年代後半の研究開始当初から，19 項目の ICG 原版と半構造化臨床面接とを用いてきた。19 項目版の ICG は妥当性が十分に検証された尺度であり，世界中で用いられてきた。他の質問紙も存在するが，そうした状況もまた混乱を引き起こしてきた。私たちは，どのような状態の人が CGT の対象となり，その治療効果を享受しうるか，そもそもそうした人をどのように同定できるかを，知っておく必要がある。

　CGT において，セラピストは患者の生育史について，基本的な理解を得ておく必要がある。これには，患者にとっての重要な関係性や，患者がいかに自律的に機能してきたかが含まれる。包括的な精神科的・医学的評価をひととおり行い，治療期間中に関連する問題に取り組んだり，モニターしたりする必要があるかを明確にしておく。また，治療前の査定の際には，治療内容とその目標についての全体的な説明をしておくようにする。治療では感情を喚起する内容が含まれており，治療の成功は患者自身がどれだけ前向きに取り組もうと思えるかに左右される，という情報を伝える。さらに，患者の現在の生活のなかに，治療内容を積極的に取り入れて実践していくことの重要性を伝える。

2）セッション 1〜3──治療開始

　CGT の第 1 段階では，生育歴を聴取し，心理教育を提供し，悲嘆モニタリング日誌を始め，熱意を持てる目標を探し，支えてもらう体制をつくること

（building support）を始める。セラピストは，ともに歩む関係性（companionship alliance）の確立のために，これらのセッションを用いる。セラピストは温かみ，受容，そして，悲嘆は普遍的な体験であるという認識を伝える。同時に，セラピストとしての専門性や，患者の悲嘆という旅路の案内役となっていきたいという思いも，伝えるようにする。

●事　例●
　マーシーは58歳の女性で，小綺麗な服を着ている。待合室で，彼女は涙を流しながら用紙に記入していた。面接室に入ると，彼女はなんとか冷静を保とうとしていた。彼女は，「感情的になってしまってすみません。泣かないようにしているのですが」と話した。5年前に夫のダニエルを亡くして以来混乱していて，悪気はないつもりだが，誰も自分を助けることなどできないだろうと語った。
　セラピストは，痛々しい喪失の後に感情的になるのは自然なことで，謝る必要は何もないと話した。マーシーは少し落ち着き，セラピストに感謝を告げた。他の人は皆，彼女のことを自己中心的かつ病的で，悲嘆のなかに自分から耽溺して，気分を改善させようとしていないと考えていたようだった。一方で，彼女は本当に自分がそうなのかどうかわからなかった。彼女にとってあまりにも深い喪失感であり，今まで対処してきたこととはまったく違うことなので，彼女自身どうしてよいのかわからなかった。

[マーシーの生活史]
　マーシーは二人きょうだいの長女であり，現在の住居にほど近い，近所付き合いが活発な土地で生まれた。彼女は，自身の子ども時代はつらくて孤独だったと話した。両親ともに自分に関心を持っているようにはみえず，両親の悲しい人生のなかで，自分はただもう一つ，ストレスを増やす原因でしかないように感じることが多かった。両親は移民で，生計を立てるのに苦労をしており，父親は長時間働いて帰った後によく不機嫌になっていた。母は裁縫の内職をしており，不安気で，一日中裁縫に没頭していることも多かった。夕方にはいつも母親は夫をなだめようとするが，うまくいくことは稀であった。自分が両親を困らせているのではないかと恐れ，悲しくなっていたことを，マーシーは覚えている。マーシーは年上の兄ジョンと仲が良く，二人は

同じグループの仲間を持っていた。マーシーとジョンは多くの時間を一緒に過ごしていたが，それもジョンが高校に入り，薬物に手を染めるようになるまでだった。それ以来，二人は別々に育ち，二度と親しくなることはなかった。今となっては彼がどこにいるかも知らず，10 年以上前に父が死んでからは，ひと言も口をきいていない。そんななか，彼女は大学でダニエルと出会った。マーシーはダニエルを見るたび，ジョンのことを思い出していた。数年後，二人は結婚した。マーシーとダニエルの結婚生活は 35 年にわたり，三人の子どもに恵まれた。二人の仲は尋常ではないほど良かった。二人の関係を友人たちはうらやむほどだった。

［マーシーの複雑性悲嘆症状］

　マーシーはダニエルの遺品に手を付けられずにいた。彼の歯ブラシはいまだに風呂場にあった。彼の机に誰かが座ることも耐えられなかった。マーシーは運転できなかったが，送迎用だった彼のトラックも売れずにいた。彼女は，誰かといると妙に自分が不完全である感じがし，悲しみや恥を苦痛に感じ，社交の場を避けるようになった。ダニエルがいないことを極端にさみしく感じる場所，つまり一緒に楽しんだ活動やお付き合いのあった人々，ともに時を過ごした場所などを避けていた。彼の死以来，亡くなった病院の近くに行くことを拒んでいた。ダニエルが冷たい地中に横たわっていると思うと耐えられず，マーシーは彼のお墓参りもあまりできないでいた。マーシーはダニエルと共に死んでしまえたらと願っていた。

　彼女の唯一の慰めは，ダニエルと一緒にいるのを想像し，彼が生きていたときがどれほど素晴らしい人生だったかと考えることにあった。そうした夢想にふける以外は黙り込んでいることが多く，ダニエルの死について怒りやつらい感情を抱いていた。なぜ彼らは手遅れになる前に手術を行わなかったのかと，自問していた。彼女はいまだに，この悪夢が本当に起こったことだと信じられずにいた。

　マーシーは不健康だと知りながらも，時々食事を抜いたり，コレステロールの薬を服用するのを忘れることもあった。彼女はすでに信仰を失っていたが，ただ（彼女の）宗教の教えだけが，自らの命を奪うことを防いでいたにすぎなかった。彼女とダニエルは定期的に教会に通っていたが，ダニエルの死後，彼女は神への信仰を失った。こんな目に遭うなら，教会に参加して何

の意味があるの？　ダニエルを死なせて悪人を生かし続ける，そんな神がいるのだろうか？　彼女は中規模の会計事務所で管理職を続けていたが，集中困難の問題を抱えていた。子どもたちを身近に感じられなくなり，自分のことを「人生をただ単にうろうろしているだけ」と表現し，「彼はどうして死ななければならなかったの？　もっと私があのとき彼を丁寧にみてあげてさえいたら，もっと早くに医者にかかるようにしていたら，あのとき医者がもっと良い治療をしてくれていたら……どうして医者はダニエルを助けられなかったんだろう？」と繰り返し考え続けていた。

　セッション1では，悲嘆モニタリング日誌が紹介される。治療期間中，患者は悲嘆の強さについて，1～10の尺度でその強度を評価する記録をつけ続けるように求められる。毎日の終わりに，悲嘆が最も高まったときの点数とその状況，最も低かったときとその状況，そして1日を通した平均の点数を記録する。セラピストは，支えてもらう体制を作るというアイデアを伝えて，セッション3に誰かを招待するよう促す。この合同セッションの目的は，患者の状況について第三者からの情報を得ることと，親しい友人や親類が，患者をどう手助けできるかを考える手助けをすることにある。

　回復への焦点は，セッション2から導入される。セルフ・コンパッションや，自律性，有能感，関係性という自己決定理論における欲求の考え方とともに，ポジティブ感情の役割が説明される。セラピストは，自分にとってご褒美となる活動（rewarding activities），熱意を持てる目標（aspirational goal），親しい人間関係の再構築，という考えを伝える。回復に関連した治療要素は，患者が自身にとって本当に大切な価値や好奇心に触れ，それをもとに計画や目標を作っていくのを手助けすることである。患者はまた，喜び，興味や関心，充足感を生み出すようなシンプルな活動を，生活に取り入れはじめるようにする。

［マーシーが熱意を持てる目標］

　セッション2の終わりに，セラピストは「もし魔法の杖が使えて悲嘆が大丈夫なくらいにまでなったら，自分のためにどんなことをしたいですか？」と尋ねた。マーシーは驚き，セラピストをじっと見つめ，こう言った。「ダニエルが生きてきたときと同じように感じられる。それがすべてです。」セラピ

ストはこの考えを受け入れた。もちろん，彼を蘇らせることは不可能なことである。ただここでは，マーシーが現実のなかで何らかの平穏を見出し，新しいやり方で自身の人生を歩んでいく方法を見つけていくことに，一緒に取り組むことを優しく伝えた。もし，このつらい現実にある程度対処できるようになったとしたら，自分に何を求めますか，とセラピストは尋ねた。マーシーは数分考えてからこう言った。「そうですね，考えてみます。ずっとビオラを演奏したかったんです。子どもの頃，母の従姉妹がバイオリンを母にあげたので，私はバイオリンを習っていました。私はまったく好きではなかったんですが，学校でビオラを持っている子がいて，そっちのほうがよっぽど自分に合っていると思ったんです」。彼女は少し沈黙して，言った。「どうしたわけか，最近このことを考えていたんですよね」。彼女はためらいがちに，次のように語った。「ダニエルはいつもビオラをやるべきだって言ってくれていたんですけど，時間がなかったんです。彼は私に四重奏で演奏してほしがっていました」「彼が生きているときにそうしてあげられず，とても悲しいです。ビオラを試したら，いったいどんな気持ちになるかわからないです」。セラピストは，ビオラの演奏を学ぶという可能性について，考えてみるよう促した。

　セッション3は通常，重要な他者とともに実施する。その目的は，親しい友人や家族とのコミュニケーションを再開させ，患者が助けを得られるよう促進させることにある。実際には彼女を助けたいと思っている友人が周りにいるにもかかわらず，複雑性悲嘆の人自身は，そうした他者を疎遠に感じていることが稀ではない。一方では，こうした友人たちは，無力感やフラストレーションを感じはじめていることがある。このセッションでは，来てくれた人が患者に対する気持ちや思いを表面に出し，それまで感じていたフラストレーションをいくらか発散し，治療のために共有する機会を持つ。セラピストは，患者と訪問者との関係が，故人の死の前はどうであって，死後はどうなってきたかを学ぶ。患者は，その人がいかにケアしてくれたかに気づき，驚くだろう。

［セッション3に娘のジェシカを連れてくる］

　43歳の娘であるジェシカは，自ら進んでセッションへとやってきて，

マーシーを驚かせることになった。マーシーは、ジェシカが招待されるのを嫌がるものだと思っていた。マーシーは自分が娘に迷惑をかけていることを、自覚したくなかった。ジェシカは、母親が自分自身を哀れみ続け、それによって周りの人が大きな影響を受けてきたために、ずっとフラストレーションを感じていたことを打ち明けた。そして、ありとあらゆることをしてきたが、もはやどうにもならないのではないかと思っていること、父とともに母も亡くしたんだと思うようにして、今では父と母どちらも亡くしたことを悲しんでいると話した。母には戻ってきてほしいとずっと思ってきたが、もはや希望は持てなかった。母との関係はいつだってとても親密なものだったことを、ジェシカは涙ながらに話した。何か問題が起こったときには、マーシーは家族のなかでも頼りになる存在で、友人との間でも頼りになった。しかし、父を失って以来、彼女の知っている母も父と共にいなくなったと話した。かつての面影は一切なくなっていた。このようになるなんて考えもしなかったし、なぜ母が立ち直ろうとしないのか理解できないと話した。この話を聞いている間、マーシーの頬に涙が流れていた。マーシーは、自分でもそのようになったことを嫌っているものの、本当に道を見失ったように感じて、ダニエルの死にどうやって対処したらいいかわからなかったのだと話した。セラピストを含めて三人は、複雑性悲嘆についてのジェシカの疑問や、今後の治療計画を話し合い、治療のなかでジェシカがどのように母を支えられるかを話し合った。面接室を出るとき、ジェシカは母を抱きしめて、「お父さんが亡くなってから、これほど安心して希望を持てたことはなかったわ」と話した。

3）再訪問段階 —— 治療の中核

セッション4〜9は中核となる再訪問のセッションであり、治療の心臓部の内容を含む。これらのセッションでは死が起こった時点を再訪問することに焦点を当て、そうすることで、悲哀のプロセスが再度うまく進みはじめるように試みる。これには状況再訪問（situational revisiting）と、思い出ワーク（memory work）が含まれる。この段階では、悲嘆の複雑化を解決できるようにセラピストは働きかけ、喪失の現実性に折り合いをつけるよう焦点を当てる。各セッションは回復に関連した作業として三つの内容を含んでおり、これらは、「ご褒

美となる活動」「熱意を持てる目標」「支えてもらう体制づくり」である。

　セッション4では，想像再訪問（imaginal revisiting）のエクササイズが初めて行われ，その後に「ご褒美となる活動」や「熱意を持てる目標」について話し合う。セラピストがセッションをまとめ，患者が感想を述べ，次週までの計画を話し合う。計画には，記録された再訪問エクササイズを毎日聞くことも含まれる。テープを初めて家で聞いた後には，セラピストと電話で話せるよう計画を立てる。

　再訪問のエクササイズは，患者が死の現実に向き合えるよう作られている。両目を閉じて，死を知った瞬間を視覚化してもらう。患者は10分間，何が起こったのかの物語を，セラピストに声を出して伝える。この語りの間，セラピストは苦痛度を数分ごとに尋ねるが，患者の感情が高まっているようにみえる際にも，同じように苦痛度を確認する。10分間の再訪問を終えると，患者は目を開け苦痛度を伝え，エクササイズを振り返るためにさらに10分を費やす。

　その後の5回のセッションにわたって，想像再訪問が3〜5回ほど繰り返される。毎回新しく録音し直し，その週に毎日聞いてくるようお願いする。通常は，繰り返していると語りがより詳細になり，苦痛度が下がってくる。数回，再訪問を行って録音を聞いていると，愛する人が「本当に去って逝ったのだ」と心から思うようになる。ここに到達するまでは，出来事が起こったこと自体は頭でわかるけれども，本当の意味で信じられない感じがすると，多くの患者が話す。再訪問を通して気持ちが軽くなり，今現在を生きているような感じがしてくるということも，よく聞く感想である。

［マーシーの想像再訪問エクササイズ］

　再訪問エクササイズに初めて取り組んだとき，非常に動揺した。しかしながら，繰り返しテープを聞き，再訪問エクササイズを行うにつれて，ダニエルの死に関する記憶の苦痛やその影響が減少していった。マーシーは，自分が苦痛に耐えられることに気づくようになった。テープを聞くなかで，死が現実のものであることを理解するようになっていった。「実感として感じました。物語を聞くうちに，何かが起こったのです」。彼女はもはや，コントロールできなくなることを恐れてはいなかった。彼女は夫の死について，自分や他人を責めることが適切ではないことに気づきつつあった。彼女はまた，彼

第11章　遷延性悲嘆障害に対する複雑性悲嘆治療（CGT）　*239*

の死が防げたに違いないと考えることがはたして合理的なのかと，考え直すようになった。また，皆がそれぞれ最善を尽くしていたと，実際に思うようになっていった。そう，このときこそが，ダニエルが帰らぬ人になってしまったときかもしれなった。彼女はまた，自分がとても愛していたことを彼が知らないままに死んでしまったのではないかと考え，苦しんできたことにも気づくようになった。おそらくそんなことはないだろうと考えられたとしても，この点は依然として彼女を苦しめていた。マーシーはこの話を語り聞くうちに，夫との関係についてもっと自由に考えられるようになった。そのなかで，二人とも自分たちの愛情を疑うことなど一度もなかったことに気づいた。彼女はまた，もしダニエルが死の直前に心配していたことがあったとすれば，それは，自分の死後，妻がうまくやっていけるだろうかということだろうと考えた。彼女は，今自分が幸せでいることが，どれほど彼を慰め，誇らしくするだろうかと考えはじめた。彼女はダニエルの死が不当なものだったと考えるのをやめた。そして，彼の早すぎる死は，彼なしで生活を楽しんではいけないことを意味するわけではないことに気づきはじめた。こうした彼女の変化は，再訪問エクササイズやその振り返りのときに語られたが，セラピストからの介入はさほど必要としなかった。

　状況再訪問は，セッション5から始めていく。喪失を痛々しく思い出すきっかけとなるために避けているような状況，たとえば，そのときに出会った人々，場所，その他もろもろのことに気づくよう，患者に求める。患者は，こうした状況に向き合うことにつながる活動を選択する。次回までの1週間に毎日，その活動に取り組むようお願いし，その活動の前，最中，後の苦痛度を記録してきてもらう。通常，1週間を通して苦痛度は低下し，その状況に問題なくいられる感覚が劇的に高まる。その後セラピストは，他のより苦痛度の高い状況に移っていくよう提案する。状況に向き合う活動を計画し実施する，というプロセスが繰り返される。通常このプロセスは，治療終結まで継続する。

［マーシーの状況再訪問］

　マーシーは状況再訪問の手始めとして，彼女が気に入っているダニエルの写真をセッションに持参した。マーシーは，封筒からその写真を取り出すと

きに，セラピストに手を握っていてもらうようお願いし，セラピストは同意した。予想どおり，彼女の苦痛度は 100 に達したが，写真を数分見ているうちに目には涙が溢れ，そして，マーシーは微笑んだ。この写真が撮られた日のことを語りはじめ，ダニエルのふざけた行動を思い出して，しばらく笑っていた。その後の状況再訪問では，家でさらに写真を眺めること，子どもたちや孫たちと一緒の時間を過ごすことへと進んでいった。マーシーは，孫たちの話を祖父のダニエルに伝えたいと思うようになり，実際，孫たちといると，それができていると感じることに気がついた。子どもたちに会う機会が増え，自分自身も子どもたちも，その時間を楽しむようになっていった。階層表にあった他の状況への再訪問にも自信を持って取り組みはじめ，その状況に慣れるまでの時間も毎回短くなっていった。最も大変だったのはダニエルが亡くなった病院に行くことであったが，治療終結までには，彼女はこれについてもうまく取り組みはじめていた。

　思い出や写真のワークはセッション 6 から始まり，その後 5 回にわたって続く。故人の最も好ましい性格，一緒に過ごした最も楽しかった時間，自分の人生に与えてくれたもの，最も愛したところ，といったポジティブな思い出について，時間をとって書いてくるようにお願いする。セッション 6～8 ではポジティブな思い出について書いてきてもらい，セッション 9 では，故人や故人との関係において「それほどポジティブではなかった」ことについても，考えてきてもらうようにする。たとえば，最も嫌だった思い出，一番好ましく思えなかったこと，違っていたらよかったと思っていたことなどについて，書いてきてもらう。

4）中間での振り返りと終結段階

　セッション 10 ではそれまでの治療を振り返り，今後のセッションの計画を立てる。セラピストは CG モデルを振り返り，患者と話し合い，何が変化し，何が更なる取り組みを要するかを考える。状況再訪問，支えてもらう体制づくり，熱意を持てる目標の，それぞれの進行具合を話し合う。セラピストと患者は協同して，治療の最終段階の計画を作る。

　CGT の最後の 6 セッションは，治療をやり遂げ，治療効果を固めるために用

第 11 章　遷延性悲嘆障害に対する複雑性悲嘆治療（CGT）　*241*

いられ，治療終結についての考えや感情を話し合う。喪失に焦点を当てた治療要素には，三つの目標がある。それは，喪失の終局を受け入れること，その喪失がどのような意味を持つかを理解すること，故人との関係を再構築することである。故人との関係の再構築においては，喪失の現実を受け入れ，かつ，一人の人間として独立したアイデンティティの感覚を持ちつつも，故人とつながっている感覚も持てるような関係が目指される。

　最終段階では，故人との想像上の会話が，喪失に焦点を当てたエクササイズの中心となる。通常セッション 11 において，想像上の会話が取り組まれる。しかし，実施のタイミングは前後してもよく，患者が想像再訪問をひととおり終えてから始めるようにする。想像上の会話のやり方としては，患者に両目を閉じてもらい，死からほどなく時間が経過した時点での故人を思い描いてもらう。声を出して故人に話しかけてもらってから，次には故人の役となり，同じように声を出して（故人として）応答してもらう。もちろん，現実には不可能ではあるが，故人が自分の声を聞くことができて，それに答えられると患者には想像してもらう。患者は何でも尋ねたいことや伝えたいことを話すよう促され，そして故人の役となって応答してもらう。ほとんどの人はこの取り組みに躊躇するものの，一度やり始めれば，とても強力なエクササイズだと理解する。

［マーシーの想像上の会話］

　マーシーは最初ためらっていたが，それをやってみることにした。彼女は目を閉じて，ダニエルに，彼が病気になり亡くなっていくのを見てつらかったと話した。彼女は，当時何が起こっているのか十分に理解できず，彼を十分に支えられなかったと告げた。彼女は当時，自分のことで精一杯だったと考えていた。「自分のことばかり気にしていました。一番苦しかったのはあなただっただろうに」。自分が彼をとても愛していたことと，彼が今は大丈夫であることを望んでいると語った。また，彼のいない生活を思い描くことに葛藤があるとも語った。そして，自分がいかに深く愛していたのか，彼に伝わっていたのか確信がないと話した。セラピストは，ダニエルの役になって応えるよう提案した。彼女の声は変わって，話した。「どうかマーシー，心配しないで。いつも愛してくれていたことをよく知っていたよ。死んでしまったことをすまなく思っているけど，病気の進行を止める方法はなかったん

だ。死の瞬間，おまえがその場にいなくてよかったと思っているよ。なぜって，そうしていたら，あまりにもつらかったに違いないじゃないか。今望んでいるのはおまえが幸せになること，ただそれだけだよ。いつもそう望んでいたことを知っているだろう。……死にたくはなかったが，これは神の意志であり，私は神とともにいて平安を感じているよ」。

　終結段階における回復についての治療要素として，日々の生活における「ご褒美となる活動」を促し，本来の自分らしい感覚を反映するような，心から自発的だと感じられるような熱意の持てる目標を思い描き，支えてもらう体制をつくり直すことに焦点を当てる。終結段階の各セッションにおいて，これらの活動を継続する。

　終結段階の毎回のセッションにおいて，治療の終結について取り組む。セラピストと患者はともに治療を振り返り，自分のとらえ方，新しい目標や計画，幸せになる可能性を持ちながら未来を思い描くことについて，どのような進展があったかに光を当てる。今現在の患者が持っている強みを認識すると同時に，今後の計画においてどのような弱点がありそうかを見つけられるよう手助けする。そして，治療終結について，患者の思いや気持ちを聞き出す。終結に向けた話し合いに費やすセッション時間は，セッション 11 から 15 にかけて徐々に増やしていく。この話し合いは，セッション 16 において CG モデルの振り返りとともにまとめられ，治療の経過で起こった変化に光を当てながら，その患者固有の経過について話し合う。

［マーシーの最終セッション］

　治療の最後には，マーシーの症状は著しく消失していた。彼女は依然として，ダニエルのことを話すときや，彼を思うときには悲しく感じていた。友人と外出すると，急にダニエルを恋しく思うことが今でもあった。しかし彼女は，女友だちと定期的に外出し，古い友人らと，たとえ相手が夫婦であろうとも，楽しい夕食を過ごすことが何度もできていた。友人の一人は，妻を亡くした男性をマーシーに紹介しようとしていたが，彼女はまだそういう準備ができてはいないと話した。マーシーはセラピストに，男性と外出するのはまだ先の話だと伝えた。彼女は今，始めたばかりのビオラの練習や，過去

5年にわたり彼女を理解し受け入れてくれた会社に報いるために，一生懸命働くことに集中したかった。会社の人にはたくさんのご恩があると言った。マーシーは笑顔で握手をし，セラピストに別れを告げた。そして，こんなふうに言った。「本当にありがたく思っています。……先生のおかげで人生を取り戻せましたし，それ以上のものがありました。これまでになく力強く感じられます。どうしてそうなれたのか，よくわかっているわけではありませんが，でも，今はとても気分がいいです」。

3．CGT を実施するうえでの課題

　死と喪失についてセラピストがどれだけ動揺せずに取り組めるかが，CGTを実施するうえでの一つの課題となりうる。死に関する思考に向き合うことで，治療者の深い恐怖心が呼び起され，「恐怖管理（terror management）」と呼ばれる反応が引き起こされてしまう（Pyszczynski et al., 1999）。死についての意識が顕在化した際，それを抑制しようとすると，潜在的な恐怖管理反応が起こる。この反応が起こると，思考の柔軟性が奪われ，正義ばかりに気を取られるようになり，自尊感情を高める欲求が増加してしまう（Florian & Mikulincer, 1998；Mikulincer et al., 2003）。これによって，セラピストは柔軟に考えられなくなり，正解不正解ばかりにとらわれ，新しい考えを学んだり，患者と一緒に取り組んだりすることが難しくなるかもしれない。臨床家は自身の反応を観察し，死や喪失への感情的な反応をうまく調整する方法を見つける必要がある。

　CGT のセッション時間は短く，焦点を当てる内容はある程度決まっている。そのため，次回までのセッションの間に患者が何に取り組むかに，治療効果が大きく依存する。治療をするうえでもう一つの課題は，回避的な患者や，計画を実行することに生存者罪悪感（survivor guilt）を抱く患者に，治療原理を理解してもらうことである。計画どおり実行することをためらったり，計画をやろうとしてもできないような患者の場合には，セラピストは創意工夫を凝らす必要がある。たとえば，悲嘆モニタリング日誌に抵抗を示す患者がいたとしたら，平均的な悲嘆の強さや，それが最も高いときと最も低いときのいずれかを観察するだけにして，それを10段階よりも短い範囲の数値で評価するか，数値ではなく，高・中・低で評価することから始めてもいいだろう。週に2日や3日だ

け，あるいは毎朝だけ観察するようにお願いしてもいいかもしれない。

　他のよくみられる課題としては，再訪問エクササイズに取り組むことに，患者が恐怖を感じたり，抵抗したりすることが挙げられる。患者は過度に多弁となったり，関係のない問題を持ち出して，再訪問を先延ばししようとするかもしれない。その場合には，セラピストは優しく患者を引き戻す必要がある。目を閉じるのを嫌がる患者もいる。セラピストの反応を見なくてもいいように，目を開けつつも下を見ながらエクササイズをするよう，穏やかに促すこともいい。患者は極端に省略された物語を話すかもしれない。セラピストはそのままにこれを受け止め，通常どおりエクササイズを録音し，患者に家で聞いてきてもらうようにする。患者が定期的にそのテープを聞いているようであれば，患者は次のセッションでより長いバージョンの物語を話すことが多い。時々，患者がエクササイズを拒むこともある。この場合，セラピストとの対話形式で話すようなやり方や，物語を筆記するなど，なるべく再訪問のやり方に近づけつつも，他のやり方を試すこともできる。想像再訪問エクササイズは，この治療の最も重要な要素である。そのため，可能な限り治療プロトコルに近づけるよう，あらゆる工夫をする。

4．複雑性悲嘆治療の研究

　CGT は 1990 年代後半に，16 週の治療プロトコルの研究として，初めて予備的に検証された（Shear et al., 2001）。喪失後少なくとも 3 カ月を経過し，19 項目版の ICG において複雑性悲嘆として認められる得点を示した者が，研究対象者であった。この研究では，ICG 得点が，ベースライン時の得点の半分以下に減少していた。うつや不安の得点についても，治療を通して，臨床的・統計的にベースラインよりも有意に低い水準まで減少していた。死別関連の抑うつを対象とした対人関係療法の先行研究で観察された結果と比べても，悲嘆症状得点の減少幅は，約 2 倍に達していた。

　次に，米国精神保健研究所（NIMH）から助成を得て，対人関係療法（IPT）と複雑性悲嘆をどちらもおよそ 16 セッションで実施し，その効果を比較するランダム化比較試験（randomized controlled trial：RCT）を実施した（Shear et al., 2005）。この研究では，二つの治療法の間で，統計的にも臨床的にも有意な差が示され

第11章　遷延性悲嘆障害に対する複雑性悲嘆治療（CGT）　*245*

た。どちらも治療完遂した割合は高かったが，CGTを完遂した人の治療反応者の割合は，IPTを完遂した者の2倍に上った。アフリカ系アメリカ人を対象とした研究でも，白人の結果と，その臨床的な特徴と治療効果の点で差異は認められなかった（Cruz et al., 2007）。より高齢の成人を対象として，CGTのIPTに対する優越性を示したRCTについても結果が出ており，近く論文が公表される予定である[4]。この二つ目のRCTでは，さまざまな研究施設の多様なセラピストが治療を実施しており，一つ目の研究よりも，平均して10歳以上高齢の成人を対象としていた。

　研究参加者は，処方内容が基準を満たす程度に安定している場合に限り，向精神薬の服用を許容されていた。併存疾患のない患者よりも，うつ病や不安症の併存疾患を持つ患者は，抗うつ薬を飲んでいる割合が2倍に上った。二次解析の結果，抗うつ薬の使用は，治療完遂率の高さに関連することが示された。こうした服薬による効果[5]は，IPTにおける完遂率では認められず，抗うつ薬の服用者と非服用者で完遂者の割合は同等であった（Simon et al., 2008）。抗うつ薬による薬物療法は，CGTとIPTの両者において，治療反応者の割合を約20％上昇させていた。NIMHの助成を受けた，CGTと抗うつ薬を組み合わせた治療の有効性を評価する研究は，現在進行中である[6]。

　物質使用障害の診断を満たした17名の患者（7名はアルコール，4名は大麻，3名はコカイン，3名はメサドン[7]）を対象とした予備研究では，動機づけ面接，感情対処やコミュニケーション・スキルが含まれた，24セッションに拡大したCGTが用いられた（Zuckoff et al., 2006）。解析の結果，ICG得点の臨床上有意な減少を，治療完遂と包括解析（intent-to-treat）群[8]で認められ，治療前後の比較

---

[4]　すでに刊行された下記論文である。
　　Shear, M. K., Wang, Y., Skritskaya, N., Duan, N., Mauro, C., & Ghesquiere, A. (2014). Treatment of complicated grief in elderly persons : a randomized clinical trial. *JAMA Psychiatry*, **71** (11) : 1287-1295.
[5]　CGTの対照群として設定された。
[6]　本研究もすでに公表されている。
　　Shear, M. K., Reynolds, C. F. 3rd., Simon, N. M., Zisook, S., Wang, Y., Mauro, C., Duan, N., Lebowitz B., & Skritskaya N. (2016). Optimizing Treatment of Complicated Grief : A Randomized Clinical Trial. *JAMA Psychiatry.*
[7]　オピオイド鎮痛薬による。この研究はオープン試験である。
[8]　ここでは治療完遂に至らなかった者も含めた治療参加者全員を指す。

で大きな効果量（effect size）[†9] が認められた。治療完遂者および包括解析群の両群において，物質を使用しない日の割合は有意に増加し，治療前後の比較で中～大程度の効果量を認めた。

筆者らが行った RCT を用いた二次解析では，併存疾患（Simon et al., 2007），自殺の危険性（Szanto et al., 2006），日々の活動（Monk et al., 2006），睡眠と夢（Germain et al., 2005, 2006, 2013），喪失体験前後での解離（Bui et al., 2013）が検討された。それぞれの研究で治療した患者のほとんどは，DSM-IV の I 軸障害である気分障害や不安障害の現在診断を満たしていた。たとえば，一つ目の大規模研究では，① 併存疾患なし，② 一つ，③ 二つ，④ 三つ以上の併存疾患を持つ患者の割合が，それぞれ均等に分けられるという結果だった。大うつ病と心的外傷後ストレス障害が最もよくみられた併存疾患であり，それぞれ研究参加者の約半数に認められた。

臨床家は，CG に関連した自殺の危険性に注意する必要がある。CG 患者の大半は，愛する人の死後，死にたいという思いを抱いたことがあった。患者の報告によれば，その割合は，愛する人が逝去する前と比較すると，約 2 倍に増えていた。希死念慮を抱いた者のうち，実際に自殺企図をしていたのは少数（10%以下）だった。しかしながら，ほぼ 3 分の 1 の者は，自分が生きようが死のうが気にしないという理由で，自らの健康や安全を自発的に気にかけなくなっていた。不摂生や無謀さから偶然にでも人生をやめたり死ねたらと考えている者も，4 分の 1 をわずかに超えていた。抑うつの影響を補正した後でも，複雑性悲嘆は自殺行動と関連していた。

提唱されている複雑性悲嘆の診断基準には，睡眠障害が含まれていないものの，CG において睡眠障害はよく認められる。研究に参加した CG 患者は，ピッツバーグ睡眠質問票（Pittsburgh Sleep Quality Index：PSQI）における臨床的に有意な睡眠障害のカットオフ値を，かなり上回る値を示した。別の研究では，CGT の治療効果は PSQI 得点の改善に関連していたが，このような関連は IPT では認められなかった。最後に，筆者らは研究参加者の夢についての報告を調査したところ，先行研究で得られていた健常者の夢のデータとは異なっていた。特に，筆者らの CG 患者においては，夢には顔なじみの人々が登場することが多

---

†9　統計学用語で効果の大きさをサンプルサイズによらず示すもの。

すぎるくらいであるものの，夢の要素としてポジティブな要素もネガティブな要素も欠けているという結果であった。興味深いことに，こうした特徴は，大うつ病性障害（Barrett & Loeffler, 1992）やPTSD患者（Esposito et al., 1999）のどちらとも異なるものであった。

　筆者らの研究参加者は，日々の生活習慣についても，以前モニターしていた健常対照群のものとは多少異なっていた。対照群と比べて，CG患者は有意に午後に昼寝をとり，夕方にスナックを食べたり飲酒をしていた。またそれに応じて，食事を抜くことが多く，一日中家にこもっていることも多かった。その一方で，仕事，家事，運動に取り組むことは少なかった。こうした変化は，逃避に関連した行動や社会交流からの孤立を示唆しており，複雑性悲嘆症状の持続や深刻化に寄与している可能性がある。

　まとめると，複雑性悲嘆とその治療についての研究によって，複雑性悲嘆の臨床的症候群についての包括的な特徴が明らかとなっている。これらは，援助を求めに来た人のうち，筆者らの設定したCG基準を満たし，研究参加に同意した人から得られた知見である。注目すべきなのは，こうした研究参加者は高い割合で，併存疾患や問題となる機能障害を示している点にある。筆者らや他の研究グループによって，自殺念慮と自殺行動の高い割合，顕著な睡眠障害，そして日常生活の破綻が報告されてきた。筆者らの研究参加者のほとんどが，悲嘆カウンセラーや他の精神保健の専門家の治療を求めたことがすでにあったものの，悲嘆症状から解放されることはなかった。こうした非常に強い苦痛と機能障害を持っている患者であっても，本章で描いた短期の標的型介入によって，一貫して治療反応を得られることを私たちは報告してきた。研究参加者はしばしば，あふれんばかりに感謝を伝え，「人生を取り戻す以上のものをいただきました」と話してくれる。これとはまるで対照的に，うつ病については強力な有効性データが得られているような，質の高い比較対照治療[10]を行っても，複雑性悲嘆の患者は最小限の治療反応しか示さなかった。私たちの研究によって，複雑性悲嘆（遷延性悲嘆障害の名でも知られる）の臨床症候群の状態像がくっきりと浮かび上がり，こうした患者を治療するためのシンプルで，有効な治療アプローチもまた臨床家に提示されたのである。

---

†10　IPTのこと。

第12章

トラウマと物質乱用 ——臨床家のための実践ガイド

Trauma and Substance Abuse: A Clinician's Guide to Treatment

by Lisa M. Najavits

翻訳：石田哲也

　物質使用障害（Substance Use Disorder：SUD）は，心的外傷後ストレス障害（Post-traumatic Stress Disorder：PTSD）および広範なトラウマ関連症状と高い頻度で併存する。この共通認識は臨床的に重要であり，併存によって回復はより困難な経過をたどり，原疾患単独より重度の障害を残すという研究結果がある（Ouimette & Read, 2013）。SUD の存在は，治療において PTSD がどのように取り扱われるかに影響を与える。全体は部分の足し算ではなく，つまり PTSD/SUD[†1]を取り扱うことは，それぞれの治療をただ当てはめるということではなく，それぞれの障害が他方にどのように影響しているか，一方を悪化させることなくもう一方に対処するために有効な治療戦略をどのように立てるか，という概念化が要求される。これは，片方に偏りすぎないよう注意深くバランスをとることが要求される，シーソーのようなものである。

　あまりにも頻繁に起こることは，SUD か PTSD のどちらか一方しか，臨床家が取り扱わないことだ。患者はいまだ頻繁に，以下のような前時代的なメッセージを聞かされている。

- まずは物質使用のコントロールである。そうしないと PTSD は扱えない。
- アルコホリック・アノニマスなどの 12 ステップグループに行くべきだ。
- あなたの PTSD が根本的な問題なので，それだけを扱えば，物質使用も減少するだろう。
- もし物質使用をやめられないのであれば，治療はできない。

---

†1　以下 PTSD と SUD の併存を表す。

●物質使用の意味は，PTSD を回避しているということである。
●底つきを体験する必要がある。

　本章で詳しくみていくように，これらの古いメッセージはたいてい PTSD/
SUD の患者に役立つものではなく，回復を遅らせうるものである。PTSD と
SUD の治療の乖離はよく知られており，たいていの臨床家は両者の正式な訓
練をまったく受けたことがない。患者はしばしば PTSD と SUD の統合への試
みを受けることがなかったが，これは私たちの領域で行われてこなかったから
である。PTSD と SUD は別々にみえるかもしれないが，患者の日々の体験にお
いては，これらは強く結びついているのである。
　本章では，PTSD/SUD に対するモデル，研究結果の主要な知見，実践原則，
そして将来の展望に関する要約を提示する。

１．さまざまなモデル

　近年，PTSD/SUD を取り扱う新しい治療法や，それらを評価した研究が現れ
ている。表 12-1 では，PTSD/SUD に特化して開発され，PTSD/SUD 集団に対
して用いられ検討された治療モデルを一覧にしている。表への組み入れにあ
たっては，その治療モデルが以下のような条件を有していることとした。まず，
マニュアルが存在すること，そのモデルが予防目的で行われたものでないこ
と，PTSD と SUD の両方にアプローチした研究が一つ以上あること，そして，
用いられた結果は比較対照試験またはランダム化比較対照試験（Randomized
Controlled Trial：RCT）によるものであること。このため，物質依存 PTSD 療法
（Triffleman, 2000）は除外された。紙幅の都合により，それぞれのモデルを説明す
ることや，関連するすべての引用文献を一覧にすることはできなかった。多く
の情報が取得できる主要な実証的研究をモデルごとに記載し，ウェブサイトの
あるモデルについては同様に表に加えた。記載した研究の数は，Najavits と
Hien（2013）とその後の論文検索を加えたものである。

250

表 12-1　PTSD/SUD の行動学的研究

モデルと最初の実証的研究	効果研究の数
安全探索 (Seeking Safety：SS)（Najavits & Hien, 2013）	22
トラウマ回復とエンパワーメントモデル (Trauma Recovery and Empowerment Model：TREM)（Fallot et al., 2011）	3
女性の回復支援/トラウマを超えて (Helping Women Recover followed by Beyond Trauma：HWR/BT) (Covington et al., 2008)	2
PTSD と SUD の統合的認知行動療法 (Integrated CBT for PTSD and SUD：ICBT)（McGovern et al., 2009）	2
持続エクスポージャー療法/物質使用障害における薬物療法と心理社会的治療の統合 (Prolonged Exposure plus BRENDA SUD counseling：PE/BRENDA) (PE；Foa et al., 2013, BRENDA；Volpicelli et al., 2001）	1
持続エクスポージャー法による PTSD と物資使用障害の同時治療 (Concurrent Prolonged Exposure：COPE)[a]（Mills et al., 2012）	1
PTSD の構成的筆記療法と SUD のマニュアルベース集団療法 (Structured Writing Therapy for PTSD plus manual-based SUD group therapy：SWT)（van Dam et al., 2013）	1
統合療法 (Integrated Therapy)（Sannibale et al., 2013）	1
トラウマからの適応回復のグループ教育と治療 (Trauma Adaptive Recovery Group Education and Therapy：TARGET) (Frisman et al., 2008)	1
変容の創造 (Creating Change：CC)[b]	1

a　以前のバージョンは Concurrent Treatment of PTSD and Cocaine Dependence（Brady et al., 2001）

b　以前のバージョンは Exposure Therapy-Revised（Najavits et al., 2005）

2．主要な知見

　表 12-1 にまとめた時点で文献からいくつかの知見がみてとれるし，なかには驚くべき内容のものもある。PTSD/SUD に特化した治療を行っていない臨床家にとっても，この領域の現況を理解することは価値がある。よくいわれる

ことだが，すべての臨床家は，現場では PTSD/SUD の患者に出会っている。ただし，そのことに臨床家自身が気づいているかどうかは別である。

　明らかになったことの詳細は，PTSD/SUD に対するすべての効果研究についての包括的な文献研究である Najavits と Hien（2013）を参照されたい。このレビューは，研究者はもちろん臨床家向けにも書かれており，各々の研究の方法論とその結果についても詳細に説明されている。このレビュー後に公表された新しい論文は，Najavits（2013b），Hien ら（in press）で引用されている。その他のレビューもあるが包括的ではない（Torchalla et al., 2012 など）。いくつかの論文の方法論的限界を考えると，もちろん更なる調査が必要である（Najavits, 2013b）。

A．PTSD/SUD の研究は，一貫して良好な結果を示している

　これまでに実施された 38 の効果研究では，結果のパターンは一貫して良好だった。PTSD，SUD のほか，自己への思いやり（セルフ・コンパッション），認知，対処方略，精神病理，機能といった領域において，改善がみられた。治療満足度も，それを取り扱う研究において高かった。SUD の文脈で PTSD を取り扱うことは患者の状態を悪化させる，というかつての懸念事項は実証されなかった。しかし，留めておくべき重要なことは，すべての研究は PTSD/SUD のために特別にデザインされた新しいモデルを用いているか，古典的な PTSD 治療法を大幅に修正して，SUD の被験者にも適応し，実施可能なようにしているということである。

B．すべての研究は，PTSD の曝露（過去焦点型）アプローチと，SUD の対処方略（現在焦点型）アプローチとを組み合わせて用いている。しかし，現在焦点型単独のモデルよりも優れているものはなかった

　この領域における昨今の主要な議論は，PTSD 治療に対する現在焦点型アプローチと過去焦点型アプローチの，相対的な優位比較である。大ざっぱな分け方ではあるが，曝露に基づく方法，またはその他のトラウマ記憶に感情的に探索する方法を，ここでは**過去焦点型**（past-focused）と呼ぶ。対照的に**現在焦点型**（present-focused）モデルでは，対処方略スキルや心理教育に焦点が当てられ，トラウマ記憶を詳細に探索することはしない（Najavits, 2013a）。**トラウマ焦点型**

(trauma-focused) という言葉は，曝露に基づくモデルを指してしばしば使われることに注意してほしい。だが，すべての現在焦点型 PTSD モデルも，トラウマに直接焦点を当てる。その違いは，どのようにアプローチするかである。曝露に基づくモデルでは，感情的なトラウマ・ナラティブや記憶に曝露する方法を用いて，基本的に過去に焦点を当てる。現在焦点型 PTSD モデルは，過去の詳細な探索をはっきりと除外し，かわりに心理教育や患者が現在の PTSD に取り組む助けになる対処方略（トラウマ症状を識別して取り扱う方法を学ぶ，機能を改善する，現在の活動，思考，行動の安全感を高める，総合的な安定化を促進するなど）を提供する。さらにいえば，**トラウマに焦点を当てない治療**という用語を，現在焦点型 PTSD モデルに用いることは問題がある。なぜならそれは，女性を「男性でない人」とか，子どもを「大人でない人」などと呼ぶことと同等だからである。以上の理由で，ここでは**現在・過去焦点型**という用語を用いる。

　PTSD/SUD 研究の主流としては，過去焦点型アプローチよりも現在焦点型アプローチが，大いに用いられている。このことは，広く認められている PTSD 治療への段階的アプローチに収斂している。すなわち，過去に焦点を当てた曝露法を行う前に，現在に焦点を当てた安定を得るというアプローチである（Cloitre et al, 2011；Herman, 1992）。この理論構造は，なぜ PTSD 論文のほとんどは SUD の患者を除外してきたのかについて説明する参考にもなる。

　近年，過去焦点型アプローチは，PTSD/SUD の人々に安全に用いることができるかを評価しようとする，健全な方向での発展がみられている。重要なことは，すべての研究は，過去焦点型 PTSD アプローチと現在焦点型 SUD モデルとを組み合わせて用いていることである。持続エクスポージャー療法（Prolonged Exposure：PE）による PTSD と物質使用障害の同時治療（COPE：Mills et al., 2012）は，PTSD の曝露療法（Foa & Rothbaum, 1998）と，二つの SUD への認知行動療法（Cognitive Behavioral Therapy：CBT）モデル（Baker et al., 2003；Carroll, 1998）を組み合わせている。PE 研究（Foa et al., 2013）は，PE（Foa et al., 2007）と SUD の動機づけ面接モデル（Volpicelli et al., 2001）を組み合わせている。統合療法の研究（Sannibale et al., 2013）では，PTSD 治療（曝露と PTSD 認知再構成）と，MATCH プロジェクト（Kadden et al., 1995）および COMBINE プロジェクト（Miller, 2004）の SUD 治療マニュアルを組み合わせている。van Dam ら（2013）の研究では，

PTSD の構成的筆記療法 (Structured Writing Therapy：SWT) (van Emmerik et al., 2008) と，SUD の集団 CBT (Emmelkamp & Vedel, 2006) を組み合わせている。変容の創造 (Creating Change) は，PTSD と SUD の関係についての過去を探索する緩やかなアプローチを用いるが，それにはワークへの準備，準備状態の評価，強固な安全感のモニタリング，テーマに基づいたセッションを含んでいる (Najavits, 2013a)。以上をまとめると，研究者たちは皆，SUD に対する今までの治療同様に，過去焦点型 PTSD アプローチなど用いてこなかったのである。

さらに特筆すべきは，過去焦点型治療の構成要素を含むすべての研究は，集団よりも個別療法で提供されており，過去の PTSD 単独例の治療報告にならい，ほとんどの場合，現在焦点型研究の場合よりも複雑でない症例に制限されていることである。ここでいう「複雑でない」の意味は，(アルコール単独というよりむしろ，他の依存物質の) 薬物使用障害，進行中の家庭内暴力，ホームレス，自殺傾向，暴力，認知機能障害，深刻な精神疾患，もしくは刑事司法との関連があるといった患者は，たいてい除外されるということである。対照的に現在焦点型モデルでは，集団療法が第一であり，より広範囲の患者が受け入れられている (Najavits & Hien, 2013) (この点についての詳細は後で述べる)。

過去焦点型モデルは，現在焦点型モデルよりも強力だと多くの人々が信じているが，おそらくそれは，過去焦点型モデルのほうがより感情的なレベルでの体験があるからであろう。しかし，過去焦点型 PTSD 治療を含む四つすべての RCT において，現在焦点型しか行わない対照群と比べて，治療終結時には PTSD と SUD のどちらか一方では差がなかったという結果が示されている (Mills et al., 2012；Foa et al., 2013；Sannibale et al., 2013；van Dam et al., 2013)。要約は Najavits (2013b) を参照されたい。対照群と比べて評価する際に最も明確にモデルの効果が示される時点としては，治療の終結時点が最も重要である。過去・現在焦点型モデルのどちらも PTSD および SUD に効果があったが，過去焦点型のほうが現在焦点型よりも優れていることはなく，それは「感情的な強さ」という仮説[2] が成立するのではと予測されていた PTSD においても同様だった。差が生じなかったことへの解釈の一つは，現在焦点型と過去焦点型の方法の組み合わせが，過去焦点型の働きを弱めたというものである (Foa et al., 2013)。

---

†2　これは PE における仮説を意味している。詳細は PE の章を参照。

別の解釈は，過去焦点型モデルはおそらく，SUD と闘っている患者にとって感情的に強過ぎるというもので，いくつかの過去焦点型研究（Foa et al., 2013；Mills et al., 2012；Brady et al., 2001 など）における治療脱落の問題（Hoge et al., 2014）にも関連するものである。最近の，Gerger ら（2013）による PTSD 治療モデルのメタ解析をみても，大部分は過去焦点型であるが，支持的療法やリラクセーション訓練といった非特異的な治療と比較すると，複雑な患者よりもシンプルな患者に効果を示した。この研究では，各研究は以下の臨床基準四つのうち，少なくとも二つについて研究対象者の80%以上を満たす場合に，複雑な臨床問題を持つ群であると見なされた。すなわち，① 6 カ月以上存続する症状の持続，② 重複した問題の存在（深刻な精神疾患，現在進行形の暴力的関係にある，難民状態である，など），③ 複雑な心理的トラウマ，すなわち幼少期トラウマか重複トラウマ，あるいは意図的に行われたトラウマの存在，そして ④ DSM による正式な PTSD 診断の存在，であった。

　概して PTSD/SUD の患者においては，セッションで感情を深く取り扱うからといって，より良い治療結果をもたらすとは限らない。患者や治療者の準備状態，訓練，治療設定，他の状況要因を勘案すれば，現在・過去焦点型モデルのどちらも患者に役立つ可能性がある。このような知見は，精神療法の広範な研究結果とよく合致しており，それらによれば，PTSD あるいは SUD のための治療法を含め，マニュアルを有する治療モデルは同等に効果的であるという（Imel et al., 2008；Benish et al., 2007；Powers et al., 2010）。肝心なことは，治療者がどのモデルを使用するかについて，多くの選択肢を持っていることである。

C．この点における最もエビデンスに基づくモデルは，安全探索（Seeking Safety：SS)[†3] である

　安全探索（Seeking Safety：SS）は，PTSD/SUD（それぞれ単独もしくは閾値下の患者にも同様に）の治療プログラムとして，非常に広範囲に実践されてきた。SS は PTSD/SUD 研究の多数を占めており，13 本の予備的研究，3 本の比較対照研究，7 本の RCT が含まれている（Najavits & Hien, 2013；Hien et al., in press）。SS はまた，正のバイアスがかかりにくい，開発者と独立した研究者による研究が，最も多く存在するモデルである（Chambless & Hollon, 1998）。SS は一貫して良好な結果を得ており，PTSD と SUD の両者について対照群よりも優れてい

る，今までのところ唯一のモデルである（Najavits & Hien, 2013）。しかしながら，SS を**一部使用**した場合[†4] の結果は玉石混合である。一部を使用した研究では，モデルのうち 24 ～ 48 ％を使用しており，アメリカ国立薬物乱用研究所の臨床試験ネットワークによる最も大規模な SS 研究も，これに該当する。SS は現在のところ，国際トラウマティック・ストレス学会や，アメリカ心理学会の部門 12 および 50[†5] といった専門家団体から，PTSD/SUD に関する強固な支持研究を持つものとして挙げられている唯一のモデルである。

D．多くの研究が複雑な PTSD/SUD の人々を扱ってきた

PTSD/SUD 研究の大多数が広範囲の患者を扱ってきたことは心強い。すなわち，物質乱用だけでない物質依存の人々，アルコールだけでない薬物問題の人々，そしてホームレス，家庭内暴力，自殺傾向，暴力，重度で持続している精神疾患，刑事司法の関係，失業状態，複数回の治療歴，低学歴といった問題のある人々が含まれていることも少なくない。研究によって選択基準と除外基準は異なるが，一般的に PTSD 単独研究での相対的に厳しい除外基準[†6] とは対照的に，除外基準は軽度から中程度の緩やかさ[†7]である。PTSD/SUD 研究のなかで過去焦点型モデルを含むものは，由来となった PTSD 単独研究結果を踏まえて除外基準が最も厳しい。しかしながら，Mills ら（2012），Najavits と Johnson（2014），Najavits ら（2005）は例外であり，より広範囲の患者を対象としている。

---

†3　Seeking Safety：SS は，PTSD および物質乱用に対する 25 のトピックからなる，効果の実証された精神療法である。さまざまな臨床的セッティングで，広く多様な患者に対して実施することができる。トラウマ記憶への焦点づけや洞察的アプローチといった高強度の介入は行わず，差し迫った臨床的ニーズである安全の確保を最優先としている。PTSD と物質乱用の相互の関連性に注目し，現在の問題に対して安全な対処スキルを身につけることを目的とする。毎回のケースマネジメントに加え，認知面，行動面，対人関係面について，具体的なスキルの獲得が目指される。それぞれのトピックは独立しているので，患者や治療者が話し合って，柔軟にトピックを選び，ニーズに合うように構成できる。Najavits L. M.（2002）*Seeking SAFETY：A Treatment Manual for PTSD and Substance Abuse.* Guilford Press.

†4　SS の 25 のトピックのうち一部を使用した場合。

†5　部門 12 は臨床心理学，部門 50 は嗜癖。

†6　研究対象者を絞り込む結果，除外される患者数が多い。

†7　除外される患者数がさほど多くない。

E．治療モデルを提供するために，コストの低いフォーマットを用いている
研究が多い

PTSD/SUD 研究は，原則的に個人療法よりも集団療法，クローズドよりも
オープンなグループが用いられる。現場の臨床家は，外部から招くのでなく実
施機関内の人間であり，高度な訓練（たとえば，学士以上の学位）を受けたわ
けではない。このような形式は SUD 治療ではよくある設定で，ほとんどの研
究がこの設定で実施されている。ここでも，過去焦点型モデルでは設定がまっ
たく異なっており，通常外部から参加した，高度に訓練された臨床家によって
個人療法が実施されている。

F．SUD よりも PTSD のほうが変化させやすいように思われる

条件に違いがあるにもかかわらず，これまでの研究では，SUD よりも PTSD
やその他の精神健康的変化をしばしば重視していた。これはおそらく，PTSD/
SUD の患者においては，PTSD やその他の精神健康問題は SUD よりも取り扱
いやすいことを示唆している。将来，更なる研究が必要であるものの，この考
えは臨床家の感覚に沿うのである（Back et al., 2009）。この考えはまた，PTSD は
期間限定的な治療に適している一方で，SUD（特に深刻な SUD）は，長期継続
ケアが必要な再発がありうる慢性疾患であると見なす，近年の視点にも沿って
いる（Arria & McLellan, 2012）。

3．実践のための提言

A．もし患者に PTSD と SUD が併存していれば，そのどちらにも注意を払
うべきである

これは単純な提言のようだが，ほとんど実践されていない。それには多くの
理由があるが，一つには，治療者への，専門的な学位の課程での，PTSD と
SUD の両方またはいずれか一方についての十分な訓練が欠如していることが
ある。これらの疾患は臨床家に強い感情反応を引き起こし，特に SUD に対し
ては，スティグマや否定的な態度がみられることでも知られている（Imhof,
1991；Pearlman & Saakvitne, 1995）。臨床家はそれらの疾患に対処することに尻込

みするか，取り扱う手腕がないと感じるか，もしくは単に気がつかないことも
あるだろう。いずれにせよ，癌と糖尿病を持った患者がどちらの治療も必要と
するのと同じように，PTSDとSUDを持った患者もまた，どちらの治療も必要
としているのである。治療計画は，多くの要因が考慮される。臨床家のなかに
は，どちらの疾患に対しても自分で治療に取り組もうとする人もいれば，一方
だけ，もしくはどちらも，外部に紹介する者もいるだろう。しかし，「開けては
ならない扉はない[†8]」という原則はここでも当てはまる。すなわち，もし見つ
かったならば，どちらも何らかの方法で対処するべきである。

B．支援の第一段階は，正確な見立てである

　ありうるかもしれない他の診断や問題も含め，PTSDとSUDの両方を正確に
確認する。自分たちで作った測定手段や，その場その場の問診よりも，妥当性
のある査定手段を用いる。今ではスクリーニングツールや診断面接，問題点の
自己記入式測定などの，多くの評価法が容易に入手できる（Najavits, 2004；Oui-
mette & Read, 2013；Read et al., 2002参照）。

C．支援の第二段階は，治療の選択肢を検討するために，患者と協力し合う ことである

　治療関係はきわめて重要である。最後通告は，しばしば患者を遠ざけ，専門
家への不信を強めてしまう。「私のやり方に従うか，でなければ出て行きなさ
い」というアプローチは，SUD患者に対する失望から用いられることがある
し，否認を克服するためには厳しい直面化や「底つき」が必要である，という
見当違いの考えからも行われる。PTSDはもちろん，SUDを扱う際にも，支持
的な姿勢が最も重要であることを過去の研究が示しているにもかかわらずであ
る（Miller et al., 1993；Miller & Rollnick, 1991）。可能な限り多くの治療選択を患者に
提示し，可能な限りたくさん試すことができるようにしてから，自分に最も合
うものを彼らに選ばせる。さまざまな治療法の3セッションまでは参加するよ
う奨励するのは，有用な治療戦略である。研究によると，治療同盟はだいたい

[†8] もし仮に対応できない当事者がいたとしても，しかるべき機関を紹介するなどして対応
　するという原則。

3セッション頃までに定着する（Garfield & Bergin, 1994）。もし，その時点で治療同盟が脆弱であれば，患者を他のアプローチに挑戦させる。患者が好まない治療の継続を強いることは逆効果であり，患者を永遠に遠ざけることになる。PTSDとSUDの治療資源を学ぶには，オンライン検索でPTSD/SUDを扱うマニュアルを見つければよい[†9]。

D．思いやりを持つ

じっと耳を傾けて共感を伝える。PTSD/SUDの患者は，概して途方もない苦痛に満ちた人生を送ってきている。彼らはしばしば感受性が高く，非常に強い自己嫌悪を感じている。彼らは自分の家族，コミュニティ，そして不幸なことに，ときには治療者からも誤解されてきている。もし，彼らがあなたをよそよそしいとか，一方的な人だと感じ取ったら，彼らが心を開く可能性は低いだろう。治療から脱落するかもしれない。思いやりのある専門家という姿勢は，良い治療の基盤である。ただし留意しなければならないのは，本当の思いやりとは，標準的な方法からはずれることや，言い訳をすること，受け入れられない行動を許容すること，あるいは患者を「イネイブリング[†10]」することではない。治療への期待やその限界について強調する際に，丁寧かつ配慮しながら行うということである。

E．PTSD/SUD患者の個人差を認識する

彼らは，パーソナリティ障害の有無，身体的健康問題，金銭面の懸念，法的問題など，多くの点で多様である。また，他者と良好な関係を築く能力や，知的水準といった強み（ストレングス）の点でも異なる。患者一人ひとりの目まぐるしく変化する特徴は，治療に影響を及ぼすだろう。PTSD/SUD患者は，決して同質の集団ではないのである。

F．PTSDとSUDの発症順序ではなく，重症度が重要である

臨床家のなかには，PTSDが先に生じたならば（たいていの場合そうだが），

[†9]　これは米国の場合。

[†10]　依存の継続を可能にする周囲の人の行為を指す。トラブルの後始末，脅しに屈した薬物の手配，世間体を気にした隠蔽など。

PTSDを最初に扱うべきだと，間違って信じている者もいる。しかし，治療計画を最も決定づけるのは，PTSDとSUDの発症順序よりも，それぞれの**重症度**である。あなたの前に両方の疾患を持つ患者が座っている場合，次に何が起きるかに比べれば，どちらが先に生じたかは大して重要ではない。どちらの疾患にも注意が必要だろう。そして重度の疾患には，緊急で強力な援助が必要だろう。ここでいう重症度とは，症状レベルだけでなく，どちらの疾患が最も患者を困らせ害をもたらしているかといった，否定的な結果も意味する。患者のなかには，どちらの疾患も同等に重症な者もいれば，どちらか一方がより重症である者もいる。治療計画をうまく作成するために，妥当性のある測定法を用いて，それぞれの重症度を査定する。

G．物質使用を直接検査する

SUDの良質なケアのためには，来談するたびに臨床家が物質使用について積極的に尋ねることを必要とする。尿検査，呼気検知器，その他の生物学的手法によって検証されることが理想的である。たとえ個人開業の場合などでこれらが実施不可能だとしても，妥当な自記式尺度を用いることや，物質使用についての明確な書面契約を結ぶことは，きわめて重要である。契約は依存物質についての目標設定をねらいとしており，たとえば「ショットグラス1杯以上のお酒を飲まない」や，「まったくドラッグをやらない」など，あらゆる目標が設定される。患者はしばしば直接その話題を持ち出してこないだろうが，各セッションで摂取量やその頻度など物質使用について尋ねる。同時に，PTSD症状も継続して査定されるべきである。

H．過去焦点型の治療を強要しない

患者は治療者から，「それをしないのは回避していることだ」「本当の回復にとって唯一の方法だ」「このワークをすれば，あなたの問題の根本を探って，二度と薬物を必要としないでしょう」といった発言とともに，あまりにも強く過去焦点型モデルを押しつけられることがある。善意だとしても，これらはほとんどのPTSD/SUD患者，特に重症のSUD患者には的確ではない。前述のレビューのように，この点に関する科学的エビデンスによれば，過去焦点型あるいは現在焦点型アプローチは，PTSD/SUD患者に同等に有効である。このよう

なエビデンスを患者に率直に伝え，無理強いすることなく，彼らにとって何が適切なのかを選んでもらう。過去焦点型のワークの準備ができており，試したいと言う患者もいるので，彼らにとっては有益だろう。しかし，他の者はそうではない。

Ｉ．SUD だけでなく行動嗜癖にも注意を払う

過度のギャンブル，仕事，運動，インターネット，ポルノグラフィ，性行為などといった，行動嗜癖に対する関心が強まっている（Najavits et al., 2014 ; Freimuth, 2005）。DSM-5 にはまだほとんど含まれていないが，これらは注意に値する。こうした嗜癖行動について患者にはっきりと質問し，必要に応じて援助策を提案する。

Ｊ．現実的な要因に基づく PTSD/SUD モデルを選択する

臨床家，患者の双方にとって，自らに合ったモデルが必要である。個別か集団かといった指向性，過去の治療体験，さまざまな治療法の魅力，保険の補償範囲といった要因などが関与するだろう。

Ｋ．最新の情報を提供する

時代の流れを追う努力をする。善意であったとしても，不正確なメッセージは利益以上に害をもたらす。このようなメッセージの例は，本章の最初の部分を参照されたい。PTSD/SUD に関する最新の本を読む。PTSD 単独や SUD 単独の本を読むことも役立つが，PTSD/SUD の組み合わせに対しては十分ではない。幅広い理解を得て，必要に応じて訓練が必要となる。

４．将来的な発展

全体的にみれば，このレビューで示したように，PTSD/SUD 患者が苦しんできた幅広い問題を取り扱うためのさまざまな治療モデルが現れてきた。これらのモデルには良い効果をもたらすエビデンスがあり，臨床活動に新しい考えや発想をもたらしうる。今後数十年，これらの患者に最も役立つ方法に関する理解を深めるような，実証的努力が続くものと思われる。

広い視野からみると，何十年もの虐待，ネグレクト，暴力，物質使用歴があり，ホームレス，刑事司法，就労，貧困，差別，身体問題といった諸問題と関わりが深かったこれらの患者の多くにとって，治療モデルそれのみでは即座に解決できないと認識することは大切である。多くは重複する負荷であり（Brown et al., 1995)，慢性の PTSD および SUD があって，前世代家族もまた，これらの問題で苦しんできた。最低限の訓練を受けた臨床スタッフからのケアや治療でさえ，多くの場合，受ける機会に恵まれなかったのである。彼らの多くは，最終的に，公的な支援システムに行き着いてしまっている。

したがって，治療モデルそれ自体にとどまらず，その影響力を拡大する可能性を秘めた選択肢を考えることに価値があるといえる。

A．PTSD/SUD の患者は，期間限定の支援よりも，持続的な援助を必要としているかもしれない

そこまで重症ではない患者は，短期間治療の一巡でうまくいくかもしれない。しかし，多くは再三にわたり堂々巡りの治療となるのが臨床上の現実である。特に SUD は，短期治療モデルというよりもむしろ長期的マネジメントが必要な点で，糖尿病と同様の疾患であると概念化されてきた（Arria & McLellan, 2012)。この見解は，物質離脱維持を無料で支援する当事者自身の草の根モデルとして成長した，12 ステップ・アプローチ[11] の英知を反映している。PTSD に関しては，今のところ，このタイプの援助資源は広がっていない。12 ステップ・グループを超えて，慢性患者への資源の開発に関して創造的になることは，公衆衛生上の重要な目標かもしれない。本章で確認したモデルのいくつかは，そのような方法で使える可能性がある。

B．これらの患者の治療者にも支援が必要である

多くの臨床家には，トラウマと嗜癖に関するそれぞれの経験・経歴がある。彼らはしばしば十分な支援や訓練なしに，複雑な患者を数多く担当している。治療者をどう選抜して雇用すればよいのか，あるいはどう彼らの仕事を支援するべきかに関する研究はほとんどない。PTSD/SUD の治療モデルは重要な資

---

[11] 依存症のセルフヘルプ・グループで使われている指針。

源ではあるものの，彼らの専門職としてのニーズは治療モデルだけでは満たされない。PTSD/SUD の治療を行っている臨床家は，仕事に対する顕著な満足感だけでなく，仕事が大きなストレッサーとなっていることも報告しているのである（Najavits et al., 2010）。

C．モデルの「競争」を超えて，費用，要請，実施しやすさ，持続可能性に焦点を合わせる

過去数十年の研究によると，PTSD と SUD に関する十分に練られた治療モデルは，どれも有効性を示し，それぞれの結果に大きな違いはなかった（Imel et al., 2008；Benish et al., 2007；Powers et al., 2010）。しかしそれらは，費用がいくらかかるか，どのくらい実施しやすいか，どのくらい持続しやすいかという，他の重要な点でそれぞれ異なっている。治療効果が若干低くても，これらの要因について優れたモデルは，最適な治療選択となるかもしれない。PTSD/SUD の領域においては，治療モデルに関するこのような要因が，まだほとんど研究されていない。

●事　例●

本章のいくつかのテーマを浮かび上がらせるために，治療として安全探索（Seeking Safety：SS）を用いた症例を提示する。

[安全探索（SS）の実践]

SS は，物質乱用患者で，感情を揺さぶる過去焦点型の PTSD 治療にまだ耐えられないようなトラウマ体験を持つ者に対する，安全で効果的な治療介入の必要性から発案された。SS はトラウマからの回復段階アプローチ[†12] と一致しており（Herman, 1992），PTSD の専門家らから支持されている（Cloitre et al., 2011）。作業の最初の段階である**安全**は，現在焦点型であり，安定と対処（コーピング）を強調している。SS はもっぱらこの段階に焦点を当てている。その後のセッションでは，必要に応じて，トラウマ記憶の過去焦点型の過程を含むこともある。

SS はトラウマ・サバイバーに教育と対処スキルを提供する。それは楽観

---

†12　安全，想起と服喪追悼，再結合の三段階。

的な内容で，理想や人間性のあふれる言葉，印象的な引用[13]，具体的な方略を強調することで，希望を構築する。元々はトラウマと物質乱用が併存した場合に向けて考案されたが，今ではどちらか一方に対しても使われている。SS は非常に融通が利き，男性でも女性でも，どんなトラウマタイプでも，成人，青年期，集団，個人，そしてどのようなタイプのカウンセラー，設定，継続期間でも，用いることができる。ホームレス，HIV キャリア，投獄中，自殺傾向，認知障害といった人々を含む，弱い立場にいる非常に多くの人々を相手に，成功裏に実施されてきた。SS のそれぞれのテーマは，**援助を求めること，率直さ，引き金（トリガー）への対処，自己育成，怒りからの回復**といった，レジリエンスを構築する対処スキルを提供する。

[症例]

　ジョリーンは 45 歳のアフリカ系アメリカ人女性で，20 年前まで陸軍に勤務していたが，彼女は軍司令官からの残忍な性的暴行から生き残り，結果として軽度外傷性脳損傷（mild traumatic brain injury：mTBI）と重度の PTSD となった。mTBI は最終的に改善したが，PTSD はあまりに重症だったため，事実上 20 年間も自宅療養を続け，福祉手当で生計を立て，仕事もできず，きょうだいとしか連絡をとらない状態であった（両親は数年前に死去していた）。彼女は重度のアルコール使用障害を発症し，かかりつけの内科医の助言でセラピーにやってきたが，内科医は肝機能障害をアルコールによるものと同定していた。彼女は性的暴行について，SS 治療まで決して誰にも言わなかった。SS では一般に，患者とはトラウマがどのようなものであったかを共有したとしても，治療者はそのナラティブの詳細には立ち入らない。すなわち「細目ではなく見出し（headlines, not details）」に焦点を当てることが原則である。ジョリーンは，SS では悲痛なトラウマについて再度語ることなく自分の PTSD に取り組むことができる，と安堵を口にした。彼女はずっとトラウマを自分自身のせいにしており，「もし私が優れた軍人だったら，自分を守ることができたはずだ」と言った。彼女はこの暴行事件までは軍隊経歴で目覚ましい成功をしていたが，被害後働けなくなり，解雇された。「事件の前後では，私はまったく別人のようになってしまった」。

---

[13]　テキストに，過去の偉人の台詞などを引用して提示している。

［治療］

ジョリーンはセラピーに来ることをためらって，最初の数回の予約をキャンセルした。治療者は 1 回だけでも試すよう，彼女を励ました。治療者は，この治療は彼女に適合するかもしれない，継続するかどうかは彼女次第だが，と伝えた。このようにして，最初の電話のときから，彼女にとってベストな選択ができるよう努めた。エンパワーメントは SS の主要な側面である。安全に対処する方法はたくさんあること，他者が選ぶものとは違ったとしても，自分が取り組む課題を自分で選べることを，このモデルでは伝える。「安全」は SS においては含蓄が深い概念であり，自分や他者に悪い影響をもたらすことなく，人間関係，思考，行動の安全性に注意を向けさせるのである。

最終的にジョリーンは，毎週の 6 カ月以上の SS の全過程に参加した。彼女は非常に知性的かつ誠実で，軍人スタイルの責任ある行動で時間どおりに現れ，前もって資料を読んでおり，治療の約束事（therapy commitment）（これは SS の用語で「宿題」のことである）の大部分に従っていた。しかし，彼女は感情的に自制できなくなっており，涙ぐみ，的外れで，細かいことにくよくよして，自分の健康を大事にせず（偏った食生活で運動不足），毎日の飲酒がやめられなかった。

セッションにおける最初の焦点は，次の 3 点に置かれた。最初は対処行動に焦点を当てたが，それは可能な限り，彼女が前向きに生きるために毎週実施可能なものだった。たとえば，**自分を大事に扱う**という話題を取り上げた週は，彼女は自分の孤独が不健康なものだと理解できた。その週，彼女は結果的に，オンラインの AA ミーティングに参加することを選択した（彼女にとっては，直接顔を合わせるミーティングは避けたかった）。別の週には，**人間関係の境界を設定する**ということに焦点を当てた。彼女は，過去に姉からの金銭的要求にしょっちゅう応じていたが，今回は要求を断ることができた。それぞれのセッションでは，私たちは SS の対処スキルが有意義なだけでなく，実践的に行うことで，現在の困難に役に立つように治療を進めた。小さな成功であっても彼女にとっては大切であり，彼女はもはや古い同じパターンに固執せず，新たな選択をして，それらから学び続けることができた。SS は学ぶことにほかならないし，これは根幹である。すなわち，新たな方

略と適応を試み，必要に応じてこれらを修正・変化させ，前進し続けることである。このような学習は，個人特有のもので，かつ普遍的なものでもある。

　次の大きな焦点は，アルコール使用を減らすことであった。長年にわたる毎日の飲酒を考慮して，内科医は彼女とアルコール量の急激な減少に伴うけいれん発作を防ぐことに，生理学的観点から取り組んできた。SS では，治療者は各セッションで徐々にアルコールを止めようとした。SS のトピックの一つとして，セッションのそこかしこで彼女に尋ね，そっと促し，場合によっては明確に指示して，人生に影響を与えていることをよりはっきりと見つめてもらおうとした。さらに，もしまた飲酒欲求が高まった際に取りうるような別の行動についても探してもらった。私はよく，たとえば「一日おきにだけ飲むということを試してみない？」といった質問をして，SS の対処スキルによってどのように目標が達成されるのか，ということに立ち返って模索した。トラウマとアルコール使用のつながりもまた，繰り返されたテーマであると彼女が気づけるようにした。彼女は「そのことは，今はよりはっきりとわかる。ただ 20 年前からわかっていればと思う」と言った。このような表明には深い悲しみがあった。そして，彼女のアルコール使用経過は波があったが，治療の終わり 3 分の 1 時点では飲酒量を半分まで減らし，断酒に近づいていた。

　最後の三番目の主要な焦点は，彼女のトラウマについての自己嫌悪感に対して，共感的アプローチをとることである。彼女は数十年の間，加害者を撃退しなかったことで自分を責め続けてきた。私たちは，彼女の内なる批判の声が起こった際に，優しいやり方で自分に対応できるようになるため，**共感する，意味づけを見出す，分裂した自己を統合する**，といった SS の課題に取り組んだ。あきらめるのではなく，日々の苦闘のなかで自分を律することを学びつつ，彼女は心身の機能向上とともに，より毎日に対処できるようになった。彼女もまた，どんなに鍛え抜かれて強い軍人だったとしても，実際にはトラウマを防ぐことはできなかったということを認識することができた。そして，今の彼女の課題は，過去に関して「自分を責めること」に終始することではなく，より良い未来を創造することであることも受け入れられるようになった。

　SS のケース・マネジメント部分もまた用いられ，彼女が参加したいと思

うあらゆる治療資源への紹介を確認した。彼女の社会的接点は限定されており，誰とも会わないこともしばしばだったが，女性限定の治療グループとオンラインの AA ミーティングには参加することができた。私たちはまた，彼女の偏った食生活を改善するための栄養相談への紹介も行った。

　回復への取り組みはまだ残っていたが，彼女は大きな希望とともに SS 治療を終えた。「とても癒しを感じたので，もっと生きることができます。世界も広がって，前に進むこともできるようになりました」。

5．まとめ

　PTSD/SUD の第一世代研究は，過去の大多数の PTSD 効果研究から終始除外されてきた患者を扱ったという点で印象的である。このような人々に適合した新しい治療モデルの進歩が，この分野を発展させている。そして今のところ，エビデンスに基づくモデルが少なくとも一つ（SS）は確立されている。しかしながら，取り組むべきことがいまだ数多く残っている。現在までの技法の方法論的限界を乗り越えるため，更なる追加研究が必要である。治療モデルを洗練させ続けることも必要である。患者がしばしば驚くべきレジリエンスを見せるのと同じように，この領域の取り組みも成長し，飛躍することが望まれる。

PTSD と境界性パーソナリティ障害の治療

第13章

Treating PTSD and Borderline Personality Disorder

by Melanie S. Harned & Kathryn E. Korslund

翻訳：八木亜紀子

　境界性パーソナリティ障害（Borderline Personality Disorder：BPD）は重篤で複雑な精神障害で，広範な情動調節障害と不安定な対人関係，衝動的な行動，繰り返される自殺企図と自殺に至らない自傷行為（non-suicidal self-injury：NSSI）が特徴である。心的外傷後ストレス障害（PTSD）は，BPD を有する患者に最も顕著に併発が認められる疾患の一つで，その併存率は地域サンプルでは 30%（Grant et al., 2008；Pagura et al., 2010），臨床サンプルでは 50%（Harned et al., 2010；Zanarini et al., 1998）と幅がある。BPD と PTSD が高率で併発する仕組みについては，複数の理論的モデルがある。いくつかのモデルでは，これら二つの疾患の疫学的背景の共通性に焦点を当てている。たとえば児童虐待は，BPD と PTSD の進行に関連しているとされている（Widom, 1999；Widom et al., 2009）。他のモデルでは，PTSD が，トラウマへの曝露と BPD の特徴的行動の関係に介在しているとしている。たとえば，PTSD にみられるトラウマの再体験症状や回避/麻痺反応は，児童性的虐待と NSSI を仲介しているとされる（Weierich & Nock, 2008）。最後に，いくつかのモデルにおいては，二つの疾患が互いを持続させるように働く相補的関係性が指摘されている。たとえば PTSD は，情動調節障害や自殺企図，NSSI といった BPD の特徴的行動を悪化させ（Pagura et al., 2010；Harned et al., 2010；Marshall-Berenz et al., 2011），6〜10 年にわたる BPD の自然経過観察で寛解に至る可能性を減少させるとされている（Zanarini et al., 2004, 2006）。逆に BPD は，経験的な回避行動を取りやすいが（Iverson et al., 2012），これは PTSD を持続させやすくする（Shenk et al., 2014）。これらのモデルが示唆する PTSD と BPD の重複する複雑な関係性を考えると，これら疾患を併発している人にとって最善の結果を得るには，両方の疾患に対して効果的な治療が必要であるだろう。本章では PTSD と BPD の二つを有する人に対する治療研究を論評し，トラウマ

に焦点化した治療における共通課題を論じ，その後に事例を提示したい。

1．PTSDと境界性パーソナリティ障害が併発する場合の治療アプローチ

　次に示す治療アプローチが，BPDの人たちにみられるPTSD例の治療として評価されている。それらは，① 単一診断治療（single-diagnosis treatments），② 段階別治療（phase-based treatments），③ 統合的治療（integrated treatments）である。単一診断治療では，治療はもっぱらPTSDに対して行われ，併発する問題の改善は，あくまでPTSD治療の結果として生ずる。段階別治療では，第1段階では併存する問題に焦点が当てられ，第2段階でトラウマに焦点を当てた治療が行われる。なかには第3段階として，心理社会的機能に働きかける段階的治療もある。最後に統合的治療では，PTSDとBPDを併発するクライエントに，包括的かつ個別の治療が行えるようデザインされている。その際には，クライエントにみられるあらゆる問題に焦点が当てられ，しかもPTSDとBPD両疾患と，それらに関連していると考えられる因子にのみ，焦点を当てるわけではない。この論評では，PTSDとBPDを有する人への治療有効性を評価した，上述の三つのアプローチのそれぞれに焦点を当てる。他のPTSD治療のなかにもBPD患者を含めて行われる場合もあるが（Cloitre et al., 2010；Mueser et al., 2008；Sachsse et al., 2006 など），これらの治療転帰が報告されていないため，この論評から除外する。

1）単一診断治療

A．認知処理療法（CPT）（第6章）

　CPTはPTSDに対する短期的な外来治療法で，通常週1回または2回，計12回の個人面接で実施される（Resick & Schnicke, 1993）。この治療には，トラウマについての考えを特定し検討するといった認知療法と，トラウマ・イベントを書き出して読むという曝露法がある。現在まで，境界性パーソナリティ特性（BPC）に対するCPTの効果について，持続エクスポージャー法（PE）とランダム化比較研究（RCT）で検証した研究が，一つ行われている（Clarke et al., 2008）。

131 名の PTSD を患った性的暴力サバイバーの女性を含む研究では，自己報告
評価で 39 名（25.2%）が，BPC のカットオフを超えていた。深刻な自殺念慮，
直近の自殺企図または自傷行為，現在進行の虐待例，研究当時に薬物依存か双
極性障害，精神病性障害が認められた女性は，除外された。結果によると，
BPC 得点は治療中断と関連しておらず，PTSD やその他のトラウマ関連症状
（解離，抑うつ，性的懸念など）の改善率でみる，転帰の悪さとも関連していな
かった。治療の種類（CPT あるいは PE）と BPC 得点間の交互作用は，どのよ
うな転帰をみても有意でなく，どちらの治療も BPC 患者には同程度に効果が
あることが示された。

B．持続エクスポージャー療法（PE）（第4章）

PE は PTSD に対する短期的な外来治療法で，通常週1回または2回，計10〜
15 回の個人面接で実施される（Foa et al., 2007）。PE 治療の主要な治療構成要素
は，トラウマ記憶への想像曝露と，実際には危険でない状況下での恐怖に関す
る現実曝露である。上述した PE と CPT に関する研究（Clarke et al., 2008）に加
え，次に行われた研究では，BPD の診断を完全あるいは部分的に満たす者に対
する PE，ストレス免疫訓練（SIT），そして PE と SIT の併用による治療結果を
RCT で検証している（Feeny et al., 2002）。治療は週2回，計9回の個人面接で実
施された。参加者は主診断が PTSD の暴力サバイバーの女性で，差し迫った自
殺リスクや直近の自殺企図，または自傷行為がなく，研究当時に虐待的な交際
関係もなく，薬物依存や双極性障害，精神病性障害の診断のない者が選ばれた。
分析は治療完了者（$n = 58$）のうち，完全あるいは部分的に BPD の診断を満た
す9名（15.5%）について行われた。BPD 患者の母数が少ないことから，分析
は治療のタイプごとには行われなかった。三つの治療タイプをまとめた分析で
は，BPD は転帰とは有意な関連がなかった。しかしながら，完全あるいは部分
的に BPD を有する患者は，BPD のない患者と比べて，PTSD，うつ病，そし
て不安障害が臨床閾値下になるといった良い機能状態に，最終的に達しなかっ
た（11%対51%）。

C．ナラティブ・エクスポージャー・セラピー（NET）（第8章）

NET は PTSD への短期的治療法で，組織的暴力や国家紛争のような，頻回か

つ複雑性トラウマのサバイバーのためにデザインされている（Schauer et al., 2011）。NET は通常週1回または2回，計5〜10回の個人面接で実施される。NET の主要な治療構成要素は，トラウマ体験をもっと大きな人生ストーリーのなかに組み入れ，まとまりのある，文字に記したナラティブを創造することである。PTSD と BPD を併存している10人の女性を対象として，実現可能性に関するオープン化試験が行われ，NET の効果が検証された（Pabst et al., 2012）。NSSI を現在行っているものが対象となり，急性の自殺リスク，直近の自殺企図，重篤な併存疾患（薬物依存，精神病性障害など）を有する者は除外された。治療は主に入院病棟内で行われたが，3人の女性は外来でのみ治療された。治療は平均14回行われた。治療前から治療後6カ月の検証では，PTSD と抑うつ症状，解離症状に有意に大幅な改善がみられたが，BPD 症状は改善しなかった。

2）段階別治療法

A．PTSD のための弁証法的行動療法（DBT-PTSD）

　Bohus らは，児童期の性虐待に関連する PTSD を対象とした，弁証法的行動療法（DBT）を開発した（Bohus et al., 2013；Steil et al., 2011）。DBT-PTSD は12週間の施設入所型治療で，次の三つの治療段階からなる。①1〜4週：心理教育——情緒体験を回避するために行っている，よくみられる認知的・情緒的・行動的方策を同定する，こうした行動をコントロールするための DBT スキルを教育する。②5〜10週——トラウマに焦点を当てた，認知的で曝露に基づいた介入を行う。③11〜12週——トラウマに関連した現実を徹底的に受け入れ，心理社会的機能の改善を目指す。クライエントは週2回（計23回）の個人面接と，集団スキル・トレーニング（計11回）や，自尊心に焦点を当てたグループ（計8回），マインドフルネスの練習グループ（計3回）といった，数種類の集団介入を受ける。さらに，クライエントは不特定のグループ（音楽セラピー，アートセラピーなど）に，週3回参加する。DBT-PTSD が行われた BPD を有する女性群と有さない女性群，そして待機リスト群（treatment as usual-waitlist control：TAU-WL）との間で RCT が行われ，その有効性が検討された（Bohus et al., 2013）。参加者は74名の女性で，児童期性虐待による PTSD を有しており，

うち 33 名（44.6％）は BPD の診断基準を満たした。NSSI を行っている女性が含まれ，過去 4 カ月に致命的な自傷行為を行った者，現在薬物依存がある者，統合失調症の生涯診断を受けた者，BMI が 16.5 未満の者は除外された。DBT-PTSD は TAU-WL に比べ，PTSD 症状，抑うつ症状，全般的機能の改善に効果があったが，全般的症状重症度，解離症状，BPD 症状の改善には効果を認めなかった。この結果は，BPD の女性を状態に応じて分けたサブグループ間でも変わらず，BPD 重症度は概して治療転帰とは関連がなかった。BPD を有する女性で DBT-PTSD を受けた患者では，PTSD の寛解率は 41.2％であった。PTSD や NSSI，自殺リスクが DBT-PTSD によって悪化したというエビデンスはない。

3）統合的治療

A．弁証法的行動療法（DBT）

　DBT は BPD 例に対する包括的かつ原理駆動型 (principle-driven) の治療で，そのルーツは行動療法にあり，弁証法哲学と西洋的瞑想法や東洋的禅の要素が融合したものである (Linehan, 1993a, 1993b)。標準的な DBT は，通常 1 年にわたる外来治療として行われ，毎週，個人セラピー，集団スキル・トレーニング，セラピスト・コンサルテーション・チーム，（必要に応じて）電話コンサルテーションの，四つのモードでの治療が行われる。統合された治療法であるがゆえ，DBT は治療目標の序列に沿って複数の問題に同時に取り組むようにデザインされており，さらに，① 命にかかわるような危険行為，② セラピーを妨害するような行為，③ 本人の QOL の妨げになるような行為も取り扱う。この対象となる序列のなかで，命にかかわるような行為とセラピーを妨害するような行為が十分にコントロールされたら，PTSD は QOL の問題として取り組まれる。DBT マニュアルでは，PTSD の治療のためにエクスポージャー法を使うことを推奨してはいるが，具体的な進め方を示すプロトコルはない。PTSD を治療するための特別なプロトコルがないにもかかわらず，最近まで自殺や自傷行為を繰り返す BPD の女性の 33〜35％に対し，1 年間の DBT 実施とさらに 1 年のフォローアップの間，PTSD の寛解が認められた (Harned et al., 2008, 2014)。さらに PTSD を併存している場合，PTSD は DBT 実施中の NSSI と自殺リスクの改

善を妨げる因子となりうることも，明らかとなった（Barnicot & Priebe, 2013；Harned et al., 2010）。

B．DBT と DBT 持続曝露法プロトコル（DBT＋DBT PE）

DBT PE プロトコルは，PTSD に対する標準的な DBT，特に自殺リスクと自傷行為を有する BPD 患者への効果を高めるために開発された（Harned, 2013）。DBT PE プロトコルは PE に基づいており，主要な治療構成要素は想像曝露と現実曝露である。DBT が有する方略は，（トラウマ焦点化心理療法の途中あるいは終結後に現れた問題に焦点を当てる，などによって）PE に取り入れられている。そして DBT は，対象者にしばしばみられる問題の複雑性（複数のしばしば断片化したトラウマ記憶や，強烈な恥辱感，拒絶や無視〈invalidation〉，裏切りといった，トラウマ体験定義を満たさないような体験など）に対応するよう，手順は構造化されている。DBT と DBT PE プロトコルを組み合わせた治療は 1 年継続し，命にかかわるような行為やその他の優先順位の高いターゲットを，標準的 DBT で安定させることに焦点を当てることから始められる。DBT PE プロトコルでは，（切迫した自殺リスクがない，2 カ月以上自殺企図または NSSI がない，深刻なセラピーを妨害するような行為がない，回避することなく強い感情を体験でき，かつそれを希望しているといった）決められた準備基準をクライエントが満たした場合にのみ，個人 DBT セラピーが導入される。DBT PE プロトコルを完了したのち，残りの治療期間は標準的な DBT を用いて，クライエントがいまだに達成できていない治療ゴールに取り組むことに充てられ，多くの場合は心理社会的機能の改善を目指すことになる。

今日まで DBT＋DBT PE は，オープン・トライアル（$n = 13$）（Harned et al., 2012）と，DBT のみの群と DBT PE プロトコルの併用群との比較のための RCT（$n = 26$）（Harned et al., 2014）が行われた。この二つの研究では，BPD と PTSD，直近（過去 2 ～ 3 カ月）の自殺企図や NSSI がある女性が対象となっていたが，双極性障害や精神病性障害のある患者は除外された。両方の研究とも，DBT 開始から平均 20 週で DBT PE プロトコルを導入し，参加者の 80 ～ 100％に本プロトコルが実行できた。そのうち 73％は，平均 13 回の面接で，プロトコルすべてを完了した。DBT＋DBT PE は，クライエントとセラピスト双方にとって治療に対する期待・満足ともに非常に高く受け入れられ，クライエントの大部

分（73.8％）が，DBT＋DBT PE のほうが，DBT や PE のみよりも好ましいと答えた（Harned et al., 2013）。両方の研究とも治療企図（intent-to-treat：ITT）解析を行い，DBT＋DBT PE 群では症状改善率（70.0～83.3％）や PTSD の寛解率（58.3～60.0％）が高かったばかりでなく，PTSD 重症度にも大幅かつ有意な改善がみられたのである。RCT では，DBT PE プロトコルを完了したクライエントは，DBT を完了したクライエントの 2 倍，PTSD から寛解した（80％対40％）。逆に，自殺企図は DBT 群で 2.4 倍高く（17％対 40％），自傷行為もまた 1.5 倍高かった（67％対 100％）。両方の研究とも，DBT＋DBT PE のクライエントは治療前後で，解離症状と抑うつ症状，不安症状，罪悪感，恥辱感，社会的全般的機能に大幅な改善がみられ，RCT でみると，DBT＋DBT PE の対象者のほうが DBT のみの対象者より，その改善が大きかった。治療後の全般症状重症度については，RCT の結果から，DBT＋DBT PE 完了者の 80％に機能レベル改善と正常化がみられた一方で，DBT 完了者ではまったくそれが認められなかった（0％）。

4）まとめ

　以上をまとめると，PTSD に対する五つの治療法はいずれも，BPD を併存している患者の PTSD とそれに関連する問題を，低減させる効果があることが明らかとなった。これらの治療法は，（単一診断，段階別，統合的といった）アプローチの仕方が異なっているだけでなく，用いられるトラウマ焦点化介入法（エクスポージャー，認知療法，ナラティブ）や，治療対象とされるトラウマのタイプ（成人暴力，児童性的虐待，複数のトラウマ等），期間（9～52 セッション），治療形態（入院，施設入所，外来）など，具体的な方法においてもさまざまである。特筆すべきは，これらの治療においては，BPD/BPC を有するクライアエントについて評価しているにもかかわらず，急性の自殺リスク（Clarke et al., 2008；Feeny et al., 2002；Pabst et al., 2012）や，直近の命にかかわる危険行為（Bohus et al., 2013），直近の自殺行為（Clarke et al., 2008；Feeny et al., 2002；Pabst et al., 2012），直近の NSSI（Clarke et al., 2008；Feeny et al., 2002），継続的な虐待（Clarke et al., 2008；Feeny et al., 2002），薬物依存（Clarke et al., 2008；Feeny et al., 2002；Pabst et al., 2012；Bohus et al., 2013）といった，重篤な BPD によくみられる問題のある患者を，ほとんど除外している点である。そのため，こうした併発疾患・問題を

抱える BPD 患者に対し，このアプローチをどれだけ一般化できるかは未知である。今のところ，これらの重篤な問題を併発する，BPD と PTSD を有する患者のために特別に開発された治療方法は，一つだけ存在している（Harned et al., 2012, 2014）。しかし，BPD と PTSD を併発している患者への治療に関する研究は，概して限られている。そして，以上のような知見を再現・展開するために，こうした困難な併発を有する人々の，大規模で代表性がある集団に対する今後の更なる研究が望まれる。

２．特別な課題

PTSD と BPD のクライエントに対する治療は，さまざまな要因によって複雑化してしまう。以下で述べる課題は，いかなる治療の効果も妨げてしまう。しかしながら，いずれの要因も，トラウマ焦点化治療に携わる臨床家にとっては，特有の難しい課題となることを強調しておきたい。

１）自殺と自傷行為

自殺行動や NSSI は BPD の「証」ともいえる特徴で，BPD 例の 60〜70％において，複数回の自殺企図と NSSI エピソードの既往が報告されており（Zanarini et al., 2008），実際に 8〜10％は自殺で命を落としている（Pompili et al., 2005）。BPD 例では，これらの行為は PTSD 症状によって引き起こされることが多く（Harned et al., 2010），ほとんどの場合，不快な情動から逃れるために行われる（Brown et al., 2002）。トラウマ焦点化治療はたいてい強烈な情動を引き起こし，PTSD 症状が改善する前に，一時的にそれらを増悪させることもある（Nishith et al., 2002）。したがって，臨床家と BPD 例の患者双方が，PTSD 治療によってこうしたリスク行動が再燃するのではないか，そう用心深くなることはよく理解できる。さらに，強烈な感情を抱くことを恐れるあまり，セラピストとクライエントがトラウマに関連した情動を十分に体験・共感することができず，結果的に治療の効果が減少する可能性すらある。そのうえ，トラウマに関連した情動から逃避するために自殺や自傷行為が行われると，これらの苦しい感情から逃げずとも耐えることができることを，学ぶ機会が失われてしまうかもしれない。これらを考え，上記で検証したすべての治療法では，トラウマ焦点化治療の開始前

第13章 PTSDと境界性パーソナリティ障害の治療　*275*

2〜4カ月間は，深刻な自殺行為を行わないことをクライエントに求め，多くは
さらに NSSI も行わないことも求めている。さらにいくつかの治療では，自殺・
自傷行為を行う可能性があるクライエントに対して，トラウマ焦点化治療を受
ける前に，こうした行為をコントロールできるようなスキルを身に付けるため
の，安定化期間（initial stabilizing phase）を設けている。

2）情動調節障害

　情動調節は，（認知的解釈，生理的感覚，挙動表現など）情動システムの複数
要素が絡みあった，複雑なプロセスである。情動調節障害は，このシステム上
のどの段階でも起こりうる。DBT で提唱されている BPD の生物社会学的理論
によれば，情動的に脆弱な生物学的特性と，不適切な環境要因（児童虐待やト
ラウマを含む）が相まって，BPD の中核的問題である情動調節システムの広範
な障害が発生する（Linehan, 1993a）。この理論によると，情動システムの脆弱さ
は，顕著な情動刺激に対する閾値低下，情動反応性の亢進，刺激前の情動レベ
ルへの回復遅延によって定義される。BPD 患者の情動調節障害は PTSD の存在
によってより強められ（Harned et al., 2010 ; Marshall-Berenz et al., 2011），PTSD 治
療をさまざまなかたちで難しくする。トラウマ焦点化治療の間，情動調節障害
のために関わりを持ちすぎてしまうこと（over-engagement）も起こりうるけれど
も，むしろ調節困難な情動システムによって情緒的に引きこもったり，情緒体
験が抑圧されたりすることのほうが，より頻繁にみられる。これら二つの極端
な反応のいずれも，適切な情動的関わりから逸脱してしまうし，治療効果を妨
げてしまいやすい。BPD 例の情動調節障害は広範囲に及び，あらゆる情動領域
まで影響が及んでいることが一般的である。そのため，悲しみや怒り，恥と
いった（恐怖とは違う）強烈な感情も，同じように治療の効果を妨げることが
ある。このような問題に対して，上記で検証した治療のいくつかは，トラウマ
焦点化治療の開始に先立って，クライエントに（情動調節やストレス耐性など
の）行動スキルを教示する。そして，トラウマ焦点化治療の間に，必要に応じ
て情動レベルを強めたり弱めたりできるようなスキルの活用を指導している。

3）解離

　PTSD と BPD を有するクライエントの多くは，認知処理に影響を及ぼすよう

な調節障害も経験する。解離は，強い情動体験やトラウマに関連したきっかけに対する独特の反応であり，注意や情報処理をさえぎることで心理的苦痛を減らすよう，機能していると考えられている。多くの適応不全的な行為と同様に，解離反応もクライエントが気づいていなかったり，意図なく生じたりする。解離は，その人の適切な情動的関わりを妨げ，新しく学習する機会を減らしてしまう。そしてその結果，解離はトラウマ焦点化治療を行ううえでの，大きな解決すべき問題になりうる。BPD クライエントの 3 分の 2 以上が，中等度から高度の解離を報告していることを考えると (Zanarini et al., 2000)，解離は臨床家にとって看過できない大きな問題である。トラウマ焦点化治療中に生じた解離については，その瞬間への気づきを高めるようなスキルの指導が通常行われる（マインドフルネス，強い身体刺激による注意転導など）。

●事　例●

　PTSD と BPD を併発する患者への治療と，両疾患に共通する課題に対応する方策を描写するために，DBT と DBT PE を受けたクライエントの事例を紹介する。

［さまざまな情報や生活歴の把握］

　アマンダは 19 歳の独身の白人女性で，最近，母方の親戚と生活するためにこの地域に転居してきた。彼女は別の地方の小さな町で，母，継父，幼いきょうだいたちと育った。アマンダは母のことを，怒りっぽく落ち込みがち，継父は厳格で口うるさいと評した。8〜12 歳にかけて，アマンダは祖父から，「ゲーム」と称して性的虐待を受けた。そのゲームをすることで，彼女は特別な存在で祖父から愛されていると感じた。彼女が 12 歳になって，持続的な悲しみや低い自己評価，エネルギー低下といった気分変調性障害がいっそうひどくなると，性的虐待は突然終わった。14 歳になると，彼女は腕や脚を剃刀で切るという NSSI を行うようになり，高校時代は数カ月ごとにそれが繰り返された。こうした幼い頃の不幸・苦難にもかかわらず，アマンダは優秀で，何人かの親友もおり，学外活動でも活発だった。

　高校を卒業すると，アマンダは近くの短大に進学し，キャンパスで生活するようになった。1 学期の終わり間近に，2 年間付き合っていたボーイフレンドと思いがけず別れたことをきっかけに，いくつかの人間関係の問題を経

第13章　PTSDと境界性パーソナリティ障害の治療　*277*

験した。彼女は落ち込み，1週間に何回か自傷するようになり，そのうち自殺念慮のために精神科に入院した。退院すると実家に戻り，外来治療を始めた。この頃，彼女は初めて母親と継父に性的虐待について告白した。母親は話を受け入れたものの非常につらそうで，継父は二度とこの話を口にしないよう言った。アマンダは牧師とその妻にも，虐待について話した。彼女の申し立てはすぐに小さなコミュニティで知れ渡ってしまった。彼女の祖父は地元の名士だったため，彼女は信じてもらえず，周囲からは敬遠され非難された。数カ月経って，アマンダはこの状況から逃げるべく，国中のあちこちに引っ越した。

　インテークの時点では，アマンダはこの地域に引っ越して6カ月たち，短大に通っていた。一緒に暮らしている親戚以外には支援者はおらず，毎週自傷行為をしていて，しょっちゅう自殺念慮を抱き，月に数回むちゃ食いをしていた。彼女はBPD，PTSD，大うつ病性障害，気分変調性障害，全般性不安障害の診断要件を満たし，むちゃ食い障害（binge eating disorder）については診断閾値下だった。

［治療経過］

―DBT―

　DBT治療の最初のセッションでは，治療の前に検討すべき課題について取り組んだ。たとえば，アマンダの治療ゴールの設定，治療のオリエンテーション，生き続けることと自傷行為をやめることに対する約束である。当時のアマンダの主な治療ゴールは，自傷行為をやめること，感情を経験し表現する能力を増やすこと，友人をもっと作ることであった。アマンダは，過去の性的虐待についていつも「悩んでいる」と言うものの，それ自体を治療ゴールとはしなかった。その理由は，アマンダがPTSDという考えに馴染みがなく，さらにそれが治療できることを知らなかったことが大きい。2回目のDBTセッションでは，セラピストはPTSDの診断と，DBT PEプロトコルの基本的な原理と手順について説明した。アマンダは，自身のPTSDを治療することを「怖い」，性的虐待については「恥ずかしすぎて話せない」と言って，治療を迷っていた。そのため彼女とセラピストは，PTSDを治療することについては，治療が進んでからまた検討することで同意した。

　治療の第1段階（4～12週）では，アマンダがNSSIをコントロールで

きるようになることに焦点が当てられた。アマンダが，自殺・自傷欲求や自傷行為，さまざまな情動の強度，DBTスキルの活用具合を記録・チェックするために，日記帳が使われた。個人療法では，自傷欲求を引き起こした出来事について行動連鎖分析（behavioral chain analysis）が行われ，解決策が考え出された。これらの解決策には，アマンダが毎週のスキル・グループで学んでいるスキルが活用されたが，そうした解決策が使われるときには，実生活コーチング（in vivo coaching）として，セッションの合間に電話相談が行われた。最初の数週間では，自傷欲求や自殺欲求が起きる前に悲哀感情が生じていたというパターンが，常に見られるようになった。アマンダの反応は当初，彼女自身にわき起こった感情を認めず，それは非論理的で極端，かつ自分が無能であることのサインだと考えていた。自傷や自殺を考えることで感情に向き合わずに済ませることができ，それが一時的な心の拠り所になっていた。そのため，重要な介入は，アマンダに感情を体験しつつそれに耐えるスキルを教え，彼女自身の価値を認める力を増すことであった。これらの介入により，アマンダはしばしば強い自傷欲求があったにもかかわらず，それを行動に移すことがなくなった。

　治療が進むにつれ次第に明らかになったことは，アマンダの性的虐待の体験と，それを告白した後に生じた周囲からの拒絶が，彼女の苦悩の多くを占めていたことだった。そこでアマンダのセラピストは，PTSD治療に対するアマンダの意欲を高めるための働きかけを積極的に行った。セラピストは，PTSDとトラウマ関連の問題が，どのようなかたちで生活に障害をきたしているかを明らかにし，彼女自身の治療ゴールとしてPTSDを治療すべきであることを伝えた。アマンダはまだまだ迷っていたが，セラピストとの強い関係性と，その道のりがつらいものであったとしても最終的には彼女を助けるという信念から，PTSD治療を検討することを同意した。12週間のDBTの終了後，自傷行為をやめて13週間経過し，感情を避けることなく体験できるよう徐々にスキルを使えるようになったところで，彼女とセラピストはDBT PEプロトコルを始める準備が整ったと意見が一致した。このセッションでアマンダは，PTSDチェックリスト（PCL）（Weathers et al., 1993）を受け，結果は62点（85点中）だった。アマンダがクリニックに遠方から通っていることを考慮して，治療は，すでに行われている毎週のスキル・グルー

プとセッション間の電話指導に追加するかたちで，週1回2時間（90分の
DBT PE と30分のDBT）行われることになった。

―DBT PE プロトコル―

　第1回目のセッションでは，セラピストは治療の理論的根拠をおさらい
し，構造化トラウマ面接を行ってアマンダの最もつらい三つの思い出を特定
し，優先順位づけた。アマンダは，自身のトラウマ体験を思い出す際に強い
恥辱感を感じたが，三つの思い出のそれぞれについて，どうにか手短に説明
することができた。彼女は，最もつらい，祖父が彼女を最後に性的に虐待し
た思い出から，取り扱うことにした。自殺および自傷行為をせずに，PTSD
治療に積極的に参加するという約束を強化するために，約束実行に関する
DBT方策（DBT commitment strategy）が施行された。最後に，曝露療法後の必
要なときに使える，DBTスキルが含まれた曝露療法後スキル計画（postexpo-
sure skills plan）が作成された。このセッション中，アマンダはPTSD治療を
始めるにあたっての（自分がそれに耐えられないのではないかといった）数々
の懸念について報告したが，それに対しセラピストは彼女を評価し，励まし
た。

　2回目のセッション冒頭で，アマンダのDBT日記帳を振り返ってみると，
数日にわたって，自殺と自傷欲求がいつもより強かったことが明らかになっ
た。アマンダはそれを，翌週にイメージ曝露が始まることを心配したためだ
と考えた。彼女のPCLも73点に増加していた。しかし，彼女の自殺や自
傷行為をしないという決心は固く，それを維持するスキルを身につけている
という自信もあった。これを踏まえ，セラピストはDBT PE プロトコルを
進めることにした。すなわち，通常のトラウマ反応についての心理教育を受
けた後，現実曝露の詳しい理論的根拠に関する心理教育も受け，そして現実
曝露（不安）階層表の作成も行った。アマンダは行動上の回避はあまり報告
していなかったので，現実曝露に関する課題を決めることが多少難しかった
ようである。結果として曝露階層表には，男性，特に祖父を思い出させるよ
うな男性に関連することや，根拠がない恥辱感を引き起こす活動（個人的な
話を友人にするなど）が主に課題に挙がった。最初に彼女に課された現実曝
露の宿題は，バス乗車中に男性から一列離れて座ることを2回行うことと，
3回の授業中に男性の隣に座ることだった。さらにセラピストは，翌週に行

う初めての想像曝露の直後に何を行うのか，計画を練るように指示した。

　3回目のセッションでアマンダは，想像曝露がどうしても嫌で，もう少しでセッションをキャンセルするところだったと報告した。彼女のDBT日記帳には，引き続き数日にわたって強い自殺・自傷欲求が書かれていた。セラピストは彼女の苦悩を認めつつ，来院したことを褒め，アマンダには曝露法を終了するだけの力があると信じていると伝えた。現実曝露の宿題を振り返ったのち，想像曝露の理論的根拠を詳しく説明し，その手順を一つひとつ伝えた。この対話のなかでアマンダは，セラピストが自分の虐待体験を「たいしたこと」ではなく，また彼女の記憶自体も不確かだと思っているのではないかという，トラウマ例ではよくみられる懸念を述べた。気乗りしない様子で始まったものの，アマンダは最終的には想像曝露を非常にうまくやり遂げ，複数回にわたってトラウマについて語った。曝露の直前と直後にアマンダは，恐れている結果（0〜100），欲求（自殺，自傷，セラピー中断，薬物使用：0〜5），自覚的障害単位（SUDs：0〜100），七つの主要な感情（悲しみ，恐れ，罪悪感，恥，怒り，嫌悪，喜び：0〜100）の起こりそうな可能性と，費やす対価について点数をつけた。彼女のSUDsは開始前後とも90だったが，恐れについては著しい減少を報告した（100から50へ）。彼女のSUDsが高かったのは，悲しみ，罪悪感，恥，嫌悪によるものと考えられ，想像曝露終了時には，これらすべてに100を付けていた。また，自傷欲求とセラピー中断の欲求は最大点数で，自殺欲求は中程度であった。認知処理（processing）として焦点が当てられたのは，彼女の有する自責感，特に虐待時にそのことを告白すべきであった，そしてそれは「悪いこと」だと認識すべきであった，という思いであった。宿題は，想像曝露内容の録音を毎日聞くことと，前の週からの二つの現実曝露を続けることだった。セッションの終わりに彼女とセラピストは簡単にスキル計画を見直し，自傷行為を行わない決意を確認した。また，その日の夕方に確認の電話をするという計画を二人で立てた。

　4回目と5回目のセッションでは，想像曝露とトラウマ記憶全体の整理が行われた。4回目のセッションではSUDは上昇したままだったが（90），これはもっぱらトラウマの細かなことを思い出して，それを言葉にして語ったためと考えられた。また，自傷欲求とセラピーをやめたいという欲求を報告

した一方で，自殺欲求は訴えなかった。彼女の恐れの感情は大いに減少したが（10），悲しみや罪悪感，恥，嫌悪はすべて曝露後には100のままだった。認知処理として次に焦点が当てられたのは，虐待時に違った行動をとるべきだったという思いや，彼女が告白したことで，母親を傷つけてしまったという罪悪感である。5回目のセッション冒頭，アマンダの宿題の様子から，(SUDsを見る限り)想像曝露にはいまだまったく馴化しないことが明らかとなった。このことから，セラピストはアマンダが何か回避しているのではないかと確認したところ，アマンダは恥ずかしいと思っている内容について飛ばしていることを認めた。さらに，想像曝露の間，自傷について考えることで，つらさを和らげているとも語った。セラピストはアマンダに，細かい最後のところまで行うこと，そして自傷行為を考えるなどして気を散らすことをやめるよう促した。アマンダはこの提案に同意し，回避することなく想像曝露をやり遂げたが，おかげで馴化も促された（終了後SUD＝60）。また，彼女の罪悪感は明らかに減少したが（60），それは虐待で自分を責めることが完全になくなったからと，彼女は考えていた。そして，自殺欲求や自傷欲求はまったくなくなったと報告した。しかしその一方で，彼女の恥と嫌悪，悲しみは，相変わらず100のままであった。彼女の罪責感を強めるばかりの自責感情に，認知処理の焦点が当てられた。

6回目のセッションでは，想像曝露と，より大きなトラウマ記憶にあるホットスポットに焦点が向けられた。曝露の終わりでは，アマンダは中程度のSUD（60）を報告したが，恐れ，罪悪感，自殺欲求，自傷欲求はないとのことだった。このセッションの認知処理では，祖父との体験によって彼女は汚され，愛されるべき価値もなくなったという思い込みに関連した強い恥辱感に，焦点が当てられた。さらにこのセッションでは，アマンダが人を避け続けていることと，イメージ曝露の宿題を行った後にはシャワーを毎回浴びていたことが明らかになった。セラピストは，曝露の録音を聞いた後で，嫌悪や恥の感情にDBTスキルである正反対行動（opposite action）[†1]を使うよう促した。具体的には，家族と交流したり，シャワーを浴びないようにすることなどである。このセッションの2日後，アマンダの弟が深刻な自殺未遂

---

†1　自分の気持ちと反対の行動をとる。

を図ったことがわかった。そのため，DBT PE プロトコルは一時的に延期され，通常の DBT でこの重要な事態について整理することになった。

２週間の休みの後，アマンダの弟の容体が医療的に安定したところで，DBT PE プロトコルは再開された。7 回目と 8 回目のセッションでは，想像曝露とホットスポットの整理が行われ，恥に対する正反対行動（セラピストと目を合わせる，姿勢よく座る，自信を持って話す，など）の練習が行われた。さらにアマンダは，理不尽な恥辱感に対する現実曝露の宿題，すなわち，理解ある友人に虐待歴について語るという宿題を成し遂げた。これらの介入により恥辱感は減少し（30），全般的な苦悩感も引き続き減少し（SUDs ＝40〜50），PCL は特に改善がみられた（総得点：53）。7 回目のセッションでは，主として強い自己嫌悪感（60）に焦点を当てて，それがはたして正当なのか，あるいは恋愛関係を深めるのにどのように影響しているかについて，認知処理が行われた。彼女に対する現実曝露の宿題は，本当に彼女は「嫌悪」されるような存在なのか，それを確かめる状況が用いられた。たとえば男性と交流する，あるいは魅力を感じた男性にしなを作るなどである。8 回目のセッションになると，悲しみや怒りといった，もっともな情動のみ高止まりしていた（ともに 100）。これらの感情，特に祖父に対する怒りに焦点を置いて認知処理が行われ，不要な怒りの強度を減らす DBT スキルについて話し合われた。アマンダは翌週に，故郷に旅行して家族を訪ねる計画を立てていたので，彼女とセラピストはこの機会を生かそうと，実際に虐待を経験した場所での現実曝露の課題を，いくつも計画した。

９回目のセッションでは，トラウマ記憶による苦しみが大いに低減したと報告した。このセッションですべての記憶に関する想像曝露を行ったが，彼女の SUDs は最大で 10 であった。アマンダとセラピストは，他にも彼女を苦しめる記憶がないか話し合った。アマンダは，いつもの「ゲーム」の流れとは違い，彼女から祖父を性的に誘ったときの記憶が自分を苦しめていると語った。10 回目のセッションでは，アマンダはこの第二のトラウマ記憶に関する想像曝露をやり遂げた。彼女は最大で 80 だった SUDs が，60 まで下がったと報告した。祖父を「性的に喜ばせてしまった」という思い込みからくる恥辱感と嫌悪感に焦点を当てて，認知処理が行われた。11 回目のセッションでは，このタイプの記憶が再び想像曝露の対象となり，アマンダ

の SUD は大いに減少し（終了後 SUDs ＝ 30），恐れや恥辱感，罪悪感，嫌悪感といった不当な情動も低減した（すべて＜ 30）。12 回目のセッションでは，すべての想像曝露の宿題遂行の間，アマンダの SUD は非常に低かった（＜ 30）と報告され，子ども時代の性虐待へのこれ以上の曝露は必要がない，という合意に至った。そのかわりに，彼女は第三のトラウマ，すなわちボーイフレンドとの別れを曝露の対象にすると決めていた。この曝露では SUDs は 10 にしかならず，13 回目のセッションで，アマンダが過去のあらゆるトラウマについて深刻な苦悩を訴えなくなったこと，また PCL が 30 まで減少したことから，彼女とセラピストはこれ以上の PTSD 治療は行う必要がないと判断した。この最終セッションでは，彼女が歩んできた進歩と，これからの症状再燃予防についての統括が行われた。たとえば，曝露の練習をどのように続けるか，曝露を取り入れたライフスタイルをどのように作るか，リスクの高い状況に備えたプランをどのように作るか，将来起こりうる症状再燃にどう対応するか，こうした今後の課題についての構造化ワークシートを作成したのである。

―DBT PE プロトコル後の DBT―

残りの治療期間（8 ～ 12 カ月）は通常の DBT で，アマンダの残りの治療ゴールに焦点が当てられた。友人ネットワークの構築，恋愛関係を作る努力，自己確認能力（self-validation）を高めること，アサーション・スキルの練習などである。10 カ月に及ぶ治療中，アマンダは深刻でない自傷行為に一度及んだだけだった。自分を傷つけても何の助けにもならないと実感したことで，二度とこのような行為をしないというアマンダの決意・約束が，よりいっそう強いものになった。治療の終結時まで，PTSD と大うつ病性障害からの寛解状態を維持し，4 年制大学にも合格し，友人間の強いネットワークも作った。そして，人生のストレスをうまく乗り切る自信がついたと報告したのである。

3．今後の方向性

過去 10 年の間，PTSD と BPD の併存例に対するエビデンスに基づく治療について，期待の持てる新たな展開がみられるようになった。BPD 例に対するト

ラウマ焦点化治療は，禁忌とする通説がある一方で，こうした複合障害例に対しても，PTSD は安全かつ効果的に治療が可能であることが明らかになったのである。この分野での研究が進むにつれ，さまざまな障害レベルの BPD 例に対して，最も適切で，最も効果のある治療方法とは何かを，明らかにすることが重要な課題となるだろう。今までの研究によれば，PTSD を主診断とするクライエントと，軽度の BPD 関連の障害を有する（自殺および自傷行為，その他重篤な共存疾患などがない）クライエントには，PTSD だけに焦点を当てた短期（9〜12 セッション）の単一診断治療が適していると思われる（Clarke et al., 2008；Feeny et al., 2002；Pabst et al., 2012）。中程度の障害を有する（急性の自殺リスクがない NSSI，一つ以上の明らかな共存疾患があるなどの）BPD のクライエントには，PTSD の前に（スキル・トレーニングなどの）BPD 治療を優先するという治療戦略をとる，より長期（12〜16 週）で，よりインテンシブな（施設入所型など）段階別治療が有効だろう（Bohus et al., 2013）。最後に，（直近の深刻な自殺または自傷行為，さらに複数の重篤な併存障害のような）重度の障害を抱えた BPD 患者に対しては，BPD と PTSD，その他の併存する問題に対する統合的治療を行えるような，より長期の治療（たとえば 1 年間）が求められるだろう（Harned et al., 2012, 2014）。加えて，BPD 例に対してトラウマ焦点化治療を行えるのかどうか，その準備性を確認しなければならないが，そのための経験的に得られた導入基準をより発展させる研究が必要である。たとえば，盛んに NSSI を行っているような BPD 例に対し，（特に外来治療のなかで）安全かつ効果的に PTSD を治療できるかどうかは，いまだにわからない。末筆になるが，PTSD と BPD が併存している場合でも効果的に治療できることはわかったにせよ，実際にそのトレーニングを受けているセラピストは本当に少ない。さらに，こうした治療を BPD 例に提供するための効果的なトレーニング方法についての研究はないし，地域の臨床家が日々の臨床のなかで，こうした BPD 治療を行った場合の有効性を検証した研究もない。それゆえに，これらの治療を必要とするクライエントにもっと広く用いられるようにするにはどうしたらいいのか，その実践と有効性の検証研究が強く求められている。

	トラウマを受けた人々の慢性疼痛の複雑性
第14章	——診断と治療の課題

The Complexity of Chronic Pain in Traumatized People: Diagnostic and Therapeutic Challenges

by Naser Morina & Niklaus Egloff

翻訳：鈴木友理子

1. 慢性疼痛

　トラウマ後のストレスには，単なる侵入性記憶，回避，麻痺，認知や情緒の否定的な変化，過覚醒症状以上のものがある。重いトラウマ的出来事が引き起こす他の影響として，身体症状がある。身体的訴え，特に疼痛は，PTSD の人々において最もよく報告される症状であることが明らかになっている（McFarlane et al., 1994）。疼痛の症状は，特に退役軍人の人々でよくみられ（Otis et al., 2003；Shipherd et al., 2007），拷問の被害者では最も多い訴えであることが明らかになっている（Olsen et al., 2006）。疼痛症状は，トラウマ症状発症の予測因子として同定されているので，トラウマ後に重要な役割を果たしているようだ（Norman et al., 2008）。

　疼痛は，多元的で，複雑で，主観的な認知的体験である。疼痛は，業務上の外傷や自動車事故，軍隊の戦闘や戦争状況，そして拷問のような出来事に関連した傷害の結果として起こることが多い。国際疼痛学会によると，疼痛は，実際の組織損傷，あるいは組織損傷を起こす可能性があるとき，もしくはそのような損傷の際に表現される不快な感覚や情動体験として定義されている（Merskey & Bogduk, 1994）。身体的損傷を伴うトラウマの場合，疼痛そのものは損傷の直接的影響で生じるかもしれないが，疼痛の慢性化は複数の段階や経路，時間を経て生じ，その持続には心理的要因の占める役割が徐々に大きくなることが知られている（Casey et al., 2008）。慢性疼痛は，3〜6 カ月以上の期間続く疼痛と表現され，損傷が治っても持続する。慢性疼痛は機能的・心理的問題との関連

が強く，患者の生活に悪影響を及ぼしうる。慢性の持続的疼痛は，機能障害，情緒的不調，生活の質の低下，および医療サービスの頻回の利用と関連することが多い。また結果として，欠勤や仕事の業績の低下，そして訴訟や高額の保険請求を行う患者の増加につながる。

世界中で多数の人々が慢性疼痛を経験している。17 カ国の大規模な一般集団において，慢性疼痛の有病率は 10 ～ 42％であった (Demyttenaere et al., 2007)。アメリカ人の約 3 人に 1 人が，生涯において何らかの持続的疼痛を患っていて，多くの人がその慢性疼痛の症状による深刻な機能障害を来していた。2010 年の全国健康面接調査では，過去 3 カ月間にアメリカの約 19％の成人が，慢性疼痛を訴えている (Schiller et al., 2012)。したがって，臨床上重要な慢性疼痛は，先進国においては年間に巨額の負担を強いる，高価で障害をもたらす医学的状態である (Dersh et al., 2002)。

２．慢性疼痛と PTSD の関係

臨床上重要な疼痛症状は，PTSD 患者で非常に頻度が高い。たとえば，Mayou と Bryant (2001) によると，交通事故を経験した重度負傷患者の 36％，そして重度に至らない患者の 20％が，事故から 1 年後に持続的な疼痛を経験していた。疼痛の有病率は，PTSD の治療のために紹介された患者では，45 ～ 87％の幅であると推定されている (Asmundson et al., 2002；Otis et al., 2003)。逆に PTSD の有病率は，慢性疼痛で紹介された患者の 20 ～ 34％と推定されている (Otis et al., 2003)。PTSD と慢性疼痛が併存するのは驚くべきことではなく，自然災害，軍隊の戦闘状況，拷問，レイプといったトラウマ体験と関係している。

慢性疼痛と PTSD は同時に起こりうるが，それらの関連は常に明確であるとは限らず，見逃されることも多い。慢性疼痛患者には，PTSD の症状と非常に似た症状が出現する。たとえば，不安や抑うつ症状を経験することが多く，さらには不機嫌で，無関心で，引きこもっている。そのうえ，怒りっぽく，不幸で，悪夢や不眠でも苦しんでいることが多い。慢性疼痛と PTSD の強い関連という観点から，それらは「互いに持続しあう (mutually maintaining)」障害と表現されてきた。いくつかの理論的モデルが提唱されているが，共通脆弱性モデルでは，あるライフイベントに曝されると，個人的な要因がその人を慢性疼痛と

PTSD の両方を発症させやすくする，としている（Asmundson et al,. 2002）。別な理論的モデルには，PTSD のある要素が疼痛の持続・悪化を招く，あるいはその逆となるような相互持続モデル（Sharp & Harvey, 2001）がある。PTSD 症状が覚醒レベルを亢進させることがあり，それによって筋緊張や筋性疼痛が増し，これがその後のトラウマのきっかけとなりうる。このきっかけは，逆に，更なる PTSD の再体験反応を誘発することもある（Carty et al., 2011）。刷り込みと過敏性による疼痛の持続，ストレスの持続，不安の持続のすべてに共通する，神経生理学的な基盤を仮定している研究者もいる（Egloff et al., 2013）。刷り込みモデルでは，トラウマとなる可能性のある出来事は，情動的，そして身体感覚や痛覚的体験も，固定させうる。刷り込みは非常に長期に続き，強固に体験を持続させる様式となる。脅威誘発性の過敏性は，たとえばストレス，不安，疼痛といった内的・外的シグナルの興奮亢進を説明する。刷り込みと過敏性の機序は証明されており，深刻ではない脅威が多数存在する日々の暮らしでの，保護的メカニズムとして働いている[†1]。PTSD 患者の症状と苦悩は，重大な脅威に関連しているが，これと同じメカニズムに基づいている。他のモデルと同様に，ここでも，持続的な疼痛の発生とトラウマ後の精神症状との関係は，いまだ十分には解明されていない。しかし，これら二つの状態を結びつけるメカニズムを知るには，少なくとも，傷害，心理的苦痛，疼痛，PTSD などの，異なる要素をめぐる時間的関係に関する系統的な調査と理解が必要である。

3. トラウマを受けた人々の慢性疼痛の神経生物学

　上述の現象学的な関係以上に，神経生物学的メカニズムは，慢性疼痛の出現および持続に重要な役割を果たす。以下では，**感作，刷り込み，不安システムによる疼痛の増強**の神経生物学的メカニズムと，**疼痛-麻痺**メカニズムの違いを説明する。

---

†1　たとえば，脅威を素早く認識することで，次に似た状況になったときに脅威を回避する行動がとれる。

1）神経疼痛感作メカニズム

トラウマを受けた人々の疼痛障害は，構造的な身体的損傷ではまったく説明できない，あるいは十分に説明できないという点で共通していることが多い。この事実によって，患者が申告する疼痛は「仮想的な」原因があると，早急に誤って結論づけられてしまう。このようなタイプの疼痛障害を理解できるように，疼痛のトリガーとなる身体的損傷と，疼痛を知覚する神経知覚的プロセスを区別して考えなくてはいけない。トラウマを受けたとき，一般には両者が生じる。トラウマを受けた人々の多くは，局所的な身体的外傷と，疼痛刺激を処理する広範な身体的不調を経験する。概して，持続的あるいは重症の局所的身体外傷は，疼痛伝達構造における神経機能を増強しうる（McLean et al., 2005；Sandkuhler, 1996）。中枢神経系における脊髄レベルでのシナプスの疼痛伝達の増強による慢性化のメカニズムは，一般に「中枢性の感作」と呼ばれる。第二に，ある局所損傷自体が，直接持続的な神経原性疼痛を惹起することを強調しておきたい。神経原性疼痛の典型的な例は，鞭打ちの拷問後にみられる足の裏の燃えるような感覚であり，この拷問はファランガ（falanga）と呼ばれている（事例報告を参照）（Prip & Persson, 2008）。第三に，動物実験では，反復性の強いストレス自体が，疼痛刺激を末梢性に強化しうることが示されており，ストレスホルモン（コルチゾールやエピネフリン）の影響下で，侵害受容器（nociceptors）神経線維の細胞間シグナル経路が変化し，疼痛シグナルの増強と遷延化が起こっている（Khasar et al., 2009）。

末梢性と脊髄性の感作という原因以外に，疼痛感受性の亢進は，中枢性，たとえば大脳由来でも起こりうる。持続性の激しいストレス体験は，多数の神経機能メカニズムを介して，脳レベルで疼痛感受性を亢進させる（Egle et al., 2002；Felitti et al., 1998；Khasar et al., 2009；Kivimaki et al., 2004；McBeth et al., 2001）。結果として生じる感作は，個々の神経細胞と生命体全体で示される潜在的学習の，一形態である（Imbierowicz & Egle, 2003；Kandel, 2006）。感作によって疼痛刺激への反応性が増し（疼痛過敏〈hyperalgesia〉），中立的な刺激にさえも反応性が増す（異痛症〈allodynia〉など）（Holzl et al., 2005；Yunus, 2008）。神経伝達物質のレベルでは，トラウマ体験は，扁桃体による広範なグルタミン酸の放出と関連している（Nair & Singh Ajit, 2008）。グルタミン酸は古典的な神経刺激増強物質であり，

通常感作とシナプス信号の長期増強（慢性化）作用を担っている（Blair et al., 2001）。

２）疼痛の慢性化の要因としての刷り込み

　刷り込みとは，記憶のネットワークにおいて体験を保持する，きわめて持続的な一つの形態である。1980 年代後半から，過度な神経内分泌ストレス反応は，トラウマ記憶の過剰な固定をもたらすと考えられていた（Pitman, 1989）。さらに，刷り込みは，その後の記憶の再活性化の基盤となっている。トラウマを受けた人々の疼痛は，典型的には，トラウマ体験に対応して関連した刺激によって再活性化される。これに関連してトラウマの連想が疼痛を惹起し，あるいは，疼痛がトラウマの連想を惹起するという，双方向の動きがみられる（Whalley et al., 2007）。

　臨床的には，私たちは記憶に関連した２種類の疼痛を区別している。まず，「侵入性の疼痛」は，最初のトラウマの疼痛の質を保持した，一過性の身体感覚のフラッシュバックであり（Salomons et al., 2004），そしてもう一つは，持続性の「慢性的な記憶性疼痛」であり，最初の疼痛を引き起こす出来事と直接的に解剖学的な関係があることが多い（Williams et al., 2010）。この両者で記憶増強のメカニズムが働き[†2]，最初の疼痛の印象の感覚を，中枢神経系が非可逆的に凍結しているようにみえる。

３）疼痛システムと不安システムの相乗作用

　不安は，トラウマ受傷のリスクとの関連において，最も明白な要因の一つである。疼痛と不安は，生理学的に密接に関係している。不安は，状況的脅威への心理生理的警告機能である一方で，疼痛は，身体の保全に対する身体的脅威へ警告を与える心理生理的警告機能である。動物実験においても，神経認知の点で両方の警告システムが活性化されたとき，相加的な効果が起こることが示されている（Colloca & Benedetti, 2007；Williams et al., 2010）。Neugebauer ら（2004）は，扁桃体中心核外側外包部による直接的修飾との関連を示唆し，トラウマによる疼痛の生成に非常に重要であると仮定している。

---

†2　通常は思い出せないものまで容易に想起すること。

4）疼痛-麻痺メカニズム

　先述のトラウマに関連した疼痛増強メカニズム以外に，深刻な脅威状況における内因反応性の疼痛-麻痺メカニズムも，いくつか存在する。主観的許容度を超えたトラウマ状況では，複数の解離プロセスが起こる。解離プロセスでは，たとえば，エンドルフィンの効果による意識の混濁（自己催眠）や，感情や身体の麻痺（自動麻酔）が続いて起こることがある（Pitman et al., 1990）。これらの神経機能の低下は，耐え難い危険な状況を「生存可能な」ものとしようとする試みの表れである。

　さらに，トラウマを受けた人における慢性疼痛は，皮膚感覚麻痺に関連することが多い。普通，触覚，温度に対して感覚低下がみられる領域は，末梢神経の解剖学的分布に一致しない。このデルマトーム[†3]に合致しない体性感覚の減弱は，中枢性のものである（Egloff et al., 2009；Mailis-Gagnon & Nicholson, 2011）。PTSD でみられる痛覚の減弱を示す調査は，そのような疼痛-麻痺メカニズムで説明されるかもしれない（Moeller-Bertram et al., 2012）。強い痛みは通常，解離性の疼痛-麻痺プロセスのトリガーとなる必要条件なので，トラウマによる痛覚過敏と疼痛-麻痺メカニズムは，同時に存在しうるという点に注意することは重要である。典型的には，慢性疼痛と皮膚表面の感覚減弱は，同時に起こっている（Mailis-Gagnon & Nicholson, 2011）。たとえば，患者が問題となっている四肢の触覚，温度覚の皮膚表面感覚は低下しているにもかかわらず，疼痛亢進を訴えるといったように，臨床家の日常業務ではこうした「逆説的な」状況が観察されている（Egloff et al., 2009；Mailis-Gagnon & Nicholson, 2011）。

4. 診断と鑑別診断

　先述のとおり，臨床上重要な慢性疼痛は，生物的，生理的，社会的な相互作用を伴い，診断する際に注意が必要な複雑な現象である。しかし，慢性疼痛は，PTSD の評価と治療の両面で，非常に難しい問題を提示する。PTSD 患者の心理学的評価では，概して臨床上重要な疼痛症状に注目することはない。たいて

[†3]　一つの脊髄神経根から伸びている感覚神経が支配する皮膚領域のこと。

い，患者はある医療者にトラウマ症状だけを相談し，疼痛の支援を別の専門家に求めてしまう。そこでPTSDの治療者は，慢性疼痛を持つ患者の事例概念化を促すために，標準的な臨床査定に疼痛評価の追加を検討すべきである。トラウマを受けた患者の疼痛症状の治療を成功させるには，慎重な病歴聴取と，疼痛の神経学的，整形外科的，そして精神科的側面を含む，詳細な身体評価が必要である（Rasmussen et al., 2006）。

　トラウマを受けた人々の疼痛に関する臨床的な鑑別診断には，疼痛の原因として以下の可能性が含まれる。

(1)　急性の侵害受容器性疼痛（明確な身体的病変に関連した疼痛。たとえば，自動車事故での損傷）

(2)　持続性の侵害受容器性疼痛（初期の，あるいは持続的な身体的病変からくる長期的な疼痛で，二次的な疼痛の増強効果，抑うつ，薬理学的な治療効果不全をもたらすことが多い）

(3)　神経因性疼痛（神経の構造的病変。たとえば，拷問後の神経因性疼痛）

(4)　複雑性局所疼痛症候群Ⅰ型，Ⅱ型（末梢および中枢性の疼痛メカニズムといった，神経免疫および神経血管症状の加重を伴う反応性持続性局所疼痛症候群）

(5)　ストレスに関連した筋膜性疼痛症候群（慢性筋性疼痛症候群。たとえば，ストレス誘因性筋緊張性頸頭痛の文脈で起こるもの）

(6)　疼痛感受性の亢進による疼痛症候群（たとえば，線維筋症様の障害における全般性痛覚過敏）[4]

(7)　慢性記憶性疼痛（早期の身体的外傷の解剖学的箇所における，長期の局所疼痛症候群。これは持続的な局所損傷で説明できない）

(8)　疼痛のフラッシュバック（たとえば，連想がトリガーとなって引き起こされる，一過性の記憶に基づく体性感覚性疼痛体験）

(9)　薬物関連性疼痛症候群（たとえば，鎮痛剤誘発性頭痛やオピオイド誘発性痛覚過敏）

---

[4]　線維筋痛症とは，原因不明の全身疼痛をもたらす疾患である。ここでは，線維筋痛症の診断基準に当てはまらないものも含めて，線維筋痛症様障害と表現していると考えられる。

⑽　(1)〜(9) の組み合わせ。

　詳細な身体評価に加えて，診察には，心理的および社会的側面の詳細な病歴聴取を含めることが重要である。疼痛の評価は，以下の重要な要素に焦点を当てるべきである (Asmundson et al., 2011)。① 疼痛の重症度と持続性，② 疼痛の場所，③ 疼痛に関連した態度，④ 疼痛に関連した信念，⑤ 疼痛に関連した情緒的苦痛，⑥ 疼痛に関連した対処スタイル，そして ⑦ 疼痛に関連した機能上の能力である。臨床上重要な疼痛の検査を進めるためにオープン・クエスチョンをスクリーニング時に行ってもよい。たとえば，「どこに痛みを感じますか」「0＝まったくないから 10 ＝想像できる最悪の痛みという尺度では，現在の痛みはどのくらいひどいですか」「いつでも痛みますか」「何によって痛みが悪化しますか」「何によって痛みが軽快しますか」「痛みによって，どのような日常的活動，あるいは仕事上の活動が妨げられますか」。これらの重要な質問の後に，疼痛を評価するための自己評価調査を加えることもできる。

　そうはいっても，臨床上重要な疼痛症状を呈している患者の評価をする際に，すべての医療ケア提供者が，トラウマ症状に苦しんでいる人々の評価法を知っているわけでも，研修を受けているわけでもない。未診断の PTSD が存在することで，合併症や疼痛の重症化，不十分な治療が起こりうる。一方，逆もまた真である。トラウマを受けた患者を治療する心理士は，幅広いさまざまな種類の疼痛の原因にも留意する必要がある。

5．PTSD と慢性疼痛合併の治療

　慢性疼痛への対処は，生理学と心理学に配慮した生活管理のアプローチを要する，難しい取り組みである。疼痛の原因が（心理学的な）トラウマを含む際には，さらに困難になりうる。トラウマを受けた人々における慢性疼痛および PTSD の出現率の高さと，この関係が生活の質に与える悪影響を考えると，治療はこうした問題を効果的に扱うことが重要である。疼痛と PTSD を合併している患者は，PTSD を伴わない疼痛患者や疼痛症状のない PTSD 患者よりも，より重度の疼痛，より強い心理的苦痛，より深刻な生活への支障や障害を経験している。PTSD と慢性疼痛に対しては，それぞれエビデンスに基づく治療法

が存在する（Foa et al., 1999；Hoffman et al., 2007）。

　本書で述べられているように，認知行動療法はPTSDの最も効果的な治療法である。PTSDのどの治療法にもみられるように，心理教育はPTSDと慢性疼痛の治療になくてはならない要素である。患者と治療者は，患者の現在の訴えと回復に向けて考えられる方法について，個別モデルを協働で作成する。認知行動療法のツールの多くも，慢性疼痛の管理に用いられる。これらのツールは，たとえば，トラウマへの恐怖と回避が症状の持続と機能低下につながることについて具体的に扱うためだけでなく，疼痛がトラウマを思い出させるトリガーとなることや，覚醒，不安，回避を増すことについて話し合うためにも用いられる。対処・管理スキル，そして活動レベルを徐々に高めることによって，患者は疼痛にばかり焦点を当てるのではなく，再び自身の人生に取り組めるようになる。慢性疼痛とPTSDを合併する患者に対処する際に非常に重要な点は，コントロール不全感や無力感に留意することである。患者が自分の人生をコントロールしている感覚を取り戻そうとすることを，医療ケア提供者が理解する

表14-1　PTSDと慢性疼痛への治療アプローチの概観

介入の レベル	重要であると考えられる課題と介入法
レベル1　末梢侵害受容	多くのトラウマ関連疼痛障害で，体性侵害受容的な，部分的な問題が付加される（疼痛を伴う筋緊張など）。治療目標は，筋弛緩性バイオフィードバック，局所温熱，温熱パッド，温軟膏，温浴によって，この末梢性侵害受容的インプットの活動を制限することである。
	ときに従来型の鎮痛剤が用いられることもある。対症的な長期治療が重要なので，非ステロイド性抗炎症薬（NSAIDs）やオピオイドといった薬剤は，副作用への懸念からその使用が制限される。個々の鎮痛剤の処方は，効果と副作用の点で厳しく評価されなくてはいけない。
	行動レベルで重要な要素は，個人の身体能力量である。たとえば，定期的な休息，理学療法的な姿勢訓練，動作活性療法などである。
レベル2　自律神経性不均衡	ストレスが疼痛プロセス障害の発症を促す。ストレスは実際に疼痛を増強する。逆に，疼痛は自律的そして情動的ストレスを生み出す。
	介入としては，副交感神経系を強化することによる交感神経迷走神経の不均衡の修正がある。方法としては，リラクセーション法（Jacobsonによる漸減的筋弛緩法，ヨガ，瞑想，自律訓練法，バイオフィードバック）の練習や定期的な実施がある。
	自伝的なストレスプロファイルの分析と，個別ストレス緩和法の作成。
	睡眠衛生対策

294

表 14-1　つづき

介入の レベル	重要であると考えられる課題と介入法
レベル 3 疼痛の認知的処理	中枢性の疼痛修飾薬の使用，たとえば，セロトニン取り込み阻害剤や，三環系抗うつ薬。
	身体自覚療法（body awareness therapy）（訳注：理学療法的アプローチによって体の動きへの気づきを得る治療法）——疼痛スキャンニングのかわりに，疼痛トレーニングそのものから焦点をはずす（defocusing）こと，楽しみ（enjoyment and pleasure）のトレーニング，マインドフルネスの実施，自己暗示。
	気晴らし——音楽，メディア，作業療法，小旅行，人との接触，意味のある日々の作業。
	個別化した自宅で行えるプログラムの立案。
レベル 4 情緒的疼痛の増幅	不安管理と，障害に特化した認知行動療法，抗うつ薬による薬物療法。
	自分の半生の，あるいは毎日のストレスを緩和するための葛藤解消療法。疼痛を引き起こす苦痛と，疼痛を持続させるストレッサーを，区別することが重要である。
	感情への対処と情緒的な自己効力感への意識を高めること。
	演劇，音楽，ユーモアを扱う楽しめる集団療法への参加。
	個人的な日記，習慣。
レベル 5 精神的疼痛の増幅	機能不全に陥っている認知の再構成（私には原因不明の疼痛がある，私は狂ってしまいそう，車いすで人生が終わってしまうのだ，私は動いてはいけない，この病は罰なのだ，など）。
	疼痛の集団療法，目標，自己能力と自己効力感について学ぶ。「疼痛の被害者」から「疼痛の管理者」へ。
	機能不全に陥っている行動（自尊心が低いための過剰な活動，恐怖-回避行動）の再構成。
	講話，リーフレット，映画による疼痛に関する情報研修（患者教育）への参加。
レベル 6 社会的影響	慢性疼痛とトラウマは，パートナーとの関係，家族，友だちに常に影響を及ぼす。パートナー，可能なら子どもたちの関与を求め情報を得る。誰でもできる関係改善方法を求める。疾患が対人関係に制限を与えていないか注意する。
	健康・社会保険上の問題。多くの場合，疼痛障害の患者は，保険をめぐり不満を持つ経験がある（監訳者注：たとえば，保険金額や受け取れる期間などをめぐって，保険会社との対立が見られることが多い）。専門的な相談者を関与させる。
	一般的に，社会的な影響は，疾患を持続させる独立したストレッサーとなりうる。疾患の二次的な社会的影響は，集学的疼痛治療上重要な要素である。

　トラウマを受けた人の疼痛障害には，たいてい多くの原因がある。したがって，治療方法はさまざまなレベルのものが応用される。個別化された集学的治療という人もいる。

ことが非常に重要である。

　疼痛に関連した苦痛を軽減するもう一つのエビデンスに基づいた治療アプローチは，バイオフィードバックによる介入である。バイオフィードバックは，自分の健康状態改善のために，自分の身体シグナルにより，心理生理学的指標の変化がどのように起こるかを学ぶ治療法である。トラウマ症状に対するバイオフィードバックの効果を示す科学的根拠がある（Tatrow et al., 2003）。しかしながら，バイオフィードバックはあくまで追加的な治療ツールとして，PTSD と慢性疼痛への最新の介入法と併せて用いられるべきである。

　科学的文献をみると，疼痛管理の集学的アプローチの必要性を疼痛の専門家は認めており，いくつかのパイロット研究はすでにこれを実証している。たとえば，Otis ら（2009）は，慢性疼痛と PTSD を伴うトラウマを受けた人々への統合的治療を示している（表 14-1）。

●事例報告●

　54 歳の女性が，慢性疼痛障害で私たちのペインクリニック[†5]を受診した。患者には全身に疼痛があり，特に背中と大腿部領域に疼痛があった。彼女の持続的な疼痛はストレスや不安でひどくなり，また一定時間の立位や，歩く，横になるといった身体活動でも悪化した。さらに，患者は右体側のしびれや，足底領域の灼熱感も訴えていた。疼痛は，入眠障害と，悪夢を伴う持続的な不眠，「暗く悪い考え」への恐怖と関連していた。彼女は何らかの音を聞くとすぐに驚愕して，「麻痺したように」感じた。

　詳細な心理社会的側面の精査の結果，以下の病歴が明らかになった。患者は歴史学の教授であり，中東にある彼女の母国では人権活動家だった。政治的活動のために彼女は迫害され，収監された。彼女をまいらせ拷問して自白させるのに，いくつかの方法が使われた。患者は背部痛，大腿部の疼痛の原因は，数日間タイヤの中に固定されたことにあると考えた（図 14-1）。

　診断的には，患者は PTSD のすべての基準を満たしていた。診察によって，腰椎と仙骨の領域に，18 カ所の刺創の瘢痕というかたちで身体的拷問の明白な証拠がみられた。神経学的診察の結果，さらに右体側に皮膚表面の

---

†5　原文では「3 次クリニック」。疼痛専門クリニック。

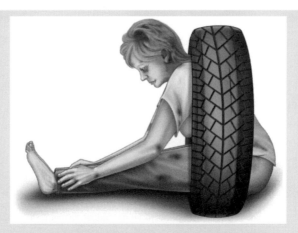

図14-1 政治的に迫害された54歳女性の拷問。患者本人の説明と下描きに基づく絵。

知覚過敏がみられた。そのような非皮節性体性感覚欠損 (nondermatomal somatosensory deficits：NDSDs) は，典型的には半身性に分布するものだが，体性疼痛を引き起こす出来事が，つらい逆境体験のうえに起きた人々に見られることが知られている (Egloff et al., 2012)。足底の灼熱感を伴う疼痛は，足底の鞭による拷問であるファランガ (falanga) の結果であった。このタイプの拷問は，典型的には灼熱感と，冬季に増悪する神経因性様疼痛をもたらす (Prip & Persson 2008)。背部と骨盤部のX線とMRIでは，疼痛を構造的に説明する所見（骨折，椎間板症など）は認められなかった。目視できる傷跡や瘢痕はほとんど残っていなかったが，虐待を受けた身体の部分は，不可逆的に彼女の疼痛認識システムに刷り込まれていた（図14-1）。

患者はいくつかの治療過程を経験した。治療当初から，治療者がトラウマによって引き起こされた身体疼痛と，トラウマによる心理的影響を熟知していることが，患者にとって重要であった。疼痛に関する面接と診察は，ストレスや解離の兆候が生じないか，注意を払われながら丁重に行われた。質問の定式化によって，患者のトラウマを受けた過去がどのようなものであり，どの程度のものであったのかを明らかにすることができた。それにもかかわらず，まとまった話を聞くことができたのは，一定期間経った後だった。

治療開始時に治療者は，多くの疼痛はMRIやX線で可視化できないかた

ちをとるのが一般的であること，また，いずれにせよＸ線は疼痛を明らかに
はできず，身体的な傷跡を明らかにするにすぎないことを説明した。彼女の
場合，MRIとＸ線の画像では持続した構造的病変はないと知り，患者は安心
した。彼女の身体疼痛は，ストレス状況下で増悪する種類のものであるとい
う自身の観察所見により，彼女の疼痛モデルは変化した。それは，疼痛と
いった何らかの脅威やストレスに対して過敏になることで，彼女の体が「警
告メカニズム」を作り出しているというものだった。さらに，これらの記憶
は，彼女の体の中で体験され，表現されていた（記憶増進〈hypermnesia〉）。ト
ラウマを受けた人間は，その苦痛を忘れることはできない。これらのトラウ
マ関連疼痛の典型的な事柄は説明され，理解しやすい教材を用いて図示され
た（http://www.hklearning.net/CLIP/Trauma.pdf）[†6]。これらの教訓的なメタファー
によって，彼女が同定できるような疼痛モデルを作り上げることができた。
痛覚過敏は，記憶増進と同じく，彼女の体にとって欠かせない「防御」メカ
ニズムとして引き起こされていると彼女は理解した。

　患者に疼痛について十分に説明した結果，自分が持っている資源を強める
ことに焦点を置いた精神療法のセッション，トラウマの治療，そしてストレ
ス軽減に，彼女自身も向き合う準備ができた。幸運なことに，彼女の資源は
とても強力で，自尊心が損なわれておらず，このことは後に彼女の回復にと
ても重要かつ意味のあることだった。彼女の人権に関する信念と，自分の感
覚や思考を表現する能力によって，精神療法は順調に経過した。彼女の自尊
心を強め，症状の心理生理学的性質への理解を深めることは，彼女の治療と
人間的成長，日々の生活管理を安定させることにつながった。フラッシュ
バックを誘発するトリガーを減らすことに主な焦点を置いた行動療法を追加
することによって，患者は，他のトラウマ症状へのコントロールをさらに増
し，「恐怖-回避行動」を段階的に克服した。さらに，身体疼痛の症状の治療
には，慎重に個別化された日々の（在宅での）身体的な再条件づけと，音楽
による運動療法も行われた。間欠的にパラセタモール[†7]を服用する以外に，
この患者は長期的な薬物療法を必要としなかった。

---

†6　このURL参照先は，英語での心理教育テキストとなっている。
†7　米国一般名ではアセトアミノフェン。解熱鎮痛薬。

6. 結論

　上述のように，慢性疼痛とトラウマ関連障害の併存に関しては，臨床的かつ実証的なエビデンスが存在する。PTSD 患者は，臨床的に重大な慢性疼痛を伴う割合が高い。同様に，慢性疼痛の患者は，PTSD と診断されることも多い。したがって，慢性疼痛と PTSD が合併する患者の苦痛は，どちらか一つの疾患や他の種類の障害の患者に比べて，より深刻で，より強い機能障害を来している。これらの状態の相互作用によって，患者の状態はより複雑で治療困難なこともあり，特に，その後の人生を「疼痛とともに生きる」，あるいは「なんとかやりくりする」必要があると伝えなければならない場合には，特に治療は難しい。トラウマを受けた患者の慢性疼痛の評価には，幅広い病因を考慮する必要がある。適切な理解や行動の視点をもたらす「疼痛モデル」に，患者とともに取り組むことが重要である。

　疼痛の診断・治療の経験のある心理療法家や医師にとって，学際的な診断と治療はきわめて重要である。ゆえに，臨床上重要な疼痛やトラウマ症状を扱う，個別に調整された，集学的かつ統合的な介入が好ましい。最善の方法は，入院，外来，あるいはデイホスピタルという環境で，学際的なチームで取り組むことだろう。

第15章

エビデンスに基づいた児童青年期の治療

Evidence-Based Treatments for Children and Adolescents

by Markus A. Landolt & Justin A. Kenardy

翻訳：福地　成

1．緒言および背景

1）児童青年期のトラウマおよびトラウマ関連障害の疫学

　トラウマはあらゆる年代において影響を及ぼす。成人と同様に，児童青年期では，さまざまな程度のトラウマとなりうる経験をして，トラウマ関連障害に進展することがある。実際，児童期にトラウマ要因に曝露されることは，決して珍しいことではない。疫学的な調査からは，児童青年期にトラウマになりうる経験をする子どもの数は驚くほど多く，生涯体験率は 50 〜 90％にも上る (Copeland et al., 2007；Elklit, 2002；Kilpatrick et al., 2003；Landolt et al., 2013)。たとえば，近年の地域住民を対象とした調査では，スイスの 7,000 人の青年のうち，女子 56.6％，男子 55.7％が，今までに少なくとも 1 回のトラウマ体験があると報告している (Landolt et al., 2013)。身体的・性的な虐待，その他のタイプの暴力，戦争，自然災害，重篤な病気，事故，情緒的・物理的ネグレクトは，若者のなかで最もよく起きるトラウマである。多くの疫学研究が児童青年期のトラウマ体験はまったくありふれたものだと報告している一方で，PTSD そのものの生涯有病率は 0.5 〜 9％と幅がある。ところで PTSD は，トラウマ体験から生じる唯一の心理的障害というわけではない。不安障害とうつ病は，しばしば認められる併存症である (Copeland et al., 2007)。就学前の子どもでは，反抗挑戦性障害や分離不安障害が，併存症として最も多く認められる (Scheeringa & Zeanah, 2008)。さらに，トラウマを受けた児童青年期例は，健康に関連した生活の質が下がり，それゆえにその人の全般的機能や福利 (well-being) にまで悪影響が及ぶ (Alisic et al., 2008；Landolt et al., 2009)。

2) 子どものトラウマ評価と診断基準の妥当性

●事　例●

　日曜日の昼下がり，7歳のペーターと2歳の妹のメアリーは，家族と一緒に家でお昼ご飯を食べていた。家の目の前では，ガソリンの樽をトラックに積む作業を行っていた。突然閃光が走り，いくつかの樽が爆発し，数秒のうちに彼らの家は炎に包まれた。両親は子どもたちを抱え，裏口から家の外へ避難した。幸いにして家族のなかにけが人は出なかったが，家は燃えて跡形もなくなってしまった。

　事件の直後は，家族全員が急性ストレス反応を示した。ペーターは繰り返す悪夢とさまざまな過覚醒症状のため，充分に眠れない状態になった。メアリーは母親から離れなくなり，よく泣くようになり，母親が保育所へ送るときや，夜に両親のベッドで寝かしつけるときにも，ぐずるようになった。両親は二人とも睡眠の問題が生じ，侵入思考と過剰な警戒心に悩まされた。

　4カ月後には父親の症状は軽快し，仕事にも復職し，社会生活に何ら機能障害を残さない状態になった。しかしながら，二人の子どもたちには多くの症状が残り，ペーターはDSM-5の診断基準をすべて満たし，PTSDと診断された。彼には，出来事に関連する事柄を契機に誘発される，悪夢とフラッシュバックが生じた（基準B）。その出来事のことを話したがらない，以前の家の近くは断固として通らない，火の気がある部屋には近づかない，テレビで火を見ると困惑する症状がみられた（基準C）。その出来事以降，彼の思考や気分は変化し，物事を否定的で悲観的に考えるようになり，友だちと遊ぶことにあまり興味が持てなくなった（基準D）。過度に用心深くなり，学校では集中することが難しくなり，驚愕反応もひどくなった（基準E）。

　同様に2歳のメアリーも症状があり，日常生活に大きな支障を来していた。彼女は強い分離不安を抱き，保育所へ行くことを強く拒むようになった。ときどきイライラが強くなり，両親に対して攻撃的な振る舞いを見せるようになった。一人で眠れない状態が続き，友だちや親せきからも距離を置くようになり，指しゃぶりなどの子ども返りがみられるようになった。ただし，侵入性想起を繰り返している明らかな兆候はみられなかった。学童期のペー

ターとは対照的に，メアリーはトラウマ関連障害の診断基準に該当しなかった。それでも，明らかに何らかの症状があり，生活に支障を来していた。

　母親は専門的な治療を要する PTSD になっていた。子育てをしている人が PTSD に罹患した場合，育児能力に深刻な影響を及ぼし，最終的には子どもにも影響する。父親はトラウマを受ける前の育児スタイルを続けようとしたが，母親はどうしても過保護になり，子どもの行動に対して甘く，一貫性のない対応になっていた。こういった母親の対応が子どもの症状に影響し，回避や攻撃性，苦悩を助長していた。さらに，片方の親には症状が残り，もう一方に症状がない場合，二人の間に育児方針の相違が生じやすい。

　この事例から，同じトラウマ的出来事でも，子どもの年齢によってその影響の度合いが異なり，子どもの症状を理解するうえでは家族システム全体を理解することが大切だということがわかる。

A. 診断をめぐる問題

　この事例からもわかるとおり，トラウマ的出来事に対する子どもの反応は，青年期や成人の反応とは異なることが各種研究から知られている。特に就学前の子どもの症状は，より年長の子どもや青年期例に比べて特徴的なものが少ないため，診断基準の妥当性に欠ける（Scheeringa, 2011）。DSM-III-R から児童青年期の発達的な要素の重要性が認識され，PTSD の診断基準に，特定の遊びを繰り返すなどの項目も含まれるようになった。しかしながら，近年出された DSM-5（American Psychiatric Association, 2013）では，6 歳未満の就学前の子どもの PTSD はサブタイプとして定義されるようになったが，2 歳未満のトラウマ関連障害に関しては，いまだ不明確なままである。

　子どもに対して診断査定を行う際には，発達も査定できる評価法を用いるべきである。保護者に対して包括的な診断面接を行い，7 歳以上であれば子ども自身の評価を行う必要がある。幸運なことに，いくつかの標準化された評価尺度がすでに存在するが（表 15-1），多くの評価尺度は新しい DSM-5 の基準に沿って改訂されていない。

表 15-1　標準化されている児童青年の PTSD の尺度

尺度名	作者	概要
児童青年のための PTSD 臨床診断面接尺度 (Clinician-Administrated PTSD Scale for Children and Adolescent：CAPS-CA)	Nader ら（2002）	8-18 歳を対象とした構造化面接。DSM-IV に即した PTSD 評価。
DSM-5 版 UCLA 外傷後ストレス障害インデックス (UCLA PTSD Reaction Index for DSM-5：UPID-5)	Pynoos と Steinberg（2013）	自記式の尺度。就学前の子ども，学童，保護者のバージョンがある。DSM-5 に即した PTSD 症状を評価。
子ども用 PTSD 症状尺度 (Child PTSD Symptom Scale：CPSS)	Foa ら（2011）	8-16 歳を対象とした自記式の尺度。DSM-IV に即した PTSD 評価。
子ども用トラウマ症状チェックリスト (Trauma Symptom Checklist for Children：TSCC)	Briere（1996）	8-16 歳を対象とした自記式の尺度。外傷後のその他の症状の評価も可能（不安，うつ，PTSS，解離など）。基準値が利用可能。
幼児用トラウマ症状チェックリスト (Trauma Symptom Checklist for Young Children：TSCYC)	Briere（2005）	養育者による報告に基づいた尺度。外傷後の症状を広く評価できる。基準値が利用可能。
乳幼児と未就学児のための診断のための PTSD モジュール (PTSD module of the Diagnostic Infant and Preschool Assesment：DIPA)	Scheeringa（2004），Scheeringa と Hasleu（2010）	1-6 歳を対象とした養育者同伴の構造化面接。DSM-5 に即した未就学児の PTSD の評価。

2．早期介入 —— 急性ストレス反応と PTSD の予防

1）論理的根拠

　トラウマを経験した子どもの多くは初期のストレス反応から回復できるが，臨床的に困難を伴う症状を経験する子どもも一定の割合で存在する。これらの子どもが適切に治療されないままでいると，症状は慢性的かつ持続的な経過をたどる可能性がある。子どもの時期から未治療の PTSD 症状を持ち続けることは，個人の人生そのものに影響を及ぼしかねない。長期間にわたり介入されな

い状態では，社会的・感情的な発達，学業上の問題，精神疾患の罹患，アルコールや薬物関連の問題，危険を冒すような行動，法律に触れるような行為，身体健康上の問題に影響することがわかっている（Mersky et al., 2013）。発達上の大切な時期にトラウマが生じると，発達面で遅れや退行が生じ，自然に軽快しない場合や，何らかの介入によってトラウマが軽減されない場合は，その遅れが継続する。

　児童期の PTSD の影響とその治療コストは，人生にわたってその影響が続く恐れがあるだけに，自治体にとっては成人の PTSD よりも負担はずっと重くなるだろう。こうした理由から，よりリスクが高い子どもが同定され，介入の対象となったならば，最優先で早期介入が行われなければならない。このような方法であれば，早期介入の費用対効果は最適なものとなる。

2) 介入方法と構成要素

　トラウマを受けた子どもに対する速やかな早期介入プロトコルやマニュアルは，いくつか存在する。緊急事態直後のプログラムとしては，米国で発展した**サイコロジカル・ファーストエイド**（Psychological First Aid：PFA）が知られている（Ruzek et el., 2007）。PFA は子どもを支援するための特別な要素で構成され，あらゆるタイプの緊急事態に対応できるように作られている。しかしながら，提供できるのは専門的なケアを受けられる枠組みに限られる。

　多くのプロトコルやマニュアルは，認知行動療法に基づいて構成されており（トラウマ・ナラティブ，さまざまな種類の曝露療法，コーピング・スキルの訓練など），そのほとんどには養育者が参加するプログラムが含まれているし，例外なく，子どもに正確な情報を提供する心理教育が用いられている。そのため，トラウマの種類や対象児の年齢によって，適切な内容が選ばれる。提供される情報としては，以下が含まれる。

- 期待される効果，特にポジティブな効果の強調。
- 効果的なコーピング戦略の使い方。
- 必要な場合に用いる他の手段や方法。
- 更なるケアが必要かどうかを決める方法。

子ども自身のほかにも養育者，親戚，教師などはトラウマの影響を受ける可能性があり，こうした人たちにも同様に，正確な情報を提供する必要がある。理想的には，全体の支援手法は複数の段階で構成され，スクリーニングや治療経過が評価できるような段階も必要であり，特に子ども自身に PTSD の危険性がないかどうかの確認が重要である。

子どもがトラウマを受けた後に用いる標準化された評価尺度が，いくつか存在する。たとえば，**Screening Tool for Early Predictor of PTSD（STEPP）**（Winston et al., 2003），そのオーストラリア版の STEPP-AUS（Nixon et al., 2010），学齢期の子どもに対して用いる CTSQ（Kenardy et al., 2006），就学前の子どもに対して用いる **Pediatric Emotional Distress Scale —— Early Screener（PEDS-ES）**（Kramer et al., 2013）などがある。

3）エビデンスの状況

現状では，子どもの早期介入に役立つような強固なエビデンスはない（Kramer & Landolt, 2011）。ほんの一握りの研究があるのみである。概してそれらの研究は，早期介入のメリットを強調しているが，より多くのサンプルを対象としたしっかりとしたデザインの研究が，早く実施される必要がある。Berkowits ら（2011）は，子どもと養育者の関係性に焦点を当てた**子ども・家族トラウマ・ストレス介入法**（Child and Family Traumatic Stress Intervention）の有効性を検討し，いくつかの良い結果を報告した。留意すべきは，今のところ未就学児を対象とした研究がまったくないことである。

4）現時点での推奨

乳幼児，未就学児，年長の子ども，青年期に至るまで，すべての年代の子どもにおいて，トラウマ・イベントは等しく影響を及ぼす。これらの年代の子どもが性的な虐待や予期しない外傷を経験する可能性は，成人よりも高い。臨床家を含めた医療従事者は，子どもの心理的状態を評価する習慣を身につけるべきであり，専門職がいない場合には，代わりに必要なケアを提供することが求められる。適切な介入や，必要に応じた紹介を組み込んだスクリーニングと，段階的ケア・アプローチが推奨される。現時点で推奨に値する役に立つエビデンスが充分にあるわけではないものの，トラウマ後に行える早期介入について

第 15 章　エビデンスに基づいた児童青年期の治療　*305*

は，いくつかのエビデンスが生まれている。

3．PTSDや他のトラウマ関連障害の治療

1）治療の原則

　子どもや青年期のトラウマに対しては，多くの異なる治療アプローチや技法がある。子どものニーズに沿って，PTSD症状の重症度や障壁の程度によって，必要な治療アプローチや技法を組み合わせて提供される（多面的治療アプローチ）。たしかに，それぞれのアプローチの間には大きな違いがあるが，以下に示すような原則は重要で，また特殊なアプローチからも独立した原則と考えられている（American Academy of Child and Adolescent Psychiatry, 2010など）。

- 近年では，子どもからすべての年代にわたり，トラウマ体験を直接的に扱う治療アプローチのほうが特化しない治療よりも優れている，という説得力あるエビデンスが存在する。
- 特に，年少の子どもは養育者に強く依存しているため，可能な限り養育者と協働して治療を進めるべきである。いくつかの研究によると，保護者の協力が，子どもの症状を軽減することに大きく影響することがわかっている。
- うつ，ADHD，不安障害などの障害がPTSDに併存することがあるため，これらの治療も並行して行うべきである。
- 治療アプローチは症状にばかり焦点化するのではなく，子どもの日常の生活機能，発達，レジリエンスにも着目するべきである。
- トラウマ治療は子どもの発達を考慮し，年齢に即した治療が提供される必要がある。
- 子どもとその家族の文化的，社会的な背景を考慮するべきである。
- トラウマ治療は段階的なモデルに基づいている。ほとんどの治療アプローチは，暗黙のうちに，もしくは明確な定義に沿って，①（身体的，心理的，社会的）安全感と安定化（stabilization），②トラウマ記憶の処理（曝露，トラウマ・ナラティブ），③再統合（reintegration）と再結合（reconnection）の時期（被害者であることから生存者であることへの変遷），といっ

た三つの異なる段階に分けられている。

2）認知行動療法

A．背景
　認知行動療法（CBT）は，認知療法と行動療法を組み合わせた治療方法である。これらはすでに確立されており，不安障害やストレス関連障害に効果があることがわかっている。CBT モデルによれば，トラウマ症状は，学習理論（古典的条件づけ，オペラント条件づけなど）と，認知理論（トラウマ的経験に対する非機能的な思考，信念，仮定など）の原理に基づいて，出現・増悪する。さらに CBT は，特有の治療構成要素を通じて，トラウマに関わる行動，思考，感情を変化させることを目的としている。

B．方法と治療構成要素
　さまざまなタイプのトラウマに特化した CBT がある。しかし，それらの多くは以下に示すような構成要素で組み立てられており，子どもと親のセッション，そして親子合同のセッションが織り込まれている。

- トラウマに関連した症状と CBT アプローチに関する心理教育
- 生理学的，感情的な苦悩に対する感情調整スキル（曝露への準備として使用）
- コーピングスキルの訓練
- 認知処理と非機能的認知の再構成
- トラウマ・ナラティブの創作
- 現実曝露（トラウマを想起する刺激へ徐々に曝露させる）

　トラウマを受けた子どもの治療方法のなかには，これらの構成要素のすべてを含んでいないものもある。たとえば，トラウマ・ナラティブや認知再構成などが除外されているものもある。その一方で，上記のほかに，両親の育児スキルを訓練する内容や，学校のような重要な環境でも用いられるように標準化されたものもある。Dorsey ら（2011）が強調しているように，CBT アプローチで

第15章 エビデンスに基づいた児童青年期の治療　*307*

新しいスキルのモデリングやコーチングといった普遍的な構成要素もあり，セッション中，あるいはセッション間に行われている。

　トラウマ焦点化認知行動療法（TF-CBT）（Cohen et al., 2006）は，最も研究されている治療方法であり，PTSDの子どもと青年に広く使われている。当初，TF-CBTは，性的虐待を受けた学童期の子どもと，加害者でない親を対象として発展した。この10年間で幅広く応用されるようになり，性的虐待に特定されないあらゆる種類のトラウマ体験の治療に使われている。さらにScheeringaらは，若干修正した形のTF-CBTは就学前の子どもに対して有効だったと報告した（Scheeringa et al., 2011）。TF-CBTはまた，異なる文化的背景でも応用でき，児童期の外傷性悲嘆に対しても適応がある。Narrative Exposure Therapy for Kids（KIDNET）（Ruf et al., 2010），子どもに対するPE療法（Aderka et al., 2011），Skills Training in Affect and Interpersonal Regulation for Adolescent（STAIR-A）（Gudiño et al., 2014），Seeking Safety Therapy（Najavits, 2002）など，いくつかのマニュアル化された子どもに対するTF-CBTがある。Child Traumatic Stress Network のウェブサイト（www.nctsnet.org）には，多くのプロトコルが掲載されている。

C．エビデンス

　多くのCBTに関するランダム化比較試験が行われ，特にTF-CBTは，トラウマを受けた子どもと青年のPTSD，うつ，行動上の問題を軽減させることがわかっている。単回性トラウマと複雑性トラウマを対象としたものや，個別治療やグループ治療など，介入方法もさまざまである（Dorsey et al., 2011の総説参照）。TF-CBTは，子ども中心（child-centered）の支持的介入よりも効果があり，さらには待機コントロール群と比較しても効果があることがわかっている。コクラン・レビュー（Gillies et al., 2012），国際トラウマティック・ストレス学会（Foa, 2009）や，米国児童青年精神医学会（American Academy of Child and Adolescent Psychiatry, 2011）による子どものPTSD治療のガイドラインでも，CBTが強く推奨されている。しかしながら，未就学児，特定の民族的マイノリティやある種のトラウマ（医療トラウマなど）に対しては，今なお限定的な効果しか得られておらず，更なる研究が求められている。

3）眼球運動による脱感作と再処理法（EMDR）

A．背景

眼球運動による脱感作と再処理法（EMDR）は，1980年代にFrancine Shapiroによって考案された治療方法である。EMDRでは，精神病理の多くは，トラウマ的出来事の後に生じる情報処理が適応的に機能せず，そのときに生じる強い感情や解離に影響され，不完全に処理されたことにより生じる，と仮定されている。均等な間隔で左右に振られる指を目で追いながら，嫌な体験に対する考え，イメージ，感覚を思い出すことが，技法の中核となっている。想定されている作用機序については，両側に注意を向ける動作（dual attention）が，トラウマ記憶の情報処理を促すとされている。

B．方法と治療構成要素

EMDRは，以下の8段階から構成されている。すなわち，現病歴の聴取，治療計画，予習，評価，脱感作，ボディスキャン，終了，再評価である。介入の主な部分は評価とボディスキャンの過程で行われ，トラウマ体験記憶が処理されるまで繰り返される。

EMDRは通常，トラウマを受けた学童期の子どもに適応がある。年齢に即して改良された技法がある（Tinker & Wilson, 1999）が，親を支援したり，心理教育を提供したりするものの，両親を正式に治療に関わらせることはなく，子どもに対して直接介入が行われる。

C．エビデンス

成人に対してはエビデンスに基づいた介入が提供されており，EMDRは効果があるという充分な根拠がある（Bisson et al., 2007の11章）。複数のランダム化比較試験とメタ解析によってエビデンスが確立されている一方，子どもへの適応については充分な根拠がない。近年のメタ解析では（Rodenburg et al., 2009），待機コントロール群，EMDR介入群，通常の治療を受けた群，CBTによる介入群を比較した。それ以降，いくつかの試験が行われているが（Farkas et al., 2010；Kemp et al., 2010など），EMDRの有効性についての決着はついていない。全般的

には，待機コントロール群や通常の治療群と比較して，EMDR 介入群はほとんど，もしくはまったく効果がないことが示唆されている。しかしながら，このネガティブな結果は，研究の方法論的問題が大きいかもしれない。実際，EMDR の効果を裏づける二つの研究も存在する (De Roos et al., 2011；Jaberghaderi et al., 2004)。これらは EMDR 介入群と CBT 介入群を直接比較した研究であり，二つの介入に間には大きな差はなく，EMDR 介入群のほうが少ないセッションで完了できている (De Roos et al. 2011)。しかしながら，この研究も決して質の高いものではなく，EMDR による介入でも臨床的に大きな回復が得られておらず，更なる研究が必要とされている。就学前の子どもに対しても，明らかなエビデンスは得られていない。

4）力動的精神療法

A．背景
　力動的精神療法は，トラウマ・イベントに基づく情緒的な葛藤を扱う治療法であり，特に幼少期の個人的な経験に焦点化する。この治療法は症状そのものに着目するのではなく，トラウマ・イベントが個人の発達に与えた影響や意味に焦点化していく。重要なことは，トラウマとその影響については個々人で違うと考えられ，適切な治療を行うためには子ども一人ひとりを理解しなければならないということだ。そのために，現代の力動的精神療法は，トークセラピー，トラウマに焦点化したプレイセラピー，親のカウンセリング，学校介入など，さまざまなかたちで行われうる。より幼少の子どもの場合には，アタッチメント理論に基づき，母（親）子関係に介入の焦点が当てられる。また，力動的立場に立つセラピストは，転移・逆転移にまつわる諸課題を概念化し，それらを治療計画のなかで考えることになる (Terr, 2013)。

B．方法と治療構成要素
　力動的精神療法の方法と構成要素は，用いるプロトコルやマニュアルによってあまりにも違うため，典型的な方法を紹介することは不可能である。しかしながら，通常は他の治療方法よりも長期間を要し，子どもの有する症状だけに焦点化して治療することはない。

たとえば，子ども-親心理療法（CPP）（Lieberman & Van Horn, 2005）では，親子の力動的な治療介入を 50 週間以上行う（7 歳以上が適応）。治療セッションのなかで親子のやり取りを観察することが基本であり，子どもの健康的な発達を促すために親子関係を強化していく。親は，子どもの行動や感情に対してうまく関われるようになることや，年齢に応じた情緒的サポートを与えられるようになることを支援される。通常，CPP は家庭内暴力の文脈で提供されるため，親子で共同してトラウマ・ナラティブを作り上げていく。

Trowell ら（2002）は，性的虐待を受けた学齢期の女児に対する治療として，ほかとはまったく異なる治療プロトコルを提案した。この治療は，契約，トラウマに関連する問題への焦点化，終結の，3 段階の 30 セッションで構成されている。

Lenore Terr は子どものトラウマ学（pshychotraumatology）の第一人者であるが，精神力動に関する明瞭な哲学を持って治療に臨んでいる。それは，トラウマを受けた子どもの治療についての三つの原則，すなわち，除反応（感情の表出），コンテクスト（認知的な理解），修正（行動や空想の変化）である（Terr, 2013）。これらに加えて，トラウマを負った子どもについては，アタッチメントにまつわる問題をきわめて重視している。

C．エビデンス

力動的精神療法の有効性は，いくつかのランダム化比較研究と，多くの臨床症例研究によって示されている（American Academy of Child and Adolescent Psychiatry, 2010；Foa, 2009）。多くの比較研究では，家庭内暴力により影響を受けた親子の治療において，長期にわたる関係性に基づく力動的精神療法が効果的とされている。近年では，子ども-親心理療法（CPP）が，最も検証が進められている（Lieberman & Van Horn, 2005）。以上をまとめると，私たちが参照できる研究からは，CPP は親子の症状を軽減させ，親子双方のアタッチメントの質を向上させるということができる。

5）学校ベースの介入

A．背景

　子どもがトラウマ性ストレスで苦しんでいるとき，学校は子どもの支援に重要な役割を果たす。災害などで地域社会にトラウマが及んだ場合，あるいは虐待や暴力などで対人的トラウマが発生した場合，学校はしばしば，子どもの生活に一貫性と安全性を提供する避難所となる。教師による長期的な見守りやケアができる学校は，日課が定まっていることで高い予測可能性を有しており，子どもたちが持っている問題対処能力やレジリエンスを強化し，支えることができるだけではなく，学校の許容力や支援能力を超えたケアを要する生徒を見きわめることができる。また，地域社会がトラウマを受けた場合，学校は子どもや家族を自然なかたちで地域資源とつなげ，情報提供し，適切なレベルのケアにつなぐことができる。ただし，こうした効果を発揮するためには，学校と健康管理の専門職が，日頃から円滑に連携していることが不可欠である。

　さらに学校は，トラウマ的出来事を経験した子どもに対する，ストレス軽減のための介入の場としても機能してきた。学校のなかでは，セラピストによって心理的ケアを直接提供できるのである。それではなぜ，他の日常的な治療環境ではなく，学校のなかでケアが提供されるべきなのだろうか。Jaycox ら（2010）は，地域社会がトラウマを受けた後，学校のなかで介入することによって，標準的な臨床場面で治療を行うことと同様の効果が得られたばかりか，より決定的なことに，参加率が臨床場面のそれよりもはるかに高かったのである。

B．方法と治療構成要素

　学校内では，トラウマ的ストレスを受けた子どもに対して，すでにエビデンスが確立されている TF-CBT に基づいた介入を行う。一方で，TF-CBT 以外の構成要素を使った介入でも，充分な効果があったという報告も存在する。このような学校ベースの介入は，典型的にはまずは子どもに直接介入する手法であるものの，教師に働きかけて，クラス内の運営やトラウマを負った生徒の支援に焦点を当てることもある。Jaycox ら（2009）は，学校内では，教師自身も有

効な介入ができる可能性があると指摘した。しかし実際には，セラピストが主となって介入する場合よりも，教師による介入ではその効果量ははるかに小さいことがわかった（Rolfnes & Idsoe, 2011）。学校内トラウマ認知行動療法（Cognitive-Behavioral Intervention for Trauma in Schools：C-BITS）（Jaycox et al., 2009）は，標準的な TF-CBT とは違って集団場面で広く用いられるが，親と協働する要素は含まれておらず，実施期間も若干短い（集団セッションが 10 回，個人セッションが 1〜3 回）。TF-CBT と同様に C-BITS では，心理教育，リラクセーション，トラウマ・ナラティブ，トラウマを想起させるものへの曝露，不安や苦悩に対する対処スキルを行う。

C．エビデンス

学校ベースの介入について，多くの良質なランダム化比較試験と，いくつかのコントロール群がない研究が実施され，有効性の検証が行われてきた（Rolfnes & Idsoe, 2011）。最も強力なエビデンスは，Jaycox ら（2009）が行った C-BITS に関する研究からもたらされた。その研究によると，トラウマ性ストレス症状に対して，中等度から高度の効果量が認められた。Jordans ら（2010）が行った大規模なランダム化比較試験も，同様に強いエビデンスになっている。この試験では，武力紛争によって影響を受けたネパールの子どもたちに対して，学校内で CBT に基づいた介入が行われた。その結果，PTSD 症状に対して中等度の効果量が認められたのである。

6）薬物療法

A．背景

PTSD やその他のトラウマ関連障害では，カテコラミン分泌や視床下部-下垂体-副腎系の調節不全など，神経生物学的な変化と関連していることが示唆されている。さらには，中枢神経系の形態や機能の変化（前頭前皮質，扁桃体，海馬，脳梁など）も，トラウマを負った人に見出されてきた。たしかにこうした研究は子どもに関してはまだ揺籃期にあるが，その一方で，中枢神経系の変化はあらゆる年代の子どもに起こりうるものであり，発達そのものに大きな影響を与える可能性があることもまた，広く信じられている。薬物療法は，アド

レナリンの反応性とドーパミンの活動性を下げ，セロトニンの利用効率を上げることにより，上記のような生理学的調整不全に，何らかの影響を与えることを目的としている（Stamatokos & Campo, 2010）。主なターゲットとなる症状は，過覚醒，易刺激性，深刻な睡眠障害，悪夢，集中困難である。また，薬物治療が有効であることが明らかな，併存症がある子どもに対しては，薬物療法は考慮されるべきである。トラウマを受けた子どもへ薬物療法を実施する目的は，子どもの正常発達を阻害している特徴的な症状を軽減すること，さらには心理療法を受けやすくすることにある。

PTSD の子どもや青年への薬物療法の有効性を示すエビデンスは非常に限られており，米国食品医薬品局（FDA）もまた，薬物を使わない治療を承認・推奨しているが，実際のところ薬物療法は，青年期の PTSD では広く用いられている。『国際トラウマティック・ストレス学会による最新のガイドライン』（Foa, 2009）では，次のような場合に薬物療法を推奨している。薬物療法が有効な併存症（大うつ病，強迫性障害，ADHD，全般性不安障害）がある場合，トラウマ性ストレス症状が強いために心理療法の効果が充分でない場合，そして，そもそも心理療法への導入が不可能な場合である。

B. 方法

薬物療法の導入を考える場合，はじめに子どもと養育者に対して，使用する薬物の効能と短期・長期の副作用について教育する必要がある。薬物は，症状と併存症に応じて選択される。トラウマ性ストレスによって生じるさまざまな症状は，セロトニンの調整不全と関連しているために，成人では選択的セロトニン再取り込み阻害薬（SSRIs）が，第一選択となる。子どもにおいてもインフォームド・コンセントが行われ，目立った併存症がない場合，SSRI は第一選択となりうる（American Academy of Child and Adolescent Psychiatry, 2010）。成人の研究および児童青年を対象とした非盲検試験から，PTSD では SSRI 以外の薬物（α ブロッカー，β ブロッカー，三環系抗うつ薬，セロトニン・ノルアドレナリン再取り込み阻害薬，オピオイド，非定型抗精神病薬）も，効果があることが示唆されている。また，薬物による子どもの PTSD 二次予防について，興味深いパイロット研究も行われた。それによると，受傷後早期に薬物を用いれば，その薬理作用によって PTSD 予防が促進される可能性が示唆されている（Maccani et al., 2012)。

C．エビデンス

Huemer ら（2010），Strawn ら（2010），Stamatokos と Campo（2010）によって，子どもの PTSD に対する薬物療法の有効性について系統的レビューが行われている。彼らは，現在の研究データは非常に限られたものであり，子どもや青年に対する第一選択の治療としての薬物療法は支持されないと結論づけた。したがって，私たちが入手できる学術調査からは，子どもの PTSD 治療として薬物療法のみを単独で行うことは，支持されないということになる（American Academy of Child and Adolescent Psychiatry, 2010）。

7）幼児（Young children）

6歳以下の子どもでは，再体験症状（悪夢やポスト・トラウマティック・プレイなど），トラウマを想起させるものの回避，生理学的覚醒亢進症状（易怒性，睡眠障害，驚愕反応など）などの PTSD の症状がみられる（Scheeringa et al., 2003）。しかしながら，DSM-IV の診断基準では，幼児や未就学児の症状について充分な記載がなかった。それゆえ，幼児の PTSD の有病率は，今までかなり少なく見積もられてきたと考えられる（Scheeringa et al., 1995）。こうした経緯から DSM-5 の PTSD 基準では，未就学児タイプとして追加記載されるに至った（American Psychiatric Association, 2013）。

発達的視点を加味して子どもを評価したところ，身体的・性的虐待による PTSD の有病率は，26～60％と見積もられている（De Young et al., 2011）。De Young ら（2012）は，幼児の場合には，トラウマの後にうつ病，分離不安障害（SAD），反抗挑戦性障害（ODD），特定の恐怖症にもなると指摘している。これらの障害は PTSD に高率に併存し，介入の焦点もこれらに当てられるが，実際にはトラウマ性ストレスがその根源となっていることがある。

幼児に対する介入研究は進んでおらず，たとえば，トラウマ体験の後に予防的な心理介入を行うことが有効であるかどうかの研究も，報告されていない。しかしながら，トラウマを受けた幼児の介入に焦点化した，いくつかのランダム化比較試験が存在する。これらすべての研究では，虐待を受けた子どもに焦点を当てているか，それらを含めて実施されている。このうち二つの研究は，

虐待を受けた子どものみを対象とした介入研究である (Cohen & Mannarino, 1996；Deblinger et al., 2001)。Cohen と Mannarino (1996) は，3～6歳の39名の子どもを対象として，TF-CBTと支持的な治療とを比較した研究を実施した。その結果，TF-CBTを実施した群では，CBCLにおける内在化に関わる問題が軽減したが，PTSD症状の評価をしていなかった。その一方で，Deblinger ら (2001) は，2～8歳の44名の子どもを対象として同様の研究を行ったが，支持的な治療を受けた群と比較して，TF-CBT介入群で改善はみられなかったと報告した。Scheeringa ら (2011) は最近，3～6歳の64名の子どもを対象とした計12回のTF-CBTのセッションにより，待機群と比較してTF-CBT介入群に効果が認められたと報告している。

　幼児の治療では，両親の協力が鍵となる。多くの親は，子どもと同じトラウマを体験することもあるだろうし，同じトラウマ環境にいることや，子どもの反応によって二次的なストレスも受けてしまう。そのため，トラウマ後に，子どもと同様のストレス症状が出現してしまう。子どものトラウマ体験後，およそ25%の親が，臨床的なレベルの苦痛を体験するといわれている (Landolt et al., 2012)。親のトラウマ性ストレスは，以後の幼児のトラウマ性ストレスを予測するし，親子関係の行方をも示す (De Young et al., 2014)。虐待やネグレクトのケースでは，親や近親者が加害者として直接関わっている可能性や，虐待に加担している可能性がある。こうした場合，回復に関わる親の役割を考えることは複雑であるが，しかし避けて通ることはできない。

　育児やアタッチメント形成はまた，トラウマの後に幼児が生活に適応していくために，決定的な影響を与える可能性がある。良好な親子関係を構築することにより，子どもは苦痛に対処しやすくなり，ストレスの影響を緩和できるようになる (Lieberman, 2004)。親はまた，ストレスやストレッサーに対処する，子どもにとっての最も重要なモデルとなる。子どものトラウマ状況から親が情緒的に影響を受けてしまった場合には，親がその状況にうまく対応できなかったことが，子どもにとってのモデルになってしまうだろう (Nugent et al., 2007)。こうした事態を考えれば，親が有する心理的困難への介入は，子どもの介入に先行して，もしくは同時に行うべきである (Cobham et al., 1998 など)。

　Melnyk ら (2004) は，小児集中治療室に入院した子ども (2～7歳) の親を対象として，コーピングに力点を置いた支援と心理教育を提供し，トラウマを

受けた幼児の親に早期介入することの有用性を検証した。その結果，介入群は有意にストレスが軽減し，うつや PTSD 症状も少なかったと報告している。

それより幼い子どもに対しては，アタッチメントに焦点を当てた介入法がいくつか開発されてきた。これらの介入は，PTSD の改善に目標を置かず，虐待を受けた子どもたちにみられるアタッチメントの問題を取り扱った。「安心感の輪（the Circle of Security model)」(Hoffman et al., 2006) は，そのような小規模で，実証的なサポートを行う介入モデルの一つである。65 名の未就学児を対象として，子どもたちのアタッチメントスタイルを本モデル介入前後で比較したところ，大きな変化が認められた。20 週間に及ぶ介入であるため費用がかかるが，この年代の子どもに対するトラウマ焦点化治療として期待が持てる。

4．まとめと結論

成人のトラウマ治療に関してはエビデンスがかなり確立しているが，子どもの治療の場合は多くの研究の質が充分でないため，いまだエビデンスは確立していない。エビデンスを確立するためには，標準化されたプロトコルを作成し，それに基づいてランダム化比較試験を実施する必要がある。

さまざまな種類のガイドライン（英国 NICE ガイドライン，米国児童青年精神医学会による治療ガイドライン，国際トラウマティック・ストレス学会によるガイドラインなど）や，子どものトラウマ治療の有効性に関するレビュー，およびメタ解析（Gillies et al., 2012；Leenarts et al., 2013 など）が現在利用できるものの，推奨内容は報告によってばらばらである。このような不一致は，主としてエビデンス・レベルの定義や，対象選定基準・除外基準が研究によって異なることに起因している。

それにもかかわらず，現在までに得られたエビデンスから類推すれば，明らかに心理療法が第一選択として考慮されるべきである。薬物療法については，心理療法が有効ではない場合や，併存症がある場合に，第二選択治療となるかもしれない。すべてのガイドラインで推奨され，すべてのメタ解析において有効性が確認されているのは，CBT である。特に，トラウマ焦点化認知行動療法（TF-CBT）がそうであるし，（ある程度は）親子心理療法，力動的治療アプローチも有効である（Lieberman & Van Horn, 2005)。近年のエビデンスをみると，

EMDR，プレイセラピー，家族療法，薬物療法については，児童青年期治療における有効性は充分に確立されていない。

　留意しなければならないのは，近年有効とされている治療のすべては，行動と感情の制御，認知処理，コーピングといった技法を用いていることである。さらには，有効な治療のすべてが，トラウマ体験を（曝露やナラティブを利用して）直接取り扱い，養育者を治療に取り込んでいる。また，特定のトラウマを負った児童青年期例はそれ以外のトラウマ例よりも，心理療法に反応しやすい，あるいはしにくいといった結論を導くようなエビデンスは，現在もない（Gillies et al., 2012）。とはいえ，複雑性トラウマの子どもに特化した治療に関するエビデンスは，今なお欠いたままである。今後は，こうした子どもにとって有効な治療とは何かを明らかにする研究を，進める必要がある。さらに，未就学児，特に 4 歳以下の子どもに対する治療を確立するための研究も必要である。最後に，Carrion と Kletter（2012）が強調したように，将来の治療プロトコルにおいては，神経生物学的メカニズムに関する最近の知見が，心理療法にきちんと組み込まれる必要がある。特にトラウマ後の早期介入については，こうした統合が行われる必要があるだろう。

第16章 誰に対して何が有効か

What Works for Whom?

by Marylène Cloitre, Richard A. Bryant & Ulrich Schnyder

翻訳：前田正治

1．概観

　トラウマ関連障害スペクトラムに対する治療上の課題について，豊富な内容の各章からなる本書を上梓できたということは，大きな喜びである。読者は，知りたいと思う患者や治療のタイプによって章を選び，ある課題について知りたいと思った情報を得ることができる。また，読者にとって普段の実践に関連がないような章についても，そこで取り扱われる課題に目を通すことは有益であろう。なぜならば，これらの章では数多くの教訓が集約されているので，別の患者の治療でそれを活かし，役立てることができる。そして，この本の最後にあたる本章では，最初に立ち返って，それぞれの治療の共通性を要約すること（第1章を参照）に加え，治療の違いを考え，患者に最も適した治療をいかに行うかという，より大きな問題を問うてみたい。「誰に対して何が有効か」という問いは，すなわち，どのような介入法が，どのような患者グループに有効性を示すのか，という問いでもある。この疑問は，臨床家やサービス消費者たる患者のみならず，クリニック経営者，保険会社，政策立案者にとっても関連するものである。

　本書は，異なるタイプの患者に治療をマッチングさせることについて，いくつかの基本的想定をもとに構成されている。治療というものは，明晰性（acuity）と複雑性（complexity）からなるスペクトラムのなかにある。介入には，体験直後の重度ストレス反応（ICD-10では急性ストレス反応，DSM-5では急性ストレス障害）を有する人々からはじまって，遷延性の反応（PTSD）や，より複雑なトラウマ反応（複雑性PTSD，遷延性悲嘆障害）を示す人々まで対象にし

たようなさまざまなものがある。これらを取り扱うために，本書では，DSM-5やICD-10およびICD-11に記載されている診断ばかりでなく，境界性人格障害や慢性疼痛を併存したようなトラウマ関連障害をも含めた。すなわち，狭義のトラウマ診断を超えて取り扱った点が重要である。

　患者のニーズに合った治療を考えるには，症状の明晰性や複雑性にばかりとらわれてはいけない。たとえば年齢は，介入法を考えるうえで非常に重要である。子どもの認知的，情動的，対人的発達のニーズに合わせた治療法が本書に記されていて，それらは人生の始まりからの数十年に起こる変化や成長曲線に，細かく対応している。また，高齢者の場合には，身体機能，記憶，認知機能の緩徐な低下も考慮されなければならないし，友人や家族の避けがたい死といったこの年代に特有の出来事や，その後に訪れる孤独や意味・同一性の喪失もまた，考慮する必要がある。

　さて本書では，薬物療法や，脳機能マッピングに関する最新の科学的知見に基づいた神経生物学的介入について触れると同時に，社会環境上の問題，家族やパートナーの役割を考えた特別な介入法についても述べている。患者に合った治療を考えるということはまた，ケアをどのようにして受けるか，ロジスティック上の障害について考えることでもある。このような制約は，地理上の障害や，家族・仕事の関係で離れられないことに起因していることもあるし，単に治療者から距離を取っておきたいという気持ちの問題に起因していることもある。これは，たとえば従軍中に，同僚兵士たちから性被害を受けた女性帰還兵が，帰還兵用ケア施設から離れていたいと語った場合などにも当てはまるかもしれない。

　本章ではまず，トラウマ治療の重要な要素である，患者と治療のマッチングの問題を手短に論じる。特に治療関係や，トラウマ体験を振り返り，それを分析することの重要性については，すでに幅広いコンセンサスが得られていることだろう。ただし，患者の利益を最大にするためには，こうした要素をいかに組み合わせ，技法として洗練させるかという問題が残されている。そして，ここでは患者と治療とのマッチングに横たわる本質的な要因，いわゆる患者の性格特性との関連について論じてみる。トラウマ領域の研究については，患者のケアをいかにして最適化するか，今日まで洞察がほとんど得られていないことが読者にもわかるであろう。また，今後の研究の方向性についても，いくつか

の考えを述べる。最後に，複合的治療（multicomponent therapies）のような，コンセンサスがあまり得られていない患者と治療のマッチングの問題についても，論じるつもりである。たとえば，異なるタイプの介入法を，対処技法トレーニングや感情コントロール，戦略の安定化といった，トラウマ焦点化作業へ統合することはどうなのか。あるいは，異なる介入法を順番に行うべきなのか，または同時に行うべきなのか（sequencing versus simultaneous）という議論も，ここに含まれる。

2．共通する要素

1）治療同盟

　どの章でもはっきりと論じられてはいないものの，事例報告や，そこでの患者と治療者とのやり取りのなかには，良好な治療関係が一様に示されている。患者が被った体験に対する治療者の敬意や理解，患者の体験文脈に沿った介入，あるいは治療者から醸し出される温かさや親切といったかたちで，このような良好な治療関係が表されている。そして，こうした良好な治療関係こそ，治療や患者の相違を超えて精神療法の転帰を最も予測する因子であると，一貫して考えられている（Horvath & Symonds, 1991 ; Martin et al., 2000）。それは典型的には，以下に述べるような，さまざまな次元の要素が組み合わさったものと定義されている。たとえば，理解してもらっているという感覚，治療者から好まれているという感覚，治療者とつながっているという感覚，治療目標についての合意，それらの目標に向かう課題や方法に関する合意，などの各要素である。

2）患者と治療者のマッチング

　患者と治療のマッチングを考えるときには，患者と治療者との民族的かつ文化的特性のマッチングについても，考える必要がある。今までの研究によって，治療転帰に与える影響は実にさまざまではあるものの，文化，民族，性差をマッチングさせることによって，治療関係も改善しうることが明らかとなっている。メタ解析の結果によると，患者がその治療法をとても好んでいることと，特にマイノリティーの場合，民族的に同じ背景を有する治療者だという認識が，重要だということが示されている（Cabral & Smith, 2011）。しかしながら，こ

のような治療転帰に与えるマッチングの効果は，かなりまちまちでもあり，最近のメタ解析では，こうした患者と治療者間のマッチングが治療転帰に与える効果量は，限りなくゼロに近くなっている（ES＝.09）（Cabral & Smith, 2011）。

　民族性や文化のマッチングは，たとえば世界観や価値観，精神的・宗教的な信念の共有といった，治療転帰により直接関連する要因へのマッチングと同じ意味になるのかもしれない。実際，こうした価値観の共有がなければ，マッチングの利益は失われ，むしろ敵意や警戒心を増すだけに終わるかもしれない。そうしたマッチングの有益性は，治療開始時の症状重症度や目指す転帰によってさまざまに変わりうる。たとえば，PTSD と物質乱用障害（SUD）の治療では，民族的・文化的背景のマッチングによって，治療開始時に重症な PTSD 症状を有していた患者がより良好な転帰を示した。ただし，物質乱用障害の場合は，このようなマッチングはほとんど転帰に影響を与えなかった（Ruglass et al., 2014）。また，治療に影響を与える因子はそればかりではない。治療関係を築こうとしたり，良い方向に歩もうとしたりする際の，患者の対人スキル，治療への決意，全般的なレジリエンスもまた，転帰に影響を与える。たとえば，黒人系アメリカ人のほうが，「黒人は白人以上にすでに米国社会に同化し，元々の民族的・文化的影響を受けなくなっている」と了解している白人系アメリカ人に比べても，治療者とのマッチングの影響を受けにくい可能性を指摘した研究がある（Ruglass et al., 2014）。

　以上をまとめると，治療者・患者間の民族的・文化的背景をマッチングさせることは，治療への導入や治療関係の初期には有用である。しかしながら，マッチングすることの転帰への影響は，治療の文脈，たとえば，価値観が共有できたか，問題の深刻さやその本質はどのようなものか，民族的・文化的グループ間に横たわる歴史的背景はどうか，といった文脈に強く依存する。治療者は，どのような人も自身の民族性や文化に対する信念があるという思い込みを避けると同時に，（自分と違う世界観を理解できるような）多文化包容能力を伸ばす必要がある。治療者はまた，患者のなかの民族的・文化的文脈に気づく必要があるし，人種や民族性による緊張感・違和感は動的であり，時間や場所によって変化するという事実にも，気づく必要がある。

3）治療者の性格特性

治療者の元々の性格特性が，患者にどのように反映されるかを推測することもまた興味深い。静かな治療者かおしゃべりな治療者か，落ち着かない治療者かより内向的で自制的な治療者か，指示的な治療者か聞き上手の治療者か，といった比較である。たとえば，患者は，トラウマ焦点化治療導入の際のアプローチだけに敏感なのではない。患者がトラウマ体験を告白したときの，治療者の情緒的反応や行動に対しても敏感かもしれない。つまり，治療者が示す悲哀感情，怒り，不快感，困惑，関心，回復への楽観主義などである。ある治療者は患者のトラウマについて，早い段階で隠し立てなく話し合おうとするかもしれないし，別の治療者は患者からの質問や申し出を待つかもしれない。患者との関わりを深め，転帰を改善する一つの方法として，患者に好ましい治療者像や性格特性を直接尋ねることもよいかもしれない。最後に，治療関係が，治療実践やその経過にどのように影響を与えうるかを考えることも意義深い。たとえば，繰り返しわかりやすく身振り手振りで教示するような積極的な治療者であれば，スキル・トレーニングが効果を上げるかもしれないし，逆にもっと抑制的で，患者に波長を合わせることを重視する，（主体的〈proactive〉とは反対の意味で）受容性や反応性が高い治療者ならば，イメージ曝露のほうに良い成績を上げるかもしれない。治療者が治療の変化に応じて柔軟に行動や感情表現を変えることは，重要な治療上のスキルかもしれない。ただ，このような治療者の性格特性や態度，振る舞いが患者や治療転帰にどのような影響を与えるかについて，ほとんど研究もなければ情報もないのが現状である。

さて，多くの治療者は，患者がフラッシュバックのような悪化した情動反応をコントロールできるようになることに力を入れ，患者が自分の人生に主体的に取り組めるように促す。治療導入の際の心理教育では，治療者は患者に対して，トラウマ体験による中核的な問題の一つは，（すべてではないにせよ多くのケースで，突然に予期しないかたちで）望んでもない，極度に不快なコントロール喪失感を体験することだと説明する。さらに治療者は，PTSD の典型的症状，とりわけ再体験症状群や覚醒亢進症状群について，トラウマ体験時のコントロール喪失感と同様の感覚を繰り返し感じることだと説明する。それゆえに治療者は，トラウマ治療の主要な目標の一つは，そのようなコントロール能

力を取り戻すことだと伝えるのである。実際，自ら事態をコントロールできると信じることによって，自らの苦悩感に対処できる能力が高められる，という研究に基づいた強い根拠がある（Bryant et al., 2014）。治療者はこのような，患者のなかのコントロール能力を育てるべき，という真っ当な臨床上の必要性を感じている。次のような例を考えてみよう。もし，患者がトラウマを受けた頃を想像して，そこに戻るか戻らないかをいつでも自分で決められるというレベルまで自らのトラウマ記憶をコントロールできたとすれば，それはなんとすごいことだろう！　しかしながら，あまりにコントロール能力に力点を置きすぎると，治療上の他のゴールがすっかり忘れ去られてしまうかもしれない。患者のコントロール能力を回復させようとするときには，人生の多くはコントロールできないものだということも，理解してもらう必要がある。人生においては，多くのこと，良いことと同じように悪いこともまた，降り注いでしまうのである。私たちは病気になることもあるし，恋に落ちることもある。そして，そうしたことは求めることができないし，また求めたくないことすらある。私たちは，患者が人生のすべてをコントロールできるように促していたのだろうか。むしろ，患者が自身でコントロールしなければならないような事態を，きちんと区別できるようになればよいと考えていたのではないだろうか。患者にとって重要で，多少なりともコントロールできるような場面では，患者は積極的になると同時に勇気を持つことを学ばなければならないし，実際に自分の力を発揮できるようになることを目指さないといけない。しかしながら，もし自らのコントロールが及ばない事態であれば，患者はその事態を受け止め，事態の変化に自らを合わせていく知恵を身につける必要がある。

4）トラウマ体験を振り返り分析すること

　もし，正しいかたちで行われたならば，トラウマ体験に直接自らの注意を向け，意識的に振り返ることは，それを避ける治療者の場合より，PTSD とそれに関連する症状を減少させる。このことについては，多くの合意がある。本書で紹介したすべての介入法では，外傷体験は言葉で表されるし，ときにはそれに加えて別の具象的表現，たとえば描画や手紙，その他のオブジェクトで表されることがある。トラウマ体験やトラウマ記憶に意識的に注意を向けることは，さまざまな手段，イメージ曝露や認知再評価，ナラティブ再構成などを通

して行われる。ただし，それらを行うことの目標は同じである。つまり，恐怖感，怒り，恥辱感などを緩和ないし除去することであるし，さらにはトラウマとなった出来事に対して一貫した理解を育み，そこから新しい意味を学び取ることである。

臨床家がよく尋ねることは，トラウマ・ワークを行うタイミングや，頻度，期間に関することである。ただし，臨床家にとって最も良い方法とは何か，特にあらゆる患者にとって最良の方法とは何かを決める際に役立つような研究は，ほとんど行われていない。いくつかの治療では，感覚や認知レベルでの詳細に力点を置きつつ，トラウマ体験を詳しく，かつ反復させて振り返ってもらう（PE や NET など）。しかし他の治療法は，ナラティブを展開させることに焦点を当て，今まで無視してきた感情に注意を向けたり（BEPP など），不適切な信念に注意を向けたり（CPT など）するものの，記憶の反復想起には力点を置かない。さらに別の治療法では，自伝を形成することに力点を置き（NET），さまざまなトラウマのナラティブを通して，たとえば自己同一性などのテーマに結びつけることに焦点を当てる（STAIR-NT）。

エビデンスがあるトラウマ焦点化治療どうしを比較した無作為対照群設定研究は少数で，それらの結果をみれば，介入法の違いによる転帰の違いはほとんどみられないことがわかる（Nijdam et al., 2012；Resick et al., 2002；Rothbaum et al., 2005；Taylor et al., 2003 など）。しかしながら，患者がどの治療にも同じように興味を示したとか，治療意欲が同じように現れたとかいうわけではない可能性はある。最近の薬物療法，精神療法双方の研究結果によれば，患者は治療法に対する好き嫌いをはっきりと持っており，患者が好む治療を提供したほうが，偶然ある治療を提供される（すなわち無作為に治療が割り付けられる）よりも治療成績は良かった（Swift & Callahan, 2009）。臨床的観点に立てば，これらの結果から推察されることは，トラウマ焦点化治療のタイプを決める際には，患者の好みに従ったほうがよい」というだろう。そして，トラウマ焦点化治療のタイミング，頻度，期間については，治療者は，選択過程への患者参加（shared decision-making）を，治療を進めていくなかで念頭に置かなければならない。患者の治療志向性が治療選択や転帰にどのような影響を与えるかを検討した研究はまだ少ないが，最近になって関心を集めつつある。

3．患者固有の性格特性

　現在まで，少なくとも 20 の研究が，PTSD の治療転帰を予測する因子とし
て，患者固有の性格特性を評価してきた。これらの研究の系統的レビューをみ
ても，その結果はまちまちである（Cloitre 2011）。治療転帰を予測するような患
者固有の性格特性を同定したすべての研究のなかで，何の結果も示さなかった
研究が少なくとも一つあった。研究で評価された性格特性には，知性や自己評
価，自己と世界に関する信念などの要素のほか，虐待などのトラウマ歴，年齢
や学歴などの人口統計学的データ，PTSD 重症度，怒りや不安，抑うつ，解離
といった併存症状，境界性人格特性や他の人格障害などが含まれていた。

　研究結果が一致しない理由としては，研究で用いたサンプル（入院患者か外
来患者かなど）や介入法がまちまちであることに加え，サンプル数が少なすぎ
て真の相違を見出すにはパワー不足，といったことが考えられる。重要なのは，
予測因子を同定するための統計的，概念的アプローチに問題があるということ
だ。今まで報告されてきた伝統的なアプローチは，治療転帰を予測する因子と
して個人的要因をきちんと評価することであったが，それはまるで「銀の弾丸
（silver bullet）[1]」を探しているようなものだった。しかしながら，よく知られて
いるように，PTSD 患者には症状異種性が大きく，考えられる予測因子はあま
りに多く存在している。それを考えると，「銀の弾丸」アプローチでは，臨床的
真実をつかみ損ねるおそれがある。

　そのようななかで，まったく別の有用な展望を持ったアプローチが，一般医
学のなかから浮かび上がってきた。つまり，PTSD と似たような，たとえば糖
尿病のような，複雑性と異種性を帯びた身体疾患に関する研究である。それら
の研究の統計解析によると，治療転帰にはいくつもの要素が複合して関わって
いたのである。しかも，その一つの要素単独では転帰に大きな影響を与えず，
臨床的に意味のあるような情報をもたらさなかった。こうしたアプローチに
よって，治療転帰を最も強く予測するような因子の**組み合わせ**（すなわちプロ
ファイル）を，統計学的に発見することができた。たとえば冠動脈性心疾患の

---

[1]　「魔法の解決策」の意。

場合，年齢，血圧，コレステロール，糖尿病，喫煙などの危険因子の組み合わせによる重症度によって，転帰を予測できる。このようなモデルでは，一つのリスクはそれほど重要でないが，それらは少しずつ全体的な「転帰」（この場合は冠動脈性心疾患の転帰）に影響を与える。そして，このようなアプローチは，精神医学領域の治療転帰の予測にも用いられるようになった（Wallace et al., 2013 など）。PTSDの治療についていえば，身体疾患の場合と同様に，患者の最も本質的な問題を規定する調整因子「プロファイル」を特定することは，可能と考えられている。冠動脈性心疾患と同様に，病歴（トラウマ歴など），症状（怒りなど），最近の合併症（解離障害など），患者の行動，といった幅広い因子があるが，それらを別々ではなく累積して考えることで，転帰を予測することが可能となる。

　治療反応性はPTSD患者の神経生物学的特性と関連があるという予備的研究については，それらがまだ始まったばかりの段階の研究であるにせよ，注目に値する。たとえば，精神療法（Bryant et al., 2010a；Felmingham et al., 2013）と薬物療法（Mushtaq et al., 2012）の双方で，患者の遺伝的プロファイルによって治療成績が異なっていたという最近の研究がある。また，脳画像研究によると，治療開始前の脳機能だけではなく（Bryant et al., 2008b；Falconer et al., 2013），脳の構造そのものが患者の精神療法への反応に影響を与えていた（Bryant et al., 2008a）。この研究は最新であるものの，基本的にはどの患者も治療に同じように反応するわけではない，という結論を強調する結果となっている。

　最近，全般的なメンタルヘルスに関連して関心を集めつつあるマッチングについての別の批判は，エビデンスがある治療介入法は，はたして教育水準が低い，あるいは経済的に貧しい人々にも理解できる範疇にあるのだろうかというものである。世界中で，トラウマの影響を受ける最も多くの人々は，後発発展途上国（低中所得国〈low-and middle-income countries：LMIC〉）出身者である。経済的に高い水準の国々（通常は西洋国家）で用いられてきた介入法を，こうした貧しい状況下でも使えるように変えることは簡単なことではない。エビデンスがある介入法を，貧困環境にある患者の理解能力や関与能力に合わせた技法に，修正する必要がある。一例をいえば，糊口をしのいで生活している人々は，家族を養うために仕事をしなければならない。治療に1時間を費やすことを提案しても，意欲を失うか，あるいはそもそもできない，ということになりかね

ない。また，別の例を挙げると，高所得国家から来た人でも，もしその人が教育をほとんど受けておらず，読み書きがままならないようであれば，有用でない思考パターンに気づいたり修正したりすることを目指す認知療法的なやり方は，相当に難しいかもしれない。このような理由から，エビデンスがある介入法に沿ったかたちで，より頻度・時間が少ない介入法が開発されつつあるし，そのことはトラウマやその他の災厄に苦しむ人々には，おおいに役立つことである (Forbes et al., 2010)。

　また，治療転帰の予測を改善するかもしれない，別の「大局的な (big picture)」変化もある。それは症状だけではなく，患者のストレングスに着目することである。臨床家が，二人の患者が同じような PTSD 症状や併存症状を呈していても，一方は治療によく反応するかもう一方はそうではないということを観察するのは珍しくない。その患者は，自らの生活を脅かす精神症状だけを有して治療を受けるのではない。患者は，自ら利用し，治療の間に伸ばすことができるような，ストレングスも有しているのである。これは当たり前かもしれないが，研究や転帰予測因子のモデル化には利用されていない。転帰予測に役立つかもしれないストレングスの候補には，ソーシャル・サポート，楽観主義，そして「レジリエンス」がある。最終的には，転帰を最もよく予測する因子は，否定的側面（症状の重症性など）と肯定的側面（ソーシャル・サポートなど）との比になるのではないだろうか。

4．多重コンポーネント治療

　多重コンポーネント治療や多重モジュール治療の有用性をめぐっては，今までも議論があった。トラウマ体験に直面化すること以外の治療要素を導入することは過剰かつ不要であり，トラウマ体験について語ることを避けることは患者と治療者との共謀的行為にすらなりうる，という懸念を表明する治療者もいる。しかし実際には，短時間のトラウマ焦点化治療では，トレーニングを治療に直接組み入れることはせず，社会適応と情動コントロールのような対処スキルの改善に，より力を入れることが多い。また，より複雑な患者，たとえば複雑性 PTSD や併存症を有した PTSD の患者では，より長期で広い視点を持った治療のほうが転帰がよいというエビデンスが，（現在に限っては）認められるこ

とを指摘している治療者もいる。加えて，多くのコンポーネントを有した長期的治療の無作為割り付け対照群設定研究は，経費面で高くつき，実施に大変時間がかかるうえ，そのための資金調達や準備には多くの困難が待ちかまえている，といった問題もある。

こうした議論はあるものの，「誰にでも合うような（one-size-fits-all）」アプローチによって，最良の転帰をもたらすような患者中心のケア（patient-centered care）が，行われる可能性があるとは思えない。多重コンポーネント治療のそれぞれの構成要素を系統的に操作するような研究は，大きな経済的・時間的負担を生んでしまうこともまた，わかっている。それでも，患者一人ひとりに最適のケアと，「過不足ない」治療を提供する最も良い方法とは何かを見つけるために研究戦略を工夫することは，大切な目標である。

過去十年にわたって，子どもや青年期例に対するメンタルヘルス研究とそのサービスは，ともに患者にどのような治療が合うのかという問題に取り組んできた。子どもや青年期例に対する治療は，発達がもたらす複雑さのために，どうしても複雑にならざるを得ない。それらの治療は，たとえば夜尿から物質依存までといった具合に，年齢に関連した幅広い問題に対応しなければならない。さらに若年者は，恐怖症や気分関連障害，行為障害など，複数の精神障害に広がった問題が一緒くたになって現れてくるために，診断さえもより不明瞭となってしまう。そのうえ，効果的な治療のためには，しばしば親や教師と関わりを持たねばならないし，通常大人は治療上の重要なパートナーとなる。これらの事情によって，患者の有する複雑さと，家族やより大きな社会環境を巻き込むことを念頭に置いて，研究デザイン上の進展がもたらされてきた。このようなメンタルヘルス研究の領域からは，たくさんの研究デザインと治療戦略が生み出されている。そしてそれらは，多くの症状や併存障害に苦しんでいる患者，あるいは多くの社会資源が役立つと考えられる複雑性トラウマの患者に対しても，適応できるようにできている。

さて，さまざまな条件下において，多重コンポーネント治療が有効で，単一コンポーネント治療よりも優れていることわかってきた。たとえば，前景に立つ症状や，（恐怖症のような）特異的疾患のためのエビデンスに基づくプロトコルに，うつ病の気分改善法（mood-boosting interventions for depression）のような別のプロトコルの構成要素を追加して行った場合には，一つのプロトコルのみで

行われた治療に比べて，患者の地域における転帰は劇的に改善したのである（Daleiden et al., 2006）。ただし，このことは，併存障害を持つ患者を治療する場合には，多重コンポーネント治療が必要であることを必ずしも意味しない。それは，患者や治療者にとって負担になるばかりでなく，効果がひどく乏しい介入になってしまう恐れもある。問題のタイプごとに作られたプロトコルを，横断的に用いるような介入法とは何か，それが模索されてきた。これらの介入モジュールのそれぞれは，比較的短く，そして特異的である（恐怖関連問題に対する段階的曝露，うつ病に対する気分改善法，不適切な行動に対する注意配分〈differential attention〉など）。どのモジュールを用い，どのくらいそれらを行うかは，毎週の症状測定を参考にして，患者と治療者間の話し合いで決められる。その週の生活機能がどうであったのか，患者からの報告が参考にされるのである。このアプローチは，プロトコル一つを完遂するよりも，また地域で通常行われる治療よりも，優れていることが明らかとなった（Weisz et al., 2012）。さらに，このようなアプローチは超診断的アプローチ（transdiagnostic approach）と似ているし，また，この数年，厳格な診断カテゴリーに無理に押し込められているような患者に対する治療方法として，多くの支持も集めている（Barlow et al., 2011）。これらの研究によって，治療の最適化に柔軟性が果たしている役割の大きさが浮かび上がった。そして，いくつかの介入法を，患者の問題にマッチングした一つの治療に統合することの重要性もまた，浮かび上がったのである。

　トラウマ領域でも同じくらいの研究が行われたわけではないが，上述したような治療展開戦略は，本書で述べられた多くの治療プログラムで実践されている。トラウマ関連障害に対する心理療法的介入は，その中心的あるいは中核的なものとして，トラウマに焦点化した構成要素を含んでいる。ただし，より複雑な患者の治療プログラムでは，その患者の体験に特有で，付随的な側面にも配慮した介入法が導入される。たとえば，（遷延性の悲嘆障害のような）愛する配偶者の死と，それがもたらすかもしれない同一性の解体に対しては，自己や役割，社会的責任の健康的な修正に焦点を当てた介入法が取り入れられる。長期に及ぶ慢性のトラウマ，とりわけそれが児童期であった場合，しばしば患者の対人情動的な能力が損なわれてしまう。そして，それらの障害に特化したスキル・トレーニングを行うための，介入モジュールの導入が考えられる（STAIR，第10章を参照）。また，拷問を受けた被害者の場合には，しばしば併

存疾患として，疼痛性障害が引き起こされる。その場合は，疼痛軽減のために，バイオフィードバックと他の介入を組み合わせた治療プログラムの適応が検討される。深刻な自傷行為や，慢性の自殺傾向を示す患者の場合，伝統的なトラウマ焦点化認知行動療法のみならず，「生命に影響を及ぼす行為（life-interfering behaviors）」にも対応するような介入法を組み合わせることも可能である（DBT＋PE など）。一方，最近になって，不必要に治療が長引かないように注意して行われる治療も報告された。それらは，たとえば性虐待サバイバーの有する抑制的感情の治療として行われる，認知再構成法とイメージ修正（CRIM）のように，対応する問題を絞り，他の問題とは一線を画して用いられ，試されている（Jung & Steil, 2013）。

　以上のアプローチは，（トラウマ体験に直接アプローチするような）トラウマ焦点化作業の主要な目的のうえに築かれた介入法の，ほんのいくつかの例である。そして，それらはトラウマ・サバイバーがしばしば有する幅広い問題に対応し，治療転帰を改善するために行われる。充分検討はされていないものの，他のメンタルヘルス領域での歴史や経験から，多重コンポーネント治療が，単一コンポーネント治療や，完全な治療プロコールを一つずつ連続して行うアプローチよりも，優れていることが予想されるのである。

5．治療コンポーネントの施行順序

　順序立てて治療コンポーネントを用いることとその有効性について，現在まで議論が交わされてきた。特に，トラウマ焦点化作業に先立って，まず「安定化（stabilizing）」機能を有した治療モジュールを行うことについて議論された。多くの多重コンポーネント治療の目標は，他の方法では患者の機能改善や生活の質向上という目標を達成できないような問題に，戦略的に焦点を当て，解決することである。これは安定化機能が暗示するような「準備的」特性とは，明瞭に区別される。そして，そうした特性とは次のようなことを含んでいる。たとえば，（双極性障害，精神病症状，過度の情動反応性といった）自殺傾向や情動反応性の減弱，治療者との関係強化，適切な処方の保証などであるが，これらはすべて，曝露療法の最適な使用を妨げかねない要因を除去するという目標を有している。最近のいくつかの研究によれば，トラウマ焦点化作業に先立っ

て，情動コントロール能力の促進やその他関連するスキル・トレーニングを行ったほうが，そうしたスキル・トレーニングなしに標準的な曝露療法を行うよりも，治療成績は優れていた。そうした研究は，児童期虐待のグループ（Cloitre et al., 2010）と，交通事故や暴行被害などのトラウマ・グループ（Bryant et al., 2010b）に対して行われ，転帰マーカーとして，PTSD症状減衰，不安症状，情動コントロール能力改善などが計測された。また，治療抵抗性の不安障害に対するこうしたアプローチの有効性に関するエビデンスも存在する（Keuthen et al., 2010）。

　ところで，以上述べたような治療コンポーネントの順序をひっくり返して，すなわちスキル・トレーニングの前にトラウマ焦点化作業を行って，それを検証した研究もある。最近のベトナム戦争帰還兵に対するRCTによると，トラウマ焦点化治療の後に，社会スキル・トレーニングと情動マネジメント・ストラテジーを行う多重コンポーネント治療は，PTSD症状減弱に関して曝露療法と同等の成績をあげ，社会機能改善に関してはより優れた結果を残した（Beidel et al., 2011）。曝露療法の単独実施とこのような連続実施とを比較する理論的根拠とは，曝露療法に社会情緒スキル・トレーニングを加味することの臨床的有用性を検討することであるし，それは本当に転帰を改善するのだろうかという疑問を検討することでもある（Cahill et al., 2004参照）。Cloitreら（2010）も同じようなデザインの研究を行ったが，治療法の順番は違っていた。すなわち，スキル・トレーニングを曝露法の前に行ったのである。このBeidelらの研究（2011）とCloitreらの研究（2010）のなかで行われた，スキル・トレーニングの目標であった対人関係や社会機能を転帰としてみると，それらの効果量には何ら違いがなかった。これらから考えられるのは，治療コンポーネントの順番を変えたところで，対人関係や社会機能の転帰には大きな影響を与えないということである。しかし，PTSD症状の減少には，大きな違いがあった。すなわち，トラウマ焦点化治療に先立ってスキル・トレーニングを行った場合（Cloitre et al., 2010）のほうが，逆の場合（Beidel et al., 2011）よりも症状に対する効果量が大きかったのである。このような，異なる研究を単純に比較することは慎重でなければならないが，こうしたデータからわかることは，治療コンポーネントの順番はいつも問題というわけではないにせよ，転帰や患者特性によっては，考慮する必要があるということである。

さて，今なお疑問が残されている。第一に，介入法やモジュールのなかでまずやることは何か，第二に，それをどのように選ぶか，そして最後に，その順番はどうするかである。こうしたコンポーネントの順番に関する研究では，手続きが定められているものよりも柔軟にできるアプローチのほうが，症状減少や該当診断消失に良い結果を残していることがわかる (Weisz et al., 2012)。Chorpita ら (2014) は，これら三つの重要課題について，標準的な手法でまずその課題領域が決められた後，患者の希望にしたがって何から行うのかを決める，という大変真っ当な戦略を述べている。まず，最も深刻だと考えられた課題に対して，同じ領域にマッピングしている（関連づけられている）介入法やモジュールに従って治療される。そして介入やモジュールを行う期間は，毎週の症状査定と患者の考えの双方によって決められる。このような患者-治療マッチング・アプローチは，転帰の大きな改善に成功している (Weisz et al., 2012)。

6．同じような治療法からの選択

　エビデンスに基づく介入方法がたくさん生まれるにつれ，臨床家はある疑問に直面化している。それは，いくつかの治療法が，その介入の仕方や転帰において似ているとき，どの治療法を選ぶべきかという疑問である。治療の有効性や，「ゴールド・スタンダード」といえる治療とは何かを決める際には，一つの基準，いわゆる症状減少（典型的には PTSD 症状の減少）がその目安になることが多い。このような一つの転帰マーカーに頼ることは，初期の工夫のなかでは合理的である。そうすることで，（この治療法は何に効果があるかという）治療構造の特異性が最大化される。しかしながら，複数の治療法が同じようなかたちで行えるという状況では，症状減少のみを目的としたガイドラインは，どの治療法を選ぶべきか悩んでいる臨床家には役に立たないかもしれない (Schnyder, 2005)。

　複数の転帰について考えるとき，特に機能改善を（転帰として）念頭に置いて治療の有効性を考えることは，一つの方法である。この機能改善をどのようにしてもたらすかについては，現在のところ，研究成果が充分に上がっているとはいえない。症状重症度と機能障害が互いに関連しあっているときでも，充分に検討すればそれらには違いがある。実際のところ，治療終結した PTSD 患

者の3分の1は，機能回復が充分でないのである (Bradley et al., 2005)。さらに考えると，そもそも患者からすれば，症状が重症かどうかということは，毎日の現実場面での機能がどうかということに比べれば大きな関心事ではないのかもしれない。症状の重症度と同様に，良い機能もまた，日々変化する役割に適切に応じる個人の能力の連続体として考えることができるだろう。症状との関係については，その人が有する症状数だけでなく，さまざまな個人的要因（レジリエンスやソーシャル・サポート）によって変わる可能性がある。そして，機能と症状の関連については，その人が有する症状に依拠していることもわかっている。たとえば，不安症状は，抑うつ症状ほどは機能の低下に関連しない傾向にある (Siminoff et al., 1997)。したがって，トラウマ患者にみられる機能障害のレベルは，PTSD 症状の重症度評価やその変化量だけでは，必ずしも把握できない可能性がある。これらの観察結果から，機能障害は，PTSD やその他の症状からある程度独立して考えられること，そして症状評価だけでなく，機能障害の評価もまた重要であることがわかる。

　子どものメンタルヘルス領域の研究では，治療法の爆発的増加があり，トラウマ領域においても「学ぶことができた教訓」がある。373 もの介入研究を検討した結果，ほぼ3分の2が症状減少に有効であることを報告している一方で，機能が改善したというエビデンスの報告は，たったの 19％にとどまっている (Becker et al., 2011)。このことはまったく珍しいことではなかった。なぜならば，大多数の研究は，機能面の評価を行っていなかったのである。ただし，機能改善を考慮した研究結果をみると，症状減少よりも機能改善のほうが，より効果が少なかった。加えて，いくつかの治療においては，機能の改善をもたらしたにもかかわらず，症状の変化はほとんどなかった。

　総じて，これらのデータは，症状重症度と機能障害とのずれを際立たせているし，評価や治療に対して何らかの示唆を与えている。すなわち，日頃の治療評価のなかに，症状だけではなく，機能障害の程度やその内容評価についても組み入れるべきということだ。症状減少はしばしば機能面に影響を与えているものの，メタ解析の結果は，ほとんどの介入法が機能の改善にはたいして役に立っていないことを示している。機能改善を主要な治療目標と考えると，スキル介入法（社会統合〈social integration〉など）を取り入れた治療プログラムは，転帰を最大限改善する可能性がある。

最後に，治療を選択するような重要な指標として機能障害に焦点を当てると，意思決定の過程が大切になると思われる。つまり，患者の関与はどうか，治療は最後まで続いたかどうか，あるいは患者が満足したかどうかもまた，評価に含まれる。実際には，どのくらいの患者が提案した治療を拒否したか，あるいはその理由は何か，といったデータが集められることはほとんどない。治療の完遂率がデータとしていつも決まって示され，ある程度は患者の満足度についても報告されたとしても，そうしたデータから，どのような治療が実際に患者に好まれたのかを知ることはできない。治療者が症状の減退に成功しつつあったときに，他の要素を検討する機会もまた，訪れていたのである。さまざまな要素を検討することは，患者のケアを最適化するために重要なだけではない。そうしたさまざまな要素が大切な役割を果たす現実社会において，有効な治療が広められ実行されるためにも，重要なのである。

7．まとめ

本章では，転帰が最適となるような治療法を行うために必要な，さまざまな要素を概観した。たしかに，治療者は患者の価値観や文化について知る必要があるし，また，患者との治療共同作業を通して患者を尊重し，患者から学ぶこともまた必要である。一方，転帰を予測する因子として，患者の性格特性を把握する従来の方法はことごとく失敗しており，新しいアプローチが必要である。同時に，患者が治療に影響を与えるストレングスとは何か，あるいはそれがどのように作用しているかを把握すること，そして患者が体験している（一つの症状というよりも）複数の症状が加重した場合の負荷を同定することも大切である。加えて，患者の好みを知ることも重要である。また，患者が最も苦しんでいる問題とは何か，あるいはそうしたさまざまな関心事や目標と一致した治療同盟とは何かを，把握しなければならない。

治療の組み合わせがもたらすメリットを，まず知る必要がある。そして，介入の順番はどうするか，あるいは一つの介入から別の介入に移行する時期はいつかを決められるような，エビデンスに基づいた治療戦略を発展させることが求められている。効果が期待できる治療法のうち，どれを選ぶべきかを考えると，多くの介入法がそれぞれに名前を持ち，治療戦略が多少なりとも違うとい

うことに気づかされる。しかし実際には，エビデンスに基づいた治療法どうし
の相違点よりも，これらの類似点のほうがずっと大きいことが次第に認識され
てきた。丹念な評価，問題点の明確化，コントロール感の提供，トラウマ記憶
の活性化と情動処理の促進，そして有用でない認識のリフレーミングといった
治療要素は，トラウマ例に関するほとんどの心理療法で認められている。この
ような治療法どうしのオーバーラップを考えると，治療者が気に留めておいた
ほうがよいことがある。それは，治療**パッケージ**のどれを選ぶかに汲々とする
よりも，正しい治療**戦略**に基づいているかどうかを考えるほうが重要というこ
とである。なぜこのように，治療パッケージ間に共通性があるかといえば，そ
もそも（侵入性記憶，回避，覚醒亢進のような）よく認められる精神症状群に
共通する構成要素があるからだ。そして，このような共通性があるからこそ，
超診断的アプローチ（transdiagnostic approach）が生まれてきたのである（Barlow et
al., 2011 など）。

文　献

第 1 章

APA. (1980). *Diagnostic and statistical manual of mental disorders* (3rd ed.). Washington, DC: American Psychiatric Association.

Bisson, J. I., Roberts, N. P., Andrew, M., Cooper, R., & Lewis, C. (2013). Psychological therapies for chronic post-traumatic stress disorder (PTSD) in adults. *Cochrane Database Systematic Review*. doi:10.1002/14651858.CD003388.pub4.

Bradley, R., Greene, J., Russ, E., Dutra, L., & Westen, D. (2005). A multidimensional meta-analysis of psychotherapy for PTSD. *American Journal of Psychiatry, 162*(2), 214–227.

Brewin, C. R., Gregory, J. D., Lipton, M., & Burgess, N. (2010). Intrusive images in psychological disorders: Characteristics, neural mechanisms, and treatment implications. *Psychological Review, 117*, 210–232.

Chambless, D. L., & Hollon, S. D. (1998). Defining empirically supported therapies. *Journal of Consulting and Clinical Psychology, 66*(1), 7–18.

Foa, E. B., Keane, T. M., Friedman, M. J., & Cohen, J. A. (2009). *Effective treatments for PTSD. Practice guidelines from the International Society for Traumatic Stress Studies* (2nd ed.). New York: Guilford.

Schnyder, U. (2005). Why new psychotherapies for posttraumatic stress disorder? Editorial. *Psychotherapy and Psychosomatics, 74*, 199–201.

Schnyder, U. (2013). Trauma is a global issue. *European Journal of Psychotraumatology, 4*, 20419. doi:http://dx.doi.org/10.3402/ejpt.v4i0.20419.

Schnyder, U., Pedretti, S., & Müller, J. (2012). Trauma education. In C. R. Figley (Ed.), *Encyclopedia of trauma: An interdisciplinary guide* (pp. 709–714). Thousand Oaks: SAGE.

Tseng, W.-S., & Streltzer, J. (Eds.). (2001). *Culture and psychotherapy. A guide to clinical practice*. Washington, DC: American Psychiatric Press.

Watts, B. V., Schnurr, P. P., Mayo, L., Young-Xu, Y., Weeks, W. B., & Friedman, M. J. (2013). Meta-analysis of the efficacy of treatments for posttraumatic stress disorder. *Journal of Clinical Psychiatry, 74*(6), e541–e550. doi:10.4088/JCP.12r08225.

Weisæth, L. (2014). The history of psychic trauma. In M. J. Friedman, T. M. Keane, & P. A. Resick (Eds.), *Handbook of PTSD – Science and practice* (2nd ed., pp. 38–59). New York: Guilford.

Wessely, S., Bryant, R. A., Greenberg, N., Earnshaw, M., Sharpley, J., & Hughes, J. H. (2008). Does psychoeducation help prevent post traumatic psychological distress? *Psychiatry, 71*(4), 287–302.

第 2 章

Abrams, T. E., Vaughan-Sarrazin, M., & Vander Weg, M. W. (2011). Acute exacerbations of chronic obstructive pulmonary disease and the effect of existing psychiatric comorbidity on subsequent mortality. *Psychosomatics, 52,* 441–449. doi:10.1016/j.psym.2011.03.005.

Agyemang, C., Goosen, S., Anujuo, K., & Ogedegbe, G. (2012). Relationship between posttraumatic stress disorder and diabetes among 105,180 asylum seekers in the Netherlands. *European Journal of Public Health, 22,* 658–662. doi:10.1093/eurpub/ckr138.

Andersen, J., Wade, M., Possemato, K., & Ouimette, P. (2010). Association between posttraumatic stress disorder and primary care provider-diagnosed disease among Iraq and Afghanistan veterans. *Psychosomatic Medicine, 72,* 498–504. doi:10.1097/PSY.0b013e3181d969a1.

Beck, J. G., Coffey, S. F., Foy, D. W., Keane, T. M., & Blanchard, E. B. (2009). Group cognitive behavior therapy for chronic posttraumatic stress disorder: An initial randomized pilot study. *Behavior Therapy, 40,* 82–92. doi:10.1016/j.beth.2008.01.003.

Boehmer, T. K. C., Flanders, D., McGeehin, M. A., Boyle, C., & Barrett, D. H. (2004). Postservice mortality in Vietnam veterans: 30-year follow-up. *Archives of Internal Medicine, 164,* 1908–1916. doi:10.1001/archinte.164.17.1908.

Bogner, H. R., Morales, K. H., Post, E. P., & Bruce, M. L. (2007). Diabetes, depression, and death: A randomized controlled trial of a depression treatment program for older adults based in primary care (PROSPECT). *Diabetes Care, 30,* 3005–3010. doi:10.2337/dc07-0974.

Boscarino, J. A. (1997). Diseases among men 20 years after exposure to severe stress: Implications for clinical research and medical care. *Psychosomatic Medicine, 59,* 605–614.

Boscarino, J. (2006). Posttraumatic stress disorder among U.S. Army veterans 30 years after military service. *Annals of Epidemiology, 16,* 248–256. doi:10.1016/j.annepidem.2005.03.009.

Boscarino, J. A., & Chang, J. (1999). Electrocardiogram abnormalities among men with stress-related psychiatric disorders: Implications for coronary heart disease and clinical research. *Annals of Behavioral Medicine, 21,* 227–234. doi:10.1007/BF02884839.

Bower, P., Gilbody, S., Richards, D., Fletcher, J., & Sutton, A. (2006). Collaborative care for depression in primary care: Making sense of a complex intervention: Systematic review and meta-regression. *British Journal of Psychiatry, 189,* 484–493. doi:10.1192/bjp.bp.106.023655.

Boyko, E. J., Jacobson, I. G., Smith, B., Ryan, M. A. K., Hooper, T. I., Amoroso, P. J., Gackstetter, G. D., Barrett-Connor, E., & Smith, T. C. (2010). Risk of diabetes in U.S. military service members in relation to combat deployment and mental health. *Diabetes Care, 33,* 1771–1777. doi:10.2337/dc10-0296.

Bullman, T. A., & Kang, H. K. (1994). Posttraumatic stress disorder and the risk of traumatic deaths among Vietnam veterans. *Journal of Nervous and Mental Disease, 182,* 604–610.

Campbell, R., Greeson, M. R., Bybee, D., & Raja, S. (2008). The co-occurrence of childhood sexual abuse, adult sexual assault, intimate partner violence, and sexual harassment: A meditational model of posttraumatic stress disorder and physical health outcomes. *Journal of Consulting and Clinical Psychology, 76,* 194–207. doi:10.1037/0022-006X.76.2.194.

Chwastiak, L. A., Rosenheck, R. A., Desai, R., & Kasis, L. E. (2010). Association of psychiatric illness and all-cause mortality in the national Department of Veterans Affairs health care system. *Psychosomatic Medicine, 72,* 817–822. doi:10.1097/PSY.0b013e3181eb33e9.

Cohen, B. E., Marmar, C., Neylan, T. C., Schiller, N. B., Ali, S., & Wholley, M. A. (2009a). Posttraumatic stress disorder and health-related quality of life in patients with coronary heart disease. *Archives of General Psychiatry, 66,* 1214–1220. doi:10.1001/archgenpsychiatry.2009.149.

Cohen, B. E., Marmar, C., Ren, L., Bertenthal, D., & Seal, K. H. (2009b). Association of cardiovascular risk factors with mental health diagnoses in Iraq and Afghanistan War veterans using VA health care. *JAMA, 302,* 489–491. doi:10.1001/jama.2009.1084.

Crawford, E. F., Drescher, K. D., & Rosen, C. S. (2009). Predicting mortality in veterans with posttraumatic stress disorder thirty years after Vietnam. *Journal of Nervous and Mental Disease, 197,* 260–265. doi:10.1097/NMD.0b013e31819dbfce.

Del Gaizo, A. L., Elhai, J. D., & Weaver, T. L. (2011). Posttraumatic stress disorder, poor physical

文　献　*339*

health, and substance use behaviors in a national trauma-exposure sample. *Psychiatry Research, 188*, 390–395. doi:10.1016/j.psychres.2011.03.016.

Dirkzwager, A. J. E., van der Velden, P. G., Grievink, L., & Yzermans, J. (2007). Disaster-related posttraumatic stress disorder and physical health. *Psychosomatic Medicine, 69*, 435–440. doi:10.1097/PSY.0b013e318052e20a.

Drescher, K. D., Rosen, C. S., Burling, T. A., & Foy, D. W. (2003). Causes of death among male veterans who received residential treatment for PTSD. *Journal of Traumatic Stress, 16*, 535–543. doi:10.1023/B:JOTS.0000004076.62793.79.

Druss, B. G., Rohrbaugh, R. M., Levinson, C. M., & Rosenheck, R. A. (2001). Integrated medical care for patients with serious psychiatric illness: A randomized trial. *Archives of General Psychiatry, 58*, 861–868. doi:10.1001/archpsyc.58.9.861.

Dube, S. R., Fairweather, D., Pearson, W. S., Felitti, V. J., Anda, R. F., & Croft, J. B. (2009). Cumulative childhood stress and autoimmune diseases in adults. *Psychosomatic Medicine, 71*, 243–250. doi:10.1097/PSY.0b013e3181907888.

Dunne, R. L., Kenardy, J., & Sterling, M. (2012). A randomized controlled trial of cognitive-behavioral therapy for the treatment of PTSD in the context of chronic whiplash. *Clinical Journal of Pain, 28*, 755–765. doi:10.1097/AJP.0b013e318243e16b.

Edwards, W. S., Winn, D. M., Kurlantzick, V., Sheridan, S., Berk, M. L., Retchin, S., et al. (1994). *Evaluation of National Health Interview Survey diagnostic reporting.* Hyattsville: National Center for Health Statistics.

Engelhard, I. M., van den Hout, M. A., Weerts, J., Hox, J. J., & vanDoornen, L. J. P. (2009). A prospective study of the relation between posttraumatic stress and physical health symptoms. *International Journal of Clinical and Health Psychology, 9*, 365–372.

Felitti, V. J., Anda, R. F., Norenberg, D., Williamson, D. F., Spitz, A. M., Edwards, V., Koss, M. P., & Marks, J. S. (1998). Relationship of childhood abuse and household dysfunction to many of the leading causes of death in adults. *American Journal of Preventative Medicine, 14*, 245–258. doi:10.1016/S0749-3797(98)00017-8.

Flood, A. M., McDevitt-Murphy, M. E., Weathers, F. W., Eakin, D. E., & Benson, T. A. (2009). Substance use behaviors as a mediator between posttraumatic stress disorder and physical health in trauma-exposed college students. *Journal of Behavioral Medicine, 32*, 234–243. doi:10.1007/s10865-008-9195-y.

Ford, D. (2004). Depression, trauma, and cardiovascular health. In P. P. Schnurr & B. L. Green (Eds.), *Trauma and health: Physical health consequences of exposure to extreme stress* (pp. 73–97). Washington, DC: American Psychological Association.

Friedman, M. J., & McEwen, B. S. (2004). Posttraumatic stress disorder, allostatic load, and medical illness. In P. P. Schnurr & B. L. Green (Eds.), *Trauma and health: Physical health consequences of exposure to extreme stress* (pp. 157–188). Washington, DC: American Psychological Association.

Friedman, M. J., & Schnurr, P. P. (1995). The relationship between PTSD, trauma, and physical health. In M. J. Friedman, D. S. Charney, & A. Y. Deutch (Eds.), *Neurobiological and clinical consequences of stress: From normal adaptation to PTSD* (pp. 507–527). Philadelphia: Lippincott-Raven.

Galovksi, T. E., Monson, C., Bruce, S. E., & Resick, P. A. (2009). Does cognitive-behavioral therapy for PTSD improve perceived health and sleep impairment? *Journal of Traumatic Stress, 22*, 197–204. doi:10.1002/jts.20418.

Gill, J. M., Szanton, S., Taylor, T. J., Page, G. G., & Campbell, J. C. (2009). Medical conditions and symptoms associated with posttraumatic stress disorder in low-income urban women. *Journal of Women's Health, 18*, 261–267. doi:10.1089/jwh.2008.0914.

Glaesmer, H., Brahler, E., Gundel, H., & Riedel-Heller, S. G. (2011). The association of traumatic experiences and posttraumatic stress disorder with physical morbidity in old age: A German population-based study. *Psychosomatic Medicine, 73*, 401–406. doi:10.1097/PSY.0b013e31821b47e8.

Glover, D. A., Stuber, M., & Poland, R. E. (2006). Allostatic load in women with and without PTSD symptoms. *Psychiatry, 69*, 191–203. doi:10.1521/psyc.2006.69.3.191.

Green, B. L., & Kimerling, R. (2004). Trauma, posttraumatic stress disorder, and health status. In P. P. Schnurr & B. L. Green (Eds.), *Trauma and health: Physical health consequences of exposure to extreme stress* (pp. 13–42). Washington, DC: American Psychological Association.

Green, B. L., Kaltman, S., Frank, L., Glennie, M., Subramanian, A., Fritts-Wilson, M., Neptune, D., & Chung, J. (2011). Primary care providers' experiences with trauma patients: A qualitative study. *Psychological Trauma: Theory, Research, Practice, and Policy, 3*, 37–41. doi:10.1037/a0020097.

Guo, M., Liu, T., Guo, J.-C., Jiang, X.-L., Chen, F., & Gao, Y.-S. (2012). Study on serum cytokine levels in posttraumatic stress disorder patients. *Asian Pacific Journal of Tropical Medicine, 5*, 323–325. doi:10.1016/S1995-7645(12)60048-0.

Hamer, M., Batty, G. D., Stamatakis, E., & Kivimaki, M. (2010). The combined influence of hypertension and common mental disorder on all-cause and cardiovascular disease mortality. *Journal of Hypertension, 28*, 2401–2406. doi:10.1097/HJH.0b013e32833e9d7c.

Heppner, P. S., Crawford, E. F., Haji, U., Afari, N., Hauger, R. L., Dashevsky, B. A., Horn, P. S., Nunnink, S. E., & Baker, D. G. (2009). The association of posttraumatic stress disorder and metabolic syndrome: A study of increased health risk in veterans. *BMC Medicine, 7*, 1–8. doi:10.1186/1741-7015-7-1.

Jin, H., Lanouette, N. M., Mudaliar, S., Henry, R., Folsom, D. P., Khandrika, S., Glorioso, D. K., & Jeste, D. (2009). Association of posttraumatic stress disorder with increased prevalence of metabolic syndrome. *Journal of Clinical Psychopharmacology, 29*, 210–215. doi:10.1097/JCP.0b013e3181a45ed0.

Kang, H. K., Bullman, T. A., & Taylor, J. T. (2006). Risk of selected cardiovascular diseases and posttraumatic stress disorder among former World War II prisoners of war. *Annals of Epidemiology, 16*, 381–386. doi:10.1016/j.annepidem.2005.03.004.

Kasprow, W. J., & Rosenheck, R. (2000). Mortality among homeless and nonhomeless mentally ill veterans. *Journal of Nervous and Mental Disease, 188*, 141–147. doi:10.1097/00005053-200003000-00003.

Kibler, J. L., Joshi, K., & Ma, M. (2008). Hypertension in relation to posttraumatic stress disorder and depression in the US National Comorbidity Survey. *Behavioral Medicine, 34*, 125–131. doi:10.3200/BMED. 34.4.125-132.

Kilpatrick, D. G., Resnick, H., & Acierno, R. (1997). Health impact of interpersonal violence 3: Implications for clinical practice and public policy. *Behavioral Medicine, 23*, 79–85. doi:10.1080/08964289709596731.

Kimerling, R., Calhoun, K. S., Forehand, R., Armistead, L., Morse, E., Morse, P., Clark, R., & Clark, L. (1999). Traumatic stress in HIV-infected women. *AIDS Education and Prevention, 11*, 321–330.

Kubzansky, L. D., Koenen, K. C., Spiro, A., Vokonas, P. S., & Sparrow, D. (2007). Prospective study of posttraumatic stress disorder symptoms and coronary heart disease in the Normative Aging Study. *Archives of General Psychiatry, 64*, 109–116. doi:10.1001/archpsyc.64.1.109.

Kubzansky, L. D., Koenen, K. C., Jones, C., & Eaton, W. W. (2009). A prospective study of posttraumatic stress disorder symptoms and coronary heart disease in women. *Health Psychology, 28*, 125–130. doi:10.1037/0278-6133.28.1.125.

Kubzansky, L. D., Bordelois, P., Hee, J. J., Robert, A. L., Cerda, M., Bluestone, N., & Koenen, K. C. (2013). The weight of traumatic stress: A prospective study of posttraumatic stress disorder symptoms and weight status in women. *JAMA Psychiatry*. doi:10.1001/jamapsychiatry.2013.2798.

Liebschutz, J., Saitz, R., Brower, V., Keane, T. M., Lloyd-Travaglini, C., Averbuch, T., & Samet, J. H. (2007). PTSD in urban primary care: High prevalence and low physician recognition. *Journal of General Internal Medicine, 22*, 719–726. doi:10.1007/s11606-007-0161-0.

Löwe, B., Kroenke, K., Spitzer, R. L., Williams, J. B. W., Mussell, M., Rose, M., Wingenfeld, K., Sauer, N., & Spitzer, C. (2010). Trauma exposure and posttraumatic stress disorder in primary care patients: Cross-sectional criterion standard study. *Journal of Clinical Psychiatry, 72*, 304–312. doi:10.4088/JCP.09m05290blu.

Magruder, K. M., & Yeager, D. E. (2008). Patient factors relating to detection of posttraumatic stress disorder in Department of Veterans Affairs primary care settings. *Journal of Rehabilitation Research & Development, 45*, 371–382. doi:10.1682/JRRD.2007.06.0091.

Malik, M. L., Connor, K. M., Sutherland, S. M., Smith, R. D., Davison, R. M., & Davidson, J. R. T. (1999). Quality of life and posttraumatic stress disorder: A pilot study assessing changes in SF-36 scores before and after treatment in a placebo-controlled trial of fluoxetine. *Journal of Traumatic Stress, 12*, 387–393. doi:10.1023/A:1024745030140.

Marciniak, M. D., Lage, M. J., Dunayevich, E., Russell, J. M., Bowman, L., Landbloom, R. P., & Levine, L. R. (2005). The cost of treating anxiety: the medical and demographic correlates that impact total medical costs. *Depression and Anxiety, 12*, 178–184. doi:10.1002/da.20074.

Marshall, R. P., Jorm, A. F., Grayson, D. A., & O'Toole, B. I. (2000). Medical-care costs associated with posttraumatic stress disorder in Vietnam veterans. *Australian and New Zealand Journal of Psychiatry, 34*, 954–962. doi:10.1046/j.1440-1614.2000.00831.x.

McEwen, B. S., & Stellar, E. (1993). Stress and the individual: Mechanisms leading to disease. *Archives of Internal Medicine, 153*, 2093–2101. doi:10.1001/archinte.1993.00410180039004.

McFall, M., Saxon, A. J., Malte, C. A., Chow, B., Bailey, S., Baker, D. G., Beckham, J. C., Boardman, K. D., Carmody, T. P., Joseph, A. M., Smith, M. W., Shih, M. C., Lu, Y., Holodniy, M., Lavori, P. W., & CSP 519 Study Team. (2010). Integrating tobacco cessation into mental health care for posttraumatic stress disorder: A randomized controlled trial. *JAMA, 304*, 2485–2493. doi:10.1001/jama.2010.1769.

Mikuls, T. R., Padala, P. R., Sayles, H. R., Yu, F., Michaud, K., Caplan, L., Kerr, G. S., Reimold, A., Cannon, G. W., Richards, J. S., Lazaro, D., Thiele, G. M., & Boscarino, J. (2013). Prospective study of posttraumatic stress disorder and disease activity outcome sin US veterans with rheumatoid arthritis. *Arthritis Care & Research, 65*, 227–234. doi:10.1002/acr.21778.

Moeller-Bertram, T., Afari, N., Mostoufi, S., Fink, D. S., Johnson Wright, L., & Baker, D. G. (2013). Specific pain complaints in Iraq and Afghanistan veterans screening positive for posttraumatic stress disorder. *Psychosomatics.* doi:10.1016/j.psym.2013.01.011.

Nazarian, D., Kimerling, R., & Frayne, S. M. (2012). Posttraumatic stress disorder, substance use disorders, and medical comorbidity among returning U.S. veterans. *Journal of Traumatic Stress, 25*, 220–225. doi:10.1001/archinte.1993.00410180039004.

Neuner, F., Lamaro Onyut, P., Ertl, V., Odenwald, M., Schauer, E., & Elbert, T. (2008). Treatment of posttraumatic stress disorder by trained lay counselors in an African refugee settlement: A randomized controlled trial. *Journal of Consulting and Clinical Psychology, 76*, 686–694. doi:10.1037/0022-006X.76.4.686.

Norman, S. B., Means-Christensen, A. J., Craske, M. G., Sherbourne, C. D., Roy-Byrne, P. P., & Stein, M. B. (2006). Associations between psychological trauma and physical illness in primary care. *Journal of Traumatic Stress, 19*, 461–470. doi:10.1002/jts.20129.

O'Toole, B. I., & Catts, S. V. (2008). Trauma, PTSD, and physical health: An epidemiological study of Australian Vietnam veterans. *Journal of Psychosomatic Research, 64*, 33–40. doi:10.1016/j.jpsychores.2007.07.006.

O'Toole, B. I., Catts, S. V., Outram, S., Pierse, K. R., & Cockburn, J. (2010). Factors associated with civilian mortality in Australian Vietnam veterans three decades after the war. *Military*

Medicine, 175, 88–95. doi:10.1093/aje/kwp146.

Pace, T. W., Wingenfeld, K., Schmidt, I. M., Meinlschmidt, G., Hellhammer, D. H., & Heim, C. M. (2012). Increased peripheral NF-κB pathway activity in women with childhood abuse-related posttraumatic stress disorder. *Brain, Behavior, and Immunity, 26,* 13–17. doi:10.1016/j. bbi.2011.07.232.

Pacella, M. L., Hruska, B., & Delahanty, D. L. (2013). The physical health consequences of PTSD and PTSD symptoms: A meta-analytic review. *Journal of Anxiety Disorder, 27,* 33–46. doi:10.1016/j.janxdis.2012.08.004.

Paras, M. L., Murad, M. H., Chen, L. P., Goranson, E. N., Sattler, A. L., Colbenson, K. M., Elamin, M. B., Seime, R. J., Prokop, L. J., & Zirakzadeh, A. (2009). Sexual abuse and lifetime diagnosis of somatic disorders: A systematic review and meta-analysis. *JAMA, 302,* 550–561. doi:10.1001/jama.2009.1091.

Pennebaker, J. (2000). Psychological factors influencing the reporting of physical symptoms. In A. A. Stone, J. S. Turkkan, C. A. Bachrach, J. B. Jobe, H. S. Kurtzman, & V. S. Cain (Eds.), *The science of self-report: Implications for research and practice* (pp. 299–315). Mahwah: Erlbaum.

Possemato, K., Wade, M., Andersen, J., & Ouimette, P. (2010). The impact of PTSD, depression, and substance use disorders on disease burden and health care utilization among OEF/OIF veterans. *Psychological Trauma: Theory, Research, Practice, and Policy, 2,* 218–223. doi:10.1037/a0019236.

Poundja, J., Fikretoglu, D., & Brunet, A. (2006). The co-occurrence of posttraumatic stress disorder symptoms and pain: Is depression a mediator? *Journal of Traumatic Stress, 19,* 747–751. doi:10.1002/jts.20151.

Rauch, S. A. M., Grunfeld, T. E. E., Yadin, E., Cahill, S. P., Hembree, E., & Foa, E. B. (2009). Changes in reported physical health symptoms and social function with Prolonged Exposure therapy for chronic posttraumatic stress disorder. *Depression and Anxiety, 26,* 732–738.

Rheingold, A. A., Acierno, R., & Resnick, H. S. (2004). Trauma, posttraumatic stress disorder, and health risk behaviors. In P. P. Schnurr & B. L. Green (Eds.), *Trauma and health: Physical health consequences of exposure to extreme stress* (pp. 217–243). Washington, DC: American Psychological Association.

Roy-Byrne, P., Craske, M. G., Sullivan, G., Rose, R. D., Edlund, M. J., Lang, A. J., Bystritsky, A., Welch, S. S., Chavira, D. A., Golinelli, D., Campbell-Sills, L., Sherbourne, C. D., & Stein, M. B. (2010). Delivery of evidence-based treatment for multiple anxiety disorders in primary care: A randomized controlled trial. *JAMA, 303,* 1921–1928. doi:10.1001/jama.2010.608.

Samson, A. Y., Bensen, S., Beck, A., Price, D., & Nimmer, C. (1999). Posttraumatic stress disorder in primary care. *Journal of Family Practice, 48,* 222–227.

Sareen, J., Cox, B. J., Clara, I., & Asmundson, G. J. G. (2005). The relationship between anxiety disorders and physical disorders in the U.S. National Comorbidity Survey. *Depression and Anxiety, 21,* 193–202. doi:10.1002/da.20072.

Schnurr, P. P., & Green, B. L. (2004). Understanding relationships among trauma, posttraumatic stress disorder, and health outcomes. In P. P. Schnurr & B. L. Green (Eds.), *Trauma and health: Physical health consequences of exposure to extreme stress* (pp. 247–275). Washington, DC: American Psychological Association.

Schnurr, P. P., & Jankowski, M. K. (1999). Physical health and post-traumatic stress disorder: Review and synthesis. *Seminars in Clinical Neuropsychiatry, 4,* 295–304.

Schnurr, P. P., & Spiro, A. (1999). Combat exposure, posttraumatic stress disorder symptoms, and health behaviors as predictors of self-reported physical health in older veterans. *Journal of Nervous and Mental Disease, 187,* 353–359. doi:10.1097/00005053-199906000-00004.

Schnurr, P. P., Friedman, M. J., Sengupta, A., Jankowski, M. K., & Holmes, T. (2000a). PTSD and utilization of medical treatment services among male Vietnam veterans. *Journal of Nervous and Mental Disease, 188,* 496–504.

Schnurr, P. P., Spiro, A., & Paris, A. H. (2000b). Physician-diagnosed medical disorders in relation to PTSD symptoms in older male military veterans. *Health Psychology, 19,* 91–97. doi:10.1037/0278-6133.19.1.91.

Schnurr, P. P., Friedman, M. J., Engel, C. C., Foa, E. B., Shea, M. T., Chow, B. K., Resick, P. A., Thurston, V., Orsillo, S. M., Haug, R., Turner, C., & Bernardy, N. (2007a). Cognitive-behavioral therapy for posttraumatic stress disorder in women: A randomized controlled trial. *JAMA, 297,* 820–830. doi:10.1001/jama.297.8.820.

Schnurr, P. P., Green, B. L., & Kaltman, S. (2007b). Trauma exposure and physical health. In M. J. Friedman, T. M. Keane, & P. A. Resick (Eds.), *Handbook of PTSD: Science and practice* (pp. 406–424). New York: Guilford.

Schnurr, P. P., Friedman, M. J., Oxman, T. E., Dietrich, A. J., Smith, M. W., Shiner, B., Forshay, E., Gui, J., & Thurston, V. (2013). RESPECT-PTSD: Re-engineering systems for the primary care treatment of PTSD, a randomized controlled trial. *Journal of General Internal Medicine, 28,* 32–40. doi:10.1007/s11606-012-2166-6.

Schnurr, P. P., Schuster-Wachen, J., Green, B. L., & Kaltman, S. (in press). Trauma exposure and physical health. In M. J. Friedman, T. M. Keane, & P. A. Resick (Eds.), *Handbook of PTSD: Science and practice* (2nd edition). New York: Guilford.

Schuster-Wachen, J., Shipherd, J. C., Suvak, M., Vogt, D., King, L. A., & King, D. W. (2013). Posttraumatic stress symptomatology as a mediator of the relationship between warzone exposure and physical health symptoms in men and women. *Journal of Traumatic Stress, 26,* 319–328. doi:10.1002/jts.21818.

Scott, K. M., Von Korff, M., Angermeyer, M. C., Benjet, C., Bruffaerts, R., de Girolamo, G., & Kessler, R. C. (2011). Association of childhood adversities and early-onset mental disorders with adult-onset chronic physical conditions. *Archives of General Psychiatry, 68,* 838–844. doi:10.1001/archgenpsychiatry.2011.77.

Seng, J. S., Clark, M. K., McCarthy, A., & Ronis, D. L. (2006). PTSD and physical comorbidity among women receiving Medicaid: Results from service use data. *Journal of Traumatic Stress, 19,* 45–56. doi:10.1002/jts.20097.

Sibai, A. M., Armenian, H. K., & Alam, S. (1989). Wartime determinants of arteriographically confirmed coronary artery disease in Beirut. *American Journal of Epidemiology, 130,* 623–631.

Sibai, A. M., Fletcher, A., & Armenian, H. K. (2001). Variations in the impact of long-term wartime stressors on mortality among the middle-aged and older population in Beirut, Lebanon, 1983–1993. *American Journal of Epidemiology, 154,* 128–137. doi:10.1093/aje/154.2.128.

Sjahid, S. I., van der Linden, P. D., & Stricker, B. H. C. (1998). Agreement between the pharmacy medication history and patient interview for cardiovascular drugs: The Rotterdam elderly study. *British Journal of Clinical Pharmacology, 45,* 591–595. doi:10.1046/j.1365-2125.1998.00716.x.

Spitzer, C., Barnow, S., Volzke, H., John, U., Freyberger, H. J., & Grabe, H. J. (2009). Trauma, posttraumatic stress disorder, and physical illness: Findings from the general population. *Psychosomatic Medicine, 71,* 1012–1017.

Spitzer, C., Barnow, S., Volzke, H., Wallaschofski, H., John, U., Freyberger, H. J., Löwe, B., & Grabe, H. J. (2010). Association of posttraumatic stress disorder with low-grade elevation of C-reactive protein: Evidence from the general population. *Journal of Psychiatric Research, 44,* 15–21. doi:10.1016/j.jpsychires.2009.06.002.

Spitzer, C., Koch, B., Grabe, H. J., Ewert, R., Barnow, S., Felix, S. B., Ittermann, T., Obst, A., Völzke, H., Gläser, S., & Schaper, C. (2011). Association of airflow limitation with trauma exposure and posttraumatic stress disorder. *European Respiratory Journal, 37,* 1068–1075. doi:10.1097/PSY.0b013e3181bc76b5.

Taft, C. T., Stern, A. S., King, L. A., & King, D. W. (1999). Modeling physical health and functional health status: The role of combat exposure, posttraumatic stress disorder, and personal resource attributes. *Journal of Traumatic Stress, 12*, 3–23. doi:10.1023/A:1024786030358.

Tansill, E. C., Edwards, K. M., Kearns, M. C., Gidycz, C. A., & Calhoun, K. S. (2012). The mediating role of trauma-related symptoms in the relationship between sexual victimization and physical health symptomatology in undergraduate women. *Journal of Traumatic Stress, 25*, 79–85. doi:10.1002/jts.21666.

Vaccarino, V., Goldberg, J., Rooks, C., Shah, A. J., Veledar, E., Faber, T. L., Votaw, J. R., Forsberg, C. W., & Bremner, J. D. (2013). Posttraumatic stress disorder and incidence of coronary heart disease: A twin study. *Journal of the American College of Cardiology, 62*, 970–978. doi:10.1016/j.jacc.2013.04.085.

Vasterling, J. J., Schumm, J., Proctor, S. P., Gentry, E., King, D. W., & King, L. A. (2008). Posttraumatic stress disorder and health functioning in a non-treatment-seeking sample of Iraq war veterans: A prospective analysis. *Journal of Rehabilitation Research and Development, 45*, 347–358. doi:10.1682/JRRD.2007.05.0077.

Walker, E. A., Gelfand, A. N., Katon, W. J., Koss, M. P., Von Korff, M., Bernstein, D. E., & Russo, J. (1999). Adult health status of women with histories of childhood abuse and neglect. *American Journal of Medicine, 107*, 332–339. doi:10.1016/S0002-9343(99)00235-1.

Walker, E. A., Newman, E., & Koss, M. P. (2004). Costs and health care utilization associated with traumatic experiences. In P. P. Schnurr & B. L. Green (Eds.), *Trauma and health: Physical health consequences of exposure to extreme stress* (pp. 43–69). Washington, DC: American Psychological Association.

Wallihan, D. B., Stump, T. E., & Callahan, C. M. (1999). Accuracy of self-reported health service use and patterns of self-care among urban older adults. *Medical Care, 37*, 662–670.

Watson, D., & Pennebaker, J. W. (1989). Health complaints, stress, and distress: Exploring the central role of negative affectivity. *Psychological Review, 96*, 234–254. doi:10.1037/0033-295X.96.2.234.

Weiss, T., Skelton, K., Phifer, J., Jovanovic, T., Gillespie, C. F., Smith, A., Umpierrez, G., Bradley, B., & Ressler, K. J. (2011). Posttraumatic stress disorder is a risk factor for metabolic syndrome in an impoverished urban population. *General Hospital Psychiatry, 33*, 135–142. doi:10.1016/j.genhosppsych.2011.01.002.

Wilson, I. B., & Cleary, P. D. (1995). Linking clinical variables with health-related quality of life. *JAMA, 273*, 59–65. doi:10.1001/jama.1995.03520250075037.

Wolfe, J., Schnurr, P. P., Brown, P. J., & Furey, J. (1994). Posttraumatic stress disorder and warzone exposure as correlates of perceived health in female Vietnam War veterans. *Journal of Consulting and Clinical Psychology, 62*, 1235–1240. doi:10.1037/0022-006X.62.6.1235.

Writing Committee for the ENRICHD Investigators. (2003). Effect of treating depression and low perceived social support on clinical events after myocardial infarction: The Enhancing Recovery in Coronary Heart Disease Patients (ENRICHD) randomized trial. *JAMA, 289*, 3106–3116. doi:10.1001/jama.289.23.3106.

Zen, A. L., Whooley, M. A., Zhao, S., & Cohen, B. E. (2012). Posttraumatic stress disorder is associated with poor health behaviors: Findings from the Heart and Soul Study. *Health Psychology, 31*, 194–201. doi:10.1037/a0025989.

第 3 章

Adler, A. B., Litz, B. T., Castro, C. A., Suvak, M., Thomas, J. L., Burrell, L., et al. (2008). A group randomized trial of critical incident stress debriefing provided to U.S. peacekeepers. *Journal of Traumatic Stress, 21*, 253–263.

Bisson, J., & Andrew, M. (2007). Psychological treatment of post-traumatic stress disorder

(PTSD). *Cochrane Database System Review,* (3), CD003388.

Bisson, J. I., Jenkins, P. L., Alexander, J., & Bannister, C. (1997). Randomised controlled trial of psychological debriefing for victims of acute burn trauma. *British Journal of Psychiatry, 171,* 78–81.

Bisson, J. I., Shepherd, J. P., Joy, D., Probert, R., & Newcombe, R. G. (2004). Early cognitive-behavioural therapy for post-traumatic stress symptoms after physical injury. Randomised controlled trial. [see comment]. *British Journal of Psychiatry, 184,* 63–69.

Bisson, J. I., Brayne, M., Ochberg, F. M., & Everly, G. S. (2007). Early psychosocial intervention following traumatic events. *American Journal of Psychiatry, 164*(7), 1016–1019.

Bisson, J. I., Tavakoly, B., Witteveen, A. B., Ajdukovic, D., Jehel, L., Johansen, V. J., Nordanger, D., Orengo Garcia, F., Punamaki, R. L., Schnyder, U., Sezgin, A. U., Wittmann, L., & Olff, M. (2010). TENTS guidelines: Development of post-disaster psychosocial care guidelines through a Delphi process. *British Journal of Psychiatry, 196*(1), 69–74.

Blanchard, E. B., Hickling, E. J., Barton, K. A., & Taylor, A. E. (1996). One-year prospective follow-up of motor vehicle accident victims. *Behaviour Research and Therapy, 34*(10), 775–786.

Bonanno, G. A., Mancini, A. D., Horton, J. L., Powell, T. M., Leardmann, C. A., Boyko, E. J., et al. (2012). Trajectories of trauma symptoms and resilience in deployed U.S. military service members: Prospective cohort study. *British Journal of Psychiatry, 200*(4), 317–323.

Bradley, R., Greene, J., Russ, E., Dutra, L., & Westen, D. (2005). A multidimensional meta-analysis of psychotherapy for PTSD. *American Journal of Psychiatry, 162*(2), 214–227.

Brewin, C. R., Scragg, P., Robertson, M., Thompson, M., d'Ardenne, P., & Ehlers, A. (2008). Promoting mental health following the London bombings: A screen and treat approach. *Journal of Traumatic Stress, 21*(1), 3–8.

Brewin, C. R., Fuchkan, N., Huntley, Z., Robertson, M., Thompson, M., Scragg, P., d'Ardenne, P., & Ehlers, A. (2010). Outreach and screening following the 2005 London bombings: Usage and outcomes. *Psychological Medicine, 40*(12), 2049–2057.

Bryant, R. A. (2011). Acute stress disorder as a predictor of posttraumatic stress disorder: A systematic review. *Journal of Clinical Psychiatry, 72*(2), 233–239.

Bryant, R. A., & Harvey, A. G. (2000). *Acute stress disorder: A handbook of theory, assessment, and treatment.* Washington, DC: American Psychological Association.

Bryant, R. A., Harvey, A. G., Dang, S. T., Sackville, T., & Basten, C. (1998). Treatment of acute stress disorder: A comparison of cognitive-behavioral therapy and supportive counseling. *Journal of Consulting and Clinical Psychology, 66*(5), 862–866.

Bryant, R. A., Sackville, T., Dang, S. T., Moulds, M., & Guthrie, R. (1999). Treating acute stress disorder: An evaluation of cognitive behavior therapy and supportive counseling techniques. *American Journal of Psychiatry, 156*(11), 1780–1786.

Bryant, R. A., Guthrie, R. M., & Moulds, M. L. (2001). Hypnotizability in acute stress disorder. *American Journal of Psychiatry, 158*(4), 600–604.

Bryant, R. A., Moulds, M., Guthrie, R., & Nixon, R. D. (2003a). Treating acute stress disorder following mild traumatic brain injury. *American Journal of Psychiatry, 160*(3), 585–587.

Bryant, R. A., Moulds, M. L., & Nixon, R. V. (2003b). Cognitive behaviour therapy of acute stress disorder: A four-year follow-up. *Behaviour Research and Therapy, 41*(4), 489–494.

Bryant, R. A., Moulds, M. L., Guthrie, R. M., & Nixon, R. D. (2005). The additive benefit of hypnosis and cognitive-behavioral therapy in treating acute stress disorder. *Journal of Consulting and Clinical Psychology, 73*(2), 334–340.

Bryant, R. A., Creamer, M., O'Donnell, M., Silove, D., & McFarlane, A. C. (2008a). A multisite study of initial respiration rate and heart rate as predictors of posttraumatic stress disorder. *Journal of Clinical Psychiatry, 69*(11), 1694–1701.

Bryant, R. A., Mastrodomenico, J., Felmingham, K. L., Hopwood, S., Kenny, L., Kandris, E., et al.

(2008b). Treatment of acute stress disorder: A randomized controlled trial. *Archives of General Psychiatry, 65*(6), 659–667.

Bryant, R. A., Creamer, M., O'Donnell, M., Silove, D., & McFarlane, A. C. (2009). A study of the protective function of acute morphine administration on subsequent posttraumatic stress disorder. *Biological Psychiatry, 65*(5), 438–440.

Bryant, R. A., O'Donnell, M., Creamer, M., McFarlane, A. C., & Silove, D. (2013). A multi-site analysis of the fluctuating course of posttraumatic stress disorder. *JAMA Psychiatry, 70*, 839–846.

Brymer, M., Layne, C., Pynoos, R., Ruzek, J. I., Steinberg, A., Vernberg, E., & Watson, P. J. (2006). *Psychological first aid: field operations guide.* Washington, DC: US Department of Health and Human Services.

Bugg, A., Turpin, G., Mason, S., & Scholes, C. (2009). A randomised controlled trial of the effectiveness of writing as a self-help intervention for traumatic injury patients at risk of developing post-traumatic stress disorder. *Behaviour Research and Therapy, 47*(1), 6–12.

Carlier, I. V., Voerman, A. E., & Gersons, B. P. (2000). The influence of occupational debriefing on post-traumatic stress symptomatology in traumatized police officers. *British Journal of Medical Psychology, 73*(Pt 1), 87–98.

Clark, A. G., Jovic, R., Ornellas, M. R., & Weller, M. (1972). Brain microsomal protein kinase in the chronically morphinized rat. *Biochemical Pharmacology, 21*(14), 1989–1990.

Cohen, H., Matar, M. A., Buskila, D., Kaplan, Z., & Zohar, J. (2008). Early post-stressor intervention with high-dose corticosterone attenuates posttraumatic stress response in an animal model of posttraumatic stress disorder. *Biological Psychiatry, 64*(8), 708–717.

deRoon-Cassini, T. A., Mancini, A. D., Rusch, M. D., & Bonanno, G. A. (2010). Psychopathology and resilience following traumatic injury: A latent growth mixture model analysis. *Rehabilitation Psychology, 55*(1), 1–11.

Echeburua, E., de Corral, P., Sarasua, B., & Zubizarreta, I. (1996). Treatment of acute posttraumatic stress disorder in rape victims: An experimental study. *Journal of Anxiety Disorders, 10*(3), 185–199.

Ehlers, A., Clark, D. M., Hackmann, A., McManus, F., Fennell, M., Herbert, C., & Mayou, R. (2003). A randomized controlled trial of cognitive therapy, a self-help booklet, and repeated assessments as early interventions for posttraumatic stress disorder. *Archives of General Psychiatry, 60*(10), 1024–1032.

Ehring, T., Ehlers, A., & Glucksman, E. (2008). Do cognitive models help in predicting the severity of posttraumatic stress disorder, phobia, and depression after motor vehicle accidents? A prospective longitudinal study. *Journal of Consulting and Clinical Psychology, 76*(2), 219–230.

Everly, G. S., Jr., & Mitchell, J. T. (1999). *Critical Incident Stress Management (CISM): A new era and standard of care in crisis intervention* (2nd ed.). Ellicott City: Chevron.

Felmingham, K. L., & Bryant, R. A. (2012). Gender differences in the maintenance of response to cognitive behavior therapy for posttraumatic stress disorder. *Journal of Consulting and Clinical Psychology, 80*(2), 196–200.

Foa, E. B., & Rothbaum, B. O. (1998). *Treating the trauma of rape: Cognitive-behavioral therapy for PTSD.* New York: Guilford Press.

Foa, E. B., Hearst Ikeda, D., & Perry, K. J. (1995). Evaluation of a brief cognitive-behavioral program for the prevention of chronic PTSD in recent assault victims. *Journal of Consulting and Clinical Psychology, 63*(6), 948–955.

Foa, E. B., Zoellner, L. A., & Feeny, N. C. (2006). An evaluation of three brief programs for facilitating recovery after assault. *Journal of Traumatic Stress, 19*(1), 29–43.

Foa, E. B., Keane, T. M., Friedman, M. J., & Cohen, J. A. (Eds.). (2009). *Effective treatments for PTSD: Practice guidelines from the International Society of Traumatic Stress Studies* (2nd ed.).

New York: Guilford.

Forbes, D. (2009). Psychological support and treatment for victims of Victoria's bushfires. *InPsych, 4*, 10–11.

Forbes, D., Fletcher, S., Wolfgang, B., Varker, T., Creamer, M., Brymer, M. J., et al. (2010). Practitioner perceptions of skills for psychological recovery: A training programme for health practitioners in the aftermath of the Victorian bushfires. *Australian and New Zealand Journal of Psychiatry, 44*(12), 1105–1111.

Frank, E., Anderson, B., Stewart, B. D., Dancu, C., Hughes, C., & West, D. (1988). Efficacy of cognitive behavior therapy and systematic desensitization in the treatment of rape trauma. *Behavior Therapy, 19*, 403–420.

Galea, S., Vlahov, D., Resnick, H., Ahern, J., Susser, E., Gold, J., et al. (2003). Trends of probable post-traumatic stress disorder in New York City after the September 11 terrorist attacks. *American Journal of Epidemiology, 158*(6), 514–524.

Gidron, Y., Gal, R., Freedman, S., Twiser, I., Lauden, A., Snir, Y., & Benjamin, J. (2001). Translating research findings to PTSD prevention: Results of a randomized-controlled pilot study. *Journal of Traumatic Stress, 14*(4), 773–780.

Holbrook, T. L., Galarneau, M. R., Dye, J. L., Quinn, K., & Dougherty, A. L. (2010). Morphine use after combat injury in Iraq and post-traumatic stress disorder. *New England Journal of Medicine, 362*, 110–117.

Inter-Agency Standing Committee. (2007). *IASC guidelines on mental health and psychosocial support in emergency settings*. Geneva: IASC.

Kessler, R. C., Galea, S., Gruber, M. J., Sampson, N. A., Ursano, R. J., & Wessely, S. (2008). Trends in mental illness and suicidality after Hurricane Katrina. *Molecular Psychiatry, 13*(4), 374–384.

Kilpatrick, D. G., & Veronen, L. J. (1984). Treatment for rape-related problems: Crisis intervention is not enough. In W. L. Clariborn, L. H. Cohen, & C. A. Spector (Eds.), *Crisis intervention* (2nd ed., pp. 165–185). New York: Human Sciences Press.

Lindauer, R. J. L., Gersons, B. P. R., van Meijel, E. P. M., Blom, K., Carlier, I. V. E., Vrijlandt, I., & Olff, M. (2005). Effects of brief eclectic psychotherapy in patients with posttraumatic stress disorder: Randomized clinical trial. *Journal of Traumatic Stress, 18*(3), 205–212.

Mayou, R. A., Ehlers, A., & Hobbs, M. (2000). Psychological debriefing for road traffic accident victims: Three-year follow-up of a randomised controlled trial. *British Journal of Psychiatry, 176*, 589–593.

McNally, G. P., & Westbrook, R. F. (2003). Anterograde amnesia for Pavlovian fear conditioning and the role of one-trial overshadowing: Effects of preconditioning exposures to morphine in the rat. *Journal of Experimental Psychology: Animal Behavior Processes, 29*(3), 222–232.

McNally, R. J., Bryant, R. A., & Ehlers, A. (2003). Does early psychological intervention promote recovery from posttraumatic stress? *Psychological Science in the Public Interest, 4*, 45–79.

Mitchell, J. T. (1983). When disaster strikes: The critical incident stress debriefing process. *Journal of Emergency Medical Services, 8*, 36–39.

Nugent, N. R., Christopher, N. C., Crow, J. P., Browne, L., Ostrowski, S., & Delahanty, D. L. (2010). The efficacy of early propranolol administration at reducing PTSD symptoms in pediatric injury patients: A pilot study. *Journal of Traumatic Stress, 23*(2), 282–287.

O'Donnell, M. L., Lau, W., Tipping, S., Holmes, A. C., Ellen, S., Judson, R., et al. (2012). Stepped early psychological intervention for posttraumatic stress disorder, other anxiety disorders, and depression following serious injury. *Journal of Traumatic Stress, 25*(2), 125–133.

Pietrzak, R. H., Van Ness, P. H., Fried, T. R., Galea, S., & Norris, F. H. (2013). Trajectories of posttraumatic stress symptomatology in older persons affected by a large-magnitude disaster. *Journal of Psychiatric Research, 47*, 520–526.

Pitman, R. K., Sanders, K. M., Zusman, R. M., Healy, A. R., Cheema, F., Lasko, N. B., et al. (2002). Pilot study of secondary prevention of posttraumatic stress disorder with propranolol.

Biological Psychiatry, 51(2), 189–192.

Ponniah, K., & Hollon, S. D. (2009). Empirically supported psychological treatments for adult acute stress disorder and posttraumatic stress disorder: A review. *Depression and Anxiety, 26*(12), 1086–1109.

Post, R. M., Weiss, S. R. B., & Smith, M. A. (1995). Sensitization and kindling. Implications for the evolving neural substrates of post-traumatic stress disorder. In M. J. Friedman, D. S. Charney, & A. Y. Deutch (Eds.), *Neurobiological and clinical consequences of stress: From normal adaptation to PTSD* (pp. 203–224). Philadelphia: Lipincott-Raven.

Rauch, S. L., Shin, L. M., & Phelps, E. A. (2006). Neurocircuitry models of posttraumatic stress disorder and extinction: Human neuroimaging research-past, present, and future. *Biological Psychiatry, 60*(4), 376–382.

Riggs, D. S., Rothbaum, B. O., & Foa, E. B. (1995). A prospective examination of symptoms of posttraumatic stress disorder in victims of nonsexual assault. *Journal of Interpersonal Violence, 10*(2), 201–214.

Robert, R., Blakeney, P. E., Villarreal, C., Rosenberg, L., & Meyer, W. J., III. (1999). Imipramine treatment in pediatric burn patients with symptoms of acute stress disorder: A pilot study. *Journal of the American Academy of Child and Adolescent Psychiatry, 38*(7), 873–882.

Roberts, N. P., Kitchiner, N. J., Kenardy, J., & Bisson, J. I. (2009). Systematic review and meta-analysis of multiple-session early interventions following traumatic events. *American Journal of Psychiatry, 166*(3), 293–301.

Rothbaum, B. O., & Mellman, T. A. (2001). Dreams and exposure therapy in PTSD. *Journal of Traumatic Stress, 14*(3), 481–490.

Rothbaum, B. O., & Schwartz, A. C. (2002). Exposure therapy for posttraumatic stress disorder. *American Journal of Psychotherapy, 56*(1), 59–75.

Rothbaum, B. O., Foa, E. B., Riggs, D. S., Murdock, T., & Walsh, W. (1992). A prospective examination of post-traumatic stress disorder in rape victims. *Journal of Traumatic Stress, 5*(3), 455–475.

Rothbaum, B. O., Kearns, M. C., Price, M., Malcoun, E., Davis, M., Ressler, K. J., et al. (2012). Early intervention may prevent the development of posttraumatic stress disorder: A randomized pilot civilian study with modified prolonged exposure. *Biological Psychiatry, 72*(11), 957–963.

Saxe, G., Stoddard, F., Courtney, D., Cunningham, K., Chawla, N., Sheridan, R., et al. (2001). Relationship between acute morphine and the course of PTSD in children with burns. *Journal of the American Academy of Child & Adolescent Psychiatry, 40*(8), 915–921.

Schelling, G., Kilger, E., Roozendaal, B., de Quervain, D. J. F., Briegel, J., Dagge, A., Kapfhammer, H. P., et al. (2004). Stress doses of hydrocortisone, traumatic memories, and symptoms of post-traumatic stress disorder in patients after cardiac surgery: A randomized study. *Biological Psychiatry, 55*(6), 627–633.

Shalev, A. Y., Sahar, T., Freedman, S., Peri, T., Glick, N., Brandes, D., et al. (1998). A prospective study of heart rate response following trauma and the subsequent development of posttraumatic stress disorder. *Archives of General Psychiatry, 55*(6), 553–559.

Shalev, A. Y., Ankri, Y., Israeli-Shalev, Y., Peleg, T., Adessky, R., & Freedman, S. (2012). Prevention of posttraumatic stress disorder by early treatment: Results from the Jerusalem trauma outreach and prevention study. *Archives of General Psychiatry, 69*(2), 166–176.

Shephard, B. (2000). *A war of nerves: Soldiers and psychiatrists in the twentieth century.* London: Johnathan Cape.

Sijbrandij, M., Olff, M., Reitsma, J. B., Carlier, I. V. E., & Gersons, B. P. R. (2006). Emotional or educational debriefing after psychological trauma: Randomised controlled trial. *British Journal of Psychiatry, 189,* 150–155.

Sijbrandij, M., Olff, M., Reitsma, J. B., Carlier, I. V. E., de Vries, M. H., & Gersons, B. P. R. (2007). Treatment of acute posttraumatic stress disorder with brief cognitive behavioral therapy: A randomized controlled trial. *American Journal of Psychiatry, 164*(1), 82–90.

Smid, G. E., Mooren, T. T., van der Mast, R. C., Gersons, B. P., & Kleber, R. J. (2009). Delayed posttraumatic stress disorder: Systematic review, meta-analysis, and meta-regression analysis of prospective studies. *Journal of Clinical Psychiatry, 70*(11), 1572–1582.

Spiegel, D., Koopmen, C., Cardeña, C., & Classen, C. (1996). Dissociative symptoms in the diagnosis of acute stress disorder. In L. K. Michelson & W. J. Ray (Eds.), *Handbook of dissociation* (pp. 367–380). New York: Plenum Press.

Stein, M. B., Kerridge, C., Dimsdale, J. E., & Hoyt, D. B. (2007). Pharmacotherapy to prevent PTSD: Results from a randomized controlled proof-of-concept trial in physically injured patients. *Journal of Traumatic Stress, 20*(6), 923–932.

Szabo, S. T., de Montigny, C., & Blier, P. (1999). Modulation of noradrenergic neuronal firing by selective serotonin reuptake blockers. *British Journal of Pharmacology, 126*, 568–571.

Vaiva, G., Ducrocq, F., Jezequel, K., Averland, B., Lestavel, P., Brunet, A., & Marmar, C. R. (2003). Immediate treatment with propranolol decreases posttraumatic stress disorder two months after trauma. *Biological Psychiatry, 54*(9), 947–949.

van Griensven, F., Chakkraband, M. L. S., Thienkrua, W., Pengjuntr, W., Cardozo, B. L., Tantipiwatanaskul, P., et al. (2006). Mental health problems among adults in tsunami-affected areas in southern Thailand. *Journal of the American Medical Association, 296*(5), 537–548.

Witteveen, A. B., Bisson, J. I., Ajdukovic, D., Arnberg, F. K., Bergh Johannesson, K., Bolding, H. B., Elklit, A., Jehel, L., Johansen, V. A., Lis-Turlejska, M., Nordanger, D. O., Orengo-García, F., Polak, A. R., Punamaki, R. L., Schnyder, U., Wittmann, L., & Olff, M. (2012). Post-disaster psychosocial services across Europe: The TENTS project. *Social Science and Medicine, 75*(9), 1708–1714.

Zatzick, D. F., Roy-Byrne, P., Russo, J., Rivara, F., Droesch, R., Wagner, A., et al. (2004). A randomized effectiveness trial of stepped collaborative care for acutely injured trauma survivors. *Archives of General Psychiatry, 61*(5), 498–506.

Zatzick, D., Jurkovich, G., Rivara, F. P., Russo, J., Wagner, A., Wang, J., et al. (2013). A randomized stepped care intervention trial targeting posttraumatic stress disorder for surgically hospitalized injury survivors. *Annals of Surgery, 257*(3), 390–399.

Zohar, J., Yahalom, H., Kozlovsky, N., Cwikel-Hamzany, S., Matar, M. A., Kaplan, Z., et al. (2011). High dose hydrocortisone immediately after trauma may alter the trajectory of PTSD: Interplay between clinical and animal studies. *European Neuropsychopharmacology, 21*(11), 796–809.

第 4 章

Asukai, N., Saito, A., Tsuruta, N., Ogami, R., & Kishimoto, J. (2008). Pilot study on prolonged exposure of Japanese patients with posttraumatic stress disorder due to mixed traumatic events. *Journal of Traumatic Stress, 21*, 340–343.

Beidel, D. C., Frueh, B. C., Uhde, T. W., Wong, N., & Mentrikoski, J. M. (2011). Multicomponent behavioral treatment for chronic combat-related posttraumatic stress disorder: A randomized controlled trial. *Journal of Anxiety Disorders, 25*, 224–231.

Bisson, J., & Andrew, M. (2007). Psychological treatment of post-traumatic stress disorder. *Cochrane Database of Systematic Reviews, 8*(2).

Bisson, J. I., Ehlers, A., Matthews, R., Pilling, S., Richards, D., & Turner, S. (2007b). Psychological treatments for chronic post-traumatic stress disorder – Systematic review and meta-analysis.

British Journal of Psychiatry, 190, 97–104.

Boudewyns, P. A., & Hyer, L. (1990). Physiological response to combat memories and preliminary treatment outcome in Vietnam veteran PTSD patients treated with direct therapeutic exposure. *Behavior Therapy, 21*, 63–87.

Bradley, R., Greene, J., Russ, E., Dutra, L., & Westen, D. (2005). A multidimensional meta-analysis of psychotherapy for PTSD. *American Journal of Psychiatry, 162*, 214–227.

Brady, K. T., Dansky, B. S., Back, S. E., Foa, E. B., & Carroll, K. M. (2001). Exposure therapy in the treatment of PTSD among cocaine-dependent individuals: Preliminary findings. *Journal of Substance Abuse Treatment, 21*, 47–54.

Bryant, R. A., Moulds, M. L., Guthrie, R. M., Dang, S. T., & Nixon, R. D. V. (2003). Imaginal exposure alone and imaginal exposure with cognitive restructuring in treatment of posttraumatic stress disorder. *Journal of Consulting and Clinical Psychology, 71*, 706–712.

Bryant, R. A., Moulds, M. L., Guthrie, R. M., Dang, S. T., Mastrodomenico, J., Nixon, R. D. V., Felmingham, K. L., Hopwood, S., & Creamer, M. (2008). A randomized controlled trial of exposure therapy and cognitive restructuring for posttraumatic stress disorder. *Journal of Consulting and Clinical Psychology, 76*, 695–703.

Cahill, S. P., & Foa, E. B. (2007). Psychological theories of PTSD. In M. J. Friedman, T. M. Keane, & P. A. Resick (Eds.), *Handbook of PTSD: Science and practice*. New York: The Guilford Press.

Cahill, S. P., Rauch, S. A., Hembree, E. A., & Foa, E. B. (2003). Effect of cognitive-behavioral treatments for PTSD on anger. *Journal of Cognitive Psychotherapy, 17*, 113–131.

Cahill, S. P., Rothbaum, B. O., Resick, P. A., & Follette, V. (2009). Cognitive-behavioral therapy for adults. In *Effective treatments for PTSD: Practice guidelines from the International Society for Traumatic Stress Studies* (2nd ed.). New York: Guilford Press.

Clarke, S. B., Rizvi, S. L., & Resick, P. A. (2008). Borderline personality characteristics and treatment outcome in cognitive-behavioral treatments for PTSD in female rape victims. *Behavior Therapy, 39*, 72–78.

Cloitre, M., Koenen, K. C., Cohen, L. R., & Han, H. (2002). Skills training in affective and interpersonal regulation followed by exposure: A phase-based treatment for PTSD related to childhood abuse. *Journal of Consulting and Clinical Psychology, 70*, 1067–1074.

Cloitre, M., Stovall-Mcclough, K. C., Nooner, K., Zorbas, P., Cherry, S., Jackson, C. L., Gan, W., & Petkova, E. (2010). Treatment for PTSD Related to Childhood Abuse: A Randomized Controlled Trial. *American Journal of Psychiatry, 167*, 915–924.

Cloitre, M., Petkova, E., Wang, J., & Lu Lassell, F. (2012). An examination of the influence of a sequential treatment on the course and impact of dissociation among women with PTSD related to childhood abuse. *Depression and Anxiety, 29*, 709–717.

Cooper, N. A., & Clum, G. A. (1989). Imaginal flooding as a supplementary treatment for PTSD in combat veterans – A controlled study. *Behavior Therapy, 20*, 381–391.

Davidson, J. R. (2004). Use of benzodiazepines in social anxiety disorder, generalized anxiety disorder, and posttraumatic stress disorder. *Journal of Clinical Psychiatry, 65*(Suppl 5), 29–33.

Difede, J., Malta, L. S., Best, S., Henn-Haase, C., Metzler, T., Bryant, R., & Marmar, C. (2007). A randomized controlled clinical treatment trial for World Trade Center attack-related PTSD in disaster workers. *Journal of Nervous and Mental Disease, 195*, 861–865.

Difede, J., Cukor, J., Wyka, K., Olden, M., Hoffman, H., Lee, F. S., & Altemus, M. (2014). D-cycloserine augmentation of exposure therapy for post-traumatic stress disorder: A pilot randomized clinical trial. *Neuropsychopharmacology, 39*, 1052–1058.

Feeny, N. C., Zoellner, L. A., & Foa, E. B. (2002). Treatment outcome for chronic PTSD among female assault victims with borderline personality characteristics: A preliminary examination. *Journal of Personality Disorders, 16*, 30–40.

Foa, E. B., & Cahill, S. P. (2001). Psychological therapies: Emotional processing. In N. J. Smelser &

P. B. Bates (Eds.), *International encyclopedia of social and behavioral sciences*. Oxford: Elsevier.

Foa, E. B., & Kozak, M. J. (1985). Treatment of anxiety disorders: Implications for psychopathology. In A. H. Tuma & J. D. Maser (Eds.), *Anxiety and the anxiety disorders*. Hillsdale: Erlbaum.

Foa, E. B., & Kozak, M. J. (1986). Emotional processing of fear – Exposure to corrective information. *Psychological Bulletin, 99*, 20–35.

Foa, E. B., & Rothbaum, B. O. (1998). *Treating the trauma of rape: A cognitive behavioral therapy for PTSD*. New York: Guilford.

Foa, E. B., Rothbaum, B. O., Riggs, D. S., & Murdock, T. B. (1991). Treatment of posttraumatic stress disorder in rape victims – A comparison between cognitive behavioral procedures and counseling. *Journal of Consulting and Clinical Psychology, 59*, 715–723.

Foa, E. B., Dancu, C. V., Hembree, E. A., Jaycox, L. H., Meadows, E. A., & Street, G. P. (1999a). A comparison of exposure therapy, stress inoculation training, and their combination for reducing posttraumatic stress disorder in female assault victims. *Journal of Consulting and Clinical Psychology, 67*, 194–200.

Foa, E. B., Ehlers, A., Clark, D. M., Tolin, D. F., & Orsillo, S. M. (1999b). The Posttraumatic Cognitions Inventory (PTCI): Development and validation. *Psychological Assessment, 11*, 303–314.

Foa, E. B., Hembree, E. A., Cahill, S. P., Rauch, S. A. M., Riggs, D. S., Feeny, N. C., & Yadin, E. (2005). Randomized trial of prolonged exposure for posttraumatic stress disorder with and without cognitive restructuring: Outcome at academic and community clinics. *Journal of Consulting and Clinical Psychology, 73*, 953–964.

Foa, E. B., Huppert, J. D., & Cahill, S. P. (2006). Emotional processing theory: An update. In *Pathological anxiety: Emotional processing in etiology and treatment*. New York: Guilford Press.

Foa, E. B., Hembree, E., & Rothbaum, B. O. (2007). *Prolonged exposure therapy for PTSD: Emotional processing of traumatic experiences therapist guide (treatments that work)*. New York: Oxford University Press.

Foa, E. B., Keane, T. M., Friedman, M., & Cohen, J. (2009). *Effective treatments for PTSD: Practice guidelines from the International Society for Traumatic Stress Studies*. New York: Guilford Press.

Foa, E. B., Yusko, D. A., Mclean, C. P., et al. (2013). Concurrent naltrexone and prolonged exposure therapy for patients with comorbid alcohol dependence and PTSD: A randomized clinical trial. *JAMA, 310*, 488–495.

Hagenaars, M. A., van Minnen, A., & Hoogduin, K. A. L. (2010). The impact of dissociation and depression on the efficacy of prolonged exposure treatment for PTSD. *Behaviour Research and Therapy, 48*, 19–27.

Harned, M. S., Pantalone, D. W., Ward-Ciesielski, E. F., Lynch, T. R., & Linehan, M. M. (2011). The prevalence and correlates of sexual risk behaviors and sexually transmitted infections in outpatients with borderline personality disorder. *Journal of Nervous and Mental Disease, 199*, 832–838.

Harned, M. S., Korslund, K. E., Foa, E. B., & Linehan, M. M. (2012). Treating PTSD in suicidal and self-injuring women with borderline personality disorder: Development and preliminary evaluation of a Dialectical Behavior Therapy Prolonged Exposure Protocol. *Behaviour Research and Therapy, 50*, 381–386.

Harned, M. S., Korslund, K. E., & Linehan, M. M. (2014). A pilot randomized controlled trial of Dialectical Behavior Therapy with and without the Dialectical Behavior Therapy Prolonged Exposure protocol for suicidal and self-injuring women with borderline personality disorder and PTSD. *Behaviour Research and Therapy, 55*, 7–17.

Hembree, E. A., Foa, E. B., Dorfan, N. M., Street, G. P., Kowalski, J., & Tu, X. (2003). Do patients drop out prematurely from exposure therapy for PTSD? *Journal of Traumatic Stress, 16,* 555–562.

Hofmann, S. G., Smits, J. A., Asnaani, A., Gutner, C. A., & Otto, M. W. (2011). Cognitive enhancers for anxiety disorders. *Pharmacology, Biochemistry and Behavior, 99,* 275–284.

Hofmann, S. G., Asnaani, A., Vonk, I. J., Sawyer, A. T., & Fang, A. (2012). The efficacy of cognitive behavioral therapy: A review of meta-analyses. *Cognitive Therapy Research, 36,* 427–440.

Institute of Medicine. (2008). *Treatment of posttraumatic stress disorder: An assessment of the evidence.* Washington, DC: The National Academies Press.

Jaycox, L. H., & Foa, E. B. (1996). Obstacles in implementing exposure therapy for PTSD: Case discussions and practical solutions. *Clinical Psychology & Psychotherapy, 3,* 176–184.

Keane, T. M., Fairbank, J. A., Caddell, J. M., & Zimering, R. T. (1989). Implosive (flooding) therapy reduces symptoms of PTSD in Vietnam combat veterans. *Behavior Therapy, 20,* 245–260.

Keane, T. M., Marshall, A. D., & Taft, C. T. (2006). Posttraumatic stress disorder: etiology, epidemiology, and treatment outcome. *Annual Review of Clinical Psychology, 2,* 161–197.

Leeies, M., Pagura, J., Sareen, J., & Bolton, J. M. (2010). The use of alcohol and drugs to self-medicate symptoms of posttraumatic stress disorder. *Depression and Anxiety, 27,* 731–736.

Linehan, M. M., Comtois, K. A., Murray, A. M., Brown, M. Z., Gallop, R. J., Heard, H. L., Korslund, K. E., Tutek, D. A., Reynolds, S. K., & Lindenboim, N. (2006). Two-year randomized controlled trial and follow-up of dialectical behavior therapy vs therapy by experts for suicidal behaviors and borderline personality disorder. *Archives of General Psychiatry, 63,* 757–766.

Litz, B. T., Salters-Pedneault, K., Steenkamp, M. M., Hermos, J. A., Bryant, R. A., Otto, M. W., & Hofmann, S. G. (2012). A randomized placebo-controlled trial of D-cycloserine and exposure therapy for posttraumatic stress disorder. *Journal of Psychiatric Research, 46,* 1184–1190.

Management of Post-Traumatic Stress Working Group. VA/DoD clinical practice guideline for management of post-traumatic stress. Washington (DC): Veterans Health Administration, Department of Defense; 2010. 251 p.

Marks, I., Lovell, K., Noshirvani, H., & Livanou, M. (1998). Treatment of posttraumatic stress disorder by exposure and/or cognitive restructuring – A controlled study. *Archives of General Psychiatry, 55,* 317–325.

Mclean, C. P., & Foa, E. B. (2011). Prolonged exposure therapy for post-traumatic stress disorder: A review of evidence and dissemination. *Expert Review of Neurotherapeutics, 11,* 1151–1163.

Merrill, K. A., & Strauman, T. J. (2004). The role of personality in cognitive-behavioral therapies. *Behavior Therapy, 35,* 131–146.

Mueser, K. T., Rosenberg, S. D., Xie, H., Jankowski, M. K., Bolton, E. E., Lu, W., Hamblen, J. L., Rosenberg, H. J., Mchugo, G. J., & Wolfe, R. (2008). A randomized controlled trial of cognitive-behavioral treatment for posttraumatic stress disorder in severe mental illness. *Journal of Consulting and Clinical Psychology, 76,* 259–271.

Nacasch, N., Foa, E. B., Fostick, L., Polliack, M., Dinstein, Y., Tzur, D., Levy, P., & Zohar, J. (2007). Prolonged exposure therapy for chronic combat-related PTSD: A case report of five veterans. *CNS Spectrums, 12,* 690–695.

Nacasch, N., Foa, E. B., Huppert, J. D., Tzur, D., Fostick, L., Dinstein, Y., Polliack, M., & Zohar, J. (2011). Prolonged exposure therapy for combat- and terror-related posttraumatic stress disorder: A randomized control comparison with treatment as usual. *Journal of Clinical Psychiatry, 72,* 1174–1180.

Nishith, P., Resick, P. A., & Mueser, K. T. (2001). Sleep difficulties and alcohol use motives in female rape victims with posttraumatic stress disorder. *Journal of Traumatic Stress, 14,* 469–479.

文　献　*353*

Otto, M. W., Bruce, S. E., & Deckersbach, T. (2005). Benzodiazepine use, cognitive impairment, and cognitive-behavioral therapy for anxiety disorders: Issues in the treatment of a patient in need. *Journal of Clinical Psychiatry, 66*(Suppl 2), 34–38.

Paunovic, N., & Ost, L. G. (2001). Cognitive-behavior therapy vs exposure therapy in the treatment of PTSD in refugees. *Behaviour Research and Therapy, 39*, 1183–1197.

Powers, M. B., Halpern, J. M., Ferenschak, M. P., Gillihan, S. J., & Foa, E. B. (2010). A meta-analytic review of prolonged exposure for posttraumatic stress disorder. *Clinical Psychology Review, 30*, 635–641.

Rauch, S. A. M., Defever, E., Favorite, T., Duroe, A., Garrity, C., Martis, B., & Liberzon, I. (2009). Prolonged exposure for PTSD in a Veterans Health Administration PTSD clinic. *Journal of Traumatic Stress, 22*, 60–64.

Rauch, S. A., Favorite, T., Giardino, N., Porcari, C., Defever, E., & Liberzon, I. (2010). Relationship between anxiety, depression, and health satisfaction among veterans with PTSD. *Journal of Affective Disorders, 121*, 165–168.

Resick, P. A., Nishith, P., Weaver, T. L., Astin, M. C., & Feuer, C. A. (2002). A comparison of cognitive-processing therapy with prolonged exposure and a waiting condition for the treatment of chronic posttraumatic stress disorder in female rape victims. *Journal of Consulting and Clinical Psychology, 70*, 867–879.

Resick, P. A., Galovski, T. E., Uhlmansiek, M. O. B., Scher, C. D., Clum, G. A., & Young-Xu, Y. (2008). A Randomized clinical trial to dismantle components of cognitive processing therapy for posttraumatic stress disorder in female victims of interpersonal violence. *Journal of Consulting and Clinical Psychology, 76*, 243–258.

Rizvi, S. L., Vogt, D. S., & Resick, P. A. (2009). Cognitive and affective predictors of treatment outcome in cognitive processing therapy and prolonged exposure for posttraumatic stress disorder. *Behaviour Research and Therapy, 47*, 737–743.

Schnurr, P. P., Friedman, M. J., Engel, C. C., Foa, E. B., Shea, M. T., Chow, B. K., Resick, P. A., Thurston, V., Orsillo, S. M., Haug, R., Turner, C., & Bernardy, N. (2007). Cognitive behavioral therapy for posttraumatic stress disorder in women – A randomized controlled trial. *Journal of the American Medical Association, 297*, 820–830.

Seidler, G. H., & Wagner, F. E. (2006). Comparing the efficacy of EMDR and trauma-focused cognitive-behavioral therapy in the treatment of PTSD: A meta-analytic study. *Psychological Medicine, 36*, 1515–1522.

Shalev, A. Y., Bonne, O., & Eth, S. (1996). Treatment of posttraumatic stress disorder: A review. *Psychosomatic Medicine*, 58(2),165–182.

Sripada, R. K., Rauch, S. A., Tuerk, P. W., Smith, E., Defever, A. M., Mayer, R. A., Messina, M., & Venners, M. (2013). Mild traumatic brain injury and treatment response in prolonged exposure for PTSD. *Journal of Traumatic Stress, 26*, 369–375.

Taylor, S., Thordarson, D. S., Maxfield, L., Fedoroff, I. C., Lovell, K., & Ogrodniczuk, J. (2003). Comparative efficacy, speed, and adverse effects of three PTSD treatments: Exposure therapy, EMDR, and relaxation training. *Journal of Consulting and Clinical Psychology, 71*, 330–338.

Turner, S. M., Beidel, D. C., & Frueh, B. C. (2005). Multicomponent behavioral treatment for chronic combat-related posttraumatic stress disorder: Trauma management therapy. *Behavior Modification, 29*, 39–69.

van Minnen, A., Harned, M. S., Zoellner, L., & Mills, K. (2012). Examining potential contraindications for prolonged exposure therapy for PTSD. *European Journal of Psychotraumatology, 3*. http://www.ncbi.nlm.nih.gov/pmc/articles/PMC3406222/

Vaughan, K., Armstrong, M. S., Gold, R., O'connor, N., Jenneke, W., & Tarrier, N. (1994). A trial of eye movement desensitization compared to image habituation training and applied muscle relaxation in post-traumatic stress disorder. *Journal of Behavior Therapy and Experimental*

Psychiatry, 25, 283–291.

第5章

Bisson, J. I., Roberts, N. P., Andrew, M., Cooper, R., & Lewis, C. (2013). Psychological therapies for chronic post-traumatic stress disorder (PTSD) in adults. *The Cochrane Library.* doi:10.1002/14651858.CD003388.pub4.

Bourne, C., Frasqilho, F., Roth, A. D., & Holmes, E. A. (2010). Is it mere distraction? Peritraumatic verbal tasks can increase analogue flashbacks, but reduce voluntary memory performance. *Journal of Behavior Therapy and Experimental Psychiatry, 41,* 316–324.

Brewin, C. R. (2014). Episodic memory, perceptual memory, and their interaction: Foundations for a theory of posttraumatic stress disorder. *Psychological Bulletin, 140,* 69–97. doi:10.1037/a0033722.

Brewin, C. R., Fuchkan, N., Huntley, Z., Robertson, M., Scragg, P., & Ehlers, A. (2010). Outreach and screening following the 2005 London bombings: Usage and outcomes. *Psychological Medicine, 40,* 2049–2057. doi:10.1017/S0033291710000206.

Cloitre, M., Stovall-McClough, K. C., Nooner, K., Zorbas, P., Cherry, S., & Petkova, E. (2010). Treatment for PTSD related to childhood abuse: A randomized controlled trial. *American Journal of Psychiatry, 167,* 915–924.

Duffy, M., Gillespie, K., & Clark, D. M. (2007). Post-traumatic stress disorder in the context of terrorism and other civil conflict in Northern Ireland: randomised controlled trial. *British Medical Journal, 334,* 1147–1150. doi:10.1136/bmj.39021.846852.BE.

Duffy, M., Bolton, D., Gillespie, K., Ehlers, A., & Clark, D. M. (2013). A community study of the psychological effects of the Omagh car bomb on adults. *PLoS One, 8*(9), e76618. doi:10.1371/journal.pone.0076618.

Dunmore, E., Clark, D. M., & Ehlers, A. (2001). A prospective study of the role of cognitive factors in persistent posttraumatic stress disorder after physical or sexual assault. *Behaviour Research and Therapy, 39,* 1063–1084.

Ehlers, A. (2015). Intrusive reexperiencing in posttraumatic stress disorder: Memory processes and their implications for therapy. In D. Berntsen, & L. A. Watson (Eds.), *Clinical perspectives on autobiographical memory* (pp. 109–132). Cambridge: Cambridge University Press.

Ehlers, A., & Clark, D. M. (2000). A cognitive model of posttraumatic stress disorder. *Behaviour Research and Therapy, 38,* 319–345.

Ehlers, A., Mayou, R. A., & Bryant, B. (1998). Psychological predictors of chronic posttraumatic stress disorder after motor vehicle accidents. *Journal of Abnormal Psychology, 107,* 508–519.

Ehlers, A., Clark, D. M., Hackmann, A., McManus, F., Fennell, M., & Mayou, R. (2003). A randomized controlled trial of cognitive therapy, a self-help booklet, and repeated assessments as early interventions for posttraumatic stress disorder. *Archives of General Psychiatry, 60,* 1024–1032.

Ehlers, A., Hackmann, A., & Michael, T. (2004). Intrusive re-experiencing in post-traumatic stress disorder: Phenomenology, theory, and therapy. *Memory, 12,* 403–415.

Ehlers, A., Clark, D. M., Hackmann, A., McManus, F., & Fennell, M. (2005). Cognitive therapy for post-traumatic stress disorder: Development and evaluation. *Behaviour Research and Therapy, 43,* 413–431.

Ehlers, A., Ehring, T., & Kleim, B. (2012). Information processing in posttraumatic stress disorder. In J. G. Beck & D. M. Sloan (Eds.), *The oxford handbook of traumatic disorders* (pp. 191–218). New York: Oxford University Press.

Ehlers, A., Grey, N., Wild, J., Stott, R., Liness, S., & Clark, D. M. (2013). Implementation of cognitive therapy in routine clinical care: Effectiveness and moderators of outcome in a consecutive sample. *Behaviour Research and Therapy, 51*, 742–752. doi:10.1016/j.brat.2013.08.006.

Ehlers, A., Hackmann, A., Grey, N., Wild, J., Liness, S., & Clark, D. M. (2014). A randomized controlled trial of 7-day intensive and standard weekly cognitive therapy for PTSD and emotion-focused supportive therapy. *American Journal of Psychiatry, 171*, 294–304. doi:10.1176/appi.ajp.2013.13040552.

Ehlers, A., Wild, J., Stott, R., Warnock-Parkes, E., Grey, N., & Clark, D. M. (in prep). *Brief self-study assisted cognitive therapy for PTSD: a randomized clinical trial.*

Ehring, T., Ehlers, A., & Glucksman, E. (2008). Do cognitive models help in predicting the severity of posttraumatic stress disorder, phobia and depression after motor vehicle accidents? A prospective longitudinal study. *Journal of Consulting and Clinical Psychology, 76*, 219–230.

Evans, C., Ehlers, A., Mezey, G., & Clark, D. M. (2007). Intrusive memories and ruminations related to violent crime among young offenders: Phenomenological characteristics. *Journal of Traumatic Stress, 20*, 183–196.

Foa, E. B., & Rothbaum, B. O. (1998). *Treating the trauma of rape. Cognitive-behavior therapy for PTSD.* New York: Guilford.

Foa, E. B., Ehlers, A., Clark, D. M., Tolin, D., & Orsillo, S. (1999). The Post-traumatic Cognitions Inventory (PTCI). Development and validation. *Psychological Assessment, 11*, 303–314.

Gillespie, K., Duffy, M., Hackmann, A., & Clark, D. M. (2002). Community based cognitive therapy in the treatment of post-traumatic stress disorder following the Omagh bomb. *Behaviour Research and Therapy, 40*, 345–357.

Halligan, S. L., Michael, T., Clark, D. M., & Ehlers, A. (2003). Posttraumatic stress disorder following assault: The role of cognitive processing, trauma memory, and appraisals. *Journal of Consulting and Clinical Psychology, 71*, 419–431.

Jelinek, L., Randjbar, S., Seifert, D., Kellner, M., & Moritz, S. (2009). The organization of autobiographical and nonautobiographical memory in posttraumatic stress disorder (PTSD). *Journal of Abnormal Psychology, 118*, 288–298.

Kleim, B., Wallott, F., & Ehlers, A. (2008). Are trauma memories disjointed from other autobiographical memories in PTSD? An experimental investigation. *Behavioural and Cognitive Psychotherapy, 36*, 221–234.

Kleim, B., Ehlers, A., & Glucksman, E. (2012a). Investigating cognitive pathways to psychopathology: Predicting depression and posttraumatic stress disorder from early responses after assault. *Psychological Trauma: Theory, Research, Practice, and Policy, 4*, 527–537. doi:10.1037/a0027006.

Kleim, B., Ehring, T., & Ehlers, A. (2012b). Perceptual processing advantages for trauma-related visual cues in posttraumatic stress disorder. *Psychological Medicine, 42*, 173–181. doi:10.1017/S0033291711001048.

Kleim, B., Grey, N., Hackmann, A., Nussbeck, F., Wild, J., & Ehlers, A. (2013). Cognitive change predicts symptom reduction with cognitive therapy for posttraumatic stress disorder. *Journal of Consulting and Clinical Psychology, 81*, 383–393. doi:10.1037/a0031290.

Michael, T., Ehlers, A., Halligan, S., & Clark, D. M. (2005). Unwanted memories of assault: What intrusion characteristics predict PTSD? *Behaviour Research and Therapy, 43*, 613–628.

Resick, P. A., & Schnicke, M. K. (1993). *Cognitive processing therapy for rape victims.* Newbury Park: Sage.

Rothbaum, B. O., Foa, E. B., Riggs, D. S., Murdock, T., & Walsh, W. (1992). A prospective examination of post-traumatic stress disorder in rape victims. *Journal of Traumatic Stress, 5*, 455–475.

Smith, P., Yule, W., Perrin, S., Tranah, T., Dalgleish, T., & Clark, D. M. (2007). Cognitive-behavioral therapy for PTSD in children and adolescents: A preliminary randomized controlled trial. *Journal of the American Academy of Child and Adolescent Psychiatry, 46*, 1051–1061.

Sündermann, O., Hauschildt, M., & Ehlers, A. (2013). Perceptual processing during trauma, priming and the development of intrusive memories. *Journal of Behavior Therapy and Experimental Psychiatry, 44*, 213–220. doi:10.1016/j.jbtep.2012.10.001.

第 6 章

Bass, J. K., Annan, J., McIvor-Murray, S., Kaysen, D., Griffiths, S., Cetinoglu, T., Wachter, K., Murray, L., & Bolton, P. A. (2013). Controlled trial of psychotherapy for Congolese survivors of sexual violence. *New England Journal of Medicine, 368*(23), 2182–2191.

Chard, K. M. (2005). An evaluation of cognitive processing therapy for the treatment of posttraumatic stress disorder related to childhood sexual abuse. *Journal of Consulting and Clinical Psychology, 73*(5), 965–971.

Chard, K. M., Schumm, J. A., McIlvain, S. M., Bailey, G. W., & Parkinson, R. (2011). Exploring the efficacy of a residential treatment program incorporating cognitive processing therapy-cognitive for veterans with PTSD and traumatic brain injury. *Journal of Traumatic Stress, 24*(3), 347–351. doi:10.1002/jts.20644.

Clarke, S. B., Rizvi, S. L., & Resick, P. A. (2008). Borderline personality characteristics and treatment outcome in cognitive-behavioral treatments for PTSD in female rape victims. *Behavior Therapy, 39*(1), 72–78. doi:10.1016/j.beth.2007.05.002.

Fischhoff, B. (1975). Hindsight is not equal to foresight: The effect of outcome knowledge on judgment under uncertainty. *Journal of Experimental Psychology: Human Perception and Performance, 1*(3), 288–299. doi:10.1037/1076-898X.11.2.124.

Foa, E. B., & Kozak, M. J. (1986). Emotional processing of fear: Exposure to corrective information. *Psychological Bulletin, 99*(1), 20–35. doi:10.1037//0033-2909.99.1.20.

Forbes, D., Lloyd, D., Nixon, R. D. V., Elliot, P., Varker, T., Perry, D., Bryant, R. A., & Creamer, M. (2012). A multisite randomized controlled effectiveness trial of cognitive processing therapy for military-related posttraumatic stress disorder. *Journal of Anxiety Disorders, 26*(3), 442–452.

Gallagher, M. W., & Resick, P. A. (2012). Mechanisms of change in cognitive processing therapy and prolonged exposure therapy for PTSD: Preliminary evidence for the differential effects of hopelessness and habituation. *Cognitive Therapy and Research, 36*(6), 750–755. doi:10.1007/s10608-011-9423-6.

Galovski, T. E., Monson, C., Bruce, S. E., & Resick, P. A. (2009). Does cognitive-behavioral therapy for PTSD improve perceived health and sleep impairment? *Journal of Traumatic Stress, 22*(3), 197–204. doi:10.1002/jts.20418.

Galovski, T. E., Blain, L. M., Mott, J. M., Elwood, L., & Houle, T. (2012). Manualized therapy for PTSD: Flexing the structure of cognitive processing therapy. *Journal of Consulting and Clinical Psychology, 80*(6), 968–981.

Gradus, J. L., Suvak, M. K., Wisco, B. E., Marx, B. P., & Resick, P. A. (2013). Treatment of posttraumatic stress disorder reduces suicidal ideation. *Depression and Anxiety, 30*(10), 1046–1053. doi:10.1002/da.22117.

Kaysen, D., Schumm, J., Pedersen, E., Seim, R. W., Bedard-Gilligan, M., & Chard, K. (2014). Cognitive processing therapy for veterans with comorbid PTSD and alcohol use disorders. *Addictive Behaviors, 39*, 420–427. doi:10.1016/j.addbeh.2013.08.016.

McCann, I. L., & Pearlman, L. A. (1990). *Psychological trauma and the adult survivor: Theory, therapy, and transformation*. Philadelphia: Brunner/Mazel.

Monson, C. M., Schnurr, P. P., Resick, P. A., Friedman, M. J., Young-Xu, Y., & Stevens, S. P. (2006). Cognitive processing therapy for veterans with military-related posttraumatic stress disorder. *Journal of Consulting and Clinical Psychology, 74*(5), 898–907.

Morland, L. A., Mackintosh, M. A., Greene, C., Rosen, C. S., Chard, K. M., Resick, P. A., & Frueh, B. C. (2014). Cognitive processing therapy for posttraumatic stress disorder delivered to rural veterans via telemental health: A randomized noninferiority clinical trial. *Journal of Clinical Psychiatry, 75*(5), 470–476.

Resick, P. A., Nishith, P., Weaver, T. L., Astin, M. C., & Feuer, C. A. (2002). A comparison of cognitive-processing therapy with prolonged exposure and a waiting condition for the treatment of chronic posttraumatic stress disorder in female rape victims. *Journal of Consulting and Clinical Psychology, 70*(4), 867–879.

Resick, P. A., Galovski, T. E., Uhlmansick, M. O., Scher, C. D., Clum, G. A., & Young-Xu, Y. (2008a). A randomized clinical trial to dismantle components of cognitive processing therapy for posttraumatic stress disorder in female victims of interpersonal violence. *Journal of Consulting and Clinical Psychology, 76*(2), 243–258.

Resick, P. A., Monson, C. M., & Chard, K. M. (2008b). *Cognitive processing therapy: Veteran/ military manual.* Washington, DC: Veterans Administration.

Resick, P. A., Williams, L. F., Suvak, M. K., Monson, C. M., & Gradus, J. L. (2012). Long-term outcomes of cognitive-behavioral treatments for posttraumatic stress disorder among female rape survivors. *Journal of Consulting and Clinical Psychology, 80*(2), 201–210.

Suris, A., Link-Malcolm, J., Chard, K., Ahn, C., & North, C. (2013). A randomized clinical trial of cognitive processing therapy for veterans with PTSD related to military sexual trauma. *Journal of Traumatic Stress, 26*(1), 28–37.

Walter, K. H., Bolte, T. A., Owens, G. P., & Chard, K. M. (2012). The impact of personality disorders on treatment outcome for Veterans in a posttraumatic stress disorder residential treatment program. *Cognitive Therapy Research, 36*(5), 576–584.

第 7 章

Arabia, E., Manca, M. L., & Solomon, R. M. (2011). EMDR for survivors of life-threatening cardiac events: Results of a pilot study. *Journal of EMDR Practice and Research, 5*, 2–13.

Brown, S. H., Stowasser, J. E., & Shapiro, F. (2011). Eye movement desensitization and reprocessing (EMDR): Mental health-substance use. In D. B. Cooper (Ed.), *Intervention in mental health-substance use* (pp. 165–193). Oxford: Radcliffe.

Carlson, J., Chemtob, C. M., Rusnak, K., Hedlund, N. L., & Muraoka, M. Y. (1998). Eye movement desensitization and reprocessing (EMDR): Treatment for combat-related post-traumatic stress disorder. *Journal of Traumatic Stress, 11*, 3–24.

Cloitre, M., Cohen, L. R., & Koenen, K. C. (2006). *Treating survivors of childhood abuse: Psychotherapy for the interrupted life.* New York: Guilford Press.

Craske, M., Herman, D., & Vansteenwegen, D. (Eds.). (2006). *Fear and learning: From basic processes to clinical implications.* Washington, DC: APA Press.

de Roos, C., Veenstra, A., de Jongh, A., den Hollander-Gijsman, M., van der Wee, N., Zitman, F., & van Rood, Y. R. (2010). Treatment of chronic phantom limb pain (PLP) using a trauma-focused psychological approach. *Pain Research and Management, 15*, 65–71.

Felitti, V. J., Anda, R. F., Nordenberg, D., Williamson, D. F., Spitz, A. M., Edwards, V., Koss, M. P., & Marks, J. S. (1998). Relationship of childhood abuse and household dysfunction to many of the leading causes of death in adults: The adverse childhood experiences (ACE) study. *American Journal of Preventive Medicine, 14*, 245–258.

Fernandez, I., Gallinari, E., & Lorenzetti, A. (2004). A school- based EMDR intervention for children who witnessed the Pirelli building airplane crash in Milan, Italy. *Journal of Brief*

Therapy, 2, 129–136.

Gómez, A. M. (2012). *EMDR therapy and adjunct approaches with children: Complex trauma, attachment and dissociation.* New York: Springer.

Jarero, I., & Uribe, S. (2012). The EMDR protocol for recent critical incidents: Follow-up report of an application in a human massacre situation. *Journal of EMDR Practice and Research, 6,* 50–61.

Lee, C. W., & Cuijpers, P. (2013). A meta-analysis of the contribution of eye movements in processing emotional memories. *Journal of Behavior Therapy and Experimental Psychiatry, 44,* 231–239.

Marcus, S., Marquis, P., & Sakai, C. (2004). Three- and 6-month follow-up of EMDR treatment of PTSD in an HMO setting. *International Journal of Stress Management, 11,* 195–208.

Mol, S. S. L., Arntz, A., Metsemakers, J. F. M., Dinant, G., Vilters-Van Montfort, P. A. P., & Knottnerus, A. (2005). Symptoms of post-traumatic stress disorder after non-traumatic events: Evidence from an open population study. *British Journal of Psychiatry, 186,* 494–499.

Nash, W. P., et al. (2013). Psychometric evaluation of the moral injury events scale. *Military Medicine, 178,* 646–652.

Ricci, R. J., Clayton, C. A., & Shapiro, F. (2006). Some effects of EMDR treatment with previously abused child molesters: Theoretical reviews and preliminary findings. *Journal of Forensic Psychiatry and Psychology, 17,* 538–562.

Rogers, S., Silver, S. M., Goss, J., Obenchain, J., Willis, A., & Whitney, R. L. (1999). A single session, group study of exposure and eye movement desensitization and reprocessing in treating posttraumatic stress disorder among Vietnam War veterans: Preliminary data. *Journal of Anxiety Disorders, 13,* 119–130.

Rothbaum, B. O. (1997). A controlled study of eye movement desensitization and reprocessing in the treatment of post-traumatic stress disordered sexual assault victims. *Bulletin of the Menninger Clinic, 61,* 317–334.

Russell, M. C., & Figley, C. R. (2012). *Treating traumatic stress injuries in military personnel: An EMDR practitioner's guide.* New York: Routledge.

Schubert, S. J., Lee, C. W., & Drummond, P. D. (2011). The efficacy and psychophysiological correlates of dual-attention tasks in eye movement desensitization and reprocessing (EMDR). *Journal of Anxiety Disorders, 25,* 1–11.

Shapiro, F. (2001). *Eye movement desensitization and reprocessing: Basic principles, protocols, and procedures* (2nd ed.). New York: Guilford Press.

Shapiro, F. (2012a). *Getting past your past.* New York: Rodale.

Shapiro, F. (2012b). *EMDR therapy training manual.* Watsonville: EMDR Institute.

Shapiro, F. (2014). The role of eye movement desensitization & reprocessing (EMDR) therapy in medicine: Addressing the psychological and physical symptoms stemming from adverse life experiences. *The Permanente Journal, 18,* 71–77.

Shapiro, F., Kaslow, F., & Maxfield, L. (Eds.). (2007). *Handbook of EMDR and family therapy processes.* Hoboken: Wiley.

Silver, S. M., Rogers, S., Knipe, J., & Colelli, G. (2005). EMDR therapy following the 9/11 terrorist attacks: A community-based intervention project in New York City. *International Journal of Stress Management, 12,* 29–42.

Silver, S. M., Rogers, S., & Russell, M. C. (2008). Eye movement desensitization and reprocessing (EMDR) in the treatment of war veterans. *Journal of Clinical Psychology: In Session, 64,* 947–957.

Solomon, R. M., & Shapiro, F. (2008). EMDR and the adaptive information processing model: Potential mechanisms of change. *Journal of EMDR Practice and Research, 2,* 315–325.

Sprang, G. (2001). The use of eye movement desensitization and reprocessing (EMDR) in the treatment of traumatic stress and complicated mourning: Psychological and behavioral outcomes. *Research on Social Work Practice, 11*, 300–320.

Stickgold, R. (2002). EMDR: A putative neurobiological mechanism of action. *Journal of Clinical Psychology, 58*, 61–75.

Suzuki, A., Josselyn, S. A., Frankland, P. W., Masushige, S., Silva, A. J., & Kida, S. (2004). Memory reconsolidation and extinction have distinct temporal and biochemical signatures. *Journal of Neuroscience, 24*, 4787–4795.

Wesselmann, D., Davidson, M., Armstrong, S., Schweitzer, C., Bruckner, D., & Potter, A. E. (2012). EMDR as a treatment for improving attachment status in adults and children. *European Review of Applied Psychology, 62*, 223–230.

Wilson, S., Becker, L. A., & Tinker, R. H. (1995). Eye movement desensitization and reprocessing (EMDR): Treatment for psychologically traumatized individuals. *Journal of Consulting and Clinical Psychology, 63*, 928–937.

Wilson, S., Becker, L. A., & Tinker, R. H. (1997). Fifteen-month follow-up of eye movement desensitization and reprocessing (EMDR) treatment of post-traumatic stress disorder and psychological trauma. *Journal of Consulting and Clinical Psychology, 65*, 1047–1056.

World Health Organization. (2013). *Guidelines for the management of conditions that are specifically related to stress.* Geneva: WHO.

van den Berg, D. P. G., & van den Gaag, M. (2012). Treating trauma in psychosis with EMDR: A pilot study. *Journal of Behavior Therapy and Experimental Psychiatry, 43*, 664–671.

van der Kolk, B., Spinazzola, J., Blaustein, M., Hopper, J., Hopper, E., Korn, D., & Simpson, W. (2007). A randomized clinical trial of EMDR, fluoxetine and pill placebo in the treatment of PTSD: Treatment effects and long-term maintenance. *Journal of Clinical Psychiatry, 68*, 37–46.

第 8 章

Adenauer, H., Catani, C., Gola, H., Keil, J., Ruf, M., Schauer, M., & Neuner, F. (2011). Narrative exposure therapy for PTSD increases top-down processing of aversive stimuli – Evidence from a randomized controlled treatment trial. *BMC Neuroscience, 12*(1), 127. doi:10.1186/1471-2202-12-127.

Bichescu, D., Neuner, F., Schauer, M., & Elbert, T. (2007). Narrative exposure therapy for political imprisonment-related chronic posttraumatic stress disorder and depression. *Behaviour Research and Therapy, 45*, 2212–2220.

Boscarino, J. (2004). Posttraumatic stress disorder and physical illness: Results from clinical and epidemiologic studies. *Annals of the New York Academy of Sciences, 1032*, 141–153.

Brewin, C. R., and Holmes, E. A. (2003). Psychological theories of posttraumatic stress disorder. *Clinical Psychology Review, 23*(3), 339–376.

Brewin, C. R., Gregory, J. D., Lipton, M., & Burgess, N. (2010). Intrusive images in psychological disorders: Characteristics, neural mechanisms, and treatment implications. *Psychological Review, 117*(1), 210–232. doi:10.1037/a0018113.

Brewin, C. R., & Holmes, E. A. (2003). Psychological theories of posttraumatic stress disorder. *Clinical psychology review, 23*(3), 339–376.

Catani, C., Kohiladevy, M., Ruf, M., Schauer, E., Elbert, T., & Neuner, F. (2009a). Treating children traumatized by war and tsunami: A comparison between exposure therapy and meditation-relaxation in north-east Sri Lanka. *BMC Psychiatry, 9*, 22. doi:10.1186/1471-244X-9-22.

Catani, C., Schauer, E., Elbert, T., Missmahl, I., Bette, J. P., & Neuner, F. (2009b). War trauma, child labor, and family violence: Life adversities and PTSD in a sample of school children in Kabul. *Journal of Traumatic Stress, 22*(3), 163–171. doi:10.1002/jts.20415.

Catani, C., Adenauer, H., Keil, J., Aichinger, H., & Neuner, F. (2009c). Pattern of cortical activation during processing of aversive stimuli in traumatized survivors of war and torture. *European Archives of Psychiatry and Clinical Neuroscience, 259*(6), 340–351. doi:10.1007/s00406-009-0006-4.

Catani, C., Gewirtz, A. H., Wieling, E., Schauer, E., Elbert, T., & Neuner, F. (2010). Tsunami, war, and cumulative risk in the lives of Sri Lankan schoolchildren. *Child Development, 81*(4), 1176–1191. doi:10.1111/j.1467-8624.2010.01461.x.

Crombach, A., & Elbert, T. (2014). Controlling offensive behavior using Narrative Exposure Therapy: A RCT of former street children. *Clinical Psychological Science*, http://dx.doi.org/10.1177/2167702614534239.

Crumlish, N., & O'Rourke, K. (2010). A systematic review of treatments for post-traumatic stress disorder among refugees and asylum-seekers. *Journal of Nervous and Mental Disease, 198*(4), 237–251.

Dōmen, I., Ejiri, M., & Mori, S. (2012). Narrative Exposure Therapy for the treatment of Complex PTSD: An examination of the effect and adaptation. *The Japanese Journal of Psychotherapy, 13*(1), 67–74.

Ehlers, A., & Clark, D. M. (2000). A cognitive model of posttraumatic stress disorder. *Behaviour Research and Therapy, 38*(4), 319–345.

Ejiri, M., Dōmen, I., & Mori, S. (2012). A trial study for introducing Narrative Exposure Therapy into psychiatric practice: An examination of the effect and adaption. *The Japanese Journal of Psychotherapy, 13*(1), 59–65.

Elbert, T., & Schauer, M. (2002). Burnt into memory. *Nature, 419*(6910), 883. doi:10.1038/419883a.

Elbert, T., Rockstroh, B., Kolassa, I.-T., Schauer, M., & Neuner, F. (2006). The influence of organized violence and terror on brain and mind: A co-constructive perspective. In P. B. Baltes, P. A. Reuter-Lorenz, & F. Rösler (Eds.), *Lifespan development and the brain* (pp. 326–349). Cambridge: Cambridge University Press.

Elbert, T., Hermenau, K., Hecker, T., Weierstall, R., & Schauer, M. (2012). FORNET: Behandlung von traumatisierten und nicht-traumaisierten Gewalttätern mittels Narrativer Expositionstherapie. In J. Endrass, A. Rossegger & B. Borchard (Hrsg.), *Interventionen bei Gewalt- und Sexualstraftätern. Risk-Management, Methoden und Konzepte der forensischen Therapie* (S. 255–276). Berlin: MWV Medizinisch-Wissenschaftliche Verlagsgesellschaft.

Ertl, V., Pfeiffer, A., Schauer, E., Elbert, T., & Neuner, F. (2012). Community-implemented trauma therapy for former child soldiers in Northern Uganda: a randomized controlled trial. *JAMA, 306*(5), 503–512.

Gwozdziewycz, N., & Mehl-Madrona, L. (2013). Meta-analysis of the use of narrative exposure therapy for the effects of trauma among refugee populations. *The Permanente Journal, 17*(1), 70.

Halvorsen, J. O., & Stenmark, H. (2010). Narrative exposure therapy for posttraumatic stress disorder in tortured refugees: A preliminary uncontrolled trial. *Scandinavian Journal of Psychology, 51*, 495–502.

Hensel-Dittmann, D., Schauer, M., Ruf, M., Catani, C., Odenwald, M., Elbert, T., & Neuner, F. (2011). Treatment of victims of war and torture: A randomized controlled comparison of Narrative Exposure Therapy and Stress Inoculation Training. *Psychotherapy and Psychosomatics, 80*, 345–352.

Hermenau, K., Hecker, T., Ruf, M., Schauer, E., Elbert, T., & Schauer, M. (2012). Childhood adversity, mental ill-health and aggressive behavior in an African orphanage: Changes in response to trauma-focused therapy and the implementation of a new instructional system. *Child and Adolescent Psychiatry and Mental Health, 5*, 29.

Hermenau, K., Hecker, T., Schaal, S., Mädl, A., & Elbert, T. (2013). Narrative Exposure Therapy for Forensic Offender Rehabilitation – a randomized controlled trial with ex-combatants in the eastern DRC. *Journal of Aggression, Maltreatment & Trauma, 22*(8), 916–934.

Hijazi, A. M. (2012). *Narrative exposure therapy to treat traumatic stress in middle eastern refugees:*

文　献　*361*

A clinical trial. Wayne State University. http://digitalcommons.wayne.edu/oa_dissertations/543

Hijazi, A. M., Lumley, M. A., Ziadni, M. S., Haddad, L., Rapport, L. J., & Arnetz, B. B. (2014). Brief narrative exposure therapy for posttraumatic stress in Iraqi refugees: A preliminary randomized clinical trial. *Journal of Traumatic Stress, 27,* 314–322.

Isele, D., Teicher, M., Ruf-Leuschner, M., Elbert, T., Kolassa, I. T., Schury, K., & Schauer, M. (2014). KERF – ein Instrument zur umfassenden Ermittlung belastender Kindheitserfahrungen. *Zeitschrift für Klinische Psychologie, 43*(2), 1–10.

Jacob, N., Neuner, F., Mädl, A., Schaal, S., & Elbert, T. (2014). Dissemination of psychotherapy for trauma-spectrum disorders in resource-poor countries: a randomized controlled trial in Rwanda. *Psychotherapy & Psychosomatics, 83*(6), 354–363.

Jongedijk, R. A. (2012). Hoofdstuk (chapter) 34. Narratieve Exposure Therapie. In E. Vermetten, R. J. Kleber, & O. van der Hart (red). *Handboek Posttraumatische stress stoornissen* (pp. 551–564). Utrecht: De Tijdstroom.

Jongedijk, R. A. (2014). *Levensverhalen en psychotrauma. Narratieve Exposure Therapie in theorie en praktijk* [Life stories and psychotrauma. Narrative exposure therapy in theory and practice]. Amsterdam: Uitgeverij Boom (Boom Publishers).

Kolassa, I.-T., & Elbert, T. (2007). Structural and functional neuroplasticity in relation to traumatic stress. *Current Directions in Psychological Science, 16*(6), 321–325. doi:10.1111/j.1467-8721.2007.00529.x.

Kolassa, I.-T., Illek, S., Wilker, S., Karabatsiakis, A., & Elbert, T. (2015). Neurobiological findings in post-traumatic stress disorder. In U. Schnyder & M. Cloitre (Eds.), *Evidence based treatments for trauma-related psychological disorders* (chap. 4). Cham: Springer.

McPherson, J. (2012). Does narrative exposure therapy reduce PTSD in survivors of mass violence? *Research on Social Work Practice, 22*(1), 29–42.

Metcalfe, J., & Jacobs, W. (1996). A "hot-system/cool-system" view of memory under stress. *PTSD Research Quarterly,* 1996(7), 1–3.

Mollica, R. F., McInnes, K., Poole, C., & Tor, S. (1998). Dose-effect relationships of trauma to symptoms of depression and post- traumatic stress disorder among Cambodian survivors of mass violence. *The British Journal of Psychiatry, 173*(6), 482–488.

Morath, J., Moreno-Villanueva, M., Hamumi, G., Kolassa, S., Ruf, M., Schauer, M., Bürkle, A., Elbert, T., & Kolassa, I. T. (2014a). Effects of psychotherapy on DNA strand break accumulation originating from traumatic stress. *Psychotherapy & Psychosomatics, 83*(5), 289–297.

Morath, J., Gola, H., Sommershof, A., Hamuni, G., Kolassa, S., Catani, C., Adenauer, H., Ruf-Leuschner, M., Schauer, M., Elbert, T., Groettrup, M., & Kolassa, I.-T. (2014b). The effect of trauma-focused therapy on the altered T cell distribution in individuals with PTSD. Evidence from a randomized controlled trial. *Journal of Psychiatric Research.* doi:10.1016/j.jpsychires.2014.03.016.

Nandi, C., Crombach, A., Bambonye, M., Elbert, T. & Weierstall, R., (2014). Predictors of posttraumatic stress and appetitive aggression in active soldiers and former combatants. (submitted for publication).

Neuner, F., Schauer, M., Karunakara, U., Klaschik, C., Robert, C., & Elbert, T. (2004a). Psychological trauma and evidence for enhanced vulnerability for PTSD through previous trauma in West Nile refugees. *BMC Psychiatry, 4*(1), 34.

Neuner, F., Schauer, M., Klaschik, C., Karunakara, U., & Elbert, T. (2004b). A comparison of narrative exposure therapy, supportive counseling, and psychoeducation for treating posttraumatic stress disorder in an African refugee settlement. *Journal of Consulting and Clinical Psychology, 72*(4), 579–587.

Neuner, F., Schauer, E., Catani, C., Ruf, M., & Elbert, T. (2006). Post-Tsunami stress: A study of posttraumatic stress disorder in children living in three severely affected regions in Sri Lanka. *Journal of Traumatic Stress, 19,* 339–347.

Neuner, F., Catani, C., Ruf, M., Schauer, E., Schauer, M., & Elbert, T. (2008a). Narrative exposure therapy for the treatment of traumatized children and adolescents (KidNET): From neurocognitive theory to field intervention. *Child and Adolescent Psychiatric Clinics of North America, 17*(3), 641–664.

Neuner, F., Onyut, P. L., Ertl, V., Odenwald, M., Schauer, E., & Elbert, T. (2008b). Treatment of posttraumatic stress disorder by trained lay counselors in an African refugee settlement: A randomized controlled trial. *Journal of Consulting Psychology, 76,* 686–694.

Neuner, F., Kurreck, S., Ruf, M., Odenwald, M., Elbert, T., & Schauer, M. (2010). Can asylum-seekers with posttraumatic stress disorder be successfully treated? A randomized controlled pilot study. *Cognitive Behaviour Therapy, 39*(2), 81–91.

Nickerson, A., Bryant, R. A., Silove, D., & Steel, Z. (2011). A critical review of psychological treatments of posttraumatic stress disorder in refugees. *Clinical Psychology Review, 31*(3), 399–417.

Onyut, L. P., Neuner, F., Schauer, E., Ertl, V., Odenwald, M., Schauer, M., & Elbert, T. (2005). Narrative Exposure Therapy as a treatment for child war survivors with posttraumatic stress disorder: Two case reports and a pilot study in an African refugee settlement. *BMC Psychiatry, 5, 7.*

Pabst, A., Schauer, M., Bernhardt, K., Ruf, M., Goder, R., Rosentraeger, R., Elbert, T., Aldenhoff, J., & Seeck-Hirschner, M. (2012). Treatment of patients with borderline personality disorder (BPD) and comorbid posttraumatic stress disorder (PTSD) using narrative exposure therapy (NET): a feasibility study. *Psychotherapy and Psychosomatics, 81,* 61–63.

Pabst, A., Schauer, M., Bernhardt K., Ruf, M., Goder, R., Elbert, T., Rosentraeger, R., Robjant, K., Aldenhoff, J., & Seeck-Hirschner, M. (2014). Evaluation of Narrative Exposure Therapy (NET) for borderline personality disorder with comorbid posttraumatic stress disorder. *Clinical Neuropsychiatry, 11*(4), 108–117.

Pace, T. W. W., & Heim, C. M. (2011). A short review on the psychoneuroimmunology of post-traumatic stress disorder: From risk factors to medical comorbidities. *Brain, Behavior, and Immunity, 25,* 6–13.

Robjant, K., & Fazel, M. (2010). The emerging evidence for narrative exposure therapy: A review. *Clinical Psychology Review, 30*(8), 1030–1039.

Ruf, M., Schauer, M., Neuner, F., Catani, C., Schauer, E., & Elbert, T. (2010). Narrative exposure therapy for 7- to 16-year-olds: A randomized controlled trial with traumatized refugee children. *Journal of Traumatic Stress, 23*(4), 437–445.

Schaal, S., Elbert, T., & Neuner, F. (2009). Narrative exposure therapy versus interpersonal psychotherapy: A pilot randomized controlled trial with Rwandan genocide orphans. *Psychotherapy and Psychosomatic, 78*(5), 298–306.

Schauer, M., & Elbert, T. (2010). Dissociation following traumatic stress: Etiology and treatment. *Journal of Psychology, 218*(2), 109–127.

Schauer, M., & Ruf-Leuschner, M. (2014). Die *Lifeline* – Zugang zur Narrativen Exposition (NET) in der Traumatherapie. *Psychotherapeut, 59,* 226–238.

Schauer, M., & Schauer, E. (2010). Trauma-focused public mental-health interventions: A paradigm shift in humanitarian assistance and aid work. In E. Matz (Ed.), *Trauma rehabilitation after war and conflict* (pp. 361–430). New York: Springer.

Schauer, E., Neuner, F., Elbert, T., Ertl, V., Onyut, P. L., Odenwald, M., & Schauer, M. (2004). Narrative exposure therapy in children – A case study in a Somali refugee. *Intervention, 2*(1), 18–32.

Schauer, M., Elbert, T., Gotthardt, S., Rockstroh, B., Odenwald, M., & Neuner, F. (2006). Wiedererfahrung durch Psychotherapie modifiziert Geist und Gehirn. *Verhaltenstherapie, 16,* 96–103.

Schauer, M., Neuner, F., & Elbert, T. (2011). *Narrative exposure therapy: A short-term treatment for traumatic stress disorders.* Cambridge, MA: Hogrefe-Verlag.

文　献　*363*

Schauer, M., Ruf-Leuschner, M., & Landolt, M. (2014). Dem Leben Gestalt geben: Die *Lifeline* in der Traumatherapie von Kindern und Jugendlichen (im Druck). In K. Priebe & A. Dyer (Eds.), *Metaphern und Symbole in der Traumatherapie*. Göttingen: Hogrefe.

Stenmark, H., Catani, C., Neuner, F., Elbert, T., & Holen, A. (2013). Treating PTSD in refugees and asylum seekers within the general health care system. A randomized controlled multicenter study. *Behaviour Research and Therapy, 51*, 641–647.

Zang, Y., Hunt, N., & Cox, T. (2013). A randomized controlled pilot study: The effectiveness of narrative exposure therapy with adult survivors of the Sichuan earthquake. *BMC Psychiatry, 13*, 41.

Zang, Y., Hunt, N., & Cox, T. (2014). Adapting Narrative Exposure Therapy for Chinese earthquake survivors: A pilot randomised controlled feasibility study. *BMC Psychiatry, 14*, 262.

Zech, E., & Vandenbussche F. (2010). La thérapie par exposition à la narration de Schauer, Neuner et Elbert: Manuel de traitement de l'état de stress post-traumatique après la guerre, la torture et la terreur. Presses universitaires de Louvain.

第 9 章

Bisson, J., Roberts, N.P., Andrew, M., Cooper, R., & Lewis, C. (2013). Psychological therapies for chronic post-traumatic stress disorder (PTSD) in adults. *Cochrane Database Systematic Reviews*, 12:CD003388.

Bradley, R., Greene, J., Russ, E., & Westen, D. (2005). A multidimensional meta-analysis of psychotherapy for PTSD. *The American Journal of Psychiatry, 162*(2), 214–227.

Brewin, C. R. (2014). Episodic memory, perceptual memory, and their interaction: Foundations for a theory of Posttraumatic Stress Disorder. *Psychological Bulletin, 140*(1), 69–97.

Brewin, C. R., Andrews, B., & Valentine, J. D. (2000). Meta-analysis of risk factors for posttraumatic stress disorder in trauma-exposed adults. *Journal of Consulting and Clinical Psychology, 68*, 748–766.

Davanloo, H. (1987). *Short-term dynamic psychotherapy: Basic principles and techniques.* New York/London: Spectrum Publ.

Erikson, E. H. (1968). *Identity: Youth and crisis.* New York: Norton.

Gersons, B. P. R. (1989). Patterns of posttraumatic stress disorder among police officers following shooting incidents; The two-dimensional model and some treatment implications. *Journal of Traumatic Stress, 2*(3), 247–257.

Gersons, B. P. R., Carlier, I. V. E., Lamberts, R. D., & van der Kolk, B. (2000). A randomized clinical trial of brief eclectic psychotherapy in police officers with posttraumatic stress disorder. *Journal of Traumatic Stress, 13*(2), 333–347.

Gersons, B.P.R., & Olff, M. (2005) *Behandelingsstrategieën bij posttraumatische stress stoornissen,* Bohn Stafleu van Loghum.

Horowitz, M. J. (1976). *Stress response syndromes.* Northvale: Jason Aronson.

Horowitz, M. J. (1986). *Stress response syndromes* (2nd revised ed.). Northvale: Jason Aronson.

Lindauer, R. J. L., Booij, J., Habraken, J. B., Uylings, H. B., Olff, M., Carlier, I. V., den Heeten, G. J., van Eck-Smit, B. L., & Gersons, B. P. R. (2004). Cerebral blood flow changes during script-driven imagery in police officers with posttraumatic stress disorder. *Biological Psychiatry, 56*(5), 356–363.

Lindauer, R. J. L., Gersons, B. P. R., van Meijel, E. P. M., Blom, K., Carlier, I. V. E., Vrijlandt, I., & Olff, M. (2005). Effects of Brief Eclectic Psychotherapy in patients with posttraumatic stress disorder: Randomized clinical trial. *Journal of Traumatic Stress, 18*, 205–212.

Lindauer, R. T., van Meijel, E. P., Jalink, M., Olff, M., Carlier, I. V., & Gersons, B. P. (2006). Heart rate responsivity to script-driven imagery in posttraumatic stress disorder: Specificity of response and effects of psychotherapy. *Psychosomatic Medicine, 68*(1), 33–40.

Lindauer, R. J., Booij, J., Habraken, J. B., van Meijel, E. P., Uylings, H. B., Olff, M., Carlier, I. V., den Heeten, G. J., van Eck-Smit, B. L., & Gersons, B. P. (2008). Effects of psychotherapy on regional cerebral blood flow during trauma imagery in patients with post-traumatic stress disorder: A randomized clinical trial. *Psychological Medicine, 38*(4), 543–554.

Lindemann, E. (1944). Symptomatology and management of acute grief. *American Journal of Psychiatry, 101*, 141–148.

Meewisse, M. L., Olff, M., Kleber, R., Kitchiner, N. J., & Gersons, B. P. R. (2011). The course of mental health disorders after a disaster: Predictors and comorbidity. *Journal of Traumatic Stress, 24*(4), 405–413.

National Institute for Clinical Excellence. (2005). *The Management of PTSD in primary and secondary care*. London: NICE.

Nijdam, M. J. (2013). *Memory traces of trauma: Neurocognitive aspects of and therapeutic approaches for posttraumatic stress disorder*. The Netherlands: BOXpress, 's Hertogenbosch.

Nijdam, M. J., Gersons, B. P. R., Reitsma, J. B., de Jongh, A., & Olff, M. (2012). Brief eclectic psychotherapy versus eye movement desensitization and reprocessing therapy in the treatment of posttraumatic stress disorder: Randomized controlled. *British Journal of Psychiatry, 200*, 224–231.

Nijdam, M. J., Baas, M. A., Olff, M., & Gersons, B. P. (2013). Hotspots in trauma memories and their relationship to successful trauma-focused psychotherapy: A pilot study. *Journal of Traumatic Stress, 26*(1), 38–44.

Olff, M., de Vries, G. J., Guzelcan, Y., Assies, J., & Gersons, B. P. (2007). Changes in cortisol and DHEA plasma levels after psychotherapy for PTSD. *Psychoneuroendocrinology, 32*(6), 619–626.

Ozer, E. J., Best, S. R., Lipsey, T. L., & Weiss, D. S. (2003). Predictors of posttraumatic stress disorder and symptoms in adults: A meta-analysis. *Psychological Bulletin, 129*(1), 52–73.

Schnyder, U. (2005). Why new psychotherapies for posttraumatic stress disorder? *Psychotherapy and Psychosomatics, 74*, 199–201.

Schnyder, U., Müller, J., Maercker, J., & Wittmann, L. (2011). Brief eclectic psychotherapy for PTSD: A randomized controlled trial. *Journal of Clinical Psychiatry, 72*(4), 564–566.

Smit, A. S., Gersons, B. P. R., van Buschbach, S., den Dekker, M., Mouthaan, J., & Olff, M. (2013). *PTSD in the police – A better view; 16 years police outpatient department, 1000 clients*, [PTSS bij de politie – een beter beeld; 16 jaar politiepoli, 1000 gebruikers]. Politieacademie, (in Dutch).

Ulman, R. B., & Brothers, D. (1988). *The shattered self: A psychoanalytic study of trauma*. Hillsdale: The Analytic Press.

Wilson, J. P., Friedman, M. J., & Lindy, J. D. (2001). A holistic, organismic approach to healing trauma and PTSD. In J. P. Wilson, M. J. Friedman, & J. D. Lindy (Eds.), *Treating psychological trauma and PTSD* (pp. 28–58). New York/London: Guilford Press.

第 10 章

Arias, I. (2004). Report from the CDC. The legacy of child maltreatment: Long-term health consequences for women. *Journal of Women's Health, 13*(5), 468–473.

Bowlby, J. (1988). *A secure base*. New York: Basic Books.

Brown, A. D., Root, J. C., Cloitre, M., Perez, D., Teuscher, O., Pan, H., & Stern, E. (2011, November). *Changes in fear reactivity in response to STAIR/NST: A preliminary analysis*.

文　献　*365*

Paper presented at the Symposium at the Annual Conference International Society for Traumatic Stress Society, Baltimore.

Browne, A., & Finkelhor, D. (1986). Impact of child sexual abuse: A review of the research. *Psychological Bulletin, 99*(1), 66.

Charuvastra, A., & Cloitre, M. (2008). Social bonds and posttraumatic stress disorder. *Annual Review of Psychology, 59*, 301.

Cloitre, M., Cohen, L. R., & Scarvalone, P. (2002a). Understanding revictimization among childhood sexual abuse survivors: An interpersonal schema approach. *Journal of Cognitive Psychotherapy, 16*(1), 91–111.

Cloitre, M., Koenen, K. C., Cohen, L. R., & Han, H. (2002b). Skills training in affective and interpersonal regulation followed by exposure: A phase-based treatment for PTSD related to childhood abuse. *Journal of Consulting and Clinical Psychology, 70*(5), 1067–1074.

Cloitre, M., Chase Stovall-McClough, K., Miranda, R., & Chemtob, C. M. (2004). Therapeutic alliance, negative mood regulation, and treatment outcome in child abuse-related posttraumatic stress disorder. *Journal of Consulting and Clinical Psychology, 72*(3), 411.

Cloitre, M., Miranda, R., Stovall-McClough, K. C., & Han, H. (2005). Beyond PTSD: Emotion regulation and interpersonal problems as predictors of functional impairment in survivors of childhood abuse. *Behavior Therapy, 36*(2), 119–124.

Cloitre, M., Cohen, L. R., & Koenen, K. C. (2006). *Treating survivors of childhood abuse: Psychotherapy for the interrupted life*. New York: Guilford Press.

Cloitre, M., Stovall-McClough, K. C., Zorbas, P., & Charuvastra, A. (2008). Adult attachment, emotion regulation and expectations of support among treatment seeking adults with childhood maltreatment. *Journal of Traumatic Stress, 21*, 282–289.

Cloitre, M., Stovall-McClough, K. C., Nooner, K., Zorbas, P., Cherry, S., Jackson, C. L., & Petkova, E. (2010). Treatment for PTSD related to childhood abuse: A randomized controlled trial. *The American Journal of Psychiatry, 167*(8), 915–924. doi: 10.1176/appi. ajp.2010.09081247 [pii].

Coifman, K. G., & Bonanno, G. A. (2007). Emotion context sensitivity in adaptation and recovery. In A. M. Kring & D. M. Sloan (Eds.), *Emotion regulation and psychotherapy: A transdiagnostic approach to etiology and treatment*. New York: Guilford Press.

Copeland, W. E., Keller, G., Angold, A., & Costello, E. J. (2007). Traumatic events and posttraumatic stress in childhood. *Archives of General Psychiatry, 64*, 577–584.

Fergusson, D. M., Horwood, L. J., & Lynskey, M. T. (1996). Childhood sexual abuse and psychiatric disorder in young adulthood: II. Psychiatric outcomes of childhood sexual abuse. *Journal of the American Academy of Child and Adolescent Psychiatry, 35*, 1365–1374.

Gudino, O. G., Wies, R., Havens, J. G., Biggs, E. A., Diamond, U. N., Marr, M., Jackson, C. J., & Cloitre, M. (2014). Group trauma-informed treatment for adolescent psychiatry inpatients: A preliminary uncontrolled trial. *Journal of Traumatic Stress, 27*(4), 496–500.

Hobfoll, S. E. (2002). Social and psychological resources and adaptation. *Review of General Psychology, 6*(4), 307–324.

Jackson, C. L., Nissenson, K., & Cloitre, M. (2009). Treatment of complex PTSD. In R. Leahy & D. Sookman (Eds.), *New approaches to treatment-resistant anxiety disorders* (pp. 75–103). New York: Jason-Aronson.

Johns, L. E., Aiello, A. E., Cheng, C., Galea, S., Koenen, K. C., & Uddin, M. (2012). Neighborhood social cohesion and posttraumatic stress disorder in a community-based sample: Findings from the Detroit Neighborhood Health Study. *Social Psychiatry and Psychiatric Epidemiology, 47*(12), 1899–1906. doi:10.1007/s00127-012-0506-9.

Levitt, J. T., Malta, L. S., Martin, A., Davis, L., & Cloitre, M. (2007). The flexible application of a manualized treatment for PTSD symptoms and functional impairment related to the 9/11 World

Trade Center attack. *Behaviour Research and Therapy, 45*(7), 1419–1433.

Malta, L. S., Levitt, J. T., Martin, A., Davis, L., & Cloitre, M. (2009). Correlates of functional impairment in treatment-seeking survivors of mass terrorism. *Behaviour Therapy, 40*(1), 39–49. doi:10.1016/j.beth.2007.12.007.

Meewisse, M. L., Olff, M., Kleber, R., Kitchiner, N. J., & Gersons, B. P. (2011). The course of mental health disorders after a disaster: Predictors and comorbidity. *Journal of Traumatic Stress, 24*(4), 405–413. doi:10.1002/jts.20663.

National Research Council. (2014). *Preventing psychological disorders in service members and their families: An assessment of programs*. Washington, DC: The National Academies Press.

Norris, F. H., & Kaniasty, K. (1996). Received and perceived social support in times of stress: A test of the social support deterioration deterrence model. *Journal of Personality and Social Psychology, 71*(3), 498–511.

North, C. S., Tivis, L., McMillen, J. C., Pfefferbaum, B., Cox, J., et al. (2002). Coping, functioning, and adjustment of rescue workers after the Oklahoma City bombing. *Journal of Traumatic Stress, 15*(3), 171–175.

Papa, A., & Bonanno, G. A. (2008). Smiling in the face of adversity: The interpersonal and intrapersonal functions of smiling. *Emotion, 8*(1), 1–12. doi:10.1037/1528-3542.8.1.1.

Saigh, P., Yasik, A., Sack, W., & Koplewicz, W. (1999). Child-adolescent post traumatic stress disorder: Prevalence, risk factors, and co-morbidity. In P. Saigh & J. D. Bremner (Eds.), *Posttraumatic stress disorder: A comprehensive text* (pp. 18–43). Boston: Allyn & Bacon.

Schumm, J. A., Briggs-Phillips, M., & Hobfoll, S. E. (2006). Cumulative interpersonal traumas and social support as risk and resiliency factors in predicting PTSD and depression among inner-city women. *Journal of Traumatic Stress, 19*(6), 825–836. doi:10.1002/jts.20159.

Seedat, S., Nyamai, C., Njenga, F., Vythilingum, B., & Stein, D. J. (2004). Trauma exposure and post-traumatic stress symptoms in urban African schools. Survey in Cape Town and Nairobi. *British Journal of Psychiatry, 184*, 169–175.

Shalev, A. R., Tuval-Mashiach, R., & Hadar, H. (2004). Posttraumatic stress disorder as a result of mass trauma. *Journal of Clinical Psychiatry, 65*(Suppl. 1), 4–10.

Shields, A. M., Cicchetti, D., & Ryan, R. M. (1994). The development of emotional and behavioral self-regulation and social competence among maltreated school-age children. *Development and Psychopathology, 6*(1), 57–75. doi:10.1017/s0954579400005885.

Shipman, K. L., & Zeman, J. (2001). Socialization of children's emotion regulation in mother-child dyads: A developmental psychopathology perspective. *Development and Psychopathology, 13*(2), 317–336.

Shipman, K., Zeman, J., Penza, S., & Champion, K. (2000). Emotion management skills in sexually maltreated and nonmaltreated girls: A developmental psychopathology perspective. *Development and Psychopathology, 12*(1), 47–62.

Shipman, K., Edwards, A., Brown, A., Swisher, L., & Jennings, E. (2005). Managing emotion in a maltreating context: A pilot study examining child neglect. *Child Abuse and Neglect, 29*(9), 1015–1029. doi:10.1016/j.chiabu.2005.01.006.

Sroufe, L. A., Fox, N. E., & Pancake, V. R. (1983). Attachment and dependency in developmental perspective. *Child Development, 54*, 1615–1627.

Stevens, N. R., Gerhart, J., Goldsmith, R. E., Heath, N. M., Chesney, S. A., & Hobfoll, S. E. (2013). Emotion regulation difficulties, low social support, and interpersonal violence mediate the link between childhood abuse and posttraumatic stress symptoms. *Behaviour Therapy, 44*(1), 152–161. doi:10.1016/j.beth.2012.09.003.

Suess, G. J., Grossmann, K. E., & Sroufe, L. A. (1992). Effects of infants attachment to mother and father on quality of adaptation in preschool: From dyadic to individual organization of self. *International Journal of Behavioral Development, 15*(43–65), 43.

文　献　*367*

Trappler, B., & Newville, H. (2007). Trauma healing via cognitive behavior therapy in chronically hospitalized patients. *Psychiatric Quarterly, 78*(4), 317–325. doi:10.1007/s11126-007-9049-8.

Van der Kolk, B. A. (1996). The complexity of adaptation to trauma: Self-regulation, stimulus discrimination, and characterological development. In B. A. van der Kolk, A. C. McFarlane, & L. Weisaeth (Eds.), *Traumatic stress: The effects of overwhelming experience on mind, body, and society.* New York: Guilford Press.

Westphal, M., Olfson, M., Gameroff, M. J., et al. (2011). Functional impairment in adults with past posttraumatic stress disorder: Findings from primary care. *Depression and Anxiety, 28*(8), 686–695.

Whelton, W. J. (2004). Emotional process in psychotherapy: Evidence across therapeutic modalities. *Clinical Psychology and Psychotherapy, 11*(58–71), 58.

Zlotnick, C., Zakriski, A. L., Shea, M. T., Costello, E., Begin, A., Pearlstein, T., & Simpson, E. (1996). The long-term sequelae of sexual abuse: Support for a complex posttraumatic stress disorder. *Journal of Traumatic Stress, 9*(2), 195–205.

Zoellner, L. A., Foa, E. B., & Brigidi, B. C. (1999). Interpersonal friction and PTSD in female victims of sexual and nonsexual assault. *Journal of Traumatic Stress, 12*, 689–700.

第 11 章

Barrett, D., & Loeffler, M. (1992). Comparison of dream content of depressed vs nondepressed dreamers. *Psychological Reports, 70*(2), 403–406.

Boerner, K., Wortman, C. B., & Bonanno, G. A. (2005). Resilient or at risk? A 4-year study of older adults who initially showed high or low distress following conjugal loss. *Journals of Gerontology. Series B, Psychological Sciences and Social Sciences, 60*(2), P67–P73.

Bowlby, J. (1980). *Loss sadness and depression* (Attachment and loss, Vol. 3, p. 472). New York: Basic Books.

Bui, E., et al. (2013). Periloss dissociation, symptom severity, and treatment response in complicated grief. *Depression and Anxiety, 30*(2), 123–128.

Burkett, J. P., & Young, L. J. (2012). The behavioral, anatomical and pharmacological parallels between social attachment, love and addiction. *Psychopharmacology, 224*(1), 1–26.

Cruz, M., et al. (2007). Clinical presentation and treatment outcome of African Americans with complicated grief. *Psychiatric Services, 58*(5), 700–702.

Esposito, K., et al. (1999). Evaluation of dream content in combat-related PTSD. *Journal of Traumatic Stress, 12*(4), 681–687.

Florian, V., & Mikulincer, M. (1998). Symbolic immortality and the management of the terror of death: The moderating role of attachment style. *Journal of Personality and Social Psychology, 74*(3), 725–734.

Foa, E. B., et al. (2005). Randomized trial of prolonged exposure for posttraumatic stress disorder with and without cognitive restructuring: Outcome at academic and community clinics. *Journal of Consulting and Clinical Psychology, 73*(5), 953–964.

Germain, A., et al. (2005). Sleep quality in complicated grief. *Journal of Traumatic Stress, 18*(4), 343–346.

Germain, A., et al. (2006). Treating complicated grief: Effects on sleep quality. *Behavioral Sleep Medicine, 4*(3), 152–163.

Germain, A., et al. (2013). Dream content in complicated grief: A window into loss-related cognitive schemas. *Death Studies, 37*(3), 269–284.

Hassin, R. R., et al. (2009). Implicit working memory. *Consciousness and Cognition, 18*(3), 665–678.

Kristensen, P., Weisaeth, L., & Heir, T. (2010). Predictors of complicated grief after a natural disaster: A population study two years after the 2004 South-East Asian tsunami. *Death Studies, 34*(2), 137–150.

Mikulincer, M., & Shaver, P. R. (2003). The attachment behavioral system in adulthood: Activation, psychodynamics, and interpersonal processes. *Advances in Experimental Social Psychology, 35*, 53–152.

Mikulincer, M., Florian, V., & Hirschberger, G. (2003). The existential function of close relationships: Introducing death into the science of love. *Personality and Social Psychology Review, 7*(1), 20–40.

Miller, W. R., & Rollnick, S. (2013). *Motivational interviewing: Helping people change* (Applications of motivational interviewing 3rd ed., xii, 482 p). New York: Guilford Press.

Min, J. A., et al. (2013). Cognitive emotion regulation strategies contributing to resilience in patients with depression and/or anxiety disorders. *Comprehensive Psychiatry, 54*(8), 1190–1197.

Monk, T. H., Houck, P. R., & Shear, M. K. (2006). The daily life of complicated grief patients – What gets missed, what gets added? *Death Studies, 30*(1), 77–85.

Moskowitz, J. T., Folkman, S., & Acree, M. (2003). Do positive psychological states shed light on recovery from bereavement? Findings from a 3-year longitudinal study. *Death Studies, 27*(6), 471–500.

Neff, K. D., & Vonk, R. (2009). Self-compassion versus global self-esteem: Two different ways of relating to oneself. *Journal of Personality, 77*(1), 23–50.

Prigerson, H. G., et al. (1995). Inventory of complicated grief: A scale to measure maladaptive symptoms of loss. *Psychiatry Research, 59*(1–2), 65–79.

Pyszczynski, T., Greenberg, J., & Solomon, S. (1999). A dual-process model of defense against conscious and unconscious death-related thoughts: An extension of terror management theory. *Psychological Review, 106*(4), 835–845.

Reber, P. J. (2013). The neural basis of implicit learning and memory: A review of neuropsychological and neuroimaging research. *Neuropsychologia, 51*(10), 2026–2042.

Ryan, R. M., & Deci, E. L. (2000). Self-determination theory and the facilitation of intrinsic motivation, social development, and well-being. *American Psychologist, 55*(1), 68–78.

Shear, K., & Shair, H. (2005). Attachment, loss, and complicated grief. *Developmental Psychobiology, 47*(3), 253–267.

Shear, M. K., et al. (2001). Traumatic grief treatment: A pilot study. *The American Journal of Psychiatry, 158*(9), 1506–1508.

Shear, K., et al. (2005). Treatment of complicated grief: A randomized controlled trial. *Journal of American Medical Association, 293*(21), 2601–2608.

Shear, M. K., et al. (2011). Complicated grief and related bereavement issues for DSM-5. *Depression and Anxiety, 28*(2), 103–117.

Simon, N. M., et al. (2007). The prevalence and correlates of psychiatric comorbidity in individuals with complicated grief. *Comprehensive Psychiatry, 48*(5), 395–399.

Simon, N. M., et al. (2008). Impact of concurrent naturalistic pharmacotherapy on psychotherapy of complicated grief. *Psychiatry Research, 159*(1–2), 31–36.

Stroebe, M., Stroebe, W., & Schut, H. (2003). Bereavement research: Methodological issues and ethical concerns. *Palliative Medicine, 17*(3), 235–240.

Szanto, K., et al. (2006). Indirect self-destructive behavior and overt suicidality in patients with complicated grief. *The Journal of Clinical Psychiatry, 67*(2), 233–239.

Weissman, M. M., Markowitz, J. C., & Klerman, G. L. (2000). *Comprehensive guide to interpersonal psychotherapy* (Basic behavioral science, xii, 465 p). New York: Basic Books.

Wilson, T. D. (2002). *Strangers to ourselves: Discovering the adaptive unconscious.* Cambridge, MA: Harvard University Press.

Zuckoff, A., et al. (2006). Treating complicated grief and substance use disorders: A pilot study. *Journal of Substance Abuse Treatment, 30*(3), 205–211.

第 12 章

Arria, A. M., & McLellan, A. T. (2012). Evolution of concept, but not action, in addiction treatment. *Substance Use and Misuse, 47*(8–9), 1041–1048.

Back, S. E., Waldrop, A. E., & Brady, K. T. (2009). Treatment challenges associated with comorbid substance use and posttraumatic stress disorder: Clinicians' perspectives. *The American Journal on Addictions, 18*(1), 15–20.

Baker, A., Kay-Lambkin, F., Lee, N. K., Claire, M., & Jenner, L. (2003). *A brief cognitive behavioural intervention for regular amphetamine users.* Canberra: Australian Government Department of Health and Ageing.

Benish, S., Imel, Z., & Wampold, B. (2007). The relative efficacy of bona fide psychotherapies for treating post-traumatic stress disorder: A meta-analysis of direct comparisons. *Clinical Psychology Review, 28*, 746–758.

Brady, K. T., Dansky, B. S., Back, S. E., Foa, E. B., & Caroll, K. M. (2001). Exposure therapy in the treatment of PTSD among cocaine-dependent individuals: Preliminary findings. *Journal of Substance Abuse Treatment, 21*, 47–54.

Brown, V. B., Huba, G., & Melchior, L. (1995). Level of burden: Women with more than one co-occurring disorder. *Journal of Psychoactive Drugs, 27*, 339–346.

Carroll, K. (1998). *A cognitive-behavioral approach: Treating cocaine addiction. NIH publication 98-4308.* Rockville: National Institute on Drug Abuse.

Chambless, D., & Hollon, S. (1998). Defining empirically supported therapies. *Journal of Consulting and Clinical Psychology, 66*, 7–18.

Cloitre, M., Courtois, C. A., Charuvastra, A., Carapezza, R., Stolbach, B. C., & Green, B. L. (2011). Treatment of complex PTSD: Results of the ISTSS expert clinician survey on best practices. *Journal of Traumatic Stress, 24*(6), 615–627.

Covington, S. S., Burke, C., Keaton, S., & Norcott, C. (2008). Evaluation of a trauma-informed and gender-responsive intervention for women in drug treatment. *Journal of Psychoactive Drugs, 40*(sup5), 387–398.

Emmelkamp, P. M. G., & Vedel, E. (2006). *Evidence-based treatments for alcohol and drug abuse: A practitioner's guide to theory, methods, and practice.* New York: Routledge.

Fallot, R. D., McHugo, G. J., Harris, M., & Xie, H. (2011). The trauma recovery and empowerment model: A quasi-experimental effectiveness study. *Journal of Dual Diagnosis, 7*, 74–89.

Foa, E. B., & Rothbaum, B. O. (1998). *Treating the trauma of rape: Cognitive-behavioral therapy for PTSD.* New York: Guilford.

Foa, E. B., Hembree, E. A., & Rothbaum, B. O. (2007). *Prolonged exposure therapy for PTSD: Emotional processing of traumatic experiences.* New York: Oxford University Press.

Foa, E. B., Yusko, D. A., McLean, C. P., Suvak, M. K., Bux, D. A., Jr., Oslin, D., O'Brien, C. P., Imms, P., Riggs, D. S., & Volpicelli, J. (2013). Concurrent naltrexone and prolonged exposure therapy for patients with comorbid alcohol dependence and PTSD: A randomized clinical trial. *JAMA, the Journal of the American Medical Association, 310*(5), 488–495.

Freimuth, M. (2005). *Hidden addictions: Assessment practices for psychotherapists, counselors, and health care providers.* Northvale: Jason Aronson.

Frisman, L., Ford, J., Hsui-Ju, L., Mallon, S., & Chang, R. (2008). Outcomes of trauma treatment using the TARGET model. *Journal of Groups in Addiction & Recovery, 3*, 285–303.

Garfield, S., & Bergin, A. (1994). *Handbook of psychotherapy and behavior change.* New York:

John Wiley & Sons, Inc.

Gerger, H., Munder, T., & Barth, J. (2013). Specific and nonspecific psychological interventions for PTSD symptoms: A meta-analysis with problem complexity as a moderator. *Journal of Clinical Psychology, 70*, 601–615.

Herman, J. L. (1992). *Trauma and recovery*. New York: Basic Books.

Hoge CW, Grossman SH, Auchterlonie JL, Riviere LA, Milliken CS, Wilk JE. PTSD Treatment for Soldiers After Combat Deployment: Low Utilization of Mental Health Care and Reasons for Dropout. *Psychiatric Services*, 2014.

Imel, Z., Wampold, B., Miller, S., & Fleming, R. (2008). Distinctions without a difference: Direct comparisons of psychotherapies for alcohol use disorders. *Psychology of Addictive Behaviors, 22*, 533–543.

Imhof, J. (1991). Countertransference issues in alcoholism and drug addiction. *Psychiatric Annals, 21*, 292–306.

Kadden, R., Carroll, K., Donovan, D., Cooney, N., Monti, P., Abrams, D., Litt, M., & Hester, R. (1995). *Cognitive-behavioral coping skills therapy manual: A clinical research guide for therapists treating individuals with alcohol abuse and dependence* (Vol. 3). Rockville: U. S. Department of Health and Human Services.

McGovern, M. P., Lambert-Harris, C., Acquilano, S., Xie, H., Alterman, A. I., & Weiss, R. D. (2009). A cognitive behavioral therapy for co-occurring substance use and posttraumatic stress disorders. *Addictive Behaviors, 34*(10), 892–897.

Miller, W. R. (Ed.). (2004). *Combined behavioral intervention manual: A clinical research guide for therapists treating people with alcohol abuse and dependence (vol. 1, COMBINE monograph series): DHHS Publication No. (NIH) 04–5288*. Bethesda: NIAAA.

Miller, W. R., & Rollnick, S. (1991). *Motivational interviewing: Preparing people to change addictive behavior*. New York: Guilford.

Miller, W. R., Benefield, R. G., & Tonigan, J. S. (1993). Enhancing motivation for change in problem drinking: A controlled comparison of two therapist styles. *Journal of Consulting and Clinical Psychology, 61*, 455–461.

Mills, K. L., Teesson, M., Back, S. E., Brady, K. T., Baker, A. L., Hopwood, S., Sannibale, C., Barrett, E. L., Merz, S., Rosenfeld, J., & Ewer, P. L. (2012). Integrated exposure-based therapy for co-occurring posttraumatic stress disorder and substance dependence: A randomized controlled trial. *JAMA, the Journal of the American Medical Association, 308*(7), 690–699.

Najavits, L. M. (2004). Assessment of trauma, PTSD, and substance use disorder: A practical guide. In J. P. Wilson & T. M. Keane (Eds.), *Assessment of psychological trauma and PTSD* (pp. 466–491). New York: Guilford.

Najavits, L. (2013a). Creating change: A new past-focused model for PTSD and substance abuse. In P. Ouimette & J. P. Read (Eds.), *Handbook of trauma, PTSD and substance use disorder comorbidity*. Washington, DC: American Psychological Association Press.

Najavits, L. M. (2013b). Therapy for posttraumatic stress and alcohol dependence. *JAMA, the Journal of the American Medical Association, 310*(22), 2457–2458.

Najavits, L. M., & Hien, D. A. (2013). Helping vulnerable populations: A comprehensive review of the treatment outcome literature on substance use disorder and PTSD. *Journal of Clinical Psychology, 69*, 433–480.

Najavits, L. M., & Johnson, K. M. (2014a). Pilot study of creating change, a new past-focused model for PTSD and substance abuse. *The American Journal on Addictions*. doi:10.1111/j.1521-0391.2014.12127.x.

Najavits, L. M., Schmitz, M., Gotthardt, S., & Weiss, R. D. (2005). Seeking safety plus exposure therapy: An outcome study on dual diagnosis men. *Journal of Psychoactive Drugs, 37*, 425–435.

Najavits, L. M., Norman, S. B., Kivlahan, D., & Kosten, T. R. (2010). Improving PTSD/substance abuse treatment in the VA: A survey of providers. *The American Journal on Addictions, 19*(3), 257–263.

Najavits, L. M., Lung, J., Froias, A., Bailey, G. L., & Paull, N. (2014). A study of multiple behavioral addictions in a substance abuse sample. *Substance Use and Misuse, 49*, 479–484.

Ouimette, P., & Read, J. P. (Eds.). (2013). *Handbook of trauma, PTSD and substance use disorder comorbidity.* Washington, DC: American Psychological Association Press.

Pearlman, L. A., & Saakvitne, K. W. (1995). *Trauma and the therapist: Countertransference and vicarious traumatization in psychotherapy with incest survivors.* New York: WW Norton.

Powers, M. B., Halpern, J. M., Ferenschak, M. P., Gillihan, S. J., & Foa, E. B. (2010). A meta-analytic review of prolonged exposure for posttraumatic stress disorder. *Clinical Psychology Review, 30*(6), 635–641.

Read, J. P., Bollinger, A. R., & Sharansky, E. (2002). Assessment of comorbid substance use disorder and posttraumatic stress disorder. In P. Ouimette & P. J. Brown (Eds.), *Trauma and substance abuse: Causes, consequences, and treatment of comorbid disorders* (pp. 111–125). Washington, DC: American Psychological Association Press.

Sannibale, C. (2013). Randomized controlled trial of cognitive behaviour therapy for comorbid post-traumatic stress disorder and alcohol use disorders. *Addiction, 108*, 1397–1410.

Torchalla, I., Nosen, L., Rostam, H., & Allen, P. (2012). Integrated treatment programs for individuals with concurrent substance use disorders and trauma experiences: A systematic review and meta-analysis. *Journal of Substance Abuse Treatment, 42*(1), 65–77.

Triffleman, E. (2000). Gender differences in a controlled pilot study of psychosocial treatments in substance dependent patients with post-traumatic stress disorder: Design considerations and outcomes. *Alcoholism Treatment Quarterly, 18*(3), 113–126.

van Dam, D., Ehring, T., Vedel, E., & Emmelkamp, P. M. (2013). Trauma-focused treatment for posttraumatic stress disorder combined with CBT for severe substance use disorder: A randomized controlled trial. *BMC Psychiatry, 13*(1), 172.

van Emmerik, A. A. P., Kamphuis, J. H., & Emmelkamp, P. M. G. (2008). Treating acute stress disorder and posttraumatic stress disorder with cognitive behavioral therapy or structured writing therapy: A randomized controlled trial. *Psychotherapy and Psychosomatics, 77*(2), 93–100.

Volpicelli, J., Pettinati, H., McLellan, A., & O'Brien, C. (2001). *Combining medication and psychosocial treatments for addictions: The BRENDA approach.* New York: Guilford.

第13章

Barnicot, K., & Priebe, S. (2013). Post-traumatic stress disorder and the outcome of dialectical behaviour therapy for borderline personality disorder. *Personality and Mental Health, 7*(3), 181–190.

Bohus, M., Dyer, A. S., Priebe, K., Kruger, A., Kleindienst, N., Schmahl, C., et al. (2013). Dialectical behaviour therapy for post-traumatic stress disorder after childhood sexual abuse in patients with and without borderline personality disorder: A randomised controlled trial. *Psychotherapy and Psychosomatics, 82*(4), 221–233.

Brown, M., Comtois, K. A., & Linehan, M. M. (2002). Reasons for suicide attempts and nonsuicidal self-injury in women with borderline personality disorder. *Journal of Abnormal Psychology, 111*(1), 198–202.

Clarke, S. B., Rizvi, S., & Resick, P. A. (2008). Borderline personality characteristics and treatment outcome in cognitive-behavioral treatments for PTSD in female rape victims. *Behavior Therapy, 39*, 72–78.

Cloitre, M., Stovall-McClough, K. C., Nooner, K., Zorbas, P., Cherry, S., Jackson, C. L., et al.

(2010). Treatment for PTSD related to childhood abuse: A randomized controlled trial. *The American Journal of Psychiatry, 167*(8), 915–924.

Feeny, N. C., Zoellner, L. A., & Foa, E. B. (2002). Treatment outcome for chronic PTSD among female assault victims with borderline personality characteristics: A preliminary examination. *Journal of Personality Disorders, 16*(1), 30–40.

Foa, E., Hembree, E., & Rothbaum, B. (2007). *Prolonged exposure therapy for PTSD: Emotional processing of traumatic experiences.* New York: Oxford University Press.

Grant, B. F., Chou, S. P., Goldstein, R. B., Huang, B., Stinson, F. S., Saha, T. D., et al. (2008). Prevalence, correlates, disability, and comorbidity of DSM-IV borderline personality disorder: Results from the Wave 2 National Epidemiologic Survey on Alcohol and Related Conditions. *The Journal of Clinical Psychiatry, 69*(4), 533–545.

Harned, M. S. (2013). Treatment of posttraumatic stress disorder with comorbid borderline personality disorder. In D. McKay & E. Storch (Eds.), *Handbook of treating variants and complications in anxiety disorders.* New York: Springer Press.

Harned, M. S., Chapman, A. L., Dexter-Mazza, E. T., Murray, A., Comtois, K. A., & Linehan, M. M. (2008). Treating co-occurring Axis I disorders in recurrently suicidal women with borderline personality disorder: A 2-year randomized trial of dialectical behavior therapy versus community treatment by experts. *Journal of Consulting and Clinical Psychology, 76*(6), 1068–1075.

Harned, M. S., Rizvi, S. L., & Linehan, M. M. (2010a). The impact of co-occurring posttraumatic stress disorder on suicidal women with borderline personality disorder. *The American Journal of Psychiatry, 167*(10), 1210–1217.

Harned, M. S., Jackson, S. C., Comtois, K. A., & Linehan, M. M. (2010b). Dialectical behavior therapy as a precursor to PTSD treatment for suicidal and/or self-injuring women with borderline personality disorder. *Journal of Traumatic Stress, 23*(4), 421–429.

Harned, M. S., Korslund, K. E., Foa, E. B., & Linehan, M. M. (2012). Treating PTSD in suicidal and self-injuring women with borderline personality disorder: Development and preliminary evaluation of a Dialectical Behavior Therapy Prolonged Exposure Protocol. *Behaviour Research and Therapy, 50*(6), 381–386.

Harned, M. S., Tkachuck, M. A., & Youngberg, K. A. (2013). Treatment preference among suicidal and self-injuring women with borderline personality disorder and PTSD. *Journal of Clinical Psychology, 69*(7), 749–761.

Harned, M. S., Korslund, K. E., & Linehan, M. M. (2014). A pilot randomized controlled trial of Dialectical Behavior Therapy with and without the Dialectical Behavior Therapy Prolonged Exposure protocol for suicidal and self-injuring women with borderline personality disorder and PTSD. *Behaviour Research and Therapy, 55*, 7–17.

Iverson, K. M., Follette, V. M., Pistorello, J., & Fruzzetti, A. E. (2012). An investigation of experiential avoidance, emotion dysregulation, and distress tolerance in young adult outpatients with borderline personality disorder symptoms. *Personality Disorders: Theory, Research and Treatment, 3*, 415–422.

Linehan, M. M. (1993a). *Cognitive-behavioral treatment of borderline personality disorder.* New York: Guilford Press.

Linehan, M. M. (1993b). *Skills training manual for treating borderline personality disorder.* New York: Guilford Press.

Marshall-Berenz, E. C., Morrison, J. A., Schumacher, J. A., & Coffey, S. F. (2011). Affect intensity and lability: The role of posttraumatic stress disorder symptoms in borderline personality disorder. *Depression and Anxiety, 28*(5), 393–399.

Mueser, K. T., Rosenberg, S. D., Xie, H., Jankowski, M. K., Bolton, E. E., Lu, W., et al. (2008). A randomized controlled trial of cognitive-behavioral treatment for posttraumatic stress disorder in severe mental illness. *Journal of Consulting and Clinical Psychology, 76*(2), 259–271.

Nishith, P., Resick, P. A., & Griffin, M. G. (2002). Pattern of change in prolonged exposure and cognitive processing therapy for female rape victims with posttraumatic stress disorder. *Journal of Consulting and Clinical Psychology, 70*, 880–886.

Pabst, A., Schauer, M., Bernhardt, K., Ruf, M., Goder, R., Rosentraeger, R., et al. (2012). Treatment of patients with borderline personality disorder and comorbid posttraumatic stress disorder using narrative exposure therapy: A feasibility study. *Psychotherapy and Psychosomatics, 81*(1), 61–63.

Pagura, J., Stein, M. B., Bolton, J. M., Cox, B. J., Grant, B., & Sareen, J. (2010). Comorbidity of borderline personality disorder and posttraumatic stress disorder in the U.S. population. *Journal of Psychiatric Research, 44*(16), 1190–1198.

Pompili, M., Girardi, P., Ruberto, A., & Tatarelli, R. (2005). Suicide in borderline personality disorder: A meta-analysis. *Nordic Journal of Psychiatry, 59*(5), 319–324.

Resick, P. A., & Schnicke, M. K. (1993). *Cognitive processing therapy for rape victims: A treatment manual*. Newbury Park: Sage.

Sachsse, U., Vogel, C., & Leichsenring, F. (2006). Results of psychodynamically oriented trauma-focused inpatient treatment for women with complex posttraumatic stress disorder (PTSD) and borderline personality disorder (BPD). *Bulletin of the Menninger Clinic, 70*(2), 125–144.

Schauer, M., Neuner, F., & Elbert, T. (2011). *Narrative exposure therapy: A short-term intervention for traumatic stress disorders* (2nd ed.). Cambridge, MA: Hogrefe Publishing.

Shenk, C. E., Putnam, F. W., Rausch, J. R., Peugh, J. L., & Noll, J. G. (2014). A longitudinal study of several potential mediators of the relationship between child maltreatment and posttraumatic stress disorder symptoms. *Development and Psychopathology, 26*, 81–91.

Steil, R., Dyer, A., Priebe, K., Kleindienst, N., & Bohus, M. (2011). Dialectical behavior therapy for posttraumatic stress disorder related to childhood sexual abuse: A pilot study of an intensive residential treatment program. *Journal of Traumatic Stress, 24*(1), 102–106.

Weathers, F. W., Litz, B. T., Herman, D. S., Huska, J. A., & Keane, T. M. (1993). *The PTSD checklist: Reliability, validity, and diagnostic utility*. Paper presented at the annual meeting of the Association for the Advancement of Behavior Therapy, Washington, DC.

Weierich, M. R., & Nock, M. K. (2008). Posttraumatic stress symptoms mediate the relations between childhood sexual abuse and nonsuicidal self-injury. *Journal of Consulting and Clinical Psychology, 76*, 39–44.

Widom, C. S. (1999). Posttraumatic stress disorder in abused and neglected children grown up. *The American Journal of Psychiatry, 156*, 1223–1229.

Widom, C. S., Czaja, S. J., & Paris, J. (2009). A prospective investigation of borderline personality disorder in abused and neglected children followed up into adulthood. *Journal of Personality Disorders, 23*, 433–446.

Zanarini, M. C., Frankenburg, F. R., Dubo, E. D., Sickel, A. E., Trikha, A., Levin, A., et al. (1998). Axis I comorbidity of borderline personality disorder. *The American Journal of Psychiatry, 155*(12), 1733–1739.

Zanarini, M. C., Ruser, T., Frankenburg, F. R., & Hennen, J. (2000). The dissociative experiences of borderline patients. *Comprehensive Psychiatry, 41*, 223–227.

Zanarini, M. C., Frankenburg, F. R., Hennen, J., Reich, D. B., & Silk, K. R. (2004). Axis I comorbidity in patients with borderline personality disorder: 6-year follow-up and prediction of time to remission. *The American Journal of Psychiatry, 161*(11), 2108–2114.

Zanarini, M. C., Frankenburg, F. R., Hennen, J., Reich, D. B., & Silk, K. R. (2006). Prediction of the 10-year course of borderline personality disorder. *The American Journal of Psychiatry, 163*(5), 827–832.

Zanarini, M. C., Frankenburg, F. R., Reich, D. B., Fitzmaurice, G., Weinberg, I., & Gunderson,

J. G. (2008). The 10-year course of physically self-destructive acts reported by borderline patients and axis II comparison subjects. *Acta Psychiatrica Scandinavica, 117*(3), 177–184.

第 14 章

Asmundson, G. J. G., Coons, M. J., Taylor, S., & Katz, J. (2002). PTSD and the experience of pain: Research and clinical implications of shared vulnerability and mutual maintenance models. *Canadian Journal of Psychiatry, 47*(10), 930–937.

Asmundson, G. J. G., McMillan, K. A., & Carleton, K. A. (2011). Understanding and managing clinically significant pain in patients with an anxiety disorder. *FOCUS, 9*, 264–272.

Blair, H. T., Schafe, G. E., Bauer, E. P., Rodrigues, S. M., & LeDoux, J. E. (2001). Synaptic plasticity in the lateral amygdala: A cellular hypothesis of fear conditioning. *Learning and Memory, 8*(5), 229–242. doi:10.1101/lm.30901.

Carty, J., O'Donnell, M., Evans, L., Kazantzis, N., & Creamer, M. (2011). Predicting posttraumatic stress disorder symptoms and pain intensity following severe injury: The role of catastrophizing. *European Journal of Psychotraumatology, 2*. doi: 10.3402/ejpt.v2i0.5652.

Young Casey, C., Greenberg, M. A., Nicassio, P. M., Harpin, R. E., & Hubbard, D. (2008). Transition from acute to chronic pain and disability: A model including cognitive, affective, and trauma factors. *Pain, 134*(1), 69–79.

Colloca, L., & Benedetti, F. (2007). Nocebo hyperalgesia: How anxiety is turned into pain. *Current Opinion in Anaesthesiology, 20*(5), 435–439. doi:10.1097/ACO.0b013e3282b972fb.

Demyttenaere, K., Bruffaerts, R., Lee, S., Posada-Villa, J., Kovess, V., Angermeyer, M. C., Levinson, D., de Girolamo, G., Nakane, H., Mneimneh, Z., Lara, C., de Graaf, R., Scott, K. M., Gureje, O., Stein, D. J., Haro, J. M., Bromet, E. J., Kessler, R. C., Alonso, J., & Von Korff, M. (2007). Mental disorders among persons with chronic back or neck pain: Results from the world mental health surveys. *Pain, 129*(3), 332–342.

Dersh, J., Polatin, P. B., & Gatchel, R. J. (2002). Chronic pain and psychopathology: Research findings and theoretical considerations. *Psychosomatic Medicine, 64*(5), 773–786. doi:10.1097/01.psy.0000024232.11538.54.

Egle, U. T., Hardt, J., Nickel, R., Kappis, B., & Hoffmann, S. O. (2002). Long-term effects of adverse childhood experiences – Actual evidence and needs for research1/2. *Zeitschrift für Psychosomatische Medizin und Psychotherapie, 48*(4), 411–434.

Egloff, N., Hirschi, A., & von Kanel, R. (2013). Traumatization and chronic pain: A further model of interaction. *Journal of Pain Research, 6*, 765–770. doi:10.2147/JPR.S52264.

Egloff, N., Maecker, F., Stauber, S., Sabbioni, M. E., Tunklova, L., & von Kanel, R. (2012). Nondermatomal somatosensory deficits in chronic pain patients: Are they really hysterical? *Pain, 153*(9), 1847–1851. doi:10.1016/j.pain.2012.05.006.

Egloff, N., Sabbioni, M. E., Salathe, C., Wiest, R., & Juengling, F. D. (2009). Nondermatomal somatosensory deficits in patients with chronic pain disorder: Clinical findings and hypometabolic pattern in FDG-PET. *Pain, 145*(1–2), 252–258. doi:10.1016/j.pain.2009.04.016.

Felitti, V. J., Anda, R. F., Nordenberg, D., Williamson, D. F., Spitz, A. M., Edwards, V., Koss, M. P., & Marks, J. S. (1998). Relationship of childhood abuse and household dysfunction to many of the leading causes of death in adults. The Adverse Childhood Experiences (ACE) Study. *American Journal of Preventive Medicine, 14*(4), 245–258.

Foa, E. B., Davidson, J. R. T., Frances, A., Culpepper, L., Ross, R., & Ross, D. (1999). The expert consensus guideline series: Treatment of posttraumatic stress disorder. *Journal of Clinical Psychiatry, 60*(Suppl 16), 4–76.

Hoffman, B. M., Papas, R. K., Chatkoff, D. K., & Kerns, R. D. (2007). Meta-analysis of psy-

文　献　*375*

chological interventions for chronic low back pain. *Health Psychology, 26*(1), 1–9. doi:10.1037/0278-6133.26.1.1.

Holzl, R., Kleinbohl, D., & Huse, E. (2005). Implicit operant learning of pain sensitization. *Pain, 115*(1–2), 12–20. doi:10.1016/j.pain.2005.01.026.

Imbierowicz, K., & Egle, U. T. (2003). Childhood adversities in patients with fibromyalgia and somatoform pain disorder. *European Journal of Pain, 7*(2), 113–119. doi:10.1016/s1090-3801(02)00072-1.

Kandel, E. R. (2006). *In search of memory: The emergence of a new science of mind.* New York: Norton & Co.

Khasar, S. G., Dina, O. A., Green, P. G., & Levine, J. D. (2009). Sound stress-induced long-term enhancement of mechanical hyperalgesia in rats is maintained by sympathoadrenal catecholamines. *The Journal of Pain, 10*(10), 1073–1077. doi:10.1016/j.jpain.2009.04.005.

Kivimaki, M., Leino-Arjas, P., Virtanen, M., Elovainio, M., Keltikangas-Jarvinen, L., Puttonen, S., Vartia, M., Brunner, E., & Vahtera, J. (2004). Work stress and incidence of newly diagnosed fibromyalgia: Prospective cohort study. *Journal of Psychosomatic Research, 57*(5), 417–422. doi:10.1016/j.jpsychores.2003.10.013.

Mailis-Gagnon, A., & Nicholson, K. (2011). On the nature of nondermatomal somatosensory deficits. *The Clinical Journal of Pain, 27*(1), 76–84. doi:10.1097/AJP.0b013e3181e8d9cc.

Mayou, R., & Bryant, B. (2001). Outcome in consecutive emergency department attenders following a road traffic accident. *The British Journal of Psychiatry, 179*(6), 528–534. doi:10.1192/bjp.179.6.528.

McBeth, J., Morris, S., Benjamin, S., Silman, A. J., & Macfarlane, G. J. (2001). Associations between adverse events in childhood and chronic widespread pain in adulthood: Are they explained by differential recall? *The Journal of Rheumatology, 28*(10), 2305–2309.

McFarlane, A. C., Atchison, M., Rafalowicz, E., & Papay, P. (1994). Physical symptoms in post-traumatic stress disorder. *Journal of Psychosomatic Research, 38*(7), 715–726.

McLean, S. A., Clauw, D. J., Abelson, J. L., & Liberzon, I. (2005). The development of persistent pain and psychological morbidity after motor vehicle collision: Integrating the potential role of stress response systems into a biopsychosocial model. *Psychosomatic Medicine, 67*(5), 783–790. doi:10.1097/01.psy.0000181276.49204.bb.

Merskey, H., & Bogduk, N. (Eds.). (1994). *Classification of chronic pain. IASP task force on taxonomy* (2nd ed.). Seattle: IASP Press.

Moeller-Bertram, T., Keltner, J., & Strigo, I. A. (2012). Pain and post traumatic stress disorder – Review of clinical and experimental evidence. *Neuropharmacology, 62*(2), 586–597. doi:10.1016/j.neuropharm.2011.04.028.

Nair, J., & Singh Ajit, S. (2008). The role of the glutamatergic system in posttraumatic stress disorder. *CNS Spectrums, 13*(7), 585–591.

Neugebauer, V., Li, W., Bird, G. C., & Han, J. S. (2004). The amygdala and persistent pain. *The Neuroscientist, 10*(3), 221–234. doi:10.1177/1073858403261077.

Norman, S. B., Stein, M. B., Dimsdale, J. E., & Hoyt, D. B. (2008). Pain in the aftermath of trauma is a risk factor for post-traumatic stress disorder. *Psychological Medicine, 38*(04), 533–542. doi:10.1017/S0033291707001389.

Olsen, D. R., Montgomery, E., Bøjholm, S., & Foldspang, A. (2006). Prevalent musculoskeletal pain as a correlate of previous exposure to torture. *Scandinavian Journal of Public Health, 34*(5), 496–503. doi:10.1080/14034940600554677.

Otis, J. D., Keane, T. M., & Kerns, R. D. (2003). An examination of the relationship between chronic pain and post-traumatic stress disorder. *Journal of Rehabilitation Research and Development, 40*(5), 397–405.

Otis, J. D., Keane, T. M., Kerns, R. D., Monson, C., & Scioli, E. (2009). The development of an integrated treatment for veterans with comorbid chronic pain and posttraumatic stress disorder. *Pain Medicine, 10*(7), 1300–1311. doi:10.1111/j.1526-4637.2009.00715.x.

Pitman, R. K. (1989). Post-traumatic stress disorder, hormones, and memory. *Biological Psychiatry, 26*(3), 221–223.

Pitman, R. K., van der Kolk, B. A., Orr, S. P., & Greenberg, M. S. (1990). Naloxone-reversible analgesic response to combat-related stimuli in posttraumatic stress disorder. A pilot study. *Archives of General Psychiatry, 47*(6), 541–544.

Prip, K., & Persson, A. L. (2008). Clinical findings in men with chronic pain after falanga torture. *The Clinical Journal of Pain, 24*(2), 135–141. doi:10.1097/AJP.0b013e31815aac36.

Rasmussen, O. V., Amris, S., Blaauw, M., & Danielsen, L. (2006). Medical physical examination in connection with torture. *Torture, 16*(1), 48–55.

Salomons, T. V., Osterman, J. E., Gagliese, L., & Katz, J. (2004). Pain flashbacks in posttraumatic stress disorder. *The Clinical Journal of Pain, 20*(2), 83–87.

Sandkuhler, J. (1996). Neurobiology of spinal nociception: New concepts. *Progress in Brain Research, 110*, 207–224.

Schiller, J. S., Lucas, J. W., Ward, B. W., & Peregoy, J. A. (2012). Summary health statistics for U.S. adults: National Health Interview Survey, 2010. *Vital and Health Statistics, 10*(252), 1–207.

Sharp, T. J., & Harvey, A. G. (2001). Chronic pain and posttraumatic stress disorder: Mutual maintenance? *Clinical Psychology Review, 21*(6), 857–877.

Shipherd, J. C., Keyes, M., Jovanovic, T., Ready, D. J., Baltzell, D., Worley, V., Gordon-Brown, V., Hayslett, C., & Duncan, E. (2007). Veterans seeking treatment for posttraumatic stress disorder: What about comorbid chronic pain? *Journal of Rehabilitation Research and Development, 44*(2), 153–166.

Tatrow, K., Blanchard, E. B., & Silverman, D. J. (2003). Posttraumatic headache: An exploratory treatment study. *Applied Psychophysiolgy and Biofeedback, 28*(4), 267–278.

Whalley, M. G., Farmer, E., & Brewin, C. R. (2007). Pain flashbacks following the July 7th 2005 London bombings. *Pain, 132*(3), 332–336. doi:10.1016/j.pain.2007.08.011.

Williams, A. C., Pena, C. R., & Rice, A. S. (2010). Persistent pain in survivors of torture: A cohort study. *Journal of Pain and Symptom Management, 40*(5), 715–722. doi:10.1016/j.jpainsymman.2010.02.018.

Yunus, M. B. (2008). Central sensitivity syndromes: A new paradigm and group nosology for fibromyalgia and overlapping conditions, and the related issue of disease versus illness. *Seminars in Arthritis and Rheumatism, 37*(6), 339–352. doi:10.1016/j.semarthrit.2007.09.003.

第 15 章

Aderka, I. M., Appelbaum-Namdar, E., Shafran, N., & Gilboa-Schechtman, E. (2011). Sudden gains in prolonged exposure for children and adolescents with posttraumatic stress disorder. *Journal of Consulting and Clinical Psychology, 79*, 441–446.

Alisic, E., van der Schoot, T. A., van Ginkel, J. R., & Kleber, R. J. (2008). Looking beyond posttraumatic stress disorder in children: Posttraumatic stress reactions, posttraumatic growth, and quality of life in a general population sample. *Journal of Clinical Psychiatry, 69*, 1455–1461.

American Academy of Child and Adolescent Psychiatry. (2010). Practice parameter for the assessment and treatment of children and adolescents with posttraumatic stress disorder. *Journal of the American Academy of Child and Adolescent Psychiatry, 49*, 414–430.

American Psychiatric Association. (2013). *Diagnostic and statistical manual of mental disorders* (5th ed.). Arlington: American Psychiatric Association.

Berkowitz, S., Smith Stover, C., & Marans, S. R. (2011). The Child and Family Traumatic Stress

文　献　*377*

Intervention: Secondary prevention for youth at risk of developing PTSD. *Journal of Child Psychology and Psychiatry, 52,* 676–685.

Bisson, J. I., Ehlers, A., Matthews, R., Pilling, S., Richards, D., & Turner, S. (2007). Psychological treatments for chronic post-traumatic stress disorder. Systematic review and meta-analysis. *The British Journal of Psychiatry: the Journal of Mental Science, 190,* 97–104.

Briere, J. (1996). *Trauma symptom checklist for children (TSCC), professional manual.* Odessa: Psychological Assessment Resources.

Briere, J. (2005). *Trauma symptom checklist for young children (TSCYC): Professional manual.* Lutz: Psychological Assessment Resources Inc.

Carrion, V. G., & Kletter, H. (2012). Posttraumatic stress disorder: Shifting toward a developmental framework. [Review]. *Child and Adolescent Psychiatric Clinics of North America, 21,* 573–591.

Cobham, V. E., Dadds, M. R., & Spence, S. H. (1998). The role of parental anxiety in the treatment of childhood anxiety. *Journal of Consulting and Clinical Psychology, 66,* 893–905.

Cohen, J. A., & Mannarino, A. P. (1996). A treatment outcome study for sexually abused preschool children: Initial findings. *Journal of the American Academy of Child and Adolescent Psychiatry, 35,* 42–50.

Cohen, J. A., Mannarino, A. P., & Deblinger, E. (2006). *Treating trauma and traumatic grief in children and adolescents.* New York: Guilford Press.

Copeland, W. E., Keller, G., Angold, A., & Costello, E. J. (2007). Traumatic events and posttraumatic stress in childhood. *Archives of General Psychiatry, 64,* 577–584.

de Roos, C., Greenwald, R., den Hollander-Gijsman, M., Noorthoorn, E., von Buuren, S., & de Jong, A. (2011). A randomised comparison of cognitive behavioural therapy (CBT) and eye movement desensitisation and reprocessing (EMDR) in disaster- exposed children. *European Journal of Psychotraumatology, 2,* 5881. doi: 10.3402/ejpt.v2i0.5881.

De Young, A. C., Kenardy, J. A., & Cobham, V. E. (2011). Trauma in early childhood: A neglected population. *Clinical Child and Family Psychology Review, 14,* 231–250.

De Young, A. C., Kenardy, J. A., Cobham, V. E., & Kimble, R. (2012). Prevalence, comorbidity and course of trauma reactions in young burn injured children. *Journal of Child Psychology and Psychiatry, 53,* 56–63.

De Young, A. C., Hendrikz, J., Kenardy, J. A., Cobham, V. E., & Kimble, R. M. (2014). Prospective evaluation of parent distress following paediatric burns and identification of risk factors for young child and parent PTSD. *Journal of Child and Adolescent Psychopharmacology, 24,* 9–17.

Deblinger, E., Stauffer, L. B., & Steer, R. A. (2001). Comparative efficacies of supportive and cognitive behavioral group therapies for young children who have been sexually abused and their nonoffending mothers. *Child Maltreatment, 6,* 332–343.

Dorsey, S., Briggs, E. C., & Woods, B. A. (2011). Cognitive-behavioral treatment for posttraumatic stress disorder in children and adolescents. *Child and Adolescent Psychiatric Clinics of North America, 20,* 255–269.

Elklit, A. (2002). Victimization and PTSD in a Danish national youth probability sample. *Journal of the American Academy of Child and Adolescent Psychiatry, 41,* 174–181.

Farkas, L., Cyr, M., Lebeau, T. M., & Lemay, J. (2010). Effectiveness of MASTR/EMDR therapy for traumatized adolescents. *Journal of Child and Adolescent Trauma, 3,* 125–142.

Foa, E. B. (Ed.). (2009). *Effective treatments for PTSD.* New York: Guilford Press.

Foa, E. B., Johnson, K. M., Feeny, N. C., & Treadwell, K. R. H. (2001). The Child PTSD Symptom Scale: A preliminary examination of its psychometric properties. *Journal of Clinical Child Psychology, 30,* 376–384.

Gillies, D., Taylor, F., Gray, C., O'Brien, L., & D'Abrew, N. (2012). Psychological therapies for the treatment of post-traumatic stress disorder in children and adolescents (review). *Cochrane Database Syst Rev,* (12):CD006726.

Gudiño, O. G., Weiss, R. J., Havens, J. F., Biggs, E. A., Diamond, U. N., Marr, M., Jackson, C., & Cloitre, M. (2014). Group trauma-informed treatment for adolescent psychiatric inpatients: A preliminary uncontrolled trial. *Journal of Traumatic Stress, 27*, 1–5.

Hoffman, K. T., Marvin, R. S., Cooper, G., & Powell, B. (2006). Changing toddlers' and preschoolers' attachment classifications: The circle of security intervention. *Journal of Consulting and Clinical Psychology, 74*, 1017–1026.

Huemer, J., Erhart, F., & Steiner, H. (2010). Posttraumatic stress disorder in children and adolescents: A review of psychopharmacological treatment. *Child Psychiatry and Human Development, 41*, 624–640.

Jaberghaderi, N., Greenwald, R., Rubin, A., Zand, S. O., & Dolatabadi, S. (2004). A comparison of CBT and EMDR for sexually-abused Iranian girls. *Clinical Psychology and Psychotherapy, 11*, 358–368.

Jaycox, L. H., Langley, A., Stein, B., Wong, M., Sharma, P., Scott, M., & Schonlau, M. (2009). Support for students exposed to trauma: A pilot study. *School Mental Health, 1*, 49–60.

Jaycox, L. H., Cohen, J. A., Mannarino, A. P., Walker, D. W., Langley, A. K., Gegenheimer, K. L., Scott, M., & Schonlau, M. (2010). Children's mental health care following Hurricane Katrina: A field trial of trauma-focused psychotherapies. *Journal of Traumatic Stress, 23*, 223–231.

Jordans, M. J. D., Komproe, I. H., Tol, W. A., Kohrt, B. A., Luitel, N. P., Macy, R. D., & de Jong, J. T. V. M. (2010). Evaluation of a classroom-based psychosocial intervention in conflict-affected Nepal: A cluster randomized controlled trial. *Journal of Child Psychology and Psychiatry, 51*, 818–826.

Kemp, M., Drummond, P., & McDermott, B. (2010). A wait-list controlled pilot study of eye movement desensitization and reprocessing (EMDR) for children with post-traumatic stress disorder (PTSD) symptoms from motor vehicle accidents. *Clinical Child Psychology and Psychiatry, 15*, 5–25.

Kenardy, J. A., Spence, S. H., & Macleod, A. C. (2006). Screening for posttraumatic stress disorder in children after accidental injury. *Pediatrics, 118*, 1002–1009.

Kilpatrick, D. G., Rugierro, K. J., Acierno, R., Saunders, B. E., Resnick, H. S., & Best, C. L. (2003). Violence and risk of PTSD, major depression, substance abuse/dependence, and comorbidity: Results from the National Survey of Adolescents. *Journal of Consulting and Clinical Psychology, 71*, 692–700.

Kramer, D. N., & Landolt, M. A. (2011). Characteristics and efficacy of early psychological interventions in children and adolescents after single trauma: A meta-analysis. *European Journal of Psychotraumatology, 2*, 1–24.

Kramer, D. N., Hertli, M. B., & Landolt, M. A. (2013). Evaluation of an early risk screener for PTSD in preschool children after accidental injury. *Pediatrics, 132*(4), e945–e951.

Landolt, M. A., Buehlmann, C., Maag, T., & Schiestl, C. (2009). Quality of life is impaired in pediatric burn survivors with posttraumatic stress disorder. *Journal of Pediatric Psychology, 34*, 14–21.

Landolt, M. A., Ystrom, E., Sennhauser, F. H., Gnehm, H. E., & Vollrath, M. E. (2012). The mutual prospective influence of child and parental posttraumatic stress symptoms in pediatric patients. *Journal of Child Psychology and Psychiatry, 53*, 767–774.

Landolt, M. A., Schnyder, U., Maier, T., Schoenbucher, V., & Mohler-Kuo, M. (2013). Trauma exposure and posttraumatic stress disorder in adolescents: A national survey in Switzerland. *Journal of Traumatic Stress, 26*, 209–216.

Leenarts, L. E., Diehle, J., Doreleijers, T. A., Jansma, E. P., & Lindauer, R. J. (2013). Evidence-based treatments for children with trauma-related psychopathology as a result of childhood maltreatment: A systematic review. *European Child & Adolescent Psychiatry, 22*, 269–283.

Lieberman, A. F. (2004). Traumatic stress and quality of attachment: Reality and internalization in

文　献　*379*

disorders of infant mental health. *Infant Mental Health Journal, 25*, 336–351.

Lieberman, A. F., & Van Horn, P. (2005). *Don't hit mummy! A manual for child – parent psychotherapy for young witnesses of family violence*. Washington, DC: Zero to Three Press.

Maccani, M. A., Delahanty, D. L., Nugent, N. R., & Berkowitz, S. J. (2012). Pharmacological secondary prevention of PTSD in youth: Challenges and opportunities for advancement. *Journal of Traumatic Stress, 25*, 543–550.

Melnyk, B. M., Corbo-Richert, B., Alpert-Gillis, L., Feinstein, N. F., Crean, H. F., Johnson, J., Fairbanks, E., Small, L., Rubenstein, J., & Slota, M. (2004). Creating opportunities for parent empowerment: Program effects on the mental health/coping outcomes of critically ill young children and their mothers. *Pediatrics, 113*, e597–e607.

Mersky, J. P., Topitzes, J., & Reynolds, A. J. (2013). Impacts of adverse childhood experiences on health, mental health, and substance use in early adulthood: A cohort study of an urban, minority sample in the U.S. *Child Abuse and Neglect, 37*, 917–925.

Nader, K. O., Kriegler, J. A., Blake, D. D., Pynoos, R. S., Newman, E., & Weather, F. W. (2002). *The clinician-administered PTSD scale, child and adolescent version (CAPS-CA)*. White River Junction: National Center for PTSD.

Najavits, L. M. (2002). *Seeking safety: A treatment manual for PTSD and substance abuse*. New York: Guilford Press.

Nixon, R., Ellis, A. A., Nehmy, T. J., & Ball, S. A. (2010). Screening and predicting posttraumatic stress and depression in children following single-incident trauma. *Journal of Clinical Child and Adolescent Psychology, 39*, 588–596.

Nugent, N. R., Ostrowski, S., Christopher, N. C., & Delahanty, D. L. (2007). Parental posttraumatic stress symptoms as a moderator of child's acute biological response and subsequent posttraumatic stress symptoms in pediatric injury patients. *Journal of Pediatric Psychology, 32*, 309–318.

Pynoos, R. S., & Steinberg, A. M. (2013). *UCLA PTSD reaction index for children/adolescents – DSM-5*. Los Angeles: National Center for Child Traumatic Stress.

Rodenburg, R., Benjamin, A., de Roos, C., Meijer, A. M., & Stams, G. J. (2009). Efficacy of EMDR in children: A meta-analysis. *Clinical Psychology Review, 29*, 599–606.

Rolfnes, E. S., & Idsoe, T. (2011). School-based intervention programs for PTSD symptoms: A review and meta-analysis. *Journal of Traumatic Stress, 24*, 155–165.

Ruf, M., Schauer, M., Neuner, F., Catani, C., Schauer, E., & Elbert, T. (2010). Narrative exposure therapy for 7- to 16-year-olds: A randomized controlled trial with traumatized refugee children. *Journal of Traumatic Stress, 23*, 437–445.

Ruzek, J. I., Brymer, M. J., Jacobs, A. K., Layne, C. M., Vernberg, E. M., & Watson, P. J. (2007). Psychological first aid. *Journal of Mental Health Counseling, 29*(1), 17–49.

Scheeringa, M. S. (2004). *Diagnostic infant and preschool assessment (DIPA) (version 7/27/13). Unpublished instrument*. Retrieved from: http://www.infantinstitute.com/. 3 Dec 2013.

Scheeringa, M. S. (2011). PTSD in children younger than the age of 13: Toward developmentally sensitive assessment and management. *Journal of Child and Adolescent Trauma, 4*, 181–197.

Scheeringa, M. S., & Haslett, N. (2010). The reliability and criterion validity of the diagnostic Infant and Preschool Assessment: A new diagnostic instrument for young children. *Child Psychiatry and Human Development, 41*(3), 299–312.

Scheeringa, M. S., & Zeanah, C. (2008). Reconsideration of harm's way: Onsets and comorbidity patterns of disorders in preschool children and their caregivers following Hurricane Katrina. *Journal of Clinical Child & Adolescent Psychology, 37*, 508–518.

Scheeringa, M. S., Zeanah, C. H., Drell, M. J., & Larrieu, J. A. (1995). Two approaches to the diagnosis of posttraumatic stress disorder in infancy and early childhood. *Journal of the American Academy of Child and Adolescent Psychiatry, 34*, 191–200.

Scheeringa, M. S., Zeanah, C. H., Myers, L., & Putnam, F. W. (2003). New findings on alternative criteria for PTSD in preschool children. *Journal of the American Academy of Child and Adolescent Psychiatry, 42*, 561–570.

Scheeringa, M. S., Weems, C. F., Cohen, J. A., Amaya-Jackson, L., & Guthrie, D. (2011). Trauma-focused cognitive-behavioral therapy for posttraumatic stress disorder in three through six year-old children: A randomized clinical trial. *Journal of Child Psychology and Psychiatry, 52*, 853–860.

Stamatokos, M., & Campo, J. V. (2010). Psychopharmacologic treatment of traumatized youth. *Current Opinion in Pediatrics, 22*, 599–604.

Strawn, J. R., Keeshin, B. R., DelBello, M. P., Geracioti, T. D., & Putnam, F. W. (2010). Psychopharmacologic treatment of posttraumatic stress disorder in children and adolescents: A review. *Journal of Clinical Psychiatry, 71*, 932–941.

Terr, L. C. (2013). Treating childhood trauma. *Child and Adolescent Psychiatric Clinics of North America, 22*, 51–66.

Tinker, R. H., & Wilson, S. A. (1999). *Through the eyes of a child: EMDR with children.* New York: Norton & Co.

Trowell, J., Kolvin, I., Weeramanthri, T., Sadowski, H., Berelowitz, M., Glasser, D., & Leitch, I. (2002). Psychotherapy for sexually abused girls: Psychopathological outcome findings and patterns of change. *British Journal of Psychiatry, 180*, 234–247.

Winston, F. K., Kassam-Adams, N., Garcia-Espana, F., Ittenbach, R., & Cnaan, A. (2003). Screening for risk of persistent posttraumatic stress in injured children and their parents. *Journal of the American Medical Association, 290*, 643–649.

第 16 章

Barlow, D. H., Farchione, T. J., Fairholme, C. P., Ellard, K. K., Boisseau, C. L., Allen, L. B., & Ehrenreich-May, J. C. (2011). *The unified protocol for transdiagnostic treatment of emotional disorders: Therapist guide.* New York: Oxford University Press.

Becker, K. D., Chorpita, B. F., & Daleiden, E. L. (2011). Improvement in symptoms versus functioning: How do our best treatments measure up? *Administration and Policy in Mental Health, 38*, 440–458.

Beidel, D. C., Frueh, B. C., Uhde, T. C., Wong, N., & Mentrikoski, J. M. (2011). Multicomponent behavioral treatment for chronic combat-related posttraumatic stress disorder: A randomized controlled trial. *Journal of Anxiety Disorders, 25*, 224–231.

Bradley, R., Greene, J., Russ, E., Dutra, L., & Westen, D. A. (2005). A multidimensional meta-analysis of psychotherapy for PTSD. *American Journal of Psychiatry, 162*, 214–227.

Bryant, R. A., Felmingham, K. L., Das, P., & Malhi, G. (2014). The effect of perceiving control on glutamatergic function and tolerating stress. *Molecular Psychiatry, 19*, 533–544.

Bryant, R. A., Felmingham, K. L., Falconer, E. M., Pe Benito, L., Dobson-Stone, C., Pierce, K. D., & Schofield, P. R. (2010a). Preliminary evidence of the short allele of the serotonin transporter gene predicting poor response to cognitive behavior therapy in posttraumatic stress disorder. *Biological Psychiatry, 67*, 1217–1219.

Bryant, R. A., Felmingham, K. L., Whitford, T., Kemp, A., Hughes, G., Peduto, A., & Williams, L. M. (2008a). Rostral anterior cingulate volume predicts treatment response to cognitive behaviour therapy for posttraumatic stress disorder. *Journal of Psychiatry and Neuroscience, 33*, 142–146.

Bryant, R. A., Felmingham, K. L., Kemp, A., Das, P., Hughes, G., Peduto, A., & Williams, L. M. (2008b). Amygdala and ventral anterior cingulate activation predicts treatment response to cognitive behaviour therapy for post-traumatic stress disorder. *Psychological Medicine, 38*, 555–561.

文　献　*381*

Bryant, R. A., Mastrodomenico, J., Hopwood, S., Kenny, L., Cahill, C., Kandris, E., & Taylor, K. (2010b). Augmenting cognitive behavior therapy for post-traumatic stress disorder with emotion tolerance training: A randomized controlled trial. *Psychological Medicine, 11*, 1–8.

Cabral, R. R., & Smith, T. B. (2011). Racial/ethnic matching of clients and therapists in mental health services: A meta-analytic review of preferences, perceptions and outcomes. *Journal of Counseling Psychology, 4*, 537–554.

Cahill, S. P., Feeny, N. C., Zoellner, L. A., & Riggs, D. S. (2004). Sequential treatment for child-abuse related posttraumatic stress disorder: Methodological comment on Cloitre, Koenen, Cohen and Han (2002). *Journal of Consulting and Clinical Psychology, 72*, 543–548.

Cloitre, M., Stovall-McClough, K. C., Nooner, K., Zorbas, P., Cherry, S., Jackson, C. L., Gan, W., & Petkova, E. (2010). Treatment for PTSD related to childhood abuse: A randomized controlled trial. *American Journal of Psychiatry, 167*, 915–924.

Cloitre, M. (2011). *Evidence for the efficacy of a phase-based approach to PTSD related to childhood abuse*. At the Expert Meeting on the Etiology and treatment of PTSD in Adult Survivors of Chronic Childhood Trauma (Chairs T. Ehring, P. Emmelkamp, & N. Morina), Netherlands Institute for Advanced Study in the Humanities and Social Sciences (NIAS). Wassenaar, The Netherlands.

Daleiden, E. F., Chorpita, B. F., Donkervoet, C., Arensdorf, A. M., & Brogran, M. (2006). Getting better at getting them better: Health outcomes and evidence-based practice within a system of care. *Journal of the American Academy of Child and Adolescent Psychiatry, 45*, 749–756.

Falconer, E., Allen, A., Felmingham, K. L., Williams, L. M., & Bryant, R. A. (2013). Inhibitory neural activity predicts response to cognitive behavior therapy for posttraumatic stress disorder. *Journal of Clinical Psychiatry, 74*, 895–901.

Felmingham, K. L., Dobson-Stone, C., Schofield, P. R., Quirk, G. J., & Bryant, R. A. (2013). The BDNF Val66Met polymorphism predicts response to exposure therapy in posttraumatic stress disorder. *Biological Psychiatry, 73*, 1059–1063.

Forbes, D., Fletcher, S., Wolfgang, B., et al. (2010). Practitioner perceptions of skills for psychological recovery: A training programme for health practitioners in the aftermath of the Victorian bushfires. *Australian and New Zealand Journal of Psychiatry, 44*, 1105–1111.

Jung, K., & Steil, R. (2013). A randomized controlled trial on cognitive restructuring and imagery modification to reduce the feeling of being contaminated in adult survivors of childhood sexual abuse suffering from posttraumatic stress disorder. *Psychotherapy and Psychosomatics, 82*, 213–220.

Keuthen, N. J., Rothbaum, B. O., Welch, S. S., Taylor, C., Falkenstein, M., Heekin, M., Jordan, C. A., Timpano, K., Meunier, S., Fama, J., & Jenike, M. (2010). Pilot trial of dialectical behavior therapy-enhanced habit reversal for trichotillomania. *Depression and Anxiety, 27*, 953–959.

Horvath, A. O., & Symonds, D. B. (1991). Relation between working alliance and outcome in psychotherapy: A meta-analysis. *Journal of Counseling Psychology, 38*, 139–149.

Martin, D. J., Garske, J. P., & Davis, M. K. (2000). Relation of the therapeutic alliance with outcome and other variables: A meta-analytic review. *Journal of Consulting and Clinical Psychology, 68*, 438–450.

Mushtaq, D., Ali, A., Margoob, M. A., Murtaza, I., & Andrade, C. (2012). Association between serotonin transporter gene promoter-region polymorphism and 4- and 12-week treatment response to sertraline in posttraumatic stress disorder. *Journal of Affective Disorders, 136*, 955–962.

Nijdam, M. J., Gersons, B. P. R., Reitsma, J. B., de Jongh, A., & Olff, M. (2012). Brief eclectic psychotherapy v. eye movement desensitisation and reprocessing therapy in the treatment of post-traumatic stress disorder: Randomised controlled trial. *British Journal of Psychiatry, 200*, 224–231.

Park, A. L., Chorpita, B. F., Regan, J., & Weisz, J. R. (2014). Integrity of evidence-based practice: Are providers modifying practice content or practicing sequencing? *Administration and Policy in Mental Health*. doi:10.1007/s104888-041-0559-z.

Ruglass, L. M., Hien, D. A., Hu, M.-C., Campbell, A. N. C., Caldeira, N. A., Miele, G. M., & Chang,

D. F. (2014). Racial/ethnic match and treatment otucomes for women with PTSD and substance use disorders receiving community-based treatment. *Community Mental Health Journal, 50,* 811–822.

Resick, P. A., Nishith, P., Weaver, T. L., Astin, M. C., & Feuer, C. (2002). A comparison of cognitive-processing therapy with prolonged exposure and a waiting condition for the treatment of chronic posttraumatic stress disorder in female rape victims. *Journal of Consulting and Clinical Psychology, 70,* 867–879.

Rothbaum, B. O., Astin, M. C., & Marsteller, F. (2005). Prolonged exposure versus eye movement desensitization and reprocessing (EMDR) for PTSD rape victims. *Journal of Traumatic Stress, 18,* 607–616.

Schnyder, U. (2005). Why new psychotherapies for posttraumatic stress disorder? Editorial. *Psychotherapy and Psychosomatics, 74,* 199–201.

Simonoff, E., Pickles, A., Meyer, J. M., Silberg, J. L., Maes, H. H., Loeber, R., & Eaves, J. L. (1997). The Virginia twin study of adolescent behavioral development: Influences of age, gender and impairment on rates of disorder. *Archives of General Psychiatry, 54,* 801–808.

Swift, J. K., & Callahan, J. L. (2009). The impact of client treatment preference on outcome: A meta-analysis. *Journal of Clinical Psychology, 65,* 368–381.

Taylor, S., Thordarson, D., Maxfield, L., Fedoroff, I. C., Lovell, K., & Ogrodniczuk, J. (2003). Comparative efficacy, speed and adverse effects of three PTSD treatments: Exposure therapy, EMDR and relaxation training. *Journal of Consulting and Clinical Psychology, 71,* 330–338.

Wallace, M. L., Frank, E., & Kraemer, H. C. (2013). A novel approach for developing and interpreting treatment moderator profiles in randomized clinical trials. *JAMA Psychiatry, 70,* 1241–1247.

Weisz, J. R., Chorpita, B. F., Palinkas, L. A., Schoenwald, S. K., Miranda, J., Bearman, S. K., & Mayberg, S. (2012). Testing standard and modular designs for psychotherapy treating depression, anxiety, and conduct problems in youth: A randomized effectiveness trial. *Archives of General Psychiatry, 69,* 274–282.

日本語版補遺 —— 診断について

　本書ではページ数の都合により，約半数の章を割愛せざるをえなかった。根幹をなす心理療法に関する章はほぼ余すところなく取り入れた結果，診断に関する章は割愛されている。しかし，本書を理解するうえでは，トラウマ関連疾患診断に関する知識は欠かせない。また，本書では多くの心理療法が紹介されているが，それぞれが治療対象疾患と想定している「トラウマ関連疾患」のイメージには幅があり，その幅広さを理解してもらう必要もある。そこで，① 従来の「複雑性 PTSD」概念について，② PTSD 診断に関する DSM-IV と DSM-5 の相違点，③ これまで慣例的に用いられている「複雑性 PTSD」概念と ICD-11 ベータ版で提唱されている complex PTSD（CPTSD）診断の共通性と相違，の3点について簡単に解説する。紙幅の関係で PTSD 以外の診断には触れない。

　まず，従来「複雑性 PTSD」と呼ばれている概念について説明する。複雑性 PTSD という用語は，J. Herman の『心的外傷と回復』で書かれているように，長期反復性の心的外傷体験（児童虐待，戦時捕虜など）によって生じたパーソナリティ変化，自己同一性や対人関係の歪みのことを指し，臨床現場では現在でもよく使われている。しかし，現在使用されている ICD-10，DSM-5 では複雑性 PTSD という語は用いられていない。

　次に，DSM-IV と DSM-5 の相違点について説明する。両者を比較して大きく異なる点は，PTSD が属すカテゴリ，PTSD 診断の対象となる心的外傷的出来事の定義，そして主要症状である。表にまとめると以下のようになる。

	DSM-IV-TR	DSM-5
カテゴリ	不安障害	心的外傷およびストレス因関連障害群
心的外傷的出来事	死・重症・身体の保全の危険について体験・目撃・直面。かつ反応は強い恐怖，無力感，戦慄に関するもの	死・重症・性的暴力について直接体験，目撃，近親者等の出来事を耳にすること，仕事として出来事の細部に繰り返し曝露される体験
主要症状	再体験，回避・麻痺，覚醒亢進	侵入，持続的回避，認知と気分の陰性の変化，覚醒度と反応性の著しい変化

DSM-5で新たに主要症状となった,「認知と気分の陰性の変化」という基準内の項目には,自分自身,他者,または未来に対する人生の重要な側面についての持続的で過剰に否定的な予想(基準Dの(2):以下D2のように記載)や,自分自身や他者への非難につながる,心的外傷的出来事の原因や結果についての持続的でゆがんだ認識(D3)といった,認知に関連する項目が含まれている。また,持続的な陰性の感情状態(例:恐怖,戦慄,怒り,罪悪感,または恥)(D4)や陽性の情動を体験することが持続的にできないこと(例:幸福や満足,愛情を感じることができないこと)(D7)のように,気分に関連する項目もみられる。このように,DSM-5ではPTSDの概念が若干拡大しており,追加された項目には前述の慢性PTSD概念の影響も感じられるものになっている。

ところが,2017年1月現在ベータ版が公開されているICD-11では,従来の複雑性PTSDとは異なる概念として,complex PTSD(CPTSD)という診断名が提唱されている。CPTSDでは,まずICD-11でのPTSD診断(これはDSM-IVに近く,中核症状は再体験,回避,過覚醒の3項目からなる)を満たしていることを前提にして,さらに感情調節の困難,自分自身が無価値だという信念,対人関係維持困難の3項目を満たすものをCPTSDとしている。その際,典型的には長期的な心的外傷体験が想定されているものの,それに限らず,単回の体験によってもCPTSDの診断基準を満たせばCPTSDと診断される,という。

ICD-11においてCPTSDという診断名が提唱された背景には,トラウマ関連症状はPTSDの中核症状に留まらないこと,治療抵抗性となり慢性化した症例には対人関係維持困難など社会生活に多大な影響を及ぼす症状が認められることがあるだろう。これは現場での臨床感覚に即したものであると感じられる。

本書で取り上げられている心理療法は,標的とする症状や想定している患者群が必ずしも同一ではない。中核症状に重きを置くもの,感情調節等CPTSD関連症状に重きを置くものでは,想定している患者群も異なっているであろう。しかし,第16章で説明しているように,心理療法の作用機序については共通点も多い。どの心理療法もトラウマ関連疾患やその症状を幅広くとらえ,そのうえで,それぞれが特徴を生かして有効性や忍容性を確立していると考えられる。

大江 美佐里

索　引

数　字

3分岐プロトコル……… *135*

9.11世界貿易センターテロ事件……… *206, 225*

アルファベット

ABC用紙……… *100*

AIPモデル……… *143*

ASD……… *30, 31, 32, 34, 36, 39*

BEPP（PTSDへの短期折衷心理療法）
……… *4, 8, 174, 190, 197, 324*
　　一般外来での―― ……… *197*

BPD（境界性パーソナリティ障害）……… *54, 267*

CBT……… *32, 34, 39, 40, 56, 142, 181, 252*
　　簡易―― ……… *30, 31*

CG（複雑性悲嘆）……… *227, 246*

CGT（複雑性悲嘆治療）……… *4, 227, 245*

CISD（惨事ストレス・デブリーフィング）
……… *26-28*

CPT（認知処理療法）……… *4, 8, 52, 94, 324*

CT-PTSD（PTSDの認知療法）……… *61*

DBT（弁証法的行動療法）……… *54, 163, 277*
　　――PEプロトコル……… *279*
　　――後のDBT……… *283*

DBT+PE……… *330*

DBT-PTSD（PTSDのための弁証法的行動療法）……… *270*

DBTとDBT持続曝露法プロトコル（DBT+DBT PE）……… *272*

DSM-Ⅲ……… *1*

DSM-Ⅲ-R……… *301*

DSM-Ⅳ……… *314*

DSM-5……… *3, 36, 227, 228, 300, 301, 314*

D-サイクロセリン……… *59*

EMDR（眼球運動による脱感作と再処理法）
……… *4, 7, 40, 114, 181, 198, 200, 308*
　　――セラピー……… *114*
　　子どもへの―― ……… *135*

EPT（感情処理理論）……… *44-46*

HIV……… *208, 210*

ICD-11……… *2, 3, 227*

IPT（対人関係療法）……… *228, 245*

MDD（大うつ病）……… *47*

NET（ナラティブ・エクスポージャー・セラピー／ナラティブ・エクスポージャー療法）……… *4, 8, 145, 324*
　　子ども版――（KIDNET）……… *157*

NSSI（自傷行為）……… *267, 276*

PE（持続エクスポージャー療法）……… *3, 8, 44, 186, 252, 324*

PFA（サイコロジカル・ファーストエイド）
……… *6, 28, 41, 303*

PTSD（外傷後ストレス障害）……… *1, 15-18, 43, 47, 55, 78, 94, 99, 190, 197, 203, 206, 221, 248, 263, 286, 295, 300, 307, 314*
　　急性期―― ……… *34*
　　子どもの―― ……… *38*
　　遷延性―― ……… *28*
　　複雑性―― ……… *136, 163*
　　慢性―― ……… *44*

PTSD/SUD……… *248, 250, 251, 255, 258, 260, 261*

SC（支持的カウンセリング）……… *32, 34*

SSRI……… *39*

STAIR……… *8, 329*

STAIR-NT（感情と対人関係調整スキルトレーニング・ナラティブセラピー）
……… *4, 201, 324*

SUD（物質使用障害）……… *248*

TENTSコンセンサス声明……… *43*

TF-CBT（トラウマ焦点化認知行動療法）
　　　………118, 142, 307, 311, 315

ア　行

悪夢………47
アタッチメント………178, 315
　　──関係………230
　　──理論………229, 309
後知恵………105
　　──バイアス………95
アルコール使用障害………263
アロスタティック負荷………14
安心感の輪………316
安全確保行動………66, 83
安全探索（SS）………254, 262
安全な場所………121
怒り………56
一次感情………96
意味と統合………188, 193
イミプラミン………39
イメージ修正（CRIM）………330
イメージ曝露………323
イメージ変容………76
医療サービス………15
植え付け段階………126
うつ病………13, 17, 52, 78, 85
　　反復性──………163
エクスポージャー法………271
エスシタロプラム（SSRI）………34, 39
遠隔医療技術………112
オーストラリアの大規模山火事………41
オピオイド系薬物………38
オマー爆弾事件………92
思い出ワーク………237
親子心理療法………316
オンラインミーティング………264, 266

カ　行

外傷後ストレス反応………43
外傷後成長………180, 189
外傷性脳損傷（TBI）………32, 53, 109
解離………87, 163, 165, 275
　　──症状………55

過覚醒………47
過去焦点型………254, 259, 262
　　──PTSD アプローチ………252, 253
過剰調節………95
仮想現実曝露療法………59
語り（narration）………157, 160
学校内トラウマ認知行動療法（C-BITS）
　　………312
学校ベースの介入………311
がん………170
考え直し用紙………105
眼球運動による脱感作と再処理法（EMDR）
　　………4, 114, 308
患者のストレングス………327
感情構造………44
感情処理理論（EPT）………44
感情調整………7, 205
　　──訓練………88
　　──スキルトレーニング………56
　　──能力………203
感情と対人関係調整スキルトレーニング・
　　ナラティブセラピー（STAIR-NT）
　　………4, 7, 201
感情の車輪………213
冠動脈疾患………15
記憶処理………8
　　──過程………64
記憶の再固定化………117
危機介入………175
希死念慮………246
記述パラダイム………35
記念日反応………140
記念品………187, 192
機能障害………333, 334
気分変調性障害………276
虐待
　　児童期の──………170, 203, 204, 206
　　性的──………276
　　幼児──………168
急性ストレス反応………300, 302
教育セッション………36
境界性パーソナリティ障害（BPD）………4,
　　54, 163, 267

協働ケア………40
恐怖………221, 222
　　── 管理………243
　　── 構造………45
　　── 条件づけモデル………37
禁煙治療………21
禁忌………57
近親姦………219
クライエント中心療法………56
グラウンディング………165
　　── 技法………88
軍隊………286
警察官………190, 197
軽度外傷性脳損傷（mTBI）………263
血管迷走神経性失神………163
現在焦点型………253, 262
　　── SUD モデル………252
現在中心療法………56
現在の脅威の感覚………68
幻肢痛………140, 143
現実曝露………46, 49
　　段階的 ──………37
幻聴………143
現場訪問………76
抗うつ薬………245
高血圧症………18, 19
公衆衛生………22
構成的筆記療法（SWT）………253
向知性薬………59
行動嗜癖………260
拷問………169, 285, 286
　　身体的 ──………295
呼吸調整法………47
個人の意味づけ………88
子ども-親心理療法（CPP）………310
コルチゾール………39
コールドメモリー………146, 150, 152, 153, 157
コントロール能力………322

サ 行

最悪の瞬間の記憶………62, 66
災害………42

再構成………7
　　ナラティブ ──………323
再固定化………142
サイコロジカル・ファーストエイド（PFA）………6, 28, 303
サイコロジカル・リカバリー・スキル（SPR）………41
再処理………123
罪責感（罪責感情）………36, 50, 51, 56, 171
再体験………62, 66
　　── 症状………35, 47, 75, 79
　　── の瞬間………69
再評価段階………127
再訪問………237
　　── エクササイズ………244
　　状況 ──………237, 239
　　想像 ──………238, 244
惨事ストレス・デブリーフィング（CISD）………26
思考抑圧実験………69
自己決定理論………230, 235
自己催眠………290
自己申告………11, 14
自己調整スキル………139
自殺………274
　　── 念慮………164, 277
支持的カウンセリング（SC）………31, 56, 58, 224
自傷行為（NSSI）………54, 267, 274, 330
自責感………180
自然災害………286
持続エクスポージャー療法（PE）………3, 7, 44, 200, 207, 252, 269
持続曝露………34, 36
自伝的情報………66
自動麻酔………290
自発的な連想………116
嗜癖………138
死別………228, 230
社会的絆………206
集団的暴力………224
情動調節障害………275
情報の上書き………73

事例
  BEPP の── ……… 190
  CGT の── ……… 233
  DBT と DBT PE の── ……… 276
  STAIR-NT の── ……… 208
  持続エクスポージャー療法の──
    ……… 47
  児童青年期の── ……… 300
  ナラティブ・エクスポージャー・セラ
    ピーの── ……… 163
  認知行動療法の── ……… 35
  認知療法の── ……… 78
  物質使用障害の── ……… 262
  慢性疼痛障害の── ……… 295
神経疼痛 ……… 288
心血管系疾患 ……… 12, 18
人生の線 ……… 151, 153, 161
  ──エクササイズ ……… 155, 164, 171
身体的健康 ……… 170
  ──度 ……… 10, 14, 15
身体的負傷 ……… 89
心的外傷後ストレス障害（PTSD）……… 10,
  94, 248, 267
侵入性記憶 ……… 35
信念を考え直す用紙 ……… 106
心理教育 ……… 6, 21, 30, 47, 154, 180, 182,
  190, 293, 303, 322
  ──的介入 ……… 150
心理的デブリーフィング ……… 26
睡眠障害 ……… 78, 246
スキル・トレーニング ……… 331
スタック・ポイント ……… 96, 99, 100, 101,
  103
ストレス免疫訓練（SIT）……… 54
刷り込み ……… 289
  ──モデル ……… 287
性格特性
  患者固有の── ……… 325
  治療者の── ……… 322
生活史 ……… 233
精神分析理論 ……… 176
生存者罪悪感（サバイバーズ・ギルト）
  ……… 140, 243

性的暴行 ……… 263
性暴力サバイバー ……… 111, 113
世界公正信念 ……… 95
世界保健機関（WHO）……… 10, 116
セルフ・コンパッション ……… 231, 235, 251
セロトニン・ノルアドレナリン再取り込み
  阻害薬 ……… 57
遷延性悲嘆障害 ……… 227, 329
戦争体験 ……… 139
選択的セロトニン再取り込み阻害薬（SSRIs）
  ……… 57, 313
全般性不安障害 ……… 56, 277
早期介入 ……… 25, 302, 304
喪失 ……… 230
想像上の会話 ……… 241
想像上の追体験 ……… 72
想像曝露 ……… 7, 45, 46, 48, 50, 152, 181, 184,
  190, 194
ソクラテス式問答 ……… 7, 68, 74, 75, 101, 103

タ　行

大うつ病（MDD）……… 47, 99
  ──性障害 ……… 277
退役軍人 ……… 15, 16, 54, 59, 109, 111, 190,
  285
対処技能訓練 ……… 33
対処スキル ……… 7
対人関係スキーマ ……… 214
対人関係療法（IPT）……… 228, 244
多重コンポーネント治療 ……… 327, 330
漂い戻り技法 ……… 129
脱感作段階 ……… 122, 131
多面的治療アプローチ ……… 305
段階的ケア ……… 39, 43
短期力動的精神療法 ……… 175
知覚的プライミング ……… 63
治療コンポーネントの施行順序 ……… 330
治療脱落 ……… 56
治療転帰の予測 ……… 325
治療同盟 ……… 218, 320
治療反応性 ……… 326
手紙筆記 ……… 187, 192, 195
適応的情報処理（AIP）モデル ……… 114

出来事の意味筆記……… *99*
データ駆動型処理……… *64*
デブリーフィング……… *27*
　情動── ……… *27*
同化……… *95*
動機づけ面接モデル……… *252*
統合失調感情障害……… *224, 226*
統合療法……… *252*
疼痛性障害……… *330*
疼痛の慢性化……… *289*
疼痛-麻痺メカニズム……… *290*
トラウマ
　──記憶の上書き……… *71, 75, 81*
　──記憶の抑圧……… *66*
　児童期の── ……… *224*
　児童青年期の── ……… *299*
　単一── ……… *120*
　反復性の── ……… *170*
　複雑性── ……… *169, 221, 222*
　複数回── ……… *88*
トラウマ焦点化心理療法……… *1, 43*
トラウマ焦点化認知行動療法（TF-CBT）
　……… *118, 307, 316, 330*
トラウマ焦点化曝露法の簡易版……… *31*
トラウマ・ナラティブ……… *8*
トラウマ・ネットワーク……… *147-149*
トラウマ曝露……… *10*

ナ　行

内的作業モデル……… *230*
ナラティブ・エクスポージャー・セラピー／
　ナラティブ・エクスポージャー療法（NET）
　……… *4, 145, 163, 269*
ナラティブセラピー……… *217*
ナラティブ筆記……… *72, 82*
難民……… *170, 172*
二次感情……… *96*
日常生活の破綻……… *247*
認知行動療法（CBT）……… *19, 30, 35, 252,*
　293, 303, 306
認知再構成……… *7, 30, 31, 33, 34, 160, 252*
　──法……… *56, 330*
認知再評価……… *323*

認知処理……… *7*
　──療法（CPT）……… *3, 7, 52, 268*
認知の編み込み……… *132*
認知評価……… *62, 68, 71, 81*
　ネガティブな── ……… *64, 70*
認知療法……… *3, 94*
　PTSDの──（CT-PTSD）……… *61*

ハ　行

バイオフィードバック……… *295*
曝露療法……… *30, 34, 47, 58, 252, 331*
パーソナリティ障害……… *108, 170*
発達上のトラウマ……… *128*
パニック症……… *86*
ハリケーン・カトリーナ……… *41*
　──災害被災者……… *29*
反芻……… *66, 84*
悲哀……… *229*
悲嘆……… *228*
　急性── ……… *228*
　──モニタリング日誌……… *235, 243*
ヒドロコルチゾン……… *39*
肥満……… *18*
不安……… *289*
　──症……… *86*
　──障害……… *44*
　──マネジメント……… *30*
複雑性悲嘆（CG）……… *227, 232, 234*
　──治療（CGT）……… *4, 227*
　──のための心理療法（CGT）……… *4*
服薬管理……… *211*
服薬行動……… *212*
服薬順守……… *17*
物質使用……… *87*
　──障害（SUD）……… *4, 53, 245, 248*
不眠……… *47*
フルオキセチン……… *141*
フルボキサミン……… *19*
プロプラノロール……… *38*
紛争地域……… *42*
ベトナム戦争帰還兵……… *15, 16, 331*
弁証法的行動療法（DBT）……… *54, 163, 271*
ベンゾジアゼピン……… *57*

抱水クロラール……… 39
ホットスポット……… 36, 51, 71, 74, 158, 184, 199, 281
ホットメモリー……… 146, 150, 152, 153, 156
ボディスキャン段階……… 127

マ 行

マッチング……… 326
　患者と治療者の―― ……… 320
　民族性や文化の―― ……… 321
慢性疼痛……… 15, 89, 285
　――障害……… 295
　――状態……… 4
未処理の記憶……… 116
むち打ち症……… 19
むちゃ食い障害……… 277
メタボリック症候群……… 18, 19
メチレンブルー……… 59
メンタルヘルス研究
　子どもや青年期例に対する―― ……… 328
モルヒネ……… 38

ヤ 行

薬物療法……… 37, 312
誘導的発見法……… 68, 82
幼児……… 314

ラ 行

ランダム化比較試験（RCT, RCTs）……… 5, 109
力動的精神療法……… 309
力動的治療アプローチ……… 316
両側性刺激……… 116, 117, 120, 121
リラクセーション……… 58
　段階的―― ……… 33
レイプ……… 286
　――・サバイバー……… 110
　――被害……… 208
連合学習理論……… 63, 147
ロールプレイ……… 215
ロンドン爆弾事件……… 40, 92

ワ 行

別れの儀式……… 189, 194

【監訳者紹介】

前田正治（まえだ　まさはる）
1984 年　久留米大学医学部卒業
現　　在　福島県立医科大学医学部災害こころの医学講座主任教授，博士（医学）
専門分野　精神医学（トラウマ関連障害）
主著訳書　『PTSD の伝え方』（共編著）誠信書房 2012 年，『大災害と子どものストレス』（編
　　　　　著）誠信書房 2011 年，『生き残るということ』星和書店 2008 年，『サイコロジカ
　　　　　ル・トラウマ』金剛出版 2004 年

大江美佐里（おおえ　みさり）
1995 年　筑波大学医学専門学群卒業
現　　在　久留米大学医学部神経精神医学講座講師，博士（医学）
専門分野　精神医学（トラウマ関連障害）
主著訳書　『情動とトラウマ』（分担執筆）朝倉書店 2017 年，『これからの対人援助を考える
　　　　　くらしの中の心理臨床 3 トラウマ』（分担執筆）福村出版 2016 年，『PTSD の伝
　　　　　え方』（分担執筆）誠信書房 2012 年，『ストレス百科事典』（分担訳）丸善出版
　　　　　2010 年

【訳者紹介】

● 日本の読者へ，監訳者序文，第 1 章，第 5 章，第 9 章，日本語版補遺
大江美佐里（おおえ　みさり）
〈監訳者紹介参照〉

● 第 2 章
大類真嗣（おおるい　まさつぐ）
2008 年　山形大学大学院医学系研究科博士課程修了
現　　在　福島県立医科大学医学部公衆衛生学講座講師，博士（医学）
専門分野　精神医学，精神保健，自殺対策，災害保健活動
主 著 書　『DMAT』（分担執筆）永井書店 2009 年

● 監訳者序文，第 3 章，第 16 章
前田正治（まえだ　まさはる）
〈監訳者紹介参照〉

● 第 4 章
松岡美智子（まつおか　みちこ）
2005 年　香川大学医学部卒業
現　　在　久留米大学神経精神医学講座助教，博士（医学）
専門分野　精神医学

● 第６章
高橋紀子（たかはし　のりこ）
2005 年　　九州大学大学院人間環境学府人間共生システム専攻博士課程単位取得退学
現　　在　　福島大学子どものメンタルヘルス支援事業推進室特任准教授，臨床心理士
専門分野　　臨床心理学
主 著 書　　『グループ臨床家を育てる』（編著）創元社 2011 年，『心理臨床，現場入門』（共編
　　　　　　著）ナカニシヤ出版 2010 年，『大学生の友人関係論』（共編著）ナカニシヤ出版
　　　　　　2010 年

● 第６章
大島郁葉（おおしま　ふみよ）
2013 年　　千葉大学大学院医学研究院先端生命科学専攻博士課程修了
現　　在　　千葉大学子どものこころの発達教育研究センター特任助教，博士（医学），臨床心
　　　　　　理士
専門分野　　臨床心理学（成人の自閉スペクトラム症，認知行動療法，スキーマ療法）
主著訳書　　『グループスキーマ療法』金剛出版 2016 年，『認知行動療法を提供する』（共著）
　　　　　　金剛出版 2015 年，『認知行動療法を身につける』（共著）金剛出版 2011 年

● 第７章
大澤智子（おおさわ　ともこ）
2003 年　　大阪大学大学院人間科学研究科博士課程修了
現　　在　　兵庫県こころのケアセンター研究主幹，博士（人間科学），臨床心理士
専門分野　　臨床心理学（二次受傷，惨事ストレス），支援者支援
主著訳書　　『EMDR がもたらす治癒』（分担訳）二瓶社 2015 年，『PTSD の伝え方』（分担執
　　　　　　筆）誠信書房 2012 年，『大災害と子どものストレス』（編著）誠信書房 2011 年

● 第８章
牧田　潔（まきた　きよし）
2006 年　　久留米大学大学院医学研究科個別最適医療系専攻博士課程修了
現　　在　　愛知学院大学心身科学部准教授，博士（医学），臨床心理士
専門分野　　臨床心理学
主 訳 書　　『ナラティヴ・エクスポージャー・セラピー』（共訳）金剛出版 2010 年

● 第 10 章
伊藤亜希子（いとう　あきこ）
2011 年　　日本女子大学大学院人間社会研究科社会福祉学修士課程修了
現　　在　　福島県立医科大学医学部災害こころの医学講座助手，精神保健福祉士
専門分野　　精神保健福祉，災害ソーシャルワーク

● 第11章
伊藤正哉（いとう まさや）
2007 年　筑波大学大学院人間総合科学研究科ヒューマン・ケア科学専攻発達臨床心理学分野博士課程修了
現　　在　国立研究開発法人 国立精神・神経医療研究センター認知行動療法センター研修普及室長，博士（心理学），臨床心理士
専門分野　臨床心理学（認知行動療法）
主著訳書　『不安とうつの統一プロトコル』（共監修）診断と治療社 2014 年，『エモーション・フォーカスト・セラピー入門』（共監訳）金剛出版 2013 年，『現代の認知行動療法』（共訳）診断と治療社 2012 年，『こころを癒すノート』（共著）創元社 2012 年

● 第11章
中島聡美（なかじま さとみ）
1993 年　筑波大学大学院医学研究科環境生態系専攻博士課程修了
現　　在　福島県立医科大学放射線医学県民健康管理センター特命准教授，博士（医学）
専門分野　精神医学（トラウマ関連障害，災害精神医学），被害者学
主著訳書　『こころに寄り添う災害支援』（分担執筆）金剛出版 2017 年，『情動とトラウマ』（分担執筆）朝倉書店 2017 年，『性暴力被害者への支援』（分担執筆）誠信書房 2016 年，『あいまいな喪失とトラウマからの回復』（共監訳）誠信書房 2015 年

● 第12章
石田哲也（いしだ てつや）
2012 年　九州大学大学院人間環境学府人間共生システム専攻臨床心理学指導・研究コース博士後期課程単位取得退学
現　　在　久留米大学医学部神経精神医学講座助教，博士（心理学），臨床心理士
専門分野　臨床心理学
主 訳 書　『心理学をまじめに考える方法』（分担訳）誠信書房 2016 年

● 第13章
八木亜紀子（やぎ あきこ）
1996 年　University of Wisconsin-Madison, School of Social Work 修士課程修了
現　　在　福島県立医科大学放射線医学県民健康管理センター特任准教授，アアリイ株式会社代表取締役，米国カリフォルニア州臨床ソーシャルワーカー，精神保健福祉士
専門分野　臨床ソーシャルワーク，EAP，専門家倫理
主 著 書　Mental Health and Social Issues Following a Nuclear Accident : The Case of Fukushima.（分担執筆）Springer 2015 年，『相談援助職の記録の書き方』中央法規 2012 年

● 第 14 章

鈴木友理子（すずき　ゆりこ）

2003 年　UCLA 公衆衛生大学院修士課程修了

現　　在　国立研究開発法人 国立精神・神経医療研究センター精神保健研究所成人精神保健研究部災害等支援研究室長，博士（医学）

専門分野　精神医学，災害精神保健，精神科疫学

主著訳書　『プログラム評価の理論と方法』（分担訳）日本評論社 2005 年，『精神障害をもつ人たちのワーキングライフ』（分担訳）金剛出版 2004 年，『大災害と子どものストレス』（分担執筆）誠信書房 2011 年

● 第 15 章

福地　成（ふくち　なる）

2013 年　東北大学大学院医学系研究科公衆衛生学博士課程修了

現　　在　みやぎ心のケアセンター企画研究部長，博士（医学）

専門分野　精神医学（児童精神医学），地域精神保健

主著訳書　『災害時のメンタルヘルス』（分担執筆）医学書院 2016 年，『東日本大震災』（分担執筆）日本小児科医会 2013 年，『必携 児童精神医学』（分担訳）岩崎学術出版社 2010 年，『児童青年の地域精神保健ハンドブック』（分担訳）明石書店 2007 年，『児童青年精神医学』（分担訳）明石書店 2007 年

ウルリッヒ・シュニーダー，マリリン・クロワトル　編

トラウマ関連疾患心理療法ガイドブック
—— 事例で見る多様性と共通性

2017 年 9 月 30 日　第 1 刷発行

監 訳 者	前　田　正　治
	大　江　美佐里
発 行 者	柴　田　敏　樹
印 刷 者	日　岐　浩　和

発 行 所　株式会社　**誠 信 書 房**

〒112-0012　東京都文京区大塚 3-20-6
電話 03（3946）5666
http://www.seishinshobo.co.jp/

中央印刷　イマヰ製本所　　落丁・乱丁本はお取り替えいたします
検印省略　　　無断で本書の一部または全部の複写・複製を禁じます
ⓒ Seishin Shobo, 2017　　　　　　　　　　Printed in Japan
ISBN 978-4-414-41468-4　C3011

PTSDの伝え方
トラウマ臨床と心理教育

前田正治・金 吉晴 編

PTSDの被害者に、治す・援助するという介入モデルでなく本人の本来の力が引き出せるような支援や情報提供を行うための手引き。

主要目次
- どう伝えるのか ──病いとしてのPTSDモデル（前田正治）
- 心理教育の目指す地平（前田正治）
- 解離治療における心理教育（岡野憲一郎）
- ポストトラウマティック・グロース ──伝えずしていかに伝えるか（開 浩一）
- 衝動性を持つ当事者を対象とした心理教育プログラム（大江美佐里）
- トラウマ例に対するサイコセラピーと心理教育（前田正治）
- 災害現場における心理教育（大澤智子）
- 救援者のトラウマと心理教育（重村 淳）
- 交通外傷患者に伝えること（西 大輔）
- 学校現場における心理教育（松浦正一）
- 犯罪被害者に対する心理教育（中島聡美）
- 加害者に対する心理教育（藤岡淳子）

A5判上製　定価(本体3600円+税)

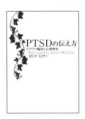

大災害と子どものストレス
子どものこころのケアに向けて

藤森和美・前田正治 編著

臨床心理，教育，福祉などに関わる専門家による大災害に遭遇した子どもへのケアの仕方をまとめた救急マニュアル。精神保健の専門家が力を出し合い協力することで，多くの子どもが抱える恐怖，不安，悲しみ，痛みをケアしていくことが可能になる。本書は事例ごとの読みきりとなっており，必要なところどこからでも読むことが可能である。

主要目次
① 子どもが体験する災害（藤森和美）
② 乳幼児のストレスマネジメント（春原由紀）
③ 低学年児童のストレスマネジメント（松浦正一）
④ 高学年児童のストレスマネジメント（松浦正一）
⑤ 思春期の子どもの災害反応（高橋秀俊・神尾陽子・長尾圭造）
⑥ 子どもにみられやすい身体化症状（永光信一郎）
⑦ 子どもと睡眠障害（土生川光成・前田正治・内村直尚）
⑧ 災害と発達障害の子ども（田中康雄）
⑨ 子どものＰＴＳＤ診断（奥山眞紀子）
⑩ 子どものＰＴＳＤの歴史（廣常秀人）/他

B5判並製　定価(本体1800円+税)

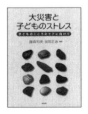